普 通 高 等 教 育

制药类"十三五"规划教材

中药制药工程学

中药学、中药制药、药学、制剂学、生物工程、制药工程专业适用

万海同　主　编

王春梅　朱华旭　陈　京　副主编（按姓氏笔画排序）

ZHONGYAO ZHIYAO
GONGCHENGXUE

U0228925

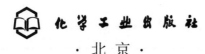化学工业出版社

·北京·

《中药制药工程学》以中药制药技术与工艺过程为主线，以制药理论为基础，重点阐述中药制药各单元操作的工程原理，以及中药制药生产工艺、单元操作系统、生产技术装置、产品质量控制和工程设计等方面的内容。

本书可作为医药类高等院校中药学、中药制药、药学、制剂学、生物工程、制药工程、化学工程与工艺等相关专业本科和研究生教学用书，也可以用作从事中药生产、科研、设计工作人员的参考书。

图书在版编目（CIP）数据

中药制药工程学/万海同主编. —北京：化学工业出版社，2019.8
普通高等教育制药类"十三五"规划教材
ISBN 978-7-122-34357-4

Ⅰ.①中… Ⅱ.①万… Ⅲ.①中药制剂学-高等学校-教材 Ⅳ.①R283

中国版本图书馆 CIP 数据核字（2019）第 078463 号

责任编辑：傅四周		文字编辑：向　东
责任校对：杜杏然		装帧设计：王晓宇

出版发行：化学工业出版社（北京市东城区青年湖南街 13 号　邮政编码 100011）
印　　刷：三河市航远印刷有限公司
装　　订：三河市宇新装订厂
787mm×1092mm　1/16　印张 20½　字数 530 千字　2019 年 9 月北京第 1 版第 1 次印刷

购书咨询：010-64518888　　售后服务：010-64518899
网　　址：http://www.cip.com.cn
凡购买本书，如有缺损质量问题，本社销售中心负责调换。

定　　价：65.00 元　　　　　　　　　　　　　　　　版权所有　违者必究

系列教材编委会

主任：罗国安　　　　清华大学
委员（按汉语拼音排序）：
冯卫生　　　河南中医药大学
韩　静　　　沈阳药科大学
柯　学　　　中国药科大学
陆兔林　　　南京中医药大学
罗国安　　　清华大学
孟宪生　　　辽宁中医药大学
齐鸣斋　　　华东理工大学
申东升　　　广东药科大学
铁步荣　　　北京中医药大学
万海同　　　浙江中医药大学
王淑美　　　广东药科大学
王　岩　　　广东药科大学
杨　明　　　江西中医药大学
张　丽　　　南京中医药大学
张师愚　　　天津中医药大学

《中药制药工程学》编委

万海同　　　浙江中医药大学
王春梅　　　北京中医药大学
朱华旭　　　南京中医药大学
李鹏跃　　　北京中医药大学
陈　京　　　浙江中医药大学
何　昱　　　浙江中医药大学
周　瑞　　　北京中医药大学
郭　莹　　　浙江中医药大学
葛立军　　　浙江中医药大学
熊　阳　　　浙江中医药大学
潘永兰　　　南京中医药大学

序

　　系列教材是为贯彻落实教育部有关普通高等教育教材建设与改革的文件精神，依据中药与制药类专业人才培养和需求，在化学工业出版社精心组织下，由全国 11 所高等院校 14 位著名教授主编，集合 20 余所高等院校百余位老师编写而成。

　　本套教材适应中药与制药类专业需求，坚持育人为本，突出教材在人才培养中的基础和引导作用，充分展现制药行业的创新成果，力争体现科学性、先进性和实用性的特点，全面推进素质教育，可供全国高等中医药院校、药科大学及西医院校医药学院的相关专业使用，也可供其他从事制药相关教学、科研、医疗、生产、经营及管理工作者参考和使用。

　　本套教材由下列分册组成，包括：北京中医药大学铁步荣教授主编的《无机化学及实验》、广东药科大学申东升教授主编的《有机化学及实验》、广东药科大学王淑美教授主编的《分析化学及实验》、天津中医药大学张师愚教授主编的《物理化学及实验》、华东理工大学齐鸣斋教授主编的《化工原理》、沈阳药科大学韩静教授主编的《制药设备设计基础》、辽宁中医药大学孟宪生教授主编的《中药材概论》、河南中医药大学冯卫生教授主编的《中药化学》、广东药科大学王岩教授主编的《中药药剂学》、南京中医药大学张丽教授主编的《中药制剂分析》、南京中医药大学陆兔林教授主编的《中药炮制工程学》、中国药科大学柯学教授主编的《中药制药设备与车间工艺设计》、浙江中医药大学万海同教授主编的《中药制药工程学》和江西中医药大学杨明教授主编的《中药制剂工程学》。

　　本套教材在编写过程中，得到了各参编院校和化学工业出版社的大力支持，在此一并表示感谢。由于编者水平有限，本书不妥之处在所难免，敬请各教学单位、教学人员及广大学生在使用过程中，发现问题并提出宝贵意见，以便在重印或再版时予以修正，不断提升教材质量。

清华大学

罗国安

2018 年元月

前言

中医药学是我国历代医家和百姓同疾病作斗争过程中所形成的具有独特体系的医药学，它是中华民族的宝贵财富。在临床用药过程中已形成了独特的中药传统加工工艺，但传统的中药制药在中药炮制、有效成分提取、中药复方制剂、中药质量控制、中药生产等方面存在某些不足，严重制约着中药制药现代化的进程，而现代中药制药工程是实现中药现代化可持续发展的重要基础和技术支撑。

中药制药工程学就是将传统中医药理论与现代药学理论相结合、传统生产工艺与现代工程技术相结合，建立中药现代研发和中药生产工艺及其质量控制系统，研究中药生产单元过程中的工程技术问题，指导现代中药工业化的生产实践。

中药制药工程技术与人才水平是衡量我国中药行业进步的重要标志之一。因此，培育大批高等复合型中药工程技术人才，已成为当今中药现代化发展的当务之急! 目前制药工程专业已几乎遍及全国各高等院校，但是中医药院校的中药制药专业学生却没有一本具有中医药特色的制药工程教材，因而编写一本理论与实践密切结合的本科教材更是许多中医药院校的迫切要求。

本教材编写过程中，不仅清楚地介绍了各单元操作的基本理论，而且注意阐明理论与实际生产应用及设备之间的关系。本教材注重基础理论，各单元相对独立，重点以中药制造工艺为主线，准确地反映了中药制造工艺的逻辑性，提高知识的综合运用能力，让读者了解药品制造工艺路线及相关环节。

本书共 20 章，涉及绪论、中药制药流体力学基础、中药制药传热过程基础、中药制药传质过程基础、中药材的加工炮制过程、中药制药粉碎过程基础、中药制药提取过程技术、沉降分离技术、膜分离技术、吸附分离技术、大孔吸附树脂分离技术 、液液平衡分离技术、色谱分离技术、晶析分离技术、其他分离纯化技术、干燥技术、中药制药工程厂房设计与规划、中药制药工程的设备与工艺流程设计、中药制药生产洁净技术与 GMP 验证、自动控制技术在中药制药中的应用。

本书编写具体分工为：第 1 章万海同，第 2～4 章朱华旭、潘永兰，第 5 章陈京，第 6 章熊阳，第 7 章熊阳、李鹏跃，第 8 章郭莹、陈京，第 9 章万海同，第 10 章陈京、万海同，第 11 章李鹏跃，第 12 章郭莹，第 13 章何昱，第 14 章王春梅，第 15 章何昱，第 16 章王春梅，第 17、20 章周瑞，第 18、19 章葛立军。

本书主要适用于医药类高等院校本科相关专业的教学，以及研究生、科研人员参考，主要适用专业包括中药学、中药制药、药学、制剂学、生物工程、制药工程、化学工程与工艺，也可以作为从事中药生产、科研、设计工作人员的参考书。

在本书编写过程中相关医药院校给予了大力支持，国内外多名专家、学者提出了宝贵意见；参考了国内外许多专家和学者的科研成果与论著。值此书稿付梓之际，谨向诸位益师、专家、学者表示真诚感谢。

限于学识水平，书中难免存在不妥之处，竭诚期望广大读者提出宝贵意见，以便再版时修订提高。

编者

2019 年 6 月

目录

第 20 章 自动控制技术在中药制药中的应用 / 309

第1章 绪 论

中药、生物药物、化学药物构成了人类防病、治病的三大药源。制药工业包括生物制药、化学合成药物、中药制药。中药主要来源于天然的植物、动物和矿物。经目前调查统计，我国中药约 12800 种以上，其中药用植物 11146 种，药用动物 1581 种，药用矿物 80 种。

中药制药工程学是将药学、工程学和经济学相互融合为一体的应用技术学科，是在继承发展中医药完整的理论体系和独特的临床疗效的基础上，借鉴国际通行的制药标准和规范要求，利用现代科学技术生产能进入国际医药主流市场的中药，以提高中药国际市场的竞争能力为目标而发展起来的一门新兴学科。它是历经几十年的艰苦生产实践和理论探索，不断总结经验而逐步形成的，是中药现代化的重要技术保证。

中药制药工程学的建立将有利于改进中药生产工艺规范化研究与工艺技术装备的标准化设计，从而达到控制中间半成品与制剂成品的质量指标，使中药成为安全、有效、质量稳定、使用方便的现代中药。

1.1 中药制药工程学的性质与基本任务

1.1.1 中药制药工程学的性质

中药来源于植物、动物、矿物，其药用部位为植物的根、茎、皮、叶、花、果实、种子及动物的全体、生理产物、病理产物等，其有效成分有黄酮类、苷类、生物碱类、醌类、木脂素类、皂苷类、萜类、挥发油类等。药材、药用部位、有效成分不同，其理化性质也不相同，需采用不同的提取方法、溶剂和装置以及不同分离方法才能最有效地提取所需的成分，最大限度除去杂质。而按中医药传统理论组成的中药复方制剂，能发挥各类药材有效成分的综合作用以达到治病保健目的。这类复方制剂中所含药材少则数味，多则几十味，因此在设计大生产的工艺和装置时，必须适应此类复方制剂的特点，在保证中药复方制剂疗效的基础上，选择中药工程设计和技术工艺，才能适应中药工业生产的需要。

因此，中药制药工程学就是在保持中医药基本理论和中医药特色的前提下，借鉴中药学、工业药剂学、经济学等领域的知识，应用现代制药工业、化学工业、食品工业、轻工业、电子工业及材料工业等先进理论、技术、设备及装置，重点研究和解决中药制药的生产工艺、单元操作系统、生产技术装置、产品质量控制和工程设计等方面的问题，是传统中医药与现代药学、传统生产工艺与现代工程技术结合用以研究解决中药工业生产过程规律和解决单元工程技术问题的应用技术科学。

1.1.2 中药制药工程学的基本任务

中药制药工程学的基本任务是用中药制药的工程理念指导中药制药工业的生产过程，运用现代制药技术使传统中药生产过程规范化、标准化、科学化和系统化，监控产品质量，不断完善技术标准和设计先进的工艺技术装置，开展关键设备及工程技术的研究和推广，使中药工业生产的全过程符合 GMP 要求，逐步达到国际认可的中药制药工程技术水平。

（1）研究中药工业化过程的数学模型设计

中药制药工程理论与数学模型设计应用，是中药制药工程理论研究与应用技术研究的重点，是中药制药工程学技术研究的基础，是标志中药现代化技术进步的关键。

以往中药材及中药复方的制药工艺设计多凭经验或采用经验方法估算物性数值大小，这不仅给工艺设计带来困难，也使工程设计的准确性发生较大的偏差。在中药制药工业众多的单元操作系统中，炮制是必不可少的一个重要部分，也是中药制药工业区别于其他工业的最显著的单元操作系统，它有独特的中医药理念和操作工艺技术。目前，炮制加工生产工艺已逐步摆脱手工操作进入工业化生产，但炮制的原理和机制还不甚清楚，必须应用现代科学理论和技术对炮制的每一种方法进行深入的研究，找出规律，建立起炮制工艺的数学模型，使中药炮制技术真正适应中药制药工业的现代化生产要求。

（2）研究中药工业化过程中现代科学技术的应用

中医药学在数千年的临床实践中已形成了自己独特的理论体系和传统的加工方法。如药材的各种炮制方法、某些传统剂型的制备工艺等，虽为长期经验的总结，但尚缺少足够的现代科技理论解释，因此需要加强研究以阐明其科学原理，实现中药工业化的科学过程。对某些暂时不能作出解释的一些传统工艺操作问题，亦不宜随意废除。要求药学工作者尊重和客观对待中药发展历史和传统经验，以使工程学能体现现代科技与传统工艺相结合的中药制药特点。

现代科学技术的发展为中药生产提供了许多的新方法和新技术。目前国内外先进的生产技术如粉体工程、超临界流体萃取、膜分离、大孔树脂吸附、色谱技术、智能化控制技术、指纹图谱技术与缓控释制剂以及靶向制剂技术已在中药制药工业中得到了广泛的应用。

（3）研究中药制药工程的 GMP 与工业化设计

《药品生产质量管理规范》（Good Manufacture Practice for Pharmaceutical Products, GMP）是在药品生产全过程中，保证生产出优质、高效、安全药品的质量管理制度。但该 GMP 对中药企业兼顾不够，没有更多地考虑中药的各种特殊性，如原植物的种植、采购、检验、入库、储存与运输，也未考虑药材炮制及药材前处理，因而缺乏实用性。GMP 实施的主要内容包括硬件和软件两部分。前者是指药品生产企业的厂房与设备状况，后者则是指药品生产和质量规范要求。目前，中药工程设计中存在不规范或落后的工艺设计。中药工业的生产工艺流程往往不能合理布局，不规范或落后的工程设计导致中药生产资源、财力和人力的浪费，而且产品质量也难以保证。

一般来说，中药企业基础薄弱，硬件条件较差，进行硬件改造时应结合国情及企业的综合经济能力，有计划、有步骤地进行，以达到 GMP 规范要求，并应加快中药 GMP 在中药行业中全面实施的进度。

（4）研究中药制药工程学的科学理论与技术

中药制药工程学与现代中药学、工程学和经济学等有着密切的联系。中药生产工艺中的固液萃取、蒸馏、传热、蒸发、干燥等单元操作的生产工艺与其他相关学科如化学药学、化学工程、食品工程等的生产工艺较为相似，可以引进或嫁接，但不能完全套用，必须经过消化再创新，否则生产出来的中成药将失去自身的特色；或者因中药物料的特殊性而使单元操作无法进行或使经济技术指标大大降低。如中药材浸取的单元过程，虽在化学工业、石油工业、食品工业中也有浸取工艺操作，但由于药材的复杂性，尚不能用其学科的理论来解释中药材的浸取机理。因此，在引进相关学科理论与技术的同时，还要考虑结合中药工艺生产的特性进行。

为此，中药制药工程学将致力于研究中药工业化过程中的单元操作理论和工艺技术，建立起适合中药体系的单元操作数学模型，不断丰富中药工程学的基础理论。

（5）培养中药制药工程的高级技术人才

工程技术与人才水平是衡量一个行业科技进步的重要标志。因此，培育大批符合现代化需要的中药高级制药工程技术人才，使其掌握一定的中药制药工程学科的基础理论并在实践中灵活运用；能够熟悉中药制药单元操作以及工业化生产过程的客观规律，解决有关的工程技术问题；能够针对不同类型企业的产品、剂型等特点，较好地结合 GMP 要求，对厂区、车间、工段进行中药工程设计，并参与中试放大验证、安装、调试、投产等工作，已成为当代中药现代化发展的当务之急！

1.2　中药制药工程学的研究内容

1.2.1　中药制药工程学的基础理论研究

中药产业历经了数百年的前店后坊的手工操作，刚刚迈入工业化生产 20 余年，待研究和解决的工程技术方面的基础理论问题很多，应选好突破口，逐步建立具有行业鲜明特点的基础理论，进行探索性研究，并在实践中不断充实完善。

中药制药工程学是一门新兴的应用工程技术学科，不仅具有其他工程学共有的特性，又有其自身的特性。当前，中药制药工程理论研究的重点是：工业化过程中所涉及的中药分离纯化工艺的工业化研究、中药工业制剂的产业化研究、中药工程设计与 GMP 研究以及中药工程智能化研究与应用四个方面。

1.2.2　中药制药工程学的基础技术研究

在中药制药工程理论指导下，工业化过程中的技术研究应遵循质量可控、工艺规范化、中试放大和技术标准化四个要素的原则。

（1）质量可控性研究

在药材、中间产品与中药制剂的质量研究与标准制定等方面，已经取得了一些初步成效。但目前在药典中，一方面，由于缺乏中药材质量标准的基础研究，导致难以控制中成药的质量标准；另一方面，在药典及相关标准中，很多中成药的指标成分都是定性检测的，甚至只是用显微鉴别，缺乏定量鉴别。由于中成药（尤其是复方中成药）的成分复杂，大多数中草药的有效成分至今仍未明确，也无法确认所含的中药有效组分的化学物质单体及其含量。因此，一种能够使中药成分的检出尽可能多地反映其全貌的方法——指纹图谱的研究，越来越多地受到各国的重视。目前美国 FDA（食品和药物管理局）、英国草药典、印度草药典、德国药用植物学会、加拿大药用植物学会均接受色谱指纹图谱的质控方法，对指纹图谱中的各峰，并不要求每个组分的化学结构都清楚，也不需要对呈现在图谱中的每个组分都清楚地定量，仅需不同批号的同一种药品的指纹图谱保持基本一致。这对一个企业的固定产品来说，就意味着药品质量的要求相对稳定。目前，中成药质量标准的内容日趋完善，检测手段和仪器也日益先进和精确。薄层色谱、薄层色谱扫描、紫外光谱、红外光谱、高效液相色谱、气相色谱等先进技术在中药检验和质量分析方面已成为常用手段；超临界流体色谱、高效毛细管电泳、色谱-质谱联用新技术的发展，对研究中成药质量标准起到了至关重要的作用。总之，运用现代分析技术探索新的检测方法，研究和制定中药生产过程的半成品、中间产品以及成品制剂的质量控制标准将进一步得到提高和完善。在线质量监控符合 GMP 对全生产过程进行质量管理的基本思想；使用计算机智能技术的在线质量控制又是中药制药工程技术研究的重要内容之一。

（2）生产工艺规范化研究

中医药学在长期临床实践中积累的经验是研制和开发新中成药的物质基础，是我国得天独厚的宝贵医药遗产。研制中药新药时，应该紧密联系中医的辨证论治，切忌医药分离，忽视中药药性的完整性和统一性。中药复方中多种有效成分之间存在相辅相成的作用，这是工程学研究改进生产工艺的基本着眼点。

由于历史的原因，中药传统制作工艺仍依赖操作者所沿袭的经验，同一品种不同厂家的生产工艺有着很大的差别，所得产品的质量也因此而有差异。中药制药工艺规范化的目的，是改变同一产品或同一批次产品生产工艺不规范、质量控制无指标、产品质量不稳定的现状，将无序的生产工艺统一提高到新的规范水准。在中药生产工艺中只有使用先进的单元过程并进行最佳的工艺组合，选用优化的工艺条件形成技术优势，才能拥有先进的技术经济指标，形成市场竞争的强势。

为此，探讨工业化过程中的单元工艺模块式组合研究，建立新的工艺技术单元，以解决产品生产工艺中的"共性"与"个性"的难题，其单元过程特别是现代分离纯化过程，所涉及的理论与技术问题是目前最需要研究的课题，各种中药制药单元工艺模块一旦研究成熟或规范化，就可以用来组合成具体产品的生产工艺流程。

（3）中试放大验证

从实验室研究到工业规模生产需要中试放大验证，首先是工艺过程的物料流、技术参数与能量流的数量变化，通过中试放大验证可减少产业化的投资风险。物料量由数十克、数百克变为数百千克、数千千克或更多，放大倍数由数十倍至数万倍，放大倍数越大，产业化的风险也越大，需要在中试装置中取得规模生产必要的经验、数据。在试验研究成果的基础上，充分考虑中试研究、考察的因素与达到的目标，对可能发生的问题要有充分的估计与准备，对安全问题一定要认真考虑。

（4）技术标准化研究

就中药制药工程而言，技术标准化范畴应包括质量标准、工艺标准与装置标准等因素，并对其单元系统的有关因素进行模拟研究，从试验分析中找出各种技术参数的内在联系与相关性，设计中药制药工程数学模型，为工业化技术研究和设计制造成套的技术装置提供依据。中药生产装备的标准化不但有利于提高中药的性能，而且可以保证装备的制造质量，降低制造成本，方便生产与维修。

1.3　中药制药工程学的发展方向

1.3.1　古代中药制药

在源远流长的中医药发展进程中，中药制药伴随着古今成方及剂型的演变而形成和发展。夏禹时期已经能酿酒，公元前 577 年开始用曲剂（酵母）治胃病，商朝伊尹首创汤剂，其《汤液经法》为我国中药药物剂型的最早论述。战国时期，我国现存第一部医药经典著作《黄帝内经》已有汤、丸、散、膏、药酒等的记载，并有较明确的制法、用法、用量和适应证。

秦、汉时期是我国中药制药理论、经验与技术显著发展的时期。后汉张仲景的《伤寒论》和《金匮要略》记有煎剂、丸剂、散剂、浸膏剂、软膏剂、酒剂、栓剂、脏器制剂等十余种剂型，且制备方法较为完备，功能主治、用法用量明确。

晋代葛洪的《肘后备急方》中记载了铅硬膏、蜡丸、锭剂、条剂、药膏剂、灸剂、熨剂、饼剂、尿道栓剂等多种剂型。梁代陶弘景《本草经集注》中论述了按不同药症选用不同剂型的原则，阐述了药物与产地的关系，提出"地道药材"一词；并考订古今度量衡的换算方法，采用了具有专业特点的制药工艺。

唐代孙思邈的《备急千金方》首先冲破了传统保守的小手工生产制药的神秘观念，制定了较详细的工艺规范。唐显庆四年（公元659年），颁布了世界上第一部国家药典《新修本草》，共载录844种药物。1076年宋朝设立天平惠民药局，制备丸、散、膏、丹等成药出售，是商业性成药的开始。1080年又编印和颁布了《太平惠民和剂局方》，使药剂制造有了统一的规范和准则，对中成药的生产和发展具有深远的意义。

明、清时期医药业随着国家政治经济和文化的兴衰而起落。如伟大的医药学家李时珍所著《本草纲目》中记载剂型近40种，对方剂学、中药制药均有重大贡献。王肯堂著《证治准绳》中收载的二至丸、水陆二仙丹；陈实功著《外科正宗》收方446首，其中中成药如治口腔咽痛的冰硼散、外敷痈肿的如意金黄散等。清代吴鞠通在《温病条辨》一书中创制的桑菊饮、银翘散、安宫牛黄丸等，均被后世制成成药，并广泛用于临床。

1.3.2　现代中药制药

1949年中华人民共和国成立以来，特别是改革开放以后，我国中药制药事业有了很大发展。在中成药传统剂型及其产品的科学化、新型化、方便化、高效化等方面进行了许多有益的尝试，传统丸剂、汤剂、膏剂等的剂型改革取得了相当的成果，或改变了给药途径，或缩小了服用剂量，或提高了临床疗效，或有利于工业生产，或兼而有之。

在继承和改进传统剂型的基础上，利用现代科技方法，将古典医籍中的有效验方、名老中医的经验良方、民间用药的显效秘方开发研制成中药新剂型，是中华人民共和国成立以来中成药研究的又一重要成果。例如，采用微型包囊、药物微粉化、固体分散技术、缓控释制剂技术等新技术、新工艺，改变给药途径，创制了注射给药及舌下给药的新剂型，极大丰富了临床用药。如根据中医的传统理论基础与现代药学新技术研制而成的复方丹参滴丸是一种纯中药滴丸剂，便于贮藏、携带。另外，某些剂型，如静脉注射用乳剂或混悬剂、脂质体制剂等，具有使药物靶向分布的作用。如用于肿瘤治疗的鹤草酚、喜树碱等脂质体新制剂，可将药物定向运送到病变部位，并可控制其实时释放速度。

运用现代科学方法，对传统中草药进行了系统研究，从中草药中提取和发现了许多有效成分，如从青蒿提取得到了有抗疟作用的新成分青蒿素；从仙鹤草根芽中提得的有驱绦虫作用的鹤草酚。

近年来，我国中药工业运用了一些新辅料、新技术、新工业及新设备，如逆流萃取、微波浸取、超滤技术、喷雾干燥、冷冻干燥、无菌分装、微波灭菌、固体分散、薄膜包衣等工艺，对于推动中药工业的现代化起到了积极的作用。

自20世纪80年代初，国家开始在制药企业推行GMP制度。在中药制药企业实行GMP制度，推进了中药制药产业的现代化。通过GMP认证，使中药制药企业发生了深刻变化，标志着我国中药制药企业规范化管理程度已提高到了一个新的水平。

1.3.3　中药制药的现状及存在的问题

中华人民共和国成立以来，中药制药工业得到迅速发展。全国中药生产企业的制药工业技术和生产设备有了较大的改进，新建或改建了一大批制药生产厂家，研发了一些新的剂型，但与国外先进制药水平相比，中成药生产仍存在如下差距。

（1）原料药材质量不统一，产品质量可控性差

目前中药制药生产过程的标准化、规范化程度不够，质量标准水平较低，产品质量可控性差，这是影响中药现代化进程关键的一环。中成药中的原药材是一种特殊的商品，在中药产业体系中，既是原料药，又是成品药。中药材的种植、采购、供应是多渠道、多产地的，其中生产产地、采收时间和方法、加工炮制方法以及运输、贮存条件不同都会影响产品质量。另外，中药材炮制尚缺少科学的规范标准，很难保证每批产品都一致，这就势必影响产品质量的均匀性。

（2）分离纯化工艺技术不够科学

目前中药企业最常用的提取、分离、浓缩、精制等技术周期长、能耗大，导致效率低，质量不稳定。一些传统中药口服剂型，仍采用原生药粉为原料直接制成大蜜丸、水蜜丸、散剂或胶囊剂等，原药材粉末细度不足以达到破坏全部药材细胞结构，影响到药物在体内的溶出和吸收等。

（3）先进的单元技术未能较好集成，自动化程度不高

目前，中药制药生产从中药前处理到制剂的全过程，已引进许多先进的单元技术，如超微粉碎、动态逆流萃取、CO_2超临界萃取、工业膜分离、大孔树脂吸附分离、真空浓缩、薄膜浓缩、喷雾干燥干法制粒等。但是，要能适应中药生产工艺多样性的要求，一方面，仍需将这些单元技术集成起来使用才能真正显示技术优势；另一方面，由于中成药生产的工艺流程较长而且差异大，各工序之间的衔接处理较为困难，造成中药制剂生产不易形成连续化、自动化，这是现代中药生产亟须解决的重要问题。

（4）新辅料应用不够

新辅料的推广应用是制备各种新剂型的基础，也是提高传统剂型产品质量的重要手段。中成药在速释、缓释、控释、靶向、透皮吸收等剂型方面突破不够，而在传统剂型上应用新辅料也未给予充分重视。中药制剂中没有很好采用先进的黏合剂、崩解剂，造成产品（如浓缩丸）溶散时间过长。

（5）生产管理模式落后，信息化程度不高

中药制药产业是传统产业，在管理创新方面与现代企业管理存在较大的差距。如何用信息化改造中药传统企业，提高企业生产管理水平，这是中成药生产企业的"脱胎换骨"工程，亟须引起重视。

1.3.4　中药制药的发展思路

中药制药生产管理是一项系统工程，涉及人、材、物、产、供、销、设备、技术、质量、信息等诸多因素，因此需对适合中药生产特点，符合GMP要求的先进的、合理的工艺加强研究；对成熟的、先进的中药生产工艺进行推广；制定相关的工程化标准；明确企业工艺工程化的内涵，使中药生产技术及工艺逐渐标准化，以提高中药生产工艺工程化水平。

（1）建立科学的中药质量控制体系，实现质量管理现代化

质量稳定是安全、有效的基础和保证。由于中药特别是中药复方成分复杂、作用靶点多，完全确定有效成分尚有困难，因此，需根据中药特点，提出质量控制指标，从中药制药生产质量标准化、规范化入手，建立、健全监控标准，以保证中药质量的可靠。中药的质量标准包括中药材质量标准和中药制剂质量标准。中药材的生产应按照《中药材生产质量管理规范》（Good Agriculture Practice，GAP）来进行，中药制剂的生产则应按照《药品生产质量管理规范》（Good Manufacturing Practice，GMP）进行，这样生产的中药才能保证符合现代化中药的质量标准。

首先，严把原药材质量关。为了保证提供高质量、稳定可控的中药原料，应在道地药材研究的基础上，选择优良品种，并在最适宜生长条件的地域种植或饲养，建立中药材生产基地，实施 GAP，建立科学合理的采收加工制度。其次，加强中药炮制的质量监控。除了应用形、色、气、味等感观方法外，可使用现代测试方法从净度、水分、灰分、有效成分、有毒成分、浸出物、生物测定等方面对炮制药材进行有效的质量监控。再次，把好中间产品及成品质量关。由于缺少有效成分定量测定这一可靠方法进行监控，更应把操作过程本身的标准化、规范化作为中药制药生产中间产品及成品质量的控制关键点来强调。

（2）采用先进的制药技术和设备，实现中药生产现代化

先进的生产技术和设备是提高产品质量水平的基础条件之一。我国目前中药生产中相对落后的粉碎、提取、分离、精制等技术应进行改造，积极引进成熟的先进生产技术，根据工艺要求及药材特点进行粉碎，提高生物利用度及疗效，降低生产成本；动态逆流分离纯化、超临界 CO_2 萃取、大孔树脂吸附提取、工业膜分离、减压浓缩、薄膜浓缩等先进技术和设备，使中药材从煎煮到浸膏技术水平推进一大步；应用喷雾干燥、沸腾干燥、微波干燥、真空干燥等先进设备和技术后，大大缩短了药液受热时间，减少药液中有效成分的破坏，同时改善了粉末外观性状。此外，借助药剂中的新辅料、新技术、新工艺和新设备，提高中药产品的质量。

（3）加强现代中药新剂型的研究

传统中药剂型多以散、膏、丹为主，中药制剂应在继承、发扬传统剂型特长的基础上，开发适宜的新中药剂型，使传统中药制剂向着"三效、三小、五方便"（高效、速效、长效；剂量小、毒性小、副作用小；便于服用、携带、生产、运输、贮藏）方向发展与提高。中成药新药在剂型方面应以现代较新的剂型为主，如粉针剂、颗粒剂、软胶囊、微丸、气雾剂、控释制剂等作为研究的重点，使中成药制剂符合现代中药的要求。

（4）加快中药生产过程智能化

中药生产过程的智能化和组合封闭式数字程控装备的开发是今后的重点，通过信息化管理，将与中药制药生产相关的几大模块如物料管理模块、生产计划模块、质量管理模块、销售模块、财务模块、成本模块集成起来，通过计算机操作，建立起强大的工作平台，使生产过程中的信息流、物流、资金流通过平台流动，得以共享。这种全新的生产管理模式，可以创造出极佳的经济效益，这是传统中药制药生产管理模式无法比拟的。

中药制药生产的变革势在必行。中药制药的生产企业应当把握时机，将生产技术与生产模式的创新置于战略高度。

思考题

1. 中药制药工程学的性质与基本任务是什么？
2. 中药制药工程学的研究内容是什么？

参考文献

［1］ 曹光明.中药制药工程学［M］.北京：化学工业出版社，2004.

［2］ 刘小平.制药工程专业导论［M］.武汉：湖北科学技术出版社，2009.

［3］ 刘小平，李湘南，徐海星.中药分离工程［M］.北京：化学工业出版社，2005.

［4］ 王效山，王建.制药工艺学［M］.北京：北京科学技术出版社，2003.

［5］ 元英进，刘明言.中药现代化生产关键技术［M］.北京：化学工业出版社，2002.

第2章 中药制药流体力学基础

2.1 中药制药流体动力过程

制药生产的原料及产品大多数是流体。流体一般具有流动性；无固定形状，随容器的形状而变化；在外力作用下其内部发生相对运动。

制药生产中，选定管内适宜流速、管径及输送设备；测量压强、流速和流量；确定传热、传质等过程中适宜的流动条件时经常要应用流体流动的基本原理及其流动规律。在研究流体流动时，常将流体视为由无数分子基团所组成的连续介质。把每个分子基团称为质点，其大小与容器或管路相比是微不足道的。质点在流体内部一个紧挨一个，它们之间没有任何空隙，即可认为流体充满其所占据的空间。

2.1.1 流体静力学基本方程式

2.1.1.1 流体的静压强

流体垂直作用于单位面积上的压力，称为流体的静压强，简称压强，其表达式为：

$$p = \frac{P}{A} \tag{2-1}$$

式中 p——流体的静压强，N/m^2；

P——垂直作用于流体表面上的压力，N；

A——作用面的面积，m^2。

在 SI 中，压强的单位是 N/m^2，称为帕斯卡，以 Pa 表示。但习惯上还采用其他单位，如 atm（标准大气压）、某流体柱高度、bar（巴）或 kgf/cm^2 等。

流体的压强可用测压仪表来测量。当被测流体的绝对压强大于外界大气压强时，所用的测压仪表称为压强表。压强表上的读数表示被测流体的绝对压强比大气压强高出的数值，称为表压强，即：

表压强＝绝对压强－大气压强

当被测流体的绝对压强小于外界大气压强时，所用的测压仪表称为真空表。真空表上的读数表示被测流体的绝对压强低于大气压强的数值，称为真空度，即：

真空度＝大气压强－绝对压强

显然，设备内流体的绝对压强越低，则它的真空度就越高。应当指出，外界大气压强随大气的温度、湿度和所在地区的海拔高度而改变。

为了避免绝对压强、表压强、真空度三者相互混淆，在以后的讨论中规定，对表压强和真空度均加以标注，如 $2000N/m^2$（表压）、400mmHg（真空度）等。

2.1.1.2 流体静力学基本方程式

流体静力学基本方程式是描述在重力作用下静止流体内部压强变化规律的数学表达式。

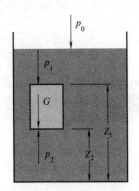

图 2-1　流体静力学基本
方程式推导

对于不可压缩流体，密度不随压力而变化，可用下述方法导出流体静力学方程式。

如图 2-1 所示的容器中盛有密度为 ρ 的静止液体。现于液体内部任意划出一底面积为 A 的垂直液柱。若以容器底为基准水平面，则液柱的上、下底面与基准水平面的垂直距离分别为 Z_1 和 Z_2。

在垂直方向上作用于液柱上的力有：

① 作用于上底面的压力 p_1A；

② 作用于下底面的压力 p_2A；

③ 作用于整个液柱的重力 $G=\rho gA(Z_1-Z_2)$。

液柱处于静止状态时，在垂直方向上各力的代数和应为零，即：

$$p_2A-p_1A-\rho gA(Z_1-Z_2)=0$$

把上式各项除以 A，于是上式便可整理为：

$$p_2=p_1+\rho g(Z_1-Z_2) \tag{2-2}$$

对上式进行适当的变换，即将液柱的上底面取在容器的液面上，设液面上方的压强为 p_0，下底面取在距液面任意距离 h 处，作用于其上的压强为 p。则：

$$p=p_0+\rho gh \tag{2-3}$$

由上式可见：

① 当容器液面上方的压强 p_0 一定时，静止液体内部任一点压强 p 的大小与液体的密度 ρ 和该点距液面的深度 h 有关。因此，在静止的、连续的同一液体内，处于同一水平面上各点的压强都相等。

② 当液面上方的压强 p_0 有改变时，液体内部各点的压强 p 也发生同样大小的改变。

③ 式 $p=p_0+\rho gh$ 可改写为：

$$h=\frac{p-p_0}{\rho g} \tag{2-4}$$

上式说明压强差的大小可以用一定高度的液体柱来表示。由此可以引申出压强的大小也可用一定高度的液体柱表示，这就是前面所介绍的压强可以用 mmHg、mmH_2O 等单位来计量的依据。当用液柱高度来表示压强或压强差时，必须注明是何种液体，否则就失去了意义。以上各式适用于液体和气体，统称为流体静力学基本方程式。

2.1.2　流体在管内的流动

流体动力学就是研究流体在外力作用下的运动规律。在制药化工生产中，流体通常是在密闭的管道内流动的。反映流体在管内的流动规律的有连续性方程式与伯努利方程式。

2.1.2.1　连续性方程式

在稳态流动系统中，对直径不同的管段作物料衡算，如图 2-2 所示。把流体视为连续介质，即流体充满管道，并连续不断地从截面 1—1′ 流入、从截面 2—2′ 流出。

对于稳态流动系统，物料衡算的基本关系为输入量等于输出量。若以 1s 为基准，则物料衡算式为：

$$w_{s1}=w_{s2} \tag{2-5}$$

因 $w_s=uA\rho$，故式（2-5）可写成：

$$w_s = u_1 A_1 \rho_1 = u_2 A_2 \rho_2 \qquad (2\text{-}6)$$

若式（2-6）推广到管路上任何一个截面，即：

$$w_s = u_1 A_1 \rho_1 = u_2 A_2 \rho_2 = \cdots = uA\rho = 常数 \qquad (2\text{-}7)$$

式（2-7）表示在稳态流动系统中，流体流经各截面的质量流量不变，而流速 u 随管道截面积 A 及流体的密度 ρ 而变化。

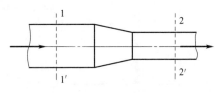

图 2-2　连续性方程式的推导

若流体可视为不可压缩的流体，即：$\rho =$ 常数，则式（2-7）可改写为：

$$V_s = u_1 A_1 = u_2 A_2 = \cdots = uA = 常数 \qquad (2\text{-}8)$$

式（2-8）说明不可压缩流体不仅流经各截面的质量流量相等，它们的体积流量也相等。式（2-7）和式（2-8）都称为管内稳态流动的连续性方程式。它反映了在稳态流动系统中，流量一定时，管路各截面上流速的变化规律。此规律与管路的安排以及管路上是否装有管件、阀门或输送设备等无关。

对于圆形管道，由于 $A = \dfrac{\pi}{4} d^2$，由式（2-8）得：

$$\frac{\pi}{4} d_1{}^2 u_1 = \frac{\pi}{4} d_2{}^2 u_2$$

即：

$$\frac{u_1}{u_2} = \left(\frac{d_2}{d_1}\right)^2 \qquad (2\text{-}9)$$

可见，不可压缩流体在圆管中流动时，流速和管内径的平方成反比。

2.1.2.2　伯努利方程式

流体在流动过程中，遵循能量守恒定律。根据能量守恒定律，对任一段管路系统内的流动流体进行能量衡算，可得出流体流动时不同形式能量之间的变化关系。

（1）流体在流动过程之中所涉及的能量

① 内能。从宏观的角度来看，内能与流体的温度和压力有关。若以 1kg 流体为基准，则其单位为 J/kg，以 U 表示。

② 位能。流体处于重力场中所具有的能量称为位能。若质量为 m 的流体与基准水平面的距离为 Z，则其位能相当于将质量为 m 的流体升举到高度 Z 时所需要做的功，即 mgZ，单位为 J。若以 1kg 流体为基准，则其位能为 gZ，单位为 J/kg。

③ 动能。流体以一定速度流动时，便具有一定的动能。质量为 m 的流体以速度 u 流动时所具有的动能相当于将质量为 m 的流体从静止加速到速度 u 所需的功，即 $\dfrac{1}{2} mu^2$，单位为 J。若以 1kg 流体为基准，则其动能为 $\dfrac{1}{2} u^2$，单位为 J/kg。

④ 静压能。流动着的流体内部任何位置都具有一定的静压强。如图 2-3 所示，水以一定的流速在管内流动，若在管壁 A 处开一小孔，并连接一垂直玻璃管，便可观察到水在玻璃管中将升至一定高度 h，这是该处流体具有静压强的表现。对于图 2-3 所示的流动系统，流体通过截面 1—1′ 时，由于截面处流体具有一定的压力 p，这就需要对流体做相应的功，以克服这个压力，才能把流体推进系统里去，因此通过截面 1—1′ 的流体必定要带有与所需的功相当的能量才能进入系统，流体所具有的这种能量就称为静压能或流动功。

设质量为 m、体积为 V 的流体通过截面 1—1′，把此流体推进到此截面所需的作用力为

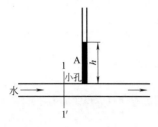

图 2-3　流体的静压能

pA，又位移为 V/A，则流体带入系统的静压能为：

$$pA\frac{V}{A}=pV$$

若以 1kg 流体为基准，则其静压能为 $\frac{pV}{m}=\frac{p}{\rho}=pv$（$v$ 为流体的比容），单位为 J/kg。

流体的位能、动能和静压能统称为流体的机械能，三者之和称为流体的总机械能。

⑤ 热量。若管路系统中存在换热设备，则流体经过换热设备时将获得或失去相应的热量。1kg 流体经过换热设备后获得或失去的热量用 Q_e 表示。单位为 J/kg。

⑥ 外功（净功）。由热力学第二定律可知流体总是自发地从能量较高处流向能量较低处，若使流体从能量较低处流向能量较高处，则必须用泵、风机等流体输送设备向流体传递机械能。由于这部分能量是从系统外传递至系统内的，故称为外加能量。1kg 流体经过输送设备后所获得的机械能用 W_e 表示，称为外功或净功，有时也称为有效功，单位为 J/kg。

单位时间内流体输送设备对流体所做的有效功，称为有效功率，以 N_e 表示，单位为 W 或 kW，则：

$$N_e=W_e W_s \tag{2-10}$$

式中　W_s——流体的质量流量。

实际上，流体输送设备所做的功并非全部被流体所获得，只有流体获得的那部分功是有效的。以泵为例，若考虑泵的效率 η，则

$$\eta=\frac{N_e}{N_p} \tag{2-11}$$

式中，N_p 表示泵的轴功率，W 或 kW。

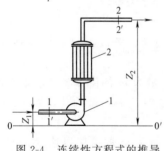

图 2-4　连续性方程式的推导
1—泵；2—换热器

（2）稳态流动系统的机械能衡算式与伯努利方程式

如图 2-4 所示的稳态流动系统中，流体从截面 1—1′流入，经粗细不同的管道，从截面 2—2′流出，管路上装有对流体做功的泵及向流体输入或从流体取出热量的换热器，现对该稳态流动系统进行能量衡算。

衡算范围：内壁面、截面 1—1′与 2—2′间。

衡算基准：1kg 不可压缩流体。

基准水平面：0—0′平面。

设：

u_1，u_2——流体分别在截面 1—1′与 2—2′处的流速，m/s；

p_1，p_2——流体分别在截面 1—1′与 2—2′处的压强，N/m²；

Z_1，Z_2——截面 1—1′与 2—2′的中心至基准水平面 0—0′的垂直距离，m；

由能量守恒定律可知，对于稳态流动系统，输入系统的总能量必然等于输出系统的总能量，则能量衡算式为：

$$U_1+gZ_1+\frac{u_1{}^2}{2}+\frac{p_1}{\rho_1}+Q_e+W_e=U_2+gZ_2+\frac{u_2{}^2}{2}+\frac{p_2}{\rho_2} \tag{2-12}$$

式（2-12）即为稳态流动系统的总能量衡算式，它是流动系统热力学第一定律的表达式。

实际流体具有黏性，在流动过程中需要克服内摩擦力，因而使一部分机械能转变为热能而无法利用，这部分损失的机械能称为能量损失。稳态流动时，1kg 流体从截面 1—1' 流动至截面 2—2' 时的能量损失用 $\sum h_f$ 表示，单位为 J/kg。这样，1kg 流体从截面 1—1' 流动至截面 2—2' 时所获得的热量为：

$$Q'_e = Q_e + \sum h_f$$

由热力学第一定律可知：

$$U_2 - U_1 = Q'_e - \int_{v_1}^{v_2} p\,\mathrm{d}v = Q_e + \sum h_f - \int_{v_1}^{v_2} p\,\mathrm{d}v \tag{2-13}$$

式中，$\int_{v_1}^{v_2} p\,\mathrm{d}v$ 表示 1kg 流体从截面 1—1' 流动至截面 2—2' 时因被加热而引起体积膨胀所做的功。

对于不可压缩流体，密度和比体积为常数，$\int_{v_1}^{v_2} p\,\mathrm{d}v$ 实可忽略，式（2-13）可写成：

$$U_2 - U_1 = Q_e + \sum h_f$$

代入式（2-12）中得：

$$gZ_1 + \frac{u_1^2}{2} + \frac{p_1}{\rho} + W_e = gZ_2 + \frac{u_2^2}{2} + \frac{p_2}{\rho} + \sum h_f \tag{2-14}$$

式（2-14）是实际流体的机械能衡算式。应注意 gZ、$\frac{u^2}{2}$、$\frac{p}{\rho}$ 与 W_e、$\sum h_f$ 的区别。前三项是指在某截面上流体本身所具有的能量，而后两项是指流体在两截面之间所获得和所消耗的能量。

若流体没有内摩擦力，在流动过程中不产生流动阻力，则这种流体被称为理想流体。实际上并不存在真正的理想流体，但这种假设对于解决工程实际问题具有重要的意义。对于理想流体且无外功加入时，式（2-14）可简化为：

$$gZ_1 + \frac{u_1^2}{2} + \frac{p_1}{\rho} = gZ_2 + \frac{u_2^2}{2} + \frac{p_2}{\rho} \tag{2-15}$$

式（2-15）即为理想流体的伯努利方程式，式（2-14）实际流体的机械能衡算式可视为伯努利方程式的引申，但习惯上也称为伯努利方程式。

（3）伯努利方程式的讨论

① 由伯努利方程式可知，理想流体在管道内作稳定流动，而又没有外功加入时，在任一截面上单位质量流体所具有的位能、动能、静压能之和为一常数，称为总机械能，其单位为 J/kg。这意味着 1kg 理想流体在各截面上所具有的总机械能相等，而每一种形式的机械能不一定相等，但各种形式的机械能可以相互转换。

② 实际流体具有黏性，因此在流动过程中必然存在能量损失，当无外功加入时，系统的总机械能沿流动方向将逐渐减少，即上游截面的总机械能大于下游截面的总机械能。

③ 根据伯努利方程式，实际生产中可采用下列几种方法来输送流体：a.用压缩空气压送液体，即提高 p_1；b.利用高位槽输送液体，即提高 Z_1；c.抽送液体，即降低 p_2；d.通过泵、风机等输送设备向流体提供能量 W_e。

④ 对于可压缩流体的流动，若所取系统两截面间的绝对压强变化小于原来绝对压强的 20% 时，仍可用以上算式进行计算，但此时式中的流体密度 ρ 应以两截面间流体的平均密度 ρ_m 来代替。这种处理方法所导致的误差在工程计算上是允许的。

⑤ 如果系统里的流体是静止的，则 $u = 0$，没有运动，自然没有流动阻力，即 $\sum h_f = 0$。

由于流体保持静止状态，也就不会有外功加入，即 $W_e=0$。于是上式变成：$gZ_1+\dfrac{p_1}{\rho}=gZ_2+$ $\dfrac{p_2}{\rho}$。上式与流体静力学基本方程式无异。由此可见，伯努利方程式除表示流体的流动规律外，还表示了流体静止状态的规律，可见流体的静止状态只不过是流动状态的一种特殊形式。

⑥ 式（2-14）是以单位质量的流体为衡算基准推导出来的，此外，也可以单位质量或单位体积的流体为衡算基准推导出相应的伯努利方程式。

a.以单位质量的流体为衡算基准。将式（2-14）两边同除以 g，则得：

$$Z_1+\frac{u_1^2}{2g}+\frac{p_1}{\rho g}+\frac{W_e}{g}=Z_2+\frac{u_2^2}{2g}+\frac{p_2}{\rho g}+\frac{\sum h_f}{g}$$

令

$$H_e=\frac{W_e}{g},\quad H_f=\frac{\sum h_f}{g}$$

则

$$Z_1+\frac{u_1^2}{2g}+\frac{p_1}{\rho g}+H_e=Z_2+\frac{u_2^2}{2g}+\frac{p_2}{\rho g}+H_f \tag{2-16}$$

式（2-16）各项的单位可简化为 m，m 虽是一个长度单位，但在这里却反映了一定的物理意义，它表示单位质量流体所具有的机械能，可以把它自身从基准水平面升举的高度。常把 Z、$\dfrac{u^2}{2g}$、$\dfrac{p}{\rho g}$、H_f 分别称为位压头（位头）、动压头（速度头）、静压头与压头损失，而 H_e 则称为输送设备对流体所提供的有效压头。

b.以单位体积的流体为衡算基准。将式（2-14）两边同乘以 ρ，则得：

$$\rho g Z_1+\frac{\rho u_1^2}{2}+p_1+\rho W_e=\rho g Z_2+\frac{\rho u_2^2}{2}+p_2+\rho\sum h_f \tag{2-17}$$

式（2-17）各项的单位均为 $\dfrac{J}{m^3}=\dfrac{N\cdot m}{m^3}=\dfrac{N}{m^2}=Pa$，表示单位体积的流体所具有的机械能，式（2-17）中的 ρW_e 称为外加压力，常用 Δp_e 表示；$\rho\sum h_f$ 是由流动阻力引起的压力降，简称压力降，常用 Δp_f 表示。

（4）伯努利方程式的应用

在运用伯努利方程式解题时其步骤如下：①绘制流程图，标出流向；②确定上、下游截面；③选择基准水平面；④列伯努利方程求解。

【例 2-1】 用离心泵将去离子水由储罐输送至高位槽。泵的吸入导管为 $\phi108mm\times4.5mm$，管中水的流速为 1.5m/s，泵的压出导管为 $\phi76mm\times2.5mm$。储罐内液深为 1.5m，罐底至高位槽管口垂直距离为 20m，在输送系统中的压头损失为 3m 液柱，高位槽内的压力为 0.0304MPa（表压），如水的密度为 1000kg/m³，泵的总效率为 60%，试求泵所需功率（图 2-5）。

解： 取储罐中液体的自由表面为截面 1—1′，高位槽进口管口为截面 2—2′，并以贮罐底面为基准水平面，在截面 1—1′ 与 2—2′ 间列伯努利方程式：

$$Z_1+\frac{u_1^2}{2g}+\frac{p_1}{\rho g}+H_e=Z_2+\frac{u_2^2}{2g}+\frac{p_2}{\rho g}+H_f$$

因为截面 1—1′ 相对于管路大得很多，所以 $u_1=0$，$p_1=0$（表压），$p_2=0.0304MPa=30400Pa$（表压）

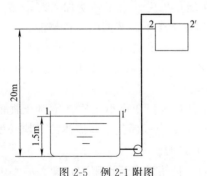

图 2-5 例 2-1 附图

$$u_2 = \left(\frac{d_1}{d_2}\right)^2 u_1' = \left(\frac{\dfrac{108-2\times4.5}{1000}}{\dfrac{76-2\times2.5}{1000}}\right)^2 \times 1.5 = 2.92\,(\text{m/s})$$

$$H_f = 3\text{m}$$

$$H_e = (Z_2 - Z_1) + \frac{u_2^2 - u_1^2}{2g} + \frac{p_2 - p_1}{\rho g} + H_f$$

$$= (20-1.5) + \frac{2.92^2 - 0}{2\times9.81} + \frac{30400-0}{1000\times9.81} + 3$$

$$= 25.03\,(\text{m 液柱})$$

输送去离子水所需的有效功率为：

$$N_e = H_e W_s g = H_e V_s \rho g = H_e \frac{\pi}{4} d_2^2 u_2 \rho g$$

$$= 25.03 \times \frac{3.14}{4} \left(\frac{76-2\times2.5}{1000}\right)^2 \times 2.92 \times 1000 \times 9.81$$

$$= 2837\,(\text{W}) \approx 2.8\,(\text{kW})$$

所以

$$N = \frac{N_e}{\eta} = \frac{2.8}{0.6} \approx 4.67\,(\text{kW})$$

即泵所需的功率为 4.67kW。

由例 2-1 可知，应用伯努利方程式时应注意以下几点。

① 截面的选取。上、下游两截面均应与流动方向相垂直，并且在两截面间的流体必须是连续的。所求的未知量应在截面上或在两截面之间，且截面上的 Z、u、p 等有关物理量，除所需求取的未知量外，都应该是已知的或能通过其他关系计算出来。两截面上的 u、p、Z 与两截面间的 $\sum h_f$ 都应相互对应一致。

② 基准水平面的选取。选取基准水平面的目的是确定流体位能的大小，实际上在伯努利方程式中所反映的是位能差的数值。所以，基准水平面可以任意选取，但必须与地面平行。Z 值是指截面中心点与基准水平面间的垂直距离。为了计算方便，通常取上、下游两截面中位置较低的截面的中点的水平面为基准水平面。

③ 流速。当上、下游两截面的面积相差很大时，可认为大截面处的流速近似等于零。

④ 单位必须一致。在用伯努利方程式之前，应把有关物理量换算成一致的 SI 单位，然后进行计算。两截面的压强除要求单位一致外，还要求表示方法一致，即两截面的压强应同时使用绝对压强或表压强来表示，而不能混用。

2.1.3　流体在管内的流动阻力

实际流体具有黏性，在流动过程中会有流动阻力，为克服流动阻力，就要消耗一定的机械能，伯努利方程式中的 $\sum h_f$ 反映了所消耗的机械能的大小。为进一步计算能量损失的具体数据，先来讨论流动阻力产生的原因及管内流体的速度分布。

2.1.3.1　牛顿黏性定律

流体具有流动性，即没有固定形状，在外力作用下其内部产生相对运动。另外，在运动的状态下，流体还有一种抗拒内在的向前运动的特性，称为黏性。流体的黏性越大，其流动性越小。

以水在管内流动时为例，管内任一截面上各点的速度并不相同，中心处的速度最大，越靠近管壁速度越小，在管壁处水的质点黏附于管壁上，其速度为零。所以，流体在圆管内流动时，实际上是被分割成无数极薄的圆筒层，各层以不同的速度向前运动。由于各层速度不同，层与层之间发生了相对运动，速度快的流体层对与之相邻的速度较慢的流体层产生了一个推动其向运动方向前进的力，而同时速度慢的流体层对速度快的流体层也作用着一个大小相等、方向相反的力，从而阻碍较快的流体层向前运动。这种运动着的流体内部相邻两流体层间的相互作用力，称为流体的内摩擦力，是流体黏性的表现，所以又称为黏滞力或黏性摩擦力。流体在流动时的内摩擦，是流动阻力产生的依据。

实验证明，对于一定的液体，内摩擦力 F 与两流体层的速度差 du 成正比；与两层之间的垂直距离 dy 成反比，与两层间的接触面积 S 成正比，若写成等式，就需引进一个比例系数 μ，即：

$$F = \mu \frac{du}{dy} S \text{ 或 } \tau = \frac{F}{S} = \mu \frac{du}{dy} \tag{2-18}$$

式中　F——两相邻流体层之间的内摩擦力，其方向与作用面平行，N；

　　　　S——两相邻流体层之间的接触面积，m^2；

　　　　τ——单位面积上的内摩擦力称为内摩擦应力或剪应力，N/m^2 或 Pa；

　du/dy——速度梯度，即在与流动方向相垂直的 y 方向上流体速度的变化率，s^{-1}；

　　　　μ——比例系数，其值随流体的不同而异，流体的黏性越大，其值越大，所以称为黏滞系数或动力黏度，简称为黏度，Pa·s。

式（2-18）称为牛顿黏性定律，它表明剪应力与速度梯度成正比。服从牛顿黏性定律的流体，称为牛顿型流体，如全部气体及大部分液体；不服从牛顿黏性定律的流体，称为非牛顿型流体，如高分子溶液、胶体溶液、发酵液和泥浆等。

显然，流体的黏度越大，运动时产生的内摩擦力也越大。黏度总是与速度梯度相联系，只有在运动时才显现出来。分析静止流体的规律时就不用考虑黏度这个因素。

黏度是衡量流体黏性大小的物理量，是流体的物理性质之一，其值由实验测定。液体的黏度随温度升高而减小，气体的黏度则随温度升高而增大。

2.1.3.2　流动类型与雷诺数

1883 年，英国物理学家雷诺首先通过实验对流体在圆管内的流动情况进行了研究。图2-6 为常见的雷诺实验装置。玻璃水箱 5 内设有溢流装置 1，保持其水位恒定，玻璃水箱 5 的底部安装一根带喇叭口的水平玻璃管 6，其管内流速可由调节阀 7 调节，玻璃水箱 5 的上部设有小瓶 2，其内装有有色液体，有色液体密度与水的密度基本相同。实验时，有色液体可经过玻璃细管 4 沿水平方向注入水平玻璃管 6 的中心，有色液体的流速可通过小阀 3 调节，使有色液体的流出速度与管内水的流速基本一致。

通过实验可观察到，当玻璃管里的水流速度不大时，从细管引到水流中心的有色液体成一直线平稳地流过整根玻璃管，与玻璃管里的水并不相混杂，如图 2-7（a）所示。这种现象表明玻璃管里水的质点是沿着与管轴平行的方向作直线运动。若把水流速度逐渐提高到一定数值，有色液体的细线开始出现波浪形，但能保持较清晰的轮廓。当水流速度继续增大时，有色液体与水流混合，波浪线开始断裂。当水流速度增大至某一数值后，细线便完全消失，有色液体流出细管后随即散开，与水完全混合在一起，使整根玻璃管中的水呈现均匀的颜色，这种现象表明水的质点除了沿着管道向前运动外，各质点还作不规则的杂乱运动，且彼此相互碰撞并相互混合。质点速度的大小和方向随时发生变化。

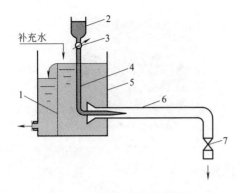

图 2-6　常见的雷诺实验装置
1—溢流装置；2—小瓶；3—小阀；4—玻璃细管；
5—玻璃水箱；6—水平玻璃管；7—调节阀

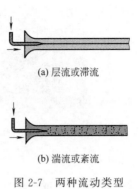

图 2-7　两种流动类型

这个实验揭露出流体流动有两种截然不同的类型。一种相当于图 2-7（a）所示的流动，称为层流或滞流；另一种相当于图 2-7（b）所示的流动，称为湍流或紊流。若用不同的管径和不同的流体分别进行实验。从实验中发现，不仅流速 u 能引起流动状况改变，而且管径 d、流体的黏度 μ 和密度 ρ 也都能引起流动状况的改变。可见，流体的流动状况是由多方面因素决定的。通过进一步的分析研究，可以把这些影响因素组合成为 $\dfrac{du\rho}{\mu}$ 的形式。$\dfrac{du\rho}{\mu}$ 称为雷诺数，以 Re 表示，这样就可以根据 Re 的数值来分析流动状态。

实验证明，流体在直管内流动时，当 $Re \leqslant 2000$ 时，流体的流动类型属于滞流；当 $Re \geqslant 4000$ 时，流动类型属于湍流；而 Re 值在 2000～4000 的范围内时，可能是滞流，也可能是湍流，若受外界条件的影响，如管道直径或方向的改变、外来的轻微震动，都易促成湍流的发生，所以将这一范围称为不稳定的过渡区。在生产操作条件下，常将 $Re > 3000$ 的情况按湍流考虑。

2.1.3.3　流体在圆管内的速度分布

滞流与湍流的区别不仅在于各有不同的 Re 值，更重要的是它们的本质区别，即流体内部质点的运动方式。

流体在管内作滞流流动时，其质点沿管轴作有规则的平行运动，各质点互不碰撞、互不混合。流体在管内作湍流流动时，其质点作不规则的杂乱运动，并相互碰撞，产生大大小小的旋涡。由于质点碰撞而产生的附加阻力较由黏性所产生的阻力大得多，所以碰撞将使流体前进阻力急剧加大。即在湍流中，流体质点的不规则运动，构成质点在主运动之外还有附加的脉动。质点的脉动是湍流运动的最基本特点。

无论是滞流或湍流，在管道任意截面上，流体质点的速度沿管径而变，管壁处速度为零，离开管壁以后速度渐增，到管中心处速度最大。速度在管道截面上的分布规律因流型而异。理论分析和实验都已证明，滞流时的速度沿管径按抛物线的规律分布，如图 2-8（a）所示。截面上各点速度的平均值 u 等于管中心处最大速度 $u_{\max}$ 的 0.5 倍。

湍流时圆管内的速度分布曲线如图 2-8（b）所示。由于流体质点的强烈分离与混合，使截面上靠管中心部分各点速度彼此扯平，速度分布比较均匀，所以速度分布曲线不再是严格的抛物线。实验证明，当 Re 值越大时，曲线顶部的区域就越广阔平坦，但靠管壁处质点的速度骤然下降，曲线较陡。

湍流时管壁处的速度也等于零，则靠近管壁的流体仍作滞流流动，这一作滞流流动的流

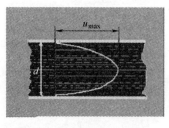
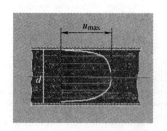

(a) 滞流　　　　　　　　　　　　　(b) 湍流

图 2-8　速度分布

体薄层，称为滞流内层或滞流底层。

2.1.3.4　流体在管内的流动阻力

流体在管路中流动时的阻力可分为直管阻力和局部阻力两种。其中直管阻力是指流体流经一定管径的直管时，由于流体的内摩擦而产生的阻力，以 h_f 表示。局部阻力是指流体流经管路中的管件、阀门及管截面的突然扩大或缩小等局部地方所引起的阻力，以 h_f' 表示。

伯努利方程式中的 $\sum h_f$ 项是所研究管路系统的总能量损失（或称阻力损失），它既包括系统中各段直管阻力损失，也包括系统中各种局部阻力损失。

（1）流体在直管中的流动阻力

由实验得知，流体只有在流动情况下才产生阻力。在流体物理性质、管径与管长相同的情况下，流速增大，能量损失也随之增加，可见流动阻力与流速有关。由于动能与 h_f 的单位相同，均为 J/kg，因此经常把能量损失 h_f 表示为动能 $\dfrac{u^2}{2}$ 的若干倍数的关系。流体流经一定管径的直管所产生的阻力可用下式计算：

$$h_f = \lambda \frac{l}{d} \frac{u^2}{2} \tag{2-19}$$

或

$$\Delta p_f = \rho h_f = \lambda \frac{l}{d} \frac{\rho u^2}{2} \tag{2-20}$$

以式（2-19）和式（2-20）是计算圆形直管阻力所引起能量损失的通式，称为范宁公式。此式对于滞流与湍流均适用。式中 λ 是无量纲的系数，称为摩擦系数，它是雷诺数的函数或者是雷诺数与管壁粗糙度的函数。

（2）流体在非圆形直管内的流动阻力

在生产中，还会遇到非圆形管道或设备，例如有些气体管道是方形的，有时流体也会在两根成同心圆的套管之间的环形通道内流过。一般来讲，截面形状对速度分布及流动阻力的大小都会有影响。实验证明，在湍流情况下，对非圆形截面的通道可以找到一个与圆形管直径 d 相当的"直径"以代替之。所以，流体在非圆形直管内作湍流流动，计算其阻力损失时，应将式（2-19）和式（2-20）中及 Re 表达式中的圆管直径以当量直径 d_e 来代替。有些研究结果表明，当量直径用于湍流情况下的阻力计算才比较可靠。

（3）管路上的局部阻力

流体在管路的进口、出口、弯头、阀门、扩大、缩小等局部位置流过时，其流速大小和方向都发生了变化，且流体受到干扰或冲击，使涡流现象加剧而消耗能量。由实验测知，流体即使在直管中作滞流流动，但流过管件或阀门时也容易变为湍流。在湍流情况下，为克服局部阻力所引起的能量损失有两种计算方法。

① 阻力系数法。该方法将克服局部阻力所引起的能量损失表示成动能 $\dfrac{u^2}{2}$ 的倍数，即：

$$h'_f = \zeta \frac{u^2}{2} \qquad (2\text{-}21)$$

或

$$\Delta p'_f = \zeta \frac{\rho u^2}{2} \qquad (2\text{-}22)$$

式中，ζ 称为局部阻力系数，一般由实验测定。因局部阻力的形式很多，为明确起见，常对 ζ 加注相应的下标。

管路上的配件如弯头、三通、活接头等总称为管件。不同管件或阀门的局部阻力系数可从有关手册中查得。

流体自容器进入管内，其局部阻力系数 $\zeta = 0.5$，这种损失常称为进口损失，相应的系数 ζ 又称为进口阻力系数。流体自管子进入容器或从管子直接排放到管外空间，其局部阻力系数 $\zeta = 1$，这种损失常称为出口损失，相应的系数 ζ 又称为出口阻力系数。

② 当量长度法。流体流经管件、阀门等局部地区所引起的能量损失可写成如下形式：

$$h'_f = \lambda \frac{l_e}{d} \frac{u^2}{2} \qquad (2\text{-}23)$$

或

$$\Delta p'_f = \lambda \frac{l_e}{d} \frac{\rho u^2}{2} \qquad (2\text{-}24)$$

式中，l_e 称为管件或阀门的当量长度，其单位为 m，表示流体流过某一管件或阀门的局部阻力，相当于流过一段与其具有相同直径、长度为 l_e 的直管的阻力。实际上是为了便于管路计算，把局部阻力折算成一定长度直管的阻力。

管件、阀门等的构造细节与加工精度往往差别很大，从手册中查得的 l_e 或 ζ 值只是约略值，即局部阻力的计算也只是一种估算。

（4）管路总能量损失

管路总能量损失又常称为总阻力损失，是管路上全部直管阻力与局部阻力之和。这些阻力可以分别用有关的公式进行计算。对于流体流经直径不变的管路，如果把局部阻力都按当量长度的概念来表示，则管路的总能量损失为：

$$\sum h_f = \lambda \frac{l + \sum l_e}{d} \frac{u^2}{2} \qquad (2\text{-}25)$$

式中　$\sum h_f$——管路的总能量损失，J/kg；

　　　l——管路上各段直管的总长度，m；

　　　$\sum l_e$——管路上全部管件与阀门等的当量长度之和，m；

　　　u——流体流经管路的流速，m/s。

应注意，上式适用于直径相同的管段或管路系统的计算，式中的流速 u 是指管段或管路系统的流速，由于管径相同，所以 u 可按任一管截面来计算。当管路由若干直径不同的管段组成时，由于各段的流速不同，此时管路的总能量损失应分段计算，然后再求其总和。

2.1.4　管路计算

2.1.4.1　管路计算中较常用的方法——试差法

管路计算实际上是连续性方程式、伯努利方程式与能量损失计算式的具体运用，由于已知量与未知量情况不同，计算方法亦随之而改变。在实际工作中常遇到的管路计算问题，归纳起来有以下三种情况。

① 已知管径、管长、管件和阀门的设置及流体的输送量，求流体通过管路系统的能量损失，以便进一步确定输送设备所加入的外功、设备内的压强或设备间的相对位置等。

② 已知管径、管长、管件和阀门的设置及允许的能量损失，求流体的流速或流量。

③ 已知管长、管件和阀门的当量长度、流体的流量及允许的能量损失，求管径。

后两种情况都存在着共同性问题，即流速 u 或管径 d 为未知，因此不能计算 Re 值，则无法判断流体的流型，所以亦不能确定摩擦系数 λ。在这种情况下，工程计算中常采用试差法或其他方法来求解。

2.1.4.2 并联管路与分支管路

输送流体的管路，依据其连接和铺设的情况，可分为两类。一类是没有分支的简单管路，可以是管径不变或由若干段异径管段串联而成的管路，前面所介绍的例题均属于此情况。另一类是复杂管路，如图 2-9（a）所示，在主管 A 处分为两支或更多支的支管，然后在 B 处又汇合为一支的管路，称为并联管路。又如图 2-9（b）所示，在主管 C 处有分支，但最终不再汇合的管路，称为分支管路。

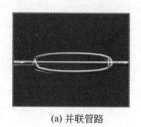

(a) 并联管路　　　　　(b) 分支管路

图 2-9　并联管路和分支管路

并联管路与分支管路中各支管的流量彼此影响，相互约制。它们的流动情况虽比简单管路复杂，但仍然是遵循能量衡算与质量衡算的原则。

并联管路与分支管路的计算内容有：

① 已知总流量和各支管的尺寸，要求计算各支管的流量。

② 已知各支管的流量、管长及管件、阀门的设置，要求选择合适的管径。

③ 在已定的输送条件下，计算输送设备应提供的功率。

2.2　中药制药企业管路输送系统

在制药生产中，为了满足工艺条件的要求，常需把流体从一处送到另一处，有时还需提高流体的压力或将设备抽成真空，这就需采用为流体提供能量的输送设备。为液体提供能量的输送设备称为泵，为气体提供能量的输送设备称为风机及压缩机。它们都是制药厂最常用的通用设备。

2.2.1　液体输送设备

液体输送设备的种类很多，按照工作原理不同，分为离心泵、往复泵、旋转泵与旋涡泵等几种。其中，以离心泵在生产上应用最为广泛。

2.2.1.1　离心泵

（1）离心泵的工作原理和主要部件

图 2-10 所示为一台安装在管路上的离心泵。它的基本部件是旋转的叶轮和固定的泵壳。具有若干弯曲叶片的叶轮安装在泵壳内，并紧固于泵轴上，泵轴可由电动机带动旋转。泵壳中央的吸入口与吸入管路相连接，而在吸入管路底部装有底阀。侧旁的排出口与排出管路相连接，其上装有调节阀。

离心泵在启动前需向壳内灌满被输送的液体，启动后泵轴带动叶轮一起旋转，迫使叶片内的液体旋转，液体在离心力的作用下从叶轮中心被抛向外缘并获得了能量，使叶轮外缘的液体静压力提高，流速增大，液体离开叶轮进入泵壳后，由于泵壳中流道逐渐加宽而使液体的流速逐渐降低，部分动能转变为静压能。于是，具有较高的压力的液体从泵的排出口进入排出管路，输送至所需的场所。

当泵内液体从叶轮中心被抛向外缘时，在中心处形成了低压区。由于储槽液面上方的压力大于泵吸入口处的压力，致使液体被吸进叶轮中心。因此，只要叶轮不断地转动，液体便不断地被吸入和排出。由此可见，离心泵之所以能输送液体，主要是依靠高速旋转的叶轮。液体在离心力的作用下获得了能量以提高压力。

离心泵启动时，若泵内存有空气，由于空气的密度很低，旋转后产生的离心力小，因而叶轮中心处所形成的低压不足以将储槽内的液体吸入泵内，虽启动离心泵也不能输送液体，这种现象称为气缚。气缚表示离心泵无自吸能力，所以启动前必须向壳体内灌满液体。

离心泵装置中吸入管路的底阀用于防止启动前

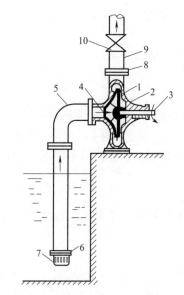

图 2-10　离心泵装置
1—叶轮；2—泵壳；3—泵轴；4—吸入口；
5—吸入管；6—阀底；7—滤网；8—排出口；
9—排出管；10—调节阀

所灌入的液体从泵内流出，滤网可以阻拦液体中的固体物质被吸入而堵塞管道和泵壳。

离心泵由两个主要部分构成：一是包括叶轮和泵轴的旋转部件；二是由泵壳、填料函和轴承组成的静止部件。其中最主要的部件是叶轮和泵壳。

① 叶轮　叶轮是离心泵的关键部件，因为液体从叶轮获得了能量，或者说叶轮的作用是将原动机的机械能传给液体，使通过离心泵的液体静压能和动能均有所提高。叶轮通常由 6～12 片后弯的叶片组成。按其机械结构可分为开式、半闭式和闭式三种叶轮。叶片两侧带有前、后盖板的称为闭式叶轮，它适用于输送清洁液体，一般离心泵多采用这种叶轮。没有前、后盖板，仅由叶片和轮毂组成的称为开式叶轮。只有后盖板的称为半闭式叶轮。开式叶轮与半闭式叶轮由于流道不容易堵塞，适用于输送含有固体颗粒的液体悬浮液。但由于没有盖板，液体在叶片间运动时容易产生倒流，故效率也较低。叶轮按其吸液方式不同可分为单吸式和双吸式两种。单吸式叶轮的结构简单，液体只能从叶轮一侧被吸入。双吸式叶轮可同时从叶轮两侧对称地吸入。显然，双吸式叶轮具有较大的吸液能力，而且基本上可以消除轴向推力。

② 泵壳　泵壳通常制成蜗牛形，故又称蜗壳。叶轮在壳内顺着蜗形通道逐渐扩大的方向旋转，越接近液体出口，通道截面积越大。液体从叶轮外缘以高速流出后，流过泵壳蜗形通道时的流速将逐渐降低，因此减少了能量损失，且使部分动能有效地转变为静压能。所以泵壳不仅是一个汇集由叶轮抛出液体的部件，而且本身又是一个转能装置。

（2）离心泵的主要性能参数

要正确选择和使用离心泵，就需要了解泵的性能和它们之间的相互关系。离心泵的主要性能参数有流量、扬程、轴功率、效率和气蚀余量等。离心泵性能间的关系通常用特性曲线来表示。

① 流量　流量是指离心泵在单位时间里排到管路系统的液体体积，常用单位为 m^3/h 或 L/s。

② 扬程　扬程又称为泵的压头，是指泵对单位质量的液体所提供的有效能量，单位为 m。

在泵的进、出口间列伯努利方程：

$$Z_1+\frac{u_1^2}{2g}+\frac{p_1}{\rho g}+H_e=Z_2+\frac{u_2^2}{2g}+\frac{p_2}{\rho g}+H_{f,1\text{-}2}$$

式中　H_e——泵对液体所做的功，m 液柱。

$H_{f,1\text{-}2}$——泵内 $1\sim2$ 段总流动阻力损失，m 液柱。

因扬程为液体离开泵时获得的能量，故：

$$H=H_e-H_{f,1\text{-}2}=\frac{u_2^2-u_1^2}{2g}+\frac{p_2-p_1}{\rho g}+Z_2-Z_1 \tag{2-26}$$

若吸入管直径等于排出管直径，即 $u_1\approx u_2$，当 $(Z_1-Z_2)\ll H$ 时，式（2-26）可简化为：

$$H\approx\frac{p_2-p_1}{\rho g} \tag{2-27}$$

利用式（2.27）可求得一定流量下的扬程。

③ 效率　离心泵的有效功率与轴功率的比值称为泵的效率，用 η 表示。

离心泵的效率与泵的类型、尺寸、制造精密程度、液体的流量和性质等有关。一般小型泵的效率为 $50\%\sim70\%$，大型泵可达 90% 左右。

④ 轴功率　离心泵的轴功率是泵轴所需的功率。当泵直接由电动机带动时，它即是电动机传给泵轴的功率，单位为 W。即：

$$N=\frac{N_e}{\eta} \tag{2-28}$$

式中　N——泵的轴功率，W；

N_e——有效功率，W。

离心泵的轴功率用千瓦（kW）来计量，则：

$$N=\frac{QH\rho}{102\eta} \tag{2-29}$$

（3）离心泵的特性曲线

离心泵的主要性能参数是流量 Q、压头 H、轴功率 P 及效率 η，其间的关系由实验测得，测出的一组关系曲线称为离心泵的特性曲线或工作性能曲线，此曲线由泵的制造厂提供，并附于泵样本或说明书中，供使用部门选泵和操作时参考。

图 2-11 为国产 IS100-80-125 型离心水泵在 2900r/min 时的特性曲线，由 H-Q、N-Q 及 η-Q 三条曲线所组成。特性曲线随转速而变，故特性曲线图上一定要标出转速。各种型号的离心泵有其本身独自的特性曲线，但它们都具有以下的共同点。

① H-Q 曲线　表示泵的压头与流量的关系。离心泵的压头普遍随流量的增大而下降（在流量极小时可能有例外）。

② N-Q 曲线　表示泵的轴功率与流量的关系。离心泵的轴功率随流量的增大而上升，流量为零时轴功率最小。所以离心泵起动时，应关闭泵的出口阀门，使起动电流减小，以保护电机。

③ η-Q 曲线　表示泵的效率与流量的关系。从图 2-11 中的特性曲线看出，当 $Q=0$ 时，$\eta=0$；随着流量的增大，泵的效率随之上升并达到一最大值；以后流量再增，效率便下降。说明离心泵在一定转速下有一最高效率点，称为设计点。泵在与最高效率相对应的流量及压头下工作最为经济，所以与最高效率点对应的 Q、H、N 值称为最佳工况参数。离心泵的

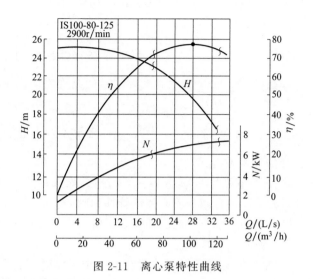

图 2-11　离心泵特性曲线

铭牌上标出的性能参数就是指该泵在运行时效率最高点的状况参数。根据输送条件的要求，离心泵往往不可能正好在最佳工况点下运转，因此一般只能规定一个工作范围，称为泵的高效率区，通常为最高效率的 92％ 左右，如图 2-11 中波折号所示的范围。选用离心泵时，应尽可能使泵在此范围内工作。

（4）离心泵的气蚀现象和允许安装高度

① 离心泵的气蚀现象　通常叶轮叶片断面处是压力最低区，这一压力与泵的吸上高度密切相关。如图 2-12 所示，当储液池上方压力一定时，泵吸入口附近压力越低，吸上高度就越高。但是吸入口的低压是有限制的，这是因为当叶片入口附近的最低压力等于或小于被输送液体在相应温度下的饱和蒸气压时，液体就会汽化而产生大量气泡，被叶轮带入高压区，在高压作用下，气泡被压缩重新凝结为液体或破裂，其周围的液体会以极高的速度冲向原气泡所占据的空间，在强大的冲击力作用下，泵体出现震动，泵的噪声增大，使材料表面疲劳，出现点蚀甚至裂缝，叶轮和泵壳受到破坏，这种现象称为气蚀。发生气蚀

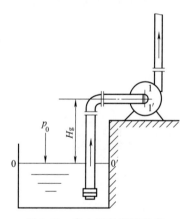

图 2-12　离心泵的吸液示意

时，泵的流量、扬程和效率显著下降，气蚀严重时，泵会中断工作。所以泵内最低压力处的压力除了要高出液体的饱和压力外，还应当有一定的余量。

② 离心泵的允许安装高度　离心泵的允许吸上高度又称为允许安装高度，是指泵的吸入口与吸入贮槽液面间可允许达到的最大垂直距离，以 H_g 表示。显然，为了避免气蚀现象，泵的安装高度必须受到限制。

离心泵的允许安装高度可用式（2-30）或式（2-31）计算：

$$H_g = H_s - \frac{u_1^2}{2g} - H_{f,0-1} \tag{2-30}$$

$$H_g = \frac{p_0}{\rho g} - \frac{p_v}{\rho g} - \Delta h - H_{f,0-1} \tag{2-31}$$

式中　p_v——操作温度下液体的饱和蒸气压，Pa。

$H_{f,0-1}$——液体流经吸入管路的全部压头损失，m；

p_0——液面上方的压强，Pa；

H_s——允许吸上真空度，$H_s = \dfrac{p_a - p_1}{\rho g}$，反映泵抗气蚀性能的参数，$H_s$ 的值越大，

泵在此操作条件下的抗气蚀性能越好，泵的允许安装高度 H_g 的值越大，p_1 是泵入口处可允许的最小压力；

Δh——允许气蚀余量，$\Delta h = \dfrac{p_1}{\rho g} + \dfrac{u_1^2}{2g} - \dfrac{p_v}{\rho g}$，另一个抗气蚀性能的参数，其值可以在

离心泵的性能表中查得。

为提高泵的允许装高度，还要尽量减小 $H_{f,0-1}$ 的值，除选用直径稍大的吸入管路外，还应尽可能缩短吸入管路的长度，并减少不必要的管件和阀门。

通常为安全起见，离心泵的实际吸上高度即安装高度，应比允许吸上高度小 0.5～1m。

（5）离心泵的工作点与流量调节

① 管路特性曲线　当离心泵安装在特定的管路系统中工作时，实际的工作压头和流量不仅与离心泵本身的性能有关，还与管路的特性有关，在输送液体的过程中，和管路是互相制约的。所以，讨论泵的工作情况之前，应了解泵所在的管路状况。

如图 2-13 所示的输送系统内，若储槽与高位槽液面均维持恒定，且输送管路的直径不变，液体流过管路系统时所需的压头（即要求泵提供的压头）可在图中所示的截面 $1—1'$ 与 $2—2'$ 之间列伯努利方程式求得。

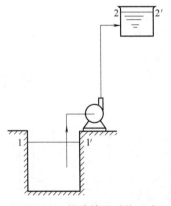

图 2-13　管路输送系统示意

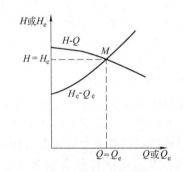

图 2-14　管路特性曲线与泵的工作点

② 系统工作点　管路所需的压头 H_e 随所输送液体流量 Q_e 的平方而变。将此关系标绘在相应的坐标图上，即得如图 2-14 所示的 $H_e\text{-}Q_e$ 曲线，这条曲线称为管路特性曲线，若将离心泵的特性曲线 $H\text{-}Q$ 与其所在管路的特性曲线 $H_e\text{-}Q_e$ 绘于同一坐标图上，如图 2-14 所示，两线交点 M 称为泵在该管路上的工作点。该点对应的流量和压头既能满足管路系统的要求，又为离心泵所提供。若泵在该点所对应的效率在最高效率区，则为系统的理想工作点。

③ 离心泵的流量调节　当生产任务发生变化，出现泵的工作流量与生产要求不相适应时，需改变泵的工作点。既然泵的工作点由管路特性和泵的特性所决定，因此，改变两种特性曲线之一均能达到调节流量的目的。

a.改变阀门的开度。改变离心泵出口管线上的阀门开度，实质是改变管路特性曲线。当阀关小时，管路的局部阻力加大，管路特性曲线变陡，如图 2-15 中曲线 1 所示，工作点由

M 移至 M_1，流量由 Q_M 减小到 Q_{M_1}。当阀门开大时，管路局部阻力减小，管路特性曲线变得平坦一些，如图 2-15 中曲线 2 所示，工作点移至 M_2，流量加大到 Q_{M_2}。

采用阀门调节流量迅速、方便，且流量可以连续变化，适合化工连续生产的特点，所以应用十分广泛。

b. 改变泵的转速。改变离心泵的转速，实质上是改变泵的特性曲线。如图 2-16 所示，泵原来的转速为 n，工作点为 M，若把泵的转速提高到 n_1，泵的特性曲线 H-Q 向上移，工作点由 M 移至 M_1，流量由 Q_M 加大到 Q_{M_1}。若把泵的转速降至 n_2，H-Q 曲线便向下移，工作点移至 M_2，流量减小至 Q_{M_2}。

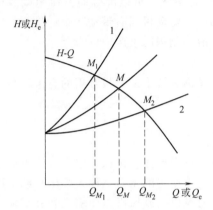

图 2-15　改变阀门开度时的流量变化

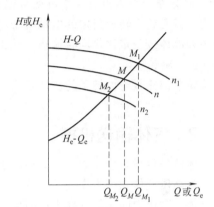

图 2-16　改变泵转速时的流量变化

这种调节方法能保持管路特性曲线不变。流量随转速下降而减小，动力消耗也相应降低，从动力消耗来看是比较合理的。但需要变速装置或价格昂贵的变速原动机，且难以做到流量连续调节，故生产中很少采用。

c. 离心泵的并联和串联。在实际生产中，当单台离心泵不能满足输送任务要求时，可采用离心泵的并联或串联操作。对于管路特性曲线较平坦的低阻管路，采用并联组合；对于管路特性曲线较陡的高阻管路，采用串联组合。

（6）离心泵的选择

由于生产中被输送液体的性质、压力、流量等差异很大，为了适应各种不同要求，离心泵的类型也是多种多样的。按液体的性质可分为水泵、耐腐蚀泵、油泵、杂质泵等；按叶轮吸入方式可分为单吸泵与双吸泵；按叶轮数目又可分为单级泵与多级泵。

离心泵的选择，一般可按下列的方法与步骤进行。

① 选择泵的类型与型号　根据被输送液体的性质和操作条件确定泵的类型。

② 确定输送系统的流量与扬程　液体的输送量一般由生产任务所规定，如果流量在一定范围内变动，选泵时应按最大流量考虑。根据输送系统管路的安排，用伯努利方程式计算在最大流量下管路所需的扬程。

③ 确定泵的型号　依据泵在工作点的效率高低及降低设备投资和操作费用的原则，确定泵的型号。

④ 核算泵的轴功率　核算泵的轴功率后，对所选泵进行确认。

2.2.1.2　容积式泵

（1）往复泵

包括活塞泵、柱塞泵、隔膜泵和计量泵。按泵的作用特点分为单作用泵、双作用泵。往复泵的流量仅与活塞或活柱的直径、行程、往复次数及缸数有关，与管路的情况以及所输送液体的温度、黏度无关。往复泵的扬程极限取决于往复泵及其管路的强度。

① 往复式活塞泵　主要由泵缸、活塞、活塞杆、单向吸入及排出阀组成。由活塞在工作室内作往复运动，直接对流体做功，实现压送液体的目的。为了改善单作用泵流量的不均匀性，充分利用活塞两边的空间，往复泵多做成双作用的形式，为使泵的流量均匀，常将两个双作用泵并联装在一个泵座上，称为双缸双作用往复泵。

② 往复式隔膜泵　借助弹性薄膜将柱塞与被输送液体隔开，输送腐蚀性液体或混悬液时，可使柱塞和缸体不受损坏。其特性与往复泵相似。

③ 计量泵　泵内设有一个可调节偏心程度的偏心轮系统，可以准确而方便地调节柱塞的行程。偏心轮由转速稳定的电动机带动旋转。若用一个电动机同时带动多个计量泵，可以实现多种液体按一定比例同时输送。计量泵普遍用于液体制剂的生产中。

（2）旋转泵

旋转泵依靠泵壳内转子的旋转吸入与排出液体，又称为转子泵。最常用的有齿轮泵和螺杆泵。

2.2.2　气体输送机械

气体输送机械是依靠输入的机械能提高气体压力并排送气体的机械。它主要用于输送气体、产生高压气体和产生真空三个方面。通常按出口气体产生的压力（称为终压）或出口与进口气体绝对压力的比值（称为压缩比）来分类，有通风机、鼓风机、压缩机和真空泵。其中：通风机终压的表压力小于或等于 15kPa，压缩比等于 1～1.15；鼓风机终压的表压力为 1～300kPa，压缩比小于 4；压缩机的出口气体的表压大于 300kPa，压缩比大于 4；真空泵用于密封容器的减压，终压一般为大气压，压缩比视真空的程度而定。

2.2.2.1　通风机

工业常用通风机有轴流式和离心式两类。输送气体时，常用离心式通风机。离心式通风机可根据终压的表压力大小分为低压（小于 1kPa）、中压（等于 1～3kPa）和高压（等于 3～15kPa）三类通风机。

（1）轴流式通风机

依靠装在圆柱形壳体中的螺旋形叶轮旋转把机械能传递给气体。轴流式通风机的最高效率一般比离心式通风机高，但在偏离设计工况时，其效率降低很快。若叶片设计成动叶片及角度可调节的形式，其效率就能在扬程变化时保持稳定。因而在风量变动大和管网特性曲线不能明确预测时，常选用动叶片可调轴流式通风机。

（2）离心式通风机

① 离心式通风机的结构及工作原理　离心式通风机的结构和工作原理均与单级离心泵相似。其结构如图 2-17 所示，主要部件有机壳 1、叶轮 2、吸入口 3 和排出口 4 等。它的机壳是蜗壳形，但机壳断面有方形和圆形两种。一般低、中压通风机的机壳内为逐渐扩大的蜗壳形，气体通道及出口多为矩形，可直接与矩形截面通风道连接，高压通风机的结构与外形则类似于单级离心泵。低压通风机的叶片多是平直的，以减小体积和质量。中压、高压通风机的叶片则是弯曲的。

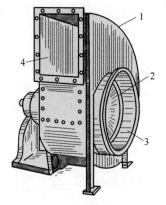

图 2-17　低压离心式通风机
1—机壳；2—叶轮；
3—吸入口；4—排出口

② 离心式通风机的性能参数

a. 风量。单位时间内从风机出口排出的气体体积，以风机进口处的气体状态计量，用 Q 表示，单位为 m^3/s。

b. 风压。单位体积的气体流过风机时所获得的能量，以 H_T 表示，单位为 Pa。由于 H_T 的单位与压力的单位相同，故称为风压。离心式通风机的风压取决于风机的结构、叶轮尺寸、转速与进入风机的气体密度。

离心式通风机的风压目前还不能用理论方法精确计算，而是由实验测定。一般通过测量风机进、出口处气体的流速与压力的数据，按伯努利方程式来计算风压。

c. 轴功率与效率。离心式通风机的轴功率为：

$$N = \frac{H_T Q}{1000\eta} \tag{2-32}$$

式中　N——轴功率，kW；

Q——风量，m^3/s；

H_T——风压，Pa；

η——效率，因按全风压定出，故又称为全压效率。

2.2.2.2　鼓风机

（1）离心式鼓风机

又称透平鼓风机，原理与离心式通风机相似。离心式鼓风机一般由 3～5 个叶轮串联而成，各级叶轮的直径大致相同，结构类似于多级离心泵。气体由吸入口进入后经过第一级的叶轮和导轮，然后转入第二级的叶轮入口，再依次通过其后所有的叶轮和导轮，最后由排出口排出，使其完成连续送风。因所产生的风压不超过 300 kPa，气体的压缩比不高，产生的热量不多，不需要冷却装置，且出口管关闭，风压也不会异常上升。

（2）罗茨鼓风机

工作原理与齿轮泵相似，长圆形机壳内有两个分别装在两个平行轴上的凸叶形转子。转子分双凸叶形和三凸叶形，分别称为双凸叶罗茨鼓风机和三凸叶罗茨鼓风机。罗茨鼓风机的风量和转速成正比，由于周期性的吸、排气会造成气流速度和压力的脉动，因而会产生较大的气体动力噪声。转子之间和转子与气缸之间的间隙会造成气体泄漏，从而使效率降低。使用时，温度不能超过 85℃，否则会使转子受热膨胀而发生碰、卡现象。这种鼓风机结构简单、制造方便，排出的气体不受润滑油污染，适用于低压力场合的气体输送和加压，可以多级串联使用。

2.2.2.3　压缩机

（1）往复式压缩机

主要工作部件有气缸、活塞、活塞杆、十字头、连杆、曲轴、机体以及皮带轮等。曲轴、连杆、活塞杆组成曲柄滑块机构。电机由皮带轮或三角皮带轮带动曲轴转动，通过曲柄滑块机构使活塞在气缸内作往复直线运动。压缩机中的活塞在曲柄的带动下每往复一次，气缸内都有膨胀、吸气、压缩和排气四个过程，组成活塞的一个工作循环。

（2）离心式压缩机

离心式压缩机是一种叶片旋转式压缩机，也称透平压缩机。主要结构和工作原理都类似于离心式鼓风机。离心式压缩机的叶轮级数比离心式鼓风机的叶轮级数多，可达 3500～8000r/min，故能产生更高的压力，其压力范围为 0.4～10MPa。

离心式压缩机与往复式压缩机相比具有排气量大、转速高、结构紧凑以及运转平稳可靠，可以连续运转，维护费少，排出的气体不受润滑油污染等优点。但也存在着稳定工况区窄、总效率一般仍低于往复式压缩机、制造精度要求高等缺点。

2.2.2.4 真空泵

真空是指压力低于大气压力的物理环境。根据国家标准规定，真空被划为四个区域：

低（粗）真空（$10^5 \sim 10^2$ Pa）获得的压力差可以提升和运输物料，吸尘和过滤；

中真空（$10^2 \sim 10^{-1}$ Pa）获得的压力差可以排除物料中吸留或溶解的气体或所含水分，如真空除气、真空浸渍、真空浓缩、真空干燥、真空脱水和冷冻干燥等；

高真空（$10^{-1} \sim 10^{-5}$ Pa）可以用于热绝缘，如真空保温容器；

超高真空（$< 10^{-5}$ Pa）可以用作空间模拟研究表面特性，如摩擦和黏附等。

中药生产中，有许多操作过程是在真空设备中进行的，如中药提取液的真空过滤和真空蒸发、物料的真空干燥、物料的输送等。设备中的真空环境是由真空泵提供的，真空泵是用来获得和维持真空的装置。

真空泵的主要性能参数如下。

① 抽气流量　单位时间内真空泵在残余压力下从吸气管吸入的气体体积，也称为真空泵的生产能力或抽气速率，单位为 m^3/s。

② 极限压力　在漏气和器壁放气可以忽略不计的情况下，经相当长时间抽气后泵所能达到的最低绝对压力，单位 Pa。

③ 工作压力范围　泵具有较大抽气能力时的压力范围。

④ 轴功率 N 及抽气时间 t。

真空泵的抽气流量、极限压力和轴功率三个特性指标是选择真空泵的重要依据，真空泵的选择原则如下：

a. 真空泵的结构必须适合于使用条件，根据所抽气体的种类及性质来选择。如抽除气水混合流体时，应选用液环泵或喷射泵等。

b. 以工艺条件要求的真空度选择真空泵。

c. 选择真空泵还要考虑其足够的抽气流量，以保证在规定的时间内把工艺过程产生的气体抽走，还要满足工艺循环的要求。

（1）往复式真空泵

构造和原理与往复式压缩机基本相同。但往复式真空泵的压缩比很高，所以真空泵的余隙容积必须更小，以致使抽气速率降到零附近。因此，必须在结构上采取提高容积系数的措施。往复式真空泵有干式和湿式之分。干式真空泵只抽吸气体，可以达到 99% 以上的真空；湿式真空泵可以同时抽吸气体与液体，也可以带走较多的水蒸气，能达到 80% 左右的真空。

（2）液环泵

可用来抽送气体，也可用于压送气体，作真空泵时是使与泵进口相连接的装置或系统造成一定的真空，被泵所抽吸的气体通常排至大气；作为压缩机时，其进、出口与作为真空泵时相反。工业上大多作为真空泵使用。液环泵抽气速率为 $0.25 \sim 500 m^3/min$，极限压力为 2×10^3 Pa，但效率很低。液环式真空泵主要用于真空蒸发、干燥等场合。

（3）罗茨真空泵

在真空系统中起增压作用，所以又称机械增压泵。工作原理与罗茨鼓风机相似，也有一对同步高速旋转的转子，转子的型线有圆弧型、渐开线型、摆线型等。它不能直接将被抽气体排向大气，需要和前级泵串联使用，被抽气体通过前级泵排向大气。罗茨真空泵转子转速可达 $3000 \sim 4000 r/min$，抽速可达 $3.6 \times 10^4 m^3/h$，常用于医药工业的真空蒸馏、真空浓缩和真空干燥等方面。

（4）喷射泵

用高压水作为工作介质的喷射泵称为水喷射泵；用水蒸气作为工作介质的喷射泵称为蒸汽喷射泵。其原理是利用工作介质作高速流动时静压能和动压能之间相互转换以实现气体或液体的吸送。喷射泵构造简单、紧凑、抽气量大及工作压强范围广，无活动部件、使用周期长及适应性强。这种泵很适合处理含有机械杂质、水蒸气、强腐蚀性及易燃易爆的气体，但其效率比较低。

2.3　中药制药企业非均相物系的分离

中药制药生产过程中经常遇到不同类型的混合物。且大致可分为均相混合物和非均相混合物两大类。由于非均相物系中的连续相和分散相具有不同的物理性质（如密度、粒径等），故一般可用机械方法将它们分离。常用的非均相物系的分离方法有重力沉降、离心沉降和过滤。

在中药制药生产中，分离非均相混合物的主要目的有：回收有用物质；除去药液中无用的混悬颗粒以便得到澄清的药液；将结晶产品与母液分开；除去空气中的尘粒以便得到洁净空气；捕集生产废液中的粉尘，使其浓度符合规定的排放标准；去除容易构成危险隐患的漂浮粉尘保证安全生产。

2.3.1　过滤

2.3.1.1　基本概念

过滤是利用流态混合物系中各物质粒径的不同，是以某种多孔物质为筛分介质，在外力作用下，使悬浮液中的液体通过介质的孔道，而固体颗粒被截留在介质上，从而实现固液分离的操作。过滤操作采用的多孔物质称为过滤介质，所处理的悬浮液称为滤液，被截留的固体物质称为滤饼或滤渣。

在过滤操作中，实现过滤操作的外力可以是重力、压力差或惯性离心力。但在制药生产中应用最多的还是以压力差为推动力的过滤。

（1）过滤方式

过滤操作按滤材截留粒子的方式分为表面过滤和深层过滤；按过滤推动力产生的方式分为自然过滤、加压过滤、减压过滤和离心过滤；按滤材孔径及滤液质量分为粗滤和精滤；按料液和滤材的相对流向分为截留过滤和错流过滤。

① 表面过滤　表面过滤又称为饼层过滤。过滤时，固体物沉积于介质表面而形成滤饼层。过滤介质中微细孔道的直径可能大于悬浮液中的部分颗粒，因而，过滤之初会有一些细小颗粒穿过介质而使滤液浑浊，需在饼层形成后将初滤液重新过滤。在滤饼过滤中，真正发挥拦截颗粒作用的主要是滤饼层而不是过滤介质。饼层过滤适用于处理固体含量较高（固相体积分数约在 1% 以上）的悬浮液。

② 深层过滤　在深层过滤中，固体颗粒并不形成滤饼，而是沉积于较厚的颗粒过滤介质床层内部。悬浮液中的颗粒尺寸小于床层孔道直径，当颗粒随液体在床层内的曲折孔道中流过时，便附在过滤介质上。这种过滤适用于生产能力大而悬浮液中颗粒小、含量甚微（固相体积分数在 0.1% 以下）的场合。中药生产中大多是药液的澄清过滤，所处理的悬浮液固相浓度往往较高，主要采取表面过滤。

③ 加压过滤和减压过滤　加压过滤是对滤浆加压使过滤介质两侧的压差增大或产生压

差推动过滤的方法。由于加压过滤介质两侧压差稳定，对滤饼及滤材影响小，滤液质量稳定，生产中使用得较多；减压过滤就是在过滤介质的滤液一侧抽真空使介质两侧的压差增大或产生压差推动过滤的方法。

④ 错流过滤 滤浆以一定的流速平行流过过滤介质表面，小于过滤介质孔径的液体及粒子或小分子溶质透过介质成为滤液，大于介质孔径的粒子或大分子溶质被介质上游表面的液体带走，沉积少不形成滤饼，因而能保持较高的滤速和延长滤材有效过滤时间。错流过滤主要用于超滤工艺。

（2）过滤介质

过滤介质是滤饼的支承物，它应具有足够的机械强度和尽可能小的流动阻力，同时，还应具有相应的化学惰性、低吸附性，具有一定的耐腐蚀性和耐热性。工业上常用的过滤介质主要纤维织物、粒状介质（多用于深层过滤）、多孔固体介质、微孔滤膜等。

（3）滤饼的压缩性和助滤剂

① 滤饼的压缩性 滤饼是由截留下的固体颗粒堆积而成的床层，随着操作的进行，滤饼的厚度与流动阻力都逐渐增加。构成滤饼的颗粒特性对流动阻力的影响很大。颗粒如果是不易变形的坚硬固体（如硅藻土、碳酸钙等），则当滤饼两侧的压力差增大时，颗粒的形状和颗粒间的空隙没有明显的改变，这种滤饼称为不可压缩滤饼；如果当滤饼两侧的压力差增大时，颗粒的形状和颗粒间的空隙便有明显的改变，单位厚度饼层的流体的阻力随压力差增高而增大，这种滤饼则称为可压缩滤饼。

② 助滤剂 为了减小可压缩滤饼的流体阻力，有时将某种质地坚硬而能形成疏松饼层的另一种固体颗粒混入悬浮液或预涂于过滤介质上，以形成疏松饼层，使滤液得以畅流。这种预混或预涂的粒状物质称为助滤剂。由于助滤剂混在滤饼中不易分离，所以当滤饼是产品时一般不使用助滤剂。

2.3.1.2 过滤方程

（1）过滤基本方程式

构成饼层的颗粒尺寸通常很小，饼层中滤液通道不但细小曲折，而且互相交联，形成不规则的网状结构。为了能用数学方程式对滤液流动加以描述，可将不规则的流道简化为长度与滤饼厚度相同的一组平行细管。

由于滤液通过饼层的流动常属于层流，因此，可以仿照圆管内层流流动的哈根-泊肃叶公式来描述滤液通过滤饼床层的流速与压力降的关系为：

$$u_1 = \frac{d_e^2 (\Delta p_c^*)}{ku\delta} \tag{2-33}$$

式中　u_1——滤液在床层孔道中的流速，m/s；

　　　δ——床层厚度，m；

　　Δp_c^*——滤液通过饼层两侧的压力降，Pa；

　　　k——比例因数。

在与过滤介质层相垂直的方向上，床层空隙中的滤液流速与按整个滤饼层截面积计算的滤液平均流速 u 之间的关系为：

$$\varepsilon = \frac{u}{u_1} \tag{2-34}$$

式中　ε——空隙率，指单位体积床层中的空隙体积率，m^3/m^3。

将式（2-33）代入式（2-34）整理得：

$$u = \varepsilon u_1 = \frac{\varepsilon d_e^2 \Delta p_c^*}{k \mu \delta}$$

令 $\dfrac{1}{r} = \dfrac{\varepsilon d_e^2}{k}$，$R = r\delta$

于是：

$$u = \frac{\Delta p_c^*}{r \mu \delta} = \frac{\Delta p_c^*}{\mu R} \tag{2-35}$$

式中　r——滤饼的比阻，m^{-2}；

　　　R——滤饼阻力，m^{-1}。

饼层过滤中，过滤介质的阻力一般都比较小，但有时却不能忽略，尤其在过滤初始滤饼尚薄期间。过滤介质的阻力与其厚度及本身的致密程度有关。通常把过滤介质的阻力视为常数，滤饼与滤布的面积相同，所以两层中的过滤速度应相等。由于介质与阻力往往是无法分开的，所以过滤操作中总是把过滤介质与滤饼联合起来考虑。

仿照过滤速度公式可以写出滤液穿过过滤介质层的速度关系式：

$$\frac{dV}{A dt} = \frac{\Delta p_c^* + \Delta p_m^*}{\mu (R + R_m)} = \frac{\Delta p^*}{\mu (R + R_m)} \tag{2-36}$$

式中　Δp_m^*——过滤介质上、下游两侧的压力差，Pa；

　　　$\dfrac{dV}{A dt}$——任一瞬时平均过滤速度，m/s；

　　　R_m——过滤介质的阻力常数，m^{-1}；

　　　V——滤液量，m^3；

　　　A——过滤面积，m^2；

　　　t——过滤时间，s；

　　　Δp^*——滤饼与过滤介质两侧的总压力降，称为过滤压力差，Pa。

为方便起见，设想以一层厚度为 δ_e 的滤饼来代替过滤介质，而过程仍能完全按照原来的速率进行，那么，这层设想中的滤饼就应当具有与滤布相同的阻力，即：

$$R_m = r \delta_e$$

于是，过滤速度可写为：

$$\frac{dV}{A dt} = \frac{\Delta p^*}{\mu r (\delta + \delta_e)} \tag{2-37}$$

式中，δ_e 为过滤介质的当量滤饼厚度，m。

在表面过滤过程中，随着滤液量的增加，滤饼厚度也逐渐增加。若每获得 $1m^3$ 滤液所形成的滤饼体积为 νm^3，则任一瞬间的滤饼厚度 δ 与当时已经获得的滤液体积 V 之间的关系应为：

$$\delta = \frac{v}{A} V \tag{2-38}$$

式中，v 为滤饼体积与相应的滤液体积之比，m^3 / m^3。

同理，如生成厚度为 δ_e 的滤饼所应获得的滤液体积用 V_e 表示，则：

$$\delta_e = \frac{v}{A} V_e \tag{2-39}$$

式中，V_e 为过滤介质的当量滤液体积，m^3。

在一定的操作条件下，以一定介质过滤一定的悬浮液时，V_e 为定值，但同一介质在不同的过滤操作中，V_e 值不同。

于是，过滤速度可以写成：

$$\frac{dV}{A\,dt} = \frac{A\Delta p^*}{\mu r v(V+V_e)} \tag{2-40}$$

或过滤速率

$$\frac{dV}{dt} = \frac{A^2 \Delta p^*}{\mu r v(V+V_e)} \tag{2-41}$$

上式为不可压缩滤饼的过滤速率关系式。

可压缩滤饼的情况比较复杂，它的比阻是两侧压力差的函数。考虑到滤饼的压缩性，通常可借用下面的经验公式来粗略估算压力差增大时比阻的变化，即：

$$r' = r/\Delta p^s \tag{2-42}$$

式中 r'——单位压力差下滤饼的比阻，m^{-2}；

s——滤饼的压缩性指数，无量纲。

一般情况下，$s=0\sim1$；对于不可压缩滤饼，$s=0$。

在一定的压力差范围内，式（2-42）对大多数可压缩滤饼都适用。

将 $r'=r/\Delta p^s$ 代入式（2-41），得到：

$$\frac{dV}{dt} = \frac{A^2(\Delta p^*)^{1-s}}{\mu r' v(V+V_e)} \tag{2-43}$$

式（2-43）称为过滤基本方程式，表示过滤进程中任一瞬间的过滤速率与有关因素间的关系式，是过滤计算及强化过滤操作的基本依据。该式对于可压缩滤饼与不可压缩滤饼都适用。

（2）恒压过滤方程式

过滤操作若是在恒定压力差下进行的，则称为恒压过滤。恒压过滤是最常见的过滤方式。连续过滤机内进行的过滤都是恒压过滤，间歇过滤机内进行的过滤也多为恒压过滤。恒压过滤时，滤饼不断变厚而使阻力逐渐增大，但推动力恒定，因而过滤速率逐渐变小。

对于一定的悬浮液，若 μ、r'、s 及 v 皆可视为常数，令：

$$\frac{(\Delta p^*)^{1-s}}{\mu r' v} = \frac{K}{2} \tag{2-44}$$

则过滤基本方程式可写为：

$$\frac{dV}{dt} = \frac{KA^2}{2(V+V_e)} \tag{2-45}$$

式中，K 为表征过滤物料特性的常数，称为过滤常数，m^2/s。

若过滤是从过滤介质上没有滤饼的情况开始的，时间从 $0 \to t$，对应的滤液从 $0 \to V$，对式（2-45）进行积分，即：

$$\int_0^V (V+V_e)\,dV = \int_0^t \frac{KA^2}{2}\,dt$$

得

$$V^2 + 2VV_e = KA^2 t \tag{2-46}$$

若积分变量分别变为 $V+V_e$ 与 $t+t_e$，对 $\dfrac{dV}{dt} = \dfrac{KA^2}{2\,(V+V_e)}$ 积分，

则得

$$(V+V_e)^2 = KA^2(t+t_e) \tag{2-47}$$

当过滤介质阻力可以忽略时，$V_e=0$，$t_e=0$，式（2-47）可简化为：

$$V^2 = KA^2 t \tag{2-48}$$

令 $q=\dfrac{V}{A}$，$q_e=\dfrac{V_e}{A}$，式（2-46）、式（2-47）、式（2-48）可分别改写为：

$$q^2 + 2qq_e = Kt \tag{2-49}$$

$$(q + q_e)^2 = K(t + t_e) \tag{2-50}$$

$$q^2 = Kt \tag{2-51}$$

式中　q——单位面积的累计滤液量，m^3/m^2；

　　　q_e——过滤介质当量单位面积的累计滤液量，m^3/m^2；

　　　t_e——过滤介质的当量过滤时间，s。

以上各式均称为恒压过滤方程式，表明恒压过滤时滤液体积与过滤时间的关系为抛物线方程。K、t_e 与 q_e 是反映过滤介质阻力大小的常数，均称为介质常数，三者总称为过滤常数。对一定的滤浆与过滤设备，K、t_e 与 q_e 均为定值。式（2-49）与式（2-50）相减，可得过滤常数之间的关系，即：

$$q_e^2 = Kt_e \tag{2-52}$$

（3）恒压下过滤常数 K、q_e、t_e 的测定

在某指定的压力差下对一定料浆进行恒压过滤时，过滤常数 K、q_e、t_e 可通过恒压过滤实验测定。

恒压过滤方程式为：

$$(q + q_e)^2 = K(t + t_e)$$

微分上式，得：

$$2(q + q_e)dq = K\,dt$$

或

$$\frac{dt}{dq} = \frac{2}{K}q + \frac{2}{K}q_e \tag{2-53}$$

式（2-53）表明 dt/dq 与 q 应成直线关系，直线的斜率为 $2/K$，截距为 $2q_e/K$。

为便于根据测定的数据计算过滤常数，上式左端的 dt/dq 可用增量比 $\Delta t/\Delta q$ 代替，即：

$$\frac{\Delta t}{\Delta q} = \frac{2}{K}q + \frac{2}{K}q_e \tag{2-54}$$

在过滤面积上对待测的悬浮浆进行恒压过滤实验，测出一系列时刻 t 上的累计滤液量 V，在直角坐标系中标绘 $\Delta t/\Delta q$ 与 q 间的函数关系，可得一条直线，由直线的斜率及截距的数值便可求得 K 与 q_e，求出 t_e 之值。

2.3.1.3　过滤设备

为适应不同的生产工艺要求，过滤设备有多种类型。按操作方式可分为间歇过滤设备和连续过滤设备，按过滤推动力产生的方式可分为压滤机、真空过滤机和离心过滤机。

根据物料特性选择过滤机时，应考虑流体的性质（黏度、密度、温度等）、固体悬浮物的性质（粒度、硬度、可压缩性、悬浮物在料液中所占体积比）、产品的类型及价格。

（1）板框压滤机

板框压滤机是目前广泛使用的压滤式过滤机。由若干块滤板和滤框间隔排列，靠滤板和滤框两侧的支耳架在机架的横梁上，用一端的压紧装置压紧组装而成，如图 2-18 所示。滤板和滤框是板框压滤机的主要工作部件，滤板和滤框的一个对角分别开有小孔，其中滤框上角的孔有小通道与滤框中心相通，而滤板则是下角的孔有小通道与滤板中心相通，板与框组合后分别构成供滤液或滤浆流通的管路；滤板和滤框装合时给滤框两侧覆以滤布，围成了容纳滤浆及滤饼的空间；滤板中心呈纵横贯通的空心网状，起支撑滤布和提供滤液流出通路的作用。

板框压滤机为间歇操作，每个操作周期由装合、过滤、洗涤、卸渣、整理五个阶段组成。

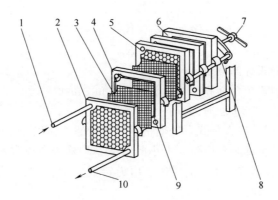

图 2-18　板框压滤机装置

1—滤浆进口；2—滤板；3—滤布；4—滤框；5—通道孔；

6—终板；7—螺旋杆；8—支架；9—密封圈；10—滤液出口

混悬液在一定压力下经进料管由滤框上角的通孔并行压入各个滤框，滤液分别穿过滤框两侧的滤布进入滤板，沿滤板中心的网状滤液通道经滤板下角的通孔汇入滤液管排出过滤机，不能透过滤布的固体颗粒被滤布截留于滤框内，待滤饼充满滤框后，停止过滤。

板框压滤机对滤饼洗涤时，由进水管压入洗涤水，洗涤完毕，旋开压紧装置，拉开板、框，卸出滤渣，更换滤布，重新装合，进行下一次过滤。

中药生产使用的板框压滤机为不锈钢材料制造。板框的个数由几个到 60 个，可随生产量需要灵活组装。

板框压滤机结构紧凑，单位体积设备具有的过滤面积较大，对物料适应性强。但因为密封周边长，操作压力不能太高，以免引起漏液；为间歇操作，故生产效率低，劳动强度大，滤布损耗较快；滤框容积有限，不适合过滤固相体积比大的混悬液。

（2）转筒真空过滤机

转筒真空过滤机为连续式真空过滤设备，如图 2-19 所示，主机由滤浆槽、篮式转鼓、分配头、刮刀等部件构成。篮式转鼓是一个转轴呈水平放置的圆筒，圆筒一周为金属网上履以滤布构成的过滤面，转鼓在旋转过程中，过滤面可依次浸入滤浆中；本机转鼓内部被分隔成 18 个独立的扇形滤液室，每室分别通过分配头与固定盘上的某个工作区相通，使每个扇形室在转鼓转动过程中依次与真空管或压缩空气管相通，因而在转鼓旋转一周的过程中，每个扇形室的过滤面可顺序进行过滤、洗涤、吸干、吹松、卸渣等操作。

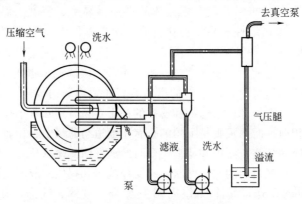

图 2-19　转筒真空过滤机示意

转筒真空过滤机能连续自动操作,特别适用于处理量较大而固相体积分数较高的滤浆的过滤;用于含黏软性可压缩滤饼的滤浆的过滤时,需采用预涂助滤剂的方法,并调整刮刀切削深度,使助滤剂层在较长的操作时间内发挥作用;不适用于过滤温度较高的滤浆。

2.3.1.4 过滤机的生产能力

过滤机的生产能力通常是指单位时间获得的滤液体积,少数情况下,也有按滤饼的产量或滤饼中固相物质的产量来计算的。

（1）间歇过滤机的生产能力

特点是在整个过滤机上依次进行过滤、洗涤、卸渣、清理、装合等步骤的循环操作。在每一个循环周期中,只有部分时间在进行过滤,而过滤之外的各步操作所占用的时间也必须计入生产时间内。因此在计算生产能力时,应以整个操作周期为基准。

一个操作周期为:

$$T = t + t_W + t_D$$

式中 T——一个循环操作的时间,即操作周期,s;

t——一个操作循环内的过滤时间,s;

t_W——一个操作循环内的洗涤时间,s;

t_D——一个操作循环内的卸渣、清理、装合等辅助操作所需时间,s。

则生产能力的计算式为:

$$Q = \frac{3600V}{T} = \frac{3600V}{t + t_W + t_D} \tag{2-55}$$

式中 V——一个操作循环内所获得的滤液体积,m^3;

Q——生产能力,m^3/h。

当滤液是产品时,回收滞留在颗粒缝隙间的滤液;当滤饼是产品时,为除去滤饼中存留的可溶性杂质,可在过滤终了时用选定的洗涤液对滤饼进行洗涤。

单位时间内消耗的洗水体积称为洗涤速率。由于洗水里不含固相,故洗涤过程中滤饼厚度不变。因而,在恒定的压力差推动下洗涤速率基本为常数。

若每次过滤终了以体积为 V_W 的洗水洗涤滤饼,则所需洗涤时间为:

$$t_W = \frac{V_W}{\left(\dfrac{dV}{dt}\right)_W} \tag{2-56}$$

式中 V_W——洗水用量,m^3;

$\left(\dfrac{dV}{dt}\right)_W$——洗涤速率,$m^3/s$;

t_W——洗涤时间,s。

下标 W 表示洗涤操作。

叶滤机等采用的是置换洗涤法,洗水与过滤终了时的滤液流过的路径基本相同,故洗涤速率大概等于过滤终了时的过滤速率。

板框压滤机采用的是横穿洗涤法,洗水横穿两层滤布及整个厚度的滤饼,流经长度约为过滤终了时滤液流动路径的两倍,而供洗水流通的面积又仅为过滤面积的一半,即板框压滤机的洗涤速率约为过滤终了时滤液流率的 1/4。

（2）连续过滤机的生产能力

以转筒真空过滤机为例,连续过滤的特点是过滤机过滤面的不同位置同时进行过滤、吸干、洗涤、卸饼等操作，任何一块表面在转筒回转一周过程中都只有部分时间进行过滤操作，故连续过滤机生产能力的计算也以一个操作周期为基准。

若转筒真空过滤机转速为 n （r/min），总过滤面积为 A，每个操作周期为 T，则：

$$T = \frac{60}{n}$$

转筒过滤表面浸入滤浆中的面积占总过滤面积的分数称为浸没度，以 ψ 表示，即：

$$\psi = \frac{浸没角度}{360°}$$

在此时间内，整个转筒表面上任何一小块过滤面积所经历的过滤时间 t 为：

$$t = \psi T = \frac{60\psi}{n} \tag{2-57}$$

恒压过滤方程为：

$$(V + V_e)^2 = KA^2(t + t_e)$$

可知转筒每转一周所得的滤液体积为：

$$V = \sqrt{KA^2(t + t_e)} - V_e = \sqrt{KA^2\left(\frac{60\psi}{n} + t_e\right)} - V_e \tag{2-58}$$

则每小时所得滤液体积，即生产能力为：

$$Q = 60nV = 60n\left[\sqrt{KA^2\left(\frac{60\psi}{n} + t_e\right)} - V_e\right] \tag{2-59}$$

当滤布阻力可以忽略时，$t_e = 0$，$V_e = 0$，则式（2-59）简化为：

$$Q = 60n\sqrt{KA^2 \frac{60\psi}{n}} = 465A\sqrt{Kn\psi} \tag{2-60}$$

可见，连续过滤机的转速越高，生产能力越大。但若旋转过快，每一周期中的过滤时间便缩至很短，但滤饼太薄，难于卸除，也不利于洗涤，而且功率消耗增大。合适的转速需经实验决定。

2.3.2　沉降

沉降操作是指在某种力场中利用分散相和连续相之间的密度差异，使之在力的作用下发生相对运动而实现分离的操作过程。受地球吸引力场的作用而发生的沉降过程称为重力沉降。在惯性离心力的作用下发生的沉降分离过程称为离心沉降。

2.3.2.1　重力沉降

重力沉降是由于地球的引力作用而使颗粒发生的沉降过程。在中药生产中利用重力沉降实现分离的典型操作是中药浸提液的静置澄清工艺，它是利用混悬液中固体颗粒的密度大于浸提液的密度而使颗粒分离的方法。

（1）重力沉降速度

① 球形颗粒的自由沉降　颗粒在静止流体中沉降时，不受其他颗粒的干扰及器壁的影响，称为自由沉降。较稀的混悬液或含尘气体固体颗粒的沉降可视为自由沉降。

表面光滑的刚性球形颗粒置于静止的流体介质中，当颗粒密度大于流体密度时，颗粒将下沉。若颗粒作自由沉降运动，其重力和浮力是恒定的，而阻力却随颗粒的降落速度而变。

对于微小颗粒，开始沉降的瞬间，速度为零，因此阻力也为零，故加速度有最大值。沉降后阻力随速度增大而增大直至速度达到某一数值后，三力平衡，即合力为零。此时，颗粒开始作匀速运动。又因为加速段的时间很短，往往可以忽略。所以，整个沉降过程可视为匀速过程，匀速沉降的速度称为沉降速度 u_t，单位为 m/s。

根据牛顿第二定律有：

$$F_g - F_b - F_d = ma$$

即

$$\frac{\pi}{6} d^3 (\rho_s - \rho) g - \zeta \frac{\pi}{4} d^2 \frac{\rho u_t^2}{2} = 0$$

$$u_t = \sqrt{\frac{4gd(\rho_s - \rho)}{3\rho\zeta}} \tag{2-61}$$

式中　m——颗粒的质量，kg；

　　　a——加速度，m/s^2；

　　　u_t——颗粒的自由沉降速度，m/s；

　　　d——颗粒直径，m；

　ρ_s，ρ——颗粒和流体的密度，kg/m^3；

　　　g——重力加速度，m/s^2；

　　　ζ——阻力系数，无量纲。

用式（2-61）计算沉降速度时，需确定阻力系数 ζ 值。由量纲分析可知，ζ 是颗粒与流体相对运动时雷诺数 Re_t 的函数。

在滞流区或斯托克斯（Stokes）定律区（$10^{-4} < Re_t < 1$）：

$\zeta = 24/Re_t$，代入式（2-61），得：

$$u_t = \frac{d^2(\rho_s - \rho)g}{18\mu} \tag{2-62}$$

过渡区或艾仑（Allen）定律区（$1 < Re_t < 500$）：

$$\zeta = \frac{18.5}{Re_t^{0.6}}$$

代入式（2-61），得：

$$u_t = 0.27 \sqrt{\frac{d(\rho_s - \rho)g}{\rho} Re_t^{0.6}} \tag{2-63}$$

滞流区或牛顿（Newton）定律区（$500 < Re_t < 2 \times 10^5$）：

$$\zeta = 0.44$$

代入式（2-61），得：

$$u_t = 1.74 \sqrt{\frac{d(\rho_s - \rho)g}{\rho}} \tag{2-64}$$

以上三个公式分别称为斯托克斯公式、艾仑公式及牛顿公式。滞流沉降区内由流体黏性引起的表面摩擦力占主要地位。因此层流区的沉降速度与流体黏度成反比。

② 非球形颗粒的自由沉降速度　颗粒的几何形状及投影面积对沉降速度都有影响。颗粒向沉降方向的投影面积越大，沉降速度越慢。通常，相同密度的颗粒，球形或近似球形颗粒的沉降速度大于同体积非球形颗粒的沉降速度。

颗粒几何形状与球形的差异程度，用球形度表示，即

$$\phi_s = \frac{S}{S_p} \tag{2-65}$$

式中　ϕ_s——颗粒的球形度或称球形系数，无量纲；

　　　S_p——颗粒的表面积，m^2；

S——与该颗粒体积相等的一个圆球的表面积，m^2。

对于球形颗粒，$\phi_s=1$。颗粒形状与球形的差异越大，球形度 ϕ_s 值越低。

对于非球形颗粒，ζ 是颗粒与流体相对运动时雷诺数 Re_t 和球形度 ϕ_s 的函数，其值可查 ζ 与 Re_t 及 ϕ_s 之间的实验关系曲线。

（2）重力沉降设备

① 沉降室　利用重力沉降作用从气流中分离出尘粒的设备称为沉降室。

含尘气体进入沉降室后，因流道截面积扩大而速度减慢，只要颗粒能够在气体通过的时间内降至室底，便可从气流中分离出来。

令：L——沉降室的长度，m；

H——沉降室的高度，m；

b——沉降室的宽度，m；

u_g——气体在沉降室的水平通过速度。

气体通过沉降室内的时间，即停留时间为：

$$t_1=\frac{L}{u_g} \tag{2-66}$$

位于沉降室最高点的颗粒沉降至室底需要的时间为：

$$t_2=\frac{H}{u_t} \tag{2-67}$$

为满足除尘要求，气体在沉降室内停留时间至少需要等于颗粒的沉降时间，即：$t_1\geqslant t_2$。

从理论上讲，沉降室的生产能力只与沉降面积及颗粒的沉降速度 u_t 有关，而与沉降室高度无关。而要提高沉降室的除尘效率，应尽可能降低沉降室高度，故沉降室应设计成扁平形，或在室内均匀设置多层水平隔板，构成多层沉降室。隔板间距一般为 40~60mm。

沉降室结构简单，流体阻力小，但体积庞大，分离效率低，通常只适用于分离粒度大于 $50\mu m$ 的粗颗粒，一般作为预除尘使用。多层沉降室虽能分离较细的颗粒且节省地面，但清灰比较麻烦。

需要指出沉降速度 u_t 应根据需要完全分离下来的最小颗粒尺寸计算。此外，气体在沉降室内的速度不应过高，一般应保证气体流动的雷诺数处于层流区，以免干扰颗粒的沉降或把已沉降下来的颗粒重新扬起。

② 沉降槽　沉降槽是利用重力沉降使悬浮液中的固相与液相分离，同时得到澄清液体与稠厚沉渣的设备。

间歇沉降槽通常为底部稍呈锥形并有出渣口的大直径贮液罐。需要处理的悬浮料浆在罐内静置足够时间以后，用泵或虹吸管将上部清液抽出，增浓的沉渣由罐底排出。中药前处理工艺中的水提醇沉工艺或醇提水沉工艺可选用间歇沉降槽完成。

连续沉降槽是底部略成锥状的大直径浅槽，料浆经中央进料口送到液面以下 0.3~1.0m 处，在尽可能减小扰动的条件下，迅速分散到整个横截面上，液体向上流动，清液经由槽顶端四周的溢流堰连续流出，称为溢流；固体颗粒下沉至底部，槽底有徐徐旋转的耙将沉渣缓慢地聚拢到底部中央的排渣口连续排出。排出的稠浆称为底流。

连续沉降槽适用于处理量大而浓度不高，且颗粒不甚细微的悬浮料浆，常见的污水处理就是一例。经过这种设备处理后的沉渣中还含有约 59% 的液体。

2.3.2.2　离心沉降

依靠惯性离心力的作用而实现的沉降过程称为离心沉降。对于两相密度差较小、颗粒粒度较细的非均相物系，在重力场中的沉降速率很低甚至完全不能分离，若改用离心沉降则可大大提高沉降速度，分离效果好于重力沉降。

离心沉降在中药生产中广泛用于除尘、药物粉末的收集、液滴的回收及蒸发操作中的药液与二次蒸汽的分离等。

（1）离心沉降速度

当流体围绕某一中心轴作圆周运动时，便形成了惯性离心力场。显然，惯性离心力场的强度不是常数，随位置及切向速度而变，其方向是沿旋转半径从中心指向外周。当流体带着颗粒旋转时，如果颗粒的密度大于流体的密度，则惯性离心力将会使颗粒在径向上与流体发生相对运动而飞离中心。和颗粒在重力场中受到三个作用力相似，惯性离心力场中颗粒在径向上也受到三个力的作用（图 2-20）。

如果球形颗粒的直径为 d、密度为 ρ_s，流体密度为 ρ，颗粒与中心轴的距离为 R，切向速度为 u_T，则上述三个力分别为：

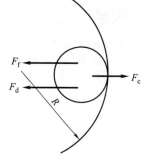

惯性离心力 $F_c = \dfrac{\pi}{6} d^3 \rho_s \dfrac{u_T^2}{R}$，方向为沿半径向外

向心力 $F_f = \dfrac{\pi}{6} d^3 \rho \dfrac{u_T^2}{R}$，方向为沿半径向旋转中心

阻力 $F_d = \zeta \dfrac{\pi}{4} d^2 \rho \dfrac{u_r^2}{2}$，方向为沿半径向旋转中心

上式中的 u_r 代表颗粒与流体在径向上的相对速度，m/s。

如果上述三个力达到平衡，则：

图 2-20　离心沉降颗粒的
受力情况

$$\frac{\pi}{6} d^3 (\rho_s - \rho) \frac{u_T^2}{R} - \zeta \frac{\pi}{4} d^2 \rho \frac{u_r^2}{2} = 0$$

平衡时颗粒在径向上相对于流体的运动速度 u_r 即为在此位置上的离心沉降速度。由上式求得：

$$u_r = \sqrt{\frac{4d(\rho_s - \rho)}{3\rho\zeta} \times \frac{u_T^2}{R}} \tag{2-68}$$

颗粒的离心沉降速度与重力沉降速度具有相似的关系式，只是将重力加速度 g 改为离心加速度 $\dfrac{u_T^2}{R}$。但是二者之间有明显的区别，首先，离心沉降速度不是颗粒运动的绝对速度，而是绝对速度在径向上的分量，且方向不是向下而是沿半径向外；其次，离心沉降速度不是恒定值，随颗粒在离心力场中的位置（R）而变，而重力沉降速度则是恒定的。

离心沉降时，如果颗粒与流体的相对运动属于滞流，将对应的阻力系数代入式（2-68），于是得到：

$$u_r = \frac{d^2 (\rho_s - \rho)}{18\mu} \times \frac{u_T^2}{R} \tag{2-69}$$

（2）离心分离因数

同一颗粒在相同介质中的离心沉降速度与重力沉降速度的比值 K_c 就是粒子所在位置的惯性离心力场强度与重力场强度之比，称为离心分离因数。离心分离因数是离心分离设备的重要指标。

$$K_c = \frac{u_r}{u_t} = \frac{u_T^2}{gR} \tag{2-70}$$

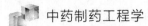

对于某些高速离心机，离心分离因数 K_c 值可高达十万。旋风或旋液分离器的分离因数一般在 5～2500。例如，当旋转半径 $R = 0.4\text{m}$、切向速度 $u_T = 20\text{m/s}$ 时，分离因数为：

$$K_c = \frac{20^2}{9.81 \times 0.4} = 102$$

这表明颗粒在上述条件下的离心沉降速度比重力沉降速度约大百倍，可见离心沉降设备的分离效果远较重力沉降设备为高。

思考题

1. 何为理想流体？实际流体与理想流体有何区别？
2. 如何确定离心泵的安装高度？
3. 利用重力沉降室分离含尘气体中的尘粒，其分离的条件是什么？
4. 离心沉降和重力沉降有何不同？有哪几种分离设备用到离心沉降原理？

参考文献

[1] 曹光明.中药制药工程学 [M].北京：化学工业出版社，2004.
[2] 刘小平.制药工程专业导论 [M].武汉：湖北科学技术出版社，2009.
[3] 何潮洪，冯霄.化工原理 [M].北京：科学出版社，2011.
[4] 王志魁，刘丽英，刘伟.化工原理 [M].北京：化学工业出版社，2010.
[5] 王志祥.制药工程原理与设备 [M].北京：人民卫生出版社，2008.

第3章　中药制药传热过程基础

在制药生产过程中，需要对物料加热、冷却、蒸发及冷凝等，要进行热量的输入或输出，以满足工艺要求，并使生产中的热能合理利用。对传热过程的要求有两种：一种是强化传热过程，如各种换热设备中的传热；另一种是减缓传热过程，如对设备和管道的保温，以减少热量或冷量的损失。

3.1　中药制药传热基本原理

由热力学第二定律可知，凡是有温度差存在的地方，就必然有热的传递。传热就是指由温度差引起的热传递，所以传热又被称为热传递。传热是自然界和工程技术领域中极为普遍的一种能量传递过程。

3.1.1　概述

3.1.1.1　传热的基本方式

在无外功输入时，净的热流方向总是由高温处流向低温处。根据传热机理的不同，热的传递有三种基本方式：热传导、热对流和热辐射。

（1）热传导

不借助于物质的宏观移动，而靠分子、原子、电子等间的相互作用使热量从物体的高温部位向低温部位传递或者从温度较高的物体传递到与之接触的温度较低的另一物体的宏观过程。

（2）热对流

流体依靠其宏观流动而实现的热传递过程。在热量传递的同时，伴随着大量分子的定向运动。

（3）热辐射

将热能以电磁波的形式在空间传递。固体、液体和气体都具有将热能以电磁波的形式向外发射的能力。物体在不停地向外发出辐射能的同时，还不断吸收周围其他物体发出的辐射能，并将其转变为热能。不同物体间相互辐射和吸收能量的综合过程称为辐射传热。

传热过程往往是两种或三种基本传热方式的组合，称为复合传热。

3.1.1.2　换热器的主要性能指标

评价换热器性能的主要指标有传热速率和热通量。

（1）传热速率（Q）

传热速率是指单位时间内通过一个面的热量，以 Q 表示，单位 W。传热速率是反映换热器换热能力大小的性能指标。

（2）热通量 q

热通量是指单位时间内通过单位传热面积所传递的热量，以 q 表示，单位 W/m^2，即：

$$q = \frac{Q}{S} \tag{3-1}$$

式中　S——传热面积，m^2。

　　热通量与传热速率不同，它与传热面积的大小无关，完全取决于热、冷流体之间的热量传递过程，是反映传热过程强度的特征量。传热速率和热通量均为评价换热器性能的重要指标。

3.1.2　热传导

3.1.2.1　傅里叶定律

1822 年，傅里叶在完成大量实验的基础上，提出了热传导的基本规律，即傅里叶定律，它表示热传导过程中的传热速率与温度梯度及垂直于热流方向的截面积成正比，其数学表达式为：

$$dQ = -\lambda dS \frac{\partial t}{\partial n} \tag{3-2}$$

式中　S——导热面积，即垂直于热流方向的截面积，m^2；

　　　λ——比例系数，称为热导率，$W/(m \cdot ℃)$；

　　$\dfrac{\partial t}{\partial n}$——温度梯度，$℃/m$。

式中的负号表示传热的方向总是和温度梯度的方向相反。

3.1.2.2　热导率

由式（3-2）得：

$$\lambda = -\frac{dQ}{dS \dfrac{\partial t}{\partial n}} \tag{3-3}$$

　　式（3-3）即为热导率的定义式。可见，热导率 λ 在数值上等于单位温度梯度下，在单位时间通过单位导热面积传导的热量，是物质的物理性质之一，它与物质的组成、结构、密度、温度、压力等因素有关。金属的热导率最大，非金属固体的次之，液体的较小，气体的最小。物质的热导率数值的变化范围很大，通常以实验方法测定。

3.1.2.3　平壁的热传导

（1）单层平壁的稳态热传导

单层平壁热传导方程式可在下面的假设条件下导出。如图 3-1 所示，假设平壁材料均匀，热导率 λ 不随温度而变或取平均热导率；平壁内的温度仅沿垂直于壁面的 x 方向变化；壁的一侧温度为 t_1，另一侧温度为 t_2，且 $t_1 > t_2$，平壁面积与厚度相比是很大的，故从壁的边缘处损失的热量可以忽略。对这种稳态的一维平壁热传导，传热速率 Q 和传热面积 S 都为常数。故由傅里叶定律可得：

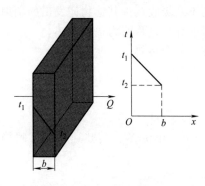

图 3-1　单层平壁的热传导

$$Q = -\lambda S \frac{dt}{dx} \tag{3-4}$$

将式（3-4）分离变量并积分得

$$Q = \frac{\lambda}{b} S (t_1 - t_2) \tag{3-5}$$

$$Q = \frac{t_1 - t_2}{\dfrac{b}{\lambda S}} = \frac{\Delta t}{R} = \frac{\text{导热推动力}}{\text{导热热阻}} \tag{3-6}$$

式中　b——平壁厚度，m；

　　　Δt——温度差，导热推动力，℃；

$R = \dfrac{b}{\lambda S}$——导热热阻，℃/W。

式（3-6）表明，传热速率 Q 与传热推动力 Δt 成正比，与导热热阻成反比。

式（3-6）还可改写为：

$$q = \frac{Q}{S} = \frac{t_1 - t_2}{\dfrac{b}{\lambda}} = \frac{\Delta t}{R'} = \frac{\text{导热推动力}}{\text{导热热阻}} \tag{3-7}$$

式中　$R' = \dfrac{b}{\lambda}$——单位面积上的导热热阻，$m^2 \cdot \text{℃/W}$。

在热传导过程中，物体内部不同位置处的温度是不同的，因而热导率也不同。工程上，常取固体两侧温度下热导率的算术平均值为其热导率，或取两侧温度的算术平均值作为定性温度，并以其确定固体的热导率。采用平均热导率进行导热计算，不会引起太大的误差，可以满足一般工程计算的需要。

（2）多层平壁的稳态热传导

以三层平壁为例，如图 3-2 所示。设各层壁厚分别为 b_1、b_2 和 b_3，热导率分别为 λ_1、λ_2 和 λ_3。假设各层之间接触良好，即相接触的两表面温度相同。各表面温度分别为 t_1、t_2、t_3 和 t_4，且 $t_1 > t_2 > t_3 > t_4$。

对于稳态一维平壁热传导，通过各层的传热速率必然相等，即 $Q = Q_1 = Q_2 = Q_3$。

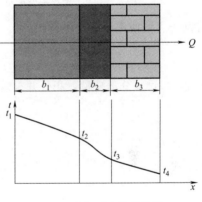

图 3-2　多层平壁的热传导

$$Q = \frac{\lambda_1 S(t_1 - t_2)}{b_1} = \frac{\lambda_2 S(t_2 - t_3)}{b_2} = \frac{\lambda_3 S(t_3 - t_4)}{b_3} \tag{3-8}$$

由式（3-8）可得：

$$\Delta t_1 = t_1 - t_2 = \frac{b_1}{\lambda_1 S} Q \tag{3-9}$$

$$\Delta t_2 = t_2 - t_3 = \frac{b_2}{\lambda_2 S} Q \tag{3-10}$$

$$\Delta t_3 = t_3 - t_4 = \frac{b_3}{\lambda_3 S} Q \tag{3-11}$$

将以上三式相加，并整理得：

$$Q = \frac{\Delta t_1 + \Delta t_2 + \Delta t_3}{\dfrac{b_1}{\lambda_1 S} + \dfrac{b_2}{\lambda_2 S} + \dfrac{b_3}{\lambda_3 S}} = \frac{t_1 - t_4}{R_1 + R_2 + R_3} = \frac{\text{总导热推动力}}{\text{总导热热阻}} \tag{3-12}$$

式（3-12）为三层平壁稳态热传导时的传热速率方程式。类似地，对于 n 层平壁，其热传导传热速率方程式为：

$$Q = \frac{t_1 - t_{n+1}}{\sum\limits_{i=1}^{n} \dfrac{b_i}{\lambda_i S}} = \frac{\sum \Delta t}{\sum R} = \frac{总导热推动力}{总导热热阻} \tag{3-13}$$

可见，多层平壁稳态热传导的总推动力为各层温度差之和，即总温度差，总热阻为各层热阻之和。对于多层平壁稳态热传导，不仅各层的传热速率相等，而且各层的热通量也相等。

3.1.2.4 圆筒壁的热传导

在制药生产中，常常遇到圆筒壁热传导。它与平壁热传导的不同之处在于，热传导过程中平壁的传热面积不变，而圆筒壁的传热面积随半径变化，同时温度亦随半径变化。

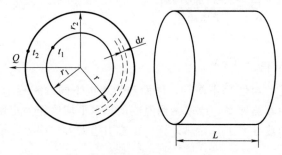

图 3-3 单层圆筒壁的热传导

（1）单层圆筒壁的稳态热传导

单层圆筒壁的热传导如图 3-3 所示。设圆筒的内、外半径分别为 r_1、r_2，长度为 L，若圆筒壁很长，则沿轴向散热可忽略，圆筒壁可视为稳态一维热传导。圆筒的内、外壁面温度分别为 t_1、t_2，且 $t_1 > t_2$。在圆筒的半径 r 处沿半径方向取微元厚度 dr 的薄壁圆筒，其传热面积 S 可视为常数，$S = 2\pi rL$；通过该薄层的温度变化为 dt。按傅里叶定律可得：

$$Q = -\lambda S \frac{dt}{dr} = -\lambda (2\pi rL) \frac{dt}{dr} \tag{3-14}$$

将式（3-14）分离变量，积分并整理：

$$Q = \frac{2\pi L\lambda (t_1 - t_2)}{\ln \dfrac{r_2}{r_1}} \tag{3-15}$$

或

$$Q = \frac{2\pi L (t_1 - t_2)}{\dfrac{1}{\lambda} \ln \dfrac{r_2}{r_1}} \tag{3-16}$$

上式为单层圆筒壁的热传导传热速率方程式。

（2）多层圆筒壁的稳态热传导

多层圆筒壁的热传导如图 3-4 所示，图 3-4 中以三层为例。假设各层间接触良好，各层的热导率分别为 λ_1、λ_2 和 λ_3，厚度分别为 b_1、b_2 和 b_3，则 $b_1 = r_2 - r_1$、$b_2 = r_3 - r_2$、$b_3 = r_4 - r_3$，表面温度分别为 t_1、t_2、t_3 和 t_4，且 $t_1 > t_2 > t_3 > t_4$。

对于多层圆筒壁的稳态热传导，通过各层的传热速率必然相等，即：

$$Q = Q_1 = Q_2 = Q_3$$

所以由式（3-16）得：

$$Q = \frac{2\pi L (t_1 - t_2)}{\dfrac{1}{\lambda} \ln \dfrac{r_2}{r_1}} = \frac{2\pi L (t_2 - t_3)}{\dfrac{1}{\lambda} \ln \dfrac{r_3}{r_2}} = \frac{2\pi L (t_3 - t_4)}{\dfrac{1}{\lambda} \ln \dfrac{r_4}{r_3}} \tag{3-17}$$

与式（3-12）推导方法相似，由式（3-17）可导出三层圆筒壁稳态热传导时的传热速率方程式为：

$$Q = \frac{2\pi L(t_1 - t_4)}{\dfrac{1}{\lambda}\ln\dfrac{r_2}{r_1} + \dfrac{1}{\lambda}\ln\dfrac{r_3}{r_2} + \dfrac{1}{\lambda}\ln\dfrac{r_4}{r_3}} \qquad (3\text{-}18)$$

同理，对于 n 层圆筒壁，其热传导传热速率方程式可表示为：

$$Q = \frac{t_1 - t_{n+1}}{\sum\limits_{i=1}^{n}\dfrac{1}{2\pi L\lambda_i}\ln\dfrac{r_{i+1}}{r_i}} \qquad (3\text{-}19)$$

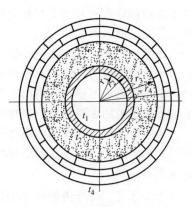

图 3-4　多层圆筒壁的热传导

应该指出，对于圆筒壁的热传导来说，通过各层的传热速率都是相等的，但由于各层的半径不同，所以对热通量来说都不相等。

3.1.3　对流传热

工业上常遇到的对流传热是指间壁式换热器中两侧流体与固体壁面之间的热交换。热、冷流体间通过间壁传热时，热量依靠对流传热自热流体传给壁面和自壁面传给冷流体。

3.1.3.1　基本概念

根据流体在传热过程中有无相变发生，对流传热可分为流体无相变的对流传热和流体有相变的对流传热两类。

（1）流体无相变的对流传热

对流传热过程中流体不发生相变化，可分为自然对流传热和强制对流传热。

① 自然对流传热　指仅因温度差而产生流体内部密度差引起的流体对流流动。同时，又由于高温处分子无规则运动的平均动能较低温处大，从而将热量由高温处传递到低温处。

② 强制对流传热　指流体因外力作用，如泵、风机输送、搅拌器等迫使流体流动，而进行的热量传递。

（2）流体有相变的对流传热

对流传热过程中流体有相变发生，分为以下两种情况。

① 蒸气冷凝　气体在传热过程中部分或全部冷凝为液体。

② 液体沸腾　液体在传热过程中沸腾汽化，部分液体转变为气体。

（3）对流传热机理概述

当流体流经固体壁面时，由于流体黏性的作用，壁面附近的流体速度减慢，形成流动边界层。边界层有层流边界层和湍流边界层。对于湍流边界层，靠近壁面处存在一薄层，层内流体的流动仍处于层流状态，为层流内层，见图3-5，在层流内层和湍流层之间为缓冲层。

层流内层中流体呈层流流动，相邻层之间几乎没有流体的宏观运动，热量传递通过热传导实现，但是流体内由于存在温度梯度，使得沿壁面的法线方向上存在着一定程度的自然对流，从而使传热加剧。

在湍流边界层中，绝大部分是湍流层，与湍流

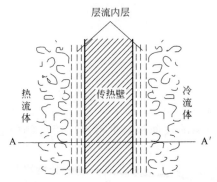

图 3-5　对流传热的温度分布情况

主体流动相垂直的方向上存在着质点的剧烈混合并存在大量旋涡,因此湍流层温度梯度极小,各处温度基本相同。

在缓冲层中,既有湍流特征又有层流特征,热对流和热传导的作用基本相同。

从上面的分析可知,对流传热是热对流与热传导的综合传热过程。当流体作湍流流动时,虽然层流内层很薄,但由于大多数液体均为不良导体,热导率很小,所以层流内层热阻成为传热热阻的主要部分,设法减薄层流内层的厚度是强化对流传热的主要途径。

大多数情况下,流体的温度仅在靠近壁面的薄流体层有显著的变化,此薄层即为温度边界层。在此层中,存在着温度梯度,而在此层以外的区域,流体的温度基本相同,温度梯度可视为零。

3.1.3.2 对流传热速率方程式

由前面分析可知,对流传热是一种复杂的传热过程,由于受诸多因素影响,其理论计算是很困难的。目前工程上采用半经验方法处理。

以热流体和壁面间的对流传热为例,对流传热方程可表示为:

$$dQ = \frac{T - T_W}{\dfrac{1}{\alpha dS}} = \alpha (T - T_W) dS \tag{3-20}$$

式中　dQ——局部对流传热速率,W;

　　　dS——传热面积微元,m^2;

　　　T——换热器的任一截面上热流体的平均温度,℃;

　　　T_W——换热器的任一截面上和热流体相接触一侧的壁面温度,℃;

　　　α——比例系数,又称局部对流传热系数,W/($m^2 \cdot$℃)。

式(3-20)即为对流传热速率方程,亦称牛顿冷却定律。

流体的平均温度是指流动横截面上的流体绝热混合后测定的温度。

在换热器中,局部对流传热系数 α 沿管长度变化而变化,但在实际计算中常常用平均对流传热系数(通常也用 α 表示,但它与局部对流传热系数意义不同),此时对流方程式可表示为

$$Q = \alpha S \Delta t = \frac{\Delta t}{\dfrac{1}{\alpha S}} \tag{3-21}$$

式中　α——平均对流传热系数,W/($m^2 \cdot$℃);

　　　S——总传热面积,m^2;

　　　Δt——流体与壁面间温度差的平均值,℃;

　　　$\dfrac{1}{\alpha S}$——对流传热热阻,℃/W。

当流体被冷却时,$\Delta t = T - T_w$

当流体被加热时,$\Delta t = t_w - t$

式中　t——换热器任一截面上冷流体的平均温度,℃;

　　　t_w——换热器任一截面与冷流体相接触一侧的壁温,℃。

换热器的传热面积有不同的表示方法,可以用管内侧的表面积,也可以用管外侧的表面积。

牛顿冷却定律中的关键问题是对流传热系数 α 的确定。确定 α 的方法有理论分析法和实验法。工程计算中的 α 值就是通过实验法确定的。

3.1.3.3　对流传热系数及影响因素

（1）对流传热系数

对流方程式的另一种写法为：

$$\alpha = \frac{Q}{S\Delta t} \qquad\qquad (3\text{-}22)$$

式（3-22）为对流传热系数的定义式，对流传热系数在数值上等于单位温度差下，单位传热面积的对流传热速率，其单位为 W/（m²·℃），它反映了对流传热的快慢，α 越大表示对流传热越快。

对流传热系数 α 与热导率 λ 不同，它不是流体的物理性质，而是受诸多因素影响的一个系数。例如流体有无相变化、流体流动的原因及状态、壁面情况等都影响对流传热系数。

（2）影响对流传热系数的因素

① 流体的种类和性质　制药过程中处理的物料多种多样，它们的性质不同，对流传热情况也不同。直接影响对流传热系数的物性有比热容、热导率、黏度、密度及对自然对流影响较大的体积膨胀系数。通常流体的热导率越大，对流传热系数也越大。流体的黏度越小，其 Re 越大，即湍流程度高，对流传热系数越大。密度和比热容值越大，表示流体携带热量的能力越强，因此对流传热的强度越强。

② 流体的相态　流体有相变时的对流传热系数和无相变时的差别很大。发生相变的情况有两种：蒸气冷凝放热和液体受热沸腾汽化。不发生相变的情况有两种：强制对流传热和自然对流传热。对于同一种流体，有相变时的 α 要大于无相变时的 α，强制对流时的 α 要大于自然对流时的 α。

③ 流体的流动形态　层流和湍流的传热机理有着本质区别。当流体作层流流动时，传热基本上是依靠分子扩散作用的热传导进行。当流体作湍流流动时，除有主流方向上的流动外，流体还有径向混合运动，因此在湍流主体中传热主要靠热对流进行，但靠近壁面处仍有层流内层，它构成对流传热的主要热阻，层流内层中传热基本上靠热传导进行。随着 Re 数值的增大，层流内层厚度减薄，对流传热得以强化，故对流传热系数 α 随 Re 增大而增大。

此外，传热面的形状（如管、板、环隙等）、管子的排列方式（如水平、垂直、倾斜、放置等）及管道尺寸（如管径、管长、板高等）都会直接影响对流传热系数 α 的值。

3.1.4　传热计算

在生产中所涉及的传热过程计算主要包括两类：一类是设计计算，另一类是校核计算。前者是根据生产任务所要求的热负荷确定换热器的传热面积，供设计或选用换热器用；后者是校核给定换热器的某些参数，如热流量、流体的流量或温度等。两类都以能量衡算和总传热速率方程为计算的基础。

3.1.4.1　能量衡算

对间壁式换热器进行能量衡算，一般情况下系统的动能和位能均可忽略，又因系统中无外功加入，故实质上为焓的衡算。假设换热器绝热良好，热损失可以忽略时，则单位时间内换热器中热流体放出的热量应该等于冷流体吸收的热量，即：

$$Q = W_h(h_{h1} - h_{h2}) = W_c(h_{c2} - h_{c1}) \qquad\qquad (3\text{-}23)$$

式中　Q——换热器的传热速率，kJ/s 或 W；

$\quad\quad\;\; W$——流体的质量流量，kg/s；

$\quad\quad\;\; h$——单位质量流体的焓，kJ/kg。

下标 h、c 分别表示热流体和冷流体；1、2 分别表示换热器的进口和出口。

式（3-23）即为换热器能量衡算式，它是传热计算的基本方程式。

若换热器中两流体只有温度变化而无相变化，且流体的比热容不随温度而变或可取平均温度下的比热容时，则可用下式表示：

$$Q = W_h C_{ph}(T_1 - T_2) = W_c C_{pc}(t_2 - t_1) \tag{3-24}$$

式中　C_p——流体的平均定压比热容，kJ /（kg·℃）；

　　　t——冷流体的温度，℃；

　　　T——热流体的温度，℃。

若换热器中的热流体有相变化，如饱和蒸汽冷凝，则能量衡算式可表示为

$$Q = W_h r = W_c C_{pc}(t_2 - t_1) \tag{3-25}$$

式中　r——饱和蒸汽的冷凝潜热，kJ/kg；

　　　W_h——热流体（饱和蒸汽）的质量流量，kg/s。

式（3-25）的应用条件为冷凝液在饱和温度下离开换热器。如果冷凝液的温度低于饱和温度，则可改为：

$$Q = W_h[r + C_{ph}(T_s - T_2)] = W_c C_{pc}(t_2 - t_1) \tag{3-26}$$

式中　C_{ph}——冷凝液的比热容，kJ/（kg·℃）；

　　　T_s——冷凝液的饱和温度，℃。

3.1.4.2　总传热速率微分方程和总传热速率方程

（1）总传热速率微分方程

通过换热器中任意微元面积 dS 的间壁两侧流体的总传热速率方程，可以仿照对流传热速率方程写出，即

$$dQ = K(T - t)dS = K\Delta t\, dS \tag{3-27}$$

式中　K——局部总传热系数，W/（m²·℃）；

　　　T——换热器的任一截面上热流体的平均温度，℃；

　　　t——换热器的任一截面上冷流体的平均温度，℃。

式（3-27）为总传热速率的微分方程式，由此可得到以下关系式：

$$K = \frac{dQ}{\Delta t\, dS} \tag{3-28}$$

式（3-28）为总传热系数的定义式，表明总传热系数在数值上等于单位温度差下的总热通量。

总传热系数必须和所选择的传热面积相对应，所选的传热面积不同，对应的总传热系数亦不同。因此式（3-27）可表示为：

$$dQ = K_i(T - t)dS_i = K_o(T - t)dS_o = K_m(T - t)dS_m \tag{3-29}$$

式中　K_i，K_o，K_m——以管内表面积、外表面积及内、外表面平均面积为基准的总传热

　　　　　　　　　　　系数，W/（m²·℃）；

　　　S_i，S_o，S_m——换热器的内表面积、外表面积及内、外表面平均面积，m²。

（2）总传热速率方程

式（3-27）中的 K 为间壁式换热器内任一截面上的局部总传热系数，（$T-t$）为任一截面上冷、热流体的温度差，K 与（$T-t$）的值均可能沿管长而变。在间壁式换热器的设计计算中，局部总传热系数 K 常按常数处理，或用整个换热器的平均值，而（$T-t$）常用间壁两侧流体的平均传热温度差 Δt_m 代替，对于给定的传热过程，Δt_m 为常数，则式（3-27）

积分得：

$$Q=KS\Delta t_m \tag{3-30}$$

式中　K——平均总传热系数，简称总传热系数，$W/(m^2 \cdot ℃)$；

　　　Δt_m——间壁两侧流体的平均传热温度差，℃。

　　　S——换热器的传热表面积，m^2。

式（3-30）称为总传热速率方程。积分后用平均温度差替代了局部温度差，这在工程计算中既简便又能满足一定的精度要求。

若间壁是圆筒壁，则以不同的传热面积为基准的总传热速率方程为：

$$Q=K_iS_i\Delta t_m \tag{3-31}$$

$$Q=K_oS_o\Delta t_m \tag{3-32}$$

$$Q=K_mS_m\Delta t_m \tag{3-33}$$

对于稳态传热过程：

$$Q=K_iS_i\Delta t_m=K_oS_o\Delta t_m=K_mS_m\Delta t_m \tag{3-34}$$

由于 $S_i<S_m<S_o$，所以 $K_i>K_m>K_o$。在传热计算中，选择何种面积为基准，计算结果是相同的，但习惯上以外表面积为基准。在以后的讨论中，如无特别说明，总传热系数均以外表面积为基准。

3.1.4.3　总传热系数

总传热系数是表示换热设备性能的重要参数。设计选用换热器时，为计算流体被加热或冷却所需要的面积，必须知道总传热系数 K 的数值。K 值主要取决于流体的特性、传热过程的操作条件及换热器的类型，因而 K 值变化范围很大。K 值的确定通常有选取经验数据、利用公式计算和在现场对设备进行实际测定三种方法。

（1）选取经验数据

需要时可参考有关手册中的总传热系数 K 的经验值。

（2）现场设备测定

对现有的换热器，可通过实验测定有关数据，如设备尺寸、流体的流量和温度等，用传热速率方程计算 K 值。由此得到的 K 值，不仅可以为换热器设计提供依据，而且可以从中了解换热设备的性能，从而寻求提高设备传热能力的途径。

（3）利用公式计算

两流体通过间壁的传热过程不仅有对流传热、热传导，而且流体与壁面之间还有辐射传热。由于生产中所遇到的流体间的热交换温度不是很高，故辐射传热可忽略不计，因此，冷、热流体通过间壁的传热过程是由热流体侧的对流传热、间壁的热传导和冷流体侧的对流传热三个过程串联而成的。

因为 dQ 及（$T-t$）与选择的基准面积无关，稳定传热时各过程的传热速率相等，故可推出总传热系数 K 的计算式为：

$$\frac{1}{K}=\frac{d_o}{\alpha_i d_i}+\frac{bd_o}{\lambda d_m}+\frac{1}{\alpha_o} \tag{3-35}$$

式中　d_i，d_o，d_m——管内径、外径及内径与外径的平均直径，m；

　　　　　　b——管壁的厚度，m；

　　　　　　λ——管壁材料的热导率，$W/(m \cdot ℃)$；

　　　　α_i，α_o——管内表面、外表面流体的对流传热系数，$W/(m^2 \cdot ℃)$。

若换热器的传热表面有污垢积存，对传热会产生附加热阻，称为污垢热阻。垢层虽然不厚，但它使总传热系数降低。因此，在计算传热系数 K 时一般不能忽视污垢热阻。

污垢热阻因流体性质、操作温度、设备结构及运行时间而异，而且污垢层的厚度及其热导率难以准确地估计，因此，通常选用污垢热阻的经验值作为计算 K 值的依据。

设管壁内、外两侧表面上的污垢热阻分别为 R_{si} 和 R_{so}，则

传热面为平壁时：

$$\frac{1}{K}=\frac{1}{\alpha_i}+R_{si}+\frac{b}{\lambda}+R_{so}+\frac{1}{\alpha_o} \qquad (3-36)$$

传热面为圆筒壁时：

$$\frac{1}{K}=\frac{d_o}{\alpha_i d_i}+R_{si}\frac{d_o}{d_i}+\frac{bd_o}{\lambda d_m}+R_{so}+\frac{1}{\alpha_o} \qquad (3-37)$$

式中，R_{si}，R_{so} 分别是内、外两侧表面上的污垢热阻，$m^2\cdot℃/W$。

由于污垢热阻随换热器操作时间的延长而增大，因此应根据实际操作情况定期对换热器进行清洗，这是换热器设计和操作中应予考虑的问题。

3.1.4.4 平均温度差的计算

间壁两侧热、冷流体间的温度差值，根据两流体沿换热器壁面流动时的温度情况，可分为恒温传热时的平均温度差和变温传热时的平均温度差。

（1）恒温传热时的平均温度差

换热器的间壁两侧流体均有相变化时，如蒸发器中，间壁的一侧是饱和蒸汽在一定温度 T 下进行冷凝，间壁的另一侧液体在恒定沸腾温度 t 下进行蒸发的传热就是恒温传热。恒温传热中热、冷流体的温度均不沿管长变化，也不随时间变化。

平均温度差 Δt_m 是一常数：

$$\Delta t_m = T - t \qquad (3-38)$$

式中　　T——热流体的温度，℃；

　　　　t——冷流体的温度，℃。

恒温传热时的平均温度差不受流体流动方向的影响。

（2）变温传热时的平均温度差

变温传热时，平均温度差受流体相互流动方向的影响，因此需要分别讨论。生产上常用的换热器内流体流向大致有四种类型：并流、逆流、错流和折流，如图 3-6 所示。

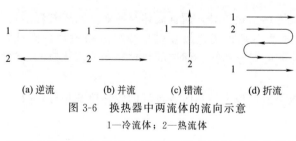

① 并流和逆流时的平均温度差　逆流是指参与热交换的两种流体在间壁两侧以相反方向流动，见图 3-7（a）。并流是指参与热交换的两种流体在间壁两侧以相同方向流动，见图 3-7（b）。并流流动的特点是冷流体的出口温度低于或接近于热流体的出口温度；逆流流动

(a) 逆流　　(b) 并流　　(c) 错流　　(d) 折流

图 3-6　换热器中两流体的流向示意

1—冷流体；2—热流体

的特点是冷流体的出口温度低于或接近于热流体的进口温度，但有可能高于热流体的出口温度，如图 3-7 所示。

热流体进、出口温度分别为 T_1 和 T_2，冷流体的进、出口温度分别为 t_1 和 t_2，Δt_1 和 Δt_2 分别为换热器两端的温度差并取较大者为 Δt_2，即 $\Delta t_2 > \Delta t_1$，以逆流为例，可推导出计算平均温度差的通用式，即：

$$\Delta t_{\mathrm{m}} = \frac{\Delta t_2 - \Delta t_1}{\ln \dfrac{\Delta t_2}{\Delta t_1}} \qquad (3\text{-}39)$$

式中，Δt_{m} 称为对数平均温度差。当 $\Delta t_2 / \Delta t_1 \leqslant 2$ 时，可用算术平均温度差 $\left(\dfrac{\Delta t_1 + \Delta t_2}{2} \right)$ 代替对数平均温度差。

② 错流和折流时的平均温度差
两种流体在进行热交换时，并非作简单的并流和逆流，而是复杂的多程流动，或是作相互垂直的交叉流动。

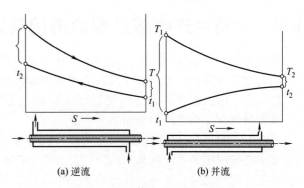

(a) 逆流　　　　　　　(b) 并流
图 3-7　变温传热时温度差的变化

热、冷流体在间壁两侧相互呈垂直交叉方向流动，称为错流；一流体只沿一个方向流动，而另一流体反复折流，称为简单折流。若两流体均作折流，或既有折流，又有错流，则称为复杂折流。

错流和折流时平均温度差的计算，先按逆流时计算对数平均温度差，再乘以考虑流动方向的校正因数，即：

$$\Delta t_{\mathrm{m}} = \varphi_{\Delta t} \Delta t_{\mathrm{m}}' \qquad (3\text{-}40)$$

式中　$\Delta t_{\mathrm{m}}'$ ——按逆流计算的对数平均温度差，℃；

　　　$\varphi_{\Delta t}$ ——温度差校正因数。

$\varphi_{\Delta t}$ 与热、冷流体的温度变化有关，它是 P 和 R 两因数的函数，即：

$$\varphi_{\Delta t} = f(P, R) \qquad (3\text{-}41)$$

其中：

$$P = \frac{t_2 - t_1}{T_1 - t_1} = \frac{\text{冷流体升高的温度}}{\text{两流体的最初温度差}} \qquad (3\text{-}42)$$

$$R = \frac{T_1 - T_2}{t_2 - t_1} = \frac{\text{热流体降低的温度}}{\text{冷流体升高的温度}} \qquad (3\text{-}43)$$

对数平均温度差校正因数 $\varphi_{\Delta t}$ 可根据计算出的 P 和 R 值从相应图中查得。

在两流体进、出口温度相同时，逆流操作时的平均温度差最大，并流操作时的平均温度差最小，折流时的平均温度差介于逆流和并流之间；$\varphi_{\Delta t}$ 越大，平均温度差越接近于逆流时的值。

3.1.4.5　流体流向的选择

当换热器的传热速率 Q 及总传热系数 K 一定时，采用逆流操作可节省换热器的面积，可节省加热介质或冷却介质的用量。

虽然采用逆流操作可以节约设备费用和操作费用，但在某些工艺要求下，如加热冷流体或冷却热流体时被限定在某一温度，采用并流操作控制起来较容易。另外，如果冷流体的黏度较大，采用并流操作可使黏度较大的流体在较高的温度下降低黏度，缩短热交换时间。

采用折流或其他流向形式，除了可以满足换热器的结构要求外，还可以提高总传热系数，但是平均温度差较逆流时的低，在选择流向时应综合考虑。一般设计时应取 $\varphi_{\Delta t} > 0.9$，至少不能低于 0.8。

当换热器中某一侧流体有相变而保持温度不变时，无论选择何种流动形式，只要流体的进、出口温度各自相同，平均温度差就相同。

3.2 中药生产中蒸发器的选用与设计

蒸发通常是指液体的表面汽化现象。在工业生产中，蒸发指含有不挥发性溶质的溶液受热沸腾汽化并移除蒸气，从而提高溶液中溶质浓度的一种属于传热过程的单元操作。蒸发的目的是将溶液中的溶剂汽化，以便制取浓缩液，或得到有效成分的结晶，或回收得到纯溶剂。蒸发操作在中药生产中应用非常广泛。

生产上蒸发操作采用的热源通常为新鲜的饱和水蒸气，称为加热蒸汽，又称为生蒸汽。从溶液中蒸发出来的蒸汽称为二次蒸汽。二次蒸汽直接进入冷凝器中冷凝或作为与蒸发无关的其他操作的热源时，这种操作方式称为单效蒸发。如果多个蒸发器串联运行，将二次蒸汽用作下一个蒸发器的加热蒸汽，这种操作方式称为多效蒸发。

蒸发按操作空间的压力分为：常压、减压和加压蒸发。工业上的蒸发操作经常在减压下进行，这种蒸发操作称为真空蒸发。

蒸发过程具有下述特点。

① 传热性质 传热壁面一侧为加热蒸汽进行冷凝，另一侧为溶液进行沸腾，所以蒸发过程是壁面两侧流体均有相变的恒温传热过程。

② 溶液性质 蒸发的溶液常具有某些特性，有些溶液在蒸发过程中有结晶析出、易结垢和生泡沫、高温下易分解和聚合；溶液的黏度在蒸发过程中逐渐增大。

③ 溶液沸点的改变 含有不挥发溶质的溶液，其蒸气压较同温度下溶剂的低，即在相同压力下，溶液的沸点高于溶剂的沸点，故当加热温度一定时，蒸发溶液时的传热温度差就比蒸发溶剂时小。溶液浓度越高这种现象越显著。

④ 液沫夹带 蒸发产生的二次蒸汽中常夹带大量液沫，冷凝前必须设法除去，否则不但损失物料，而且会对冷凝设备、多效蒸发器的传热面产生污染，降低传热速率。

蒸发时，产生大量的二次蒸汽，同时需要消耗大量的加热蒸汽。如何利用二次蒸汽的潜热，提高加热蒸汽的经济程度，也是蒸发操作中要考虑的关键问题之一。

3.2.1 蒸发器

进行蒸发操作的设备称为蒸发器。蒸发器主要由加热室和分离室组成。根据加热室的结构和蒸发操作时溶液的流动情况，可将蒸发器分为循环型（非膜式）和单程型（膜式）两大类。中药生产中可根据溶液的物性及工艺要求选择蒸发器。

3.2.1.1 循环型蒸发器

循环型蒸发器在蒸发操作过程中，溶液在蒸发器中作连续的循环运动，以提高传热效果、减少溶液结垢情况。按促使溶液循环的动因，可分为自然循环和强制循环。前者是由于溶液在加热室不同位置上的受热程度不同，产生密度差引起的循环流动；后者是外加动力迫使溶液沿一个方向作循环流动。

（1）外加热式蒸发器

外加热式蒸发器如图 3-8 所示，加热室与蒸发室分开，其加热室安装在蒸发室旁边，不仅可以降低蒸发器的总高度，而且有利于清洗和更换，可以避免大量药液同时长时间受热。这种蒸发器的加热管较长，长径比为 50～100，溶液在加热管中被加热上升至蒸发室，蒸发出部分溶剂后，沿循环管下降，循环管内溶液未受蒸汽加热，其密度比加热管内的大，形成循环运动，循环速率可达 1.5m/s。该设备传热系数较大，一般为 1400～3500W/（m^2·℃）。

（2）强制循环蒸发器

在蒸发黏度大的溶液时，为了提高循环速率，常采用强制循环蒸发器，见图3-9。这种蒸发器的主要结构为循环管、加热室、分离室、除沫器、循环泵等。

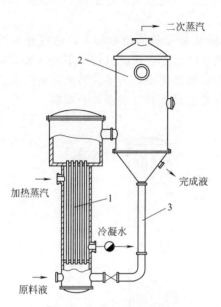

图 3-8　外加热式蒸发器

1—加热室；2—蒸发室；3—循环管

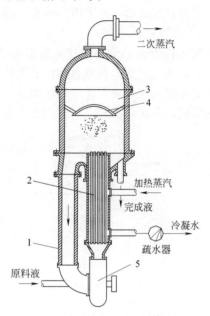

图 3-9　强制循环蒸发器

1—循环管；2—加热室；3—分离室；

4—除沫器；5—循环泵

与自然循环蒸发器的结构相比，溶液的循环主要依赖于循环泵，迫使溶液沿一定方向以较高速率循环流动，循环速率的大小可通过调节泵的流量来控制。

强制循环蒸发器可用于处理高黏度、易结垢以及有结晶析出的溶液。

上述蒸发器均属于循环型，它们共同的缺点是蒸发器内溶液的滞留量大，以致使溶液在高温下停留时间长，不适于处理热敏性物料。

3.2.1.2　单程型蒸发器

单程型蒸发器的主要特点是：溶液在蒸发器中只通过加热室一次，不作循环流动即浓缩到需要的浓度，温差损失比循环型相对减小，溶液呈膜状流动，即蒸发器传热效率高、蒸发速率快、溶液在蒸发器内停留时间短、器内存液量少，适用于热敏性药液的浓缩。

由于溶液通过加热室在管壁上呈膜状流动，故又称为膜式蒸发器。

根据物料在蒸发器中流向的不同膜式蒸发器又分以下几种。

（1）升膜式蒸发器

如图 3-10 所示。加热室由列管式换热器组成，加热管直径为 25～50mm，管长径比约为100～150。料液预热后从蒸发器底部通入，进入加热管内受热迅速沸腾汽化，生成的蒸气在加热管中高速上升，溶液则被上升的蒸气带动，从而沿管壁成膜状向上流动，并在此过程中不断蒸发，气、液混合物在分离室内分离，浓缩液由底部排出，二次蒸汽在顶部导出，冷凝水经疏水器排出。

升膜式蒸发器要满足溶液只一次通过加热管后即达到需要的浓度，需要妥善的设计和操作。因此管长径比的选择、温差等都是重要的因素。溶液应预热到沸点或接近沸点后再从蒸发器底部引入。

升膜式蒸发器不适用于较浓溶液，黏度大、易结晶或易结垢物料的蒸发，适用于处理蒸发量较大的稀溶液及热敏性或易生泡的溶液。中药溶液可用此蒸发器作预蒸发用，将溶液浓缩到一定相对密度后，再采用其他蒸发器，如刮板式、薄膜式蒸发器来进一步浓缩。

（2）降膜式蒸发器

如图3-11所示，和升膜式蒸发器的区别是料液从蒸发器的顶部加入，通过分布器均匀地进入各加热蒸发室，在重力作用下沿管壁成膜状下降，并在成膜过程中不断地被蒸发而增浓，在底部进入气液分离器得到浓缩液，冷凝水由疏水器排出。为了使溶液在进入加热管后有效地成膜，阻止二次蒸汽从管内上方窜出，因此要求设计并安装液体分布器。

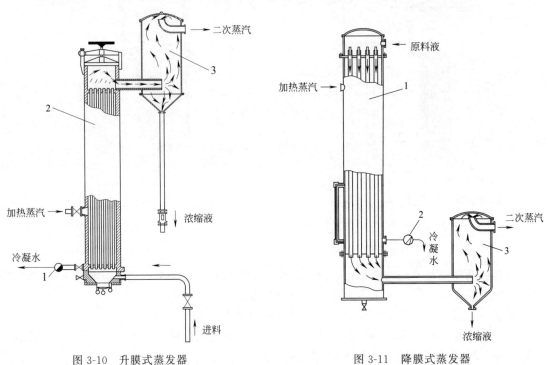

图 3-10 升膜式蒸发器
1—疏水器；2—加热室；3—分离室

图 3-11 降膜式蒸发器
1—加热蒸发室；2—疏水器；3—分离室

降膜式蒸发器适用于处理热敏性物料，蒸发浓度较高的溶液或黏度较大的物料，不适用于易结晶或易结垢的溶液，因其液膜在管内分布不易均匀，即成膜困难，传热系数比升膜蒸发器的小。

（3）刮板式薄膜蒸发器

刮板式薄膜蒸发器是一种新型的利用外力成膜的单程型蒸发器，如图3-12所示。加热管为直径较大的圆筒，其圆管外带有夹套，夹套可分为几段隔开，以调节不同加热温度，内通入加热蒸汽，加热室中心装有旋转的刮板，料液由蒸发器上部沿切线方向加入，在旋转刮板的带动下，料液均匀地分布在加热管壁上形成下旋的薄液膜，膜的厚度由刮板与器壁的间隔决定。液膜在下降过程中不断被蒸发浓缩，在底部得到浓缩液。二次蒸汽由分离器分离后进入冷凝器。

刮板式蒸发器具有传热系数高、溶液停留时间短等优点。这种蒸发器对物料的适应性很强，用于高黏度、易结晶、易结垢或热敏性的溶液，尤其对处理热敏性的中药药剂溶液效果良好。缺点是结构复杂、动力消耗大、受夹套式传热面限制，故处理料液量较小。

(4) 离心式薄膜蒸发器

如图3-13所示，离心式薄膜蒸发器由空心转轴、上碟片、下碟片、离心转鼓和外壳等组成。其原理是利用高速旋转形成的离心力，将溶液分散成均匀薄膜进行加热蒸发。

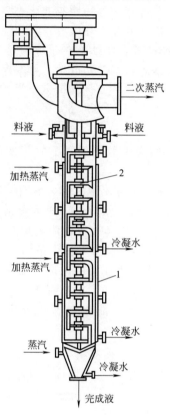

图3-12　刮板式薄膜蒸发器

1—夹套；2—刮板

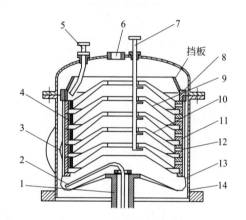

图3-13　离心式薄膜蒸发器

1—空心转轴；2—冷凝水排出管；3—二次蒸汽排出管；
4—套管垂直通道；5—完成液出口；6—视镜；
7—进料管；8—压紧环；9—上碟片；10—下碟片；
11—套环；12—加热蒸汽通道；13—离心转鼓；14—外壳

蒸发器的加热面为旋转的锥形盘，盘内走加热蒸汽，外壁走物料。操作时物料液由蒸发器上部进入，经分配器均匀地喷到锥形盘蒸发面上，由于离心力作用料液迅速分散到整个加热面上，并形成厚度小于0.1mm的薄膜，经蒸发后由锥形盘的轴向孔向上流入浓缩液汇集槽中，由出料口排出。二次蒸汽由中心管上升从蒸发器中部被引出。

该蒸发器具有离心分离和薄膜蒸发的双重优点，传热系数高，设备体积小，浓缩比高（15～20倍），原料液受热时间短（约1s），浓缩时不易起泡和结垢，适宜热敏性物料的蒸发浓缩。应用于感冒冲剂、止咳冲剂、九节茶等中草药液的浓缩。

3.2.1.3　蒸发器的选型

原料液的物性是选择蒸发器时重点考虑的问题。对于黏度大的物料，应选择强制循环式、降膜式或刮板式蒸发器，不宜选择自然循环式蒸发器。对有结晶析出的物料，可选用管外加热或沸腾型蒸发器，如外热式、强制循环式或列文蒸发器。对于结垢严重的溶液，选用强制循环式或列义蒸发器。对于腐蚀性溶液，应采用耐腐蚀的材料，如不透性石墨、合金材料等。对于热敏性溶液，应选用药液受热时间短的单程型膜式蒸发器，且常采用真空操作，以降低溶液的沸点和受热程度。对于易发泡型溶液，可采用升膜式蒸发器，高速的二次蒸汽具有破泡作用；采用外热式及强制循环式蒸发器，管内流速较快，对破沫有利。蒸发器的结构形式较多，要根据原料液的物性和蒸发任务结合各种蒸发器的性能进行选型。

选型的基本原则如下：①具有较高的传热系数；②温度差损失和压力差损失较小；③能适合溶液的某些性质，如黏性、起泡性、热敏性、腐蚀性等；④能够满足完成液的浓度要求；⑤能很好地分离液沫；⑥不易结垢，或结垢后易于清除；⑦运转可靠，操作方便，设备投资费和操作费比较低。

3.2.2 单效蒸发

凡溶液中所产生的二次蒸汽不再利用的蒸发操作称为单效蒸发。单效蒸发流程如图 3-14 所示。

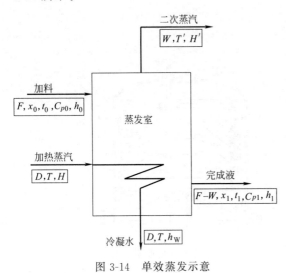

图 3-14 单效蒸发示意

单效蒸发的计算内容一般有三项：①单位时间内蒸出的水分量，即蒸发量；②加热蒸汽消耗量；③蒸发器的传热面积。

在给定生产任务和操作条件，如进料量、温度和浓度，完成液的浓度，加热蒸汽的压力和冷凝器操作压力的情况下，上述任务可通过物料衡算、能量衡算和传热速率方程求解。

3.2.2.1 蒸发量

溶液在蒸发过程中溶质的量不发生变化，因此对于图 3-14 所示的单效蒸发器进行溶质的物料衡算，可得：

$$Fx_0 = (F-W)x_1 \tag{3-44}$$

由此可得：

水的蒸发量

$$W = F\left(1-\frac{x_0}{x_1}\right) \tag{3-45}$$

完成液的浓度

$$x_1 = \frac{Fx_0}{F-W} \tag{3-46}$$

式中 F——原料液量，kg/h；

  W——水的蒸发量，kg/h；

  x_0——原料液中溶质的浓度（质量分数），%；

  x_1——完成液中溶质的浓度（质量分数），%。

在中药生产中，有时无法知道溶液的确切浓度，此时可根据浓缩前、后的溶液体积及所测得的相对密度求出水的蒸发量 W 为：

$$W = 1000(V_1 d_1 - V_2 d_2) \tag{3-47}$$

式中 W——水的蒸发量，kg/h；

  V_1——原料液量，m^3/h；

  V_2——浓缩液量，m^3/h；

  d_1，d_2——浓缩前、浓缩后溶液的相对密度。

3.2.2.2　加热蒸汽消耗量

在蒸发操作中，加热蒸汽的热量一般用于将溶液加热至沸点，蒸发出蒸汽以及向周围散失热量。

加热蒸汽的消耗量可通过能量衡算求得，即对图 3-14 作能量衡算可得：

$$DH + Fh_0 = WH' + (F-W)h_1 + Dh_W + Q_L \tag{3-48}$$

或

$$Q = D(H - h_W) = WH' + (F-W)h_1 - Fh_0 + Q_L \tag{3-49a}$$

$$D = \frac{WH' + (F-W)h_1 - Fh_0 + Q_L}{H - h_W} \tag{3-49b}$$

式中　D——加热蒸汽的消耗量，kg/h；

H——加热蒸汽的焓，kJ/kg；

H'——二次蒸汽的焓，kJ/kg；

h_0——原料液的焓，kJ/kg；

h_1——完成液的焓，kJ/kg；

h_W——冷凝水的焓，kJ/h；

Q——蒸发器的热负荷或传热速率，kJ/h；

Q_L——热损失，kJ/kg。

若加热蒸汽的冷凝液在蒸汽的饱和温度下排出，则：

$$H - h_W = r$$

式（3-49b）变为：

$$D = \frac{WH' + (F-W)h_1 - Fh_0 + Q_L}{r} \tag{3-49c}$$

式中　r——加热蒸汽的汽化热，kJ/kg。

有些溶液由于稀释时放出热量，所以在蒸发时需要吸收浓缩热，在蒸发这些溶液时应考虑要供给与稀释热量相当的浓缩热。一般随浓度的增大浓缩热增加，其单位加热蒸汽消耗量也增大。当浓缩热不可忽略时溶液的焓需由专用的焓浓图中查得。

用焓进行衡算，由于与过程中相变无关，所以计算过程简单，计算结果精确。目前，中药尚缺乏系列的焓浓图，在这方面今后要做大量的工作。

如果蒸发过程溶液的浓缩热不能忽略，但又无焓浓图可查，可先按忽略浓缩热的方法计算，然后再修正计算结果。

当溶液的浓缩热可以忽略时，溶液的焓可由比热容求出。若冷凝液在蒸汽的饱和温度下排出，则式（3-49b）可写成：

$$D = \frac{Wr' + FC_{p0}(t_1 - t_0) + Q_L}{r} \tag{3-49d}$$

式中　C_{p0}——原料液的比热容，kJ/（kg·℃）；

r'——二次蒸汽的汽化热，kJ/kg；

t_0——原料液的温度，℃；

t_1——溶液沸点，℃。

若原料由预热器加热至沸点后进料（沸点进料），即 $t_1 = t_0$，且忽略热损失，式（3-49d）可简化为：

$$D = \frac{Wr'}{r} \tag{3-49e}$$

$$e = \frac{D}{W} = \frac{r'}{r} \tag{3-50}$$

式中 e——蒸发 1kg 水时的加热蒸汽消耗量，称为单位蒸汽消耗量，kg/kg。

由于蒸汽的汽化热随压力变化不大，r' 和 r 的值近似相等，因此 $e \approx 1$，即每蒸发 1kg 的水约消耗 1kg 的加热蒸汽。但在实际蒸发操作中，由于有热损失等因素的影响，e 的值约等于 1.1 或更大。可见单效蒸发的能耗很大，是很不经济的。

由于有关溶液焓浓图的资料不多，对于浓缩热不大的溶液，可用式（3-49d）近似计算加热蒸汽的消耗量。

3.2.2.3 蒸发器的传热面积

蒸发器的传热面积可通过传热速率方程求得，即：

$$Q = KS\Delta t_m \tag{3-51}$$

或

$$S = \frac{Q}{K\Delta t_m} \tag{3-52}$$

式中 S——蒸发器的传热面积，m^2；

$\quad K$——蒸发器的总传热系数，$W/(m^2 \cdot ℃)$；

$\quad \Delta t_m$——传热平均温度差，$℃$；

$\quad Q$——蒸发器的热负荷，W 或 kJ/h。

其中，Q 可通过对加热室作能量衡算求得。若忽略热损失，Q 即为加热蒸汽冷凝放出的热量，即：

$$Q = D(H - h_W) = Dr \tag{3-53}$$

为了求蒸发器的传热面积，还必须先求出 Δt_m 和 K，下面分别讨论。

（1）传热平均温度差 Δt_m

在蒸发操作中，蒸发器加热室一侧是蒸汽冷凝，另一侧为液体沸腾，因此其传热平均温度差应为：

$$\Delta t_m = T - t_1 \tag{3-54}$$

式中 T——加热蒸汽的温度，$℃$；

$\quad t_1$——操作条件下溶液的沸点，$℃$。

应该指出，溶液的沸点，不仅受蒸发器内液面压力影响，而且受溶液浓度、液位深度等因素影响。因此，在计算 Δt_m 时需考虑这些因素。

（2）蒸发器的总传热系数 K

总传热系数是设计和计算蒸发器的重要因素之一，根据传热基本关系式，蒸发器的总传热系数可按下式计算：

$$K = \frac{1}{\dfrac{d_o}{\alpha_i d_i} + R_{si}\dfrac{d_o}{d_i} + \dfrac{bd_o}{\lambda d_m} + R_{so} + \dfrac{1}{\alpha_o}} \tag{3-55}$$

式中 α_i——管内溶液沸腾的对流传热系数，$W/(m^2 \cdot ℃)$；

$\quad \alpha_o$——管外蒸汽冷凝的对流传热系数，$W/(m^2 \cdot ℃)$；

d_o, d_i, d_m——管外径、内径、平均直径；

$\quad R_{si}$——管内污垢热阻，$m^2 \cdot ℃/W$；

$\quad R_{so}$——管外污垢热阻，$m^2 \cdot ℃/W$；

$\quad b$——管壁厚度，m；

　　λ——管材的热导率，W/(m·℃)。

　　管外侧蒸汽冷凝的对流传热系数 α_o 可按膜式冷凝传热系数公式计算。

　　加热管壁的热阻 $\dfrac{b}{\lambda}$ 和管外污垢热阻 R_{so} 一般可以忽略。

　　管内侧污垢热阻 R_{si} 取决于溶液的性质及管内液体流动的状况。由于蒸发过程中，加热面处溶液中的水分汽化，浓度上升，因此溶液很易超过饱和状态，溶质析出并包裹固体杂质，附着于表面，形成污垢，所以 R_{si} 往往是蒸发器总热阻的主要部分。设计时，污垢热阻 R_{si} 可按经验数据估算。

　　管内沸腾给热的热阻 $\dfrac{1}{\alpha_i}$ 主要取决于沸腾液体的流动状况。对于清洁的加热面，此项热阻是影响总传热系数的主要因素。影响 α_i 的因素很多，如溶液的性质、沸腾传热的状况、操作条件和蒸发器的结构等。因此，在大多数情况下要定量计算 K 值是相当困难的。目前蒸发器的总传热系数仍主要依靠现场实测，以作为设计计算的依据。表 3-1 中列出了常用蒸发器总传热系数的大致范围，供设计计算参考。选用时，对于稀溶液其温度差较高时，可取较大的数值；对于黏度高而温度差比较低的溶液，可取较小的数值。

表 3-1　常用蒸发器总传热系数 K 的经验值

蒸发器形式		总传热系数/[W/(m²·℃)]
自然循环		1000～3000
强制循环		2300～7000
升膜式		580～5800
降膜式		1200～3500
旋转刮板式		
液体黏度	1～5mPa·s	5800～7000
	100mPa·s	1700
	1000mPa·s	1160
	10000mPa·s	700

3.2.2.4　真空蒸发

　　制药工业中大部分被蒸发的溶液是不耐高温的物质，为降低溶液的沸点，可使溶液在减压下进行蒸发操作，此蒸发过程称为真空蒸发，又称减压蒸发。真空蒸发提供了利用温度较低的低压蒸汽或废热蒸汽作为加热蒸汽的可能性；降低了溶液的沸点；沸点低，有利于处理热敏性物料；蒸发器的操作温度低，系统的热损失小。

　　在真空条件下蒸发，蒸发器和冷凝器内的压力低于大气压，完成液和冷凝水需用泵等排出，需要增设抽真空的装置来保持蒸发室的真空度，从而消耗额外的能量。保持的真空度越高，消耗的能量也越大。同时，随着压力的减小、溶液沸点的降低，其黏度也增大，使沸腾的传热系数减小，从而也使总传热系数减小。

3.2.3　多效蒸发

　　在单效蒸发中，每蒸发 1kg 水要消耗加热蒸汽略多于 1kg。制药工业生产中，要蒸发大量的水分必然要消耗大量的加热蒸汽。为了减少加热蒸汽的消耗量，生产中采用多效蒸发操作。由于多效蒸发是将多个蒸发器串联运行，除末效外各效的二次蒸汽都作为下一效蒸发器的加热蒸汽，二次蒸汽中的潜热被较为充分地利用，可以节约较多的生蒸汽。要使多效蒸发能正常运行，系统中除一效外，任一效蒸发器的蒸发温度和压力均要低于上一效蒸发器的蒸发温度和压力。

多效蒸发中，常见的加料方式有并流加料（又称顺流加料）、逆流加料和平流加料。下面以三效为例说明这三种加料方式的工艺流程，当效数增加或减少时，其原则不变。

（1）并流加料蒸发流程

图 3-15 所示的是由三个蒸发器组成的并流加料三效蒸发流程。溶液和蒸汽的流向相同，都是从第一效顺序流至末效，称为并流加料法。生蒸汽通入第一效加热室，第一效产生的二次蒸汽作为加热蒸汽进入第二效加热室，第二效的二次蒸汽同样作为加热蒸汽进入第三效加热室，末效的二次蒸汽则进入冷凝器全部冷凝后排出。与此同时，原料液进入第一效，浓缩后由底部排出，并依次流过第二、三效，在第二、三效中被连续不断地浓缩，完成液由第三效底部排出。

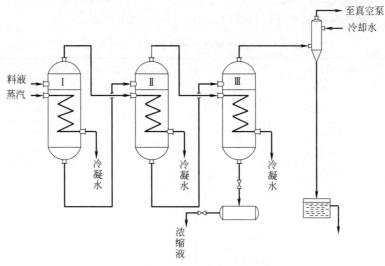

图 3-15　并流加料三效蒸发流程

并流加料的优点为：溶液在各效间的流动是利用效间的压力差，而不需要用泵来输送。溶液进入下一效时，由于下一效的沸点降低，溶液进入后即可呈过热状态而自动蒸发，可产生更多的二次蒸汽，减少了热量的消耗。其缺点为：各效溶液的浓度依次增高，而沸点依次降低，沿溶液流动方向黏度逐渐增高，导致传热系数逐渐降低，特别是在末效这种现象表现得尤为突出，因此，黏度随浓度迅速增大的溶液不宜采用并流加料工艺。

（2）逆流加料蒸发流程

如图 3-16 所示，逆流加料是原料液由末效加入，除末效外依次用泵将各效溶液送入前效，最后浓缩液从第一效底部排出。加热蒸汽的流向依然是由第一效顺序至末效，即料液的流向与加热蒸汽流向相反，因此称为逆流加料法。

逆流加料的优点为：溶液的浓度越大时，蒸发的温度也越高。浓度增大黏度上升与温度升高黏度下降的影响基本上可以抵消，因此各效溶液的黏度相近，各效传热系数的大小相差不大。其缺点为：除末效外，溶液从压力低的一效送到压力高的一效时，必须用泵来输送，能量消耗增大；且在各效间往往需要有预热。所以，逆流加料适用于黏度随温度和浓度变化

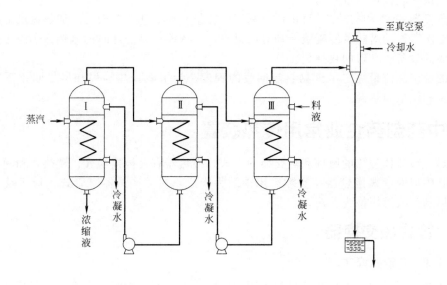

图 3-16　逆流加料三效蒸发流程

较大的溶液，不适用于热敏性溶液的蒸发。

（3）平流加料蒸发流程

如图 3-17 所示，平流加料是在各效中都送入原料液和放出完成液，蒸汽的流向仍是由第一效流向最后一效。这种流程适用于在蒸发过程中有结晶析出的溶液。因有结晶析出，不便于效间输送，所以采用平流加料法。

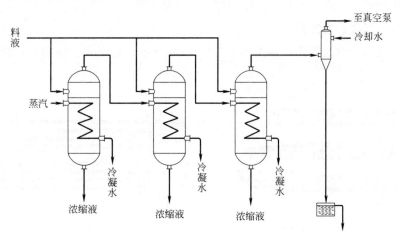

图 3-17　平流加料三效蒸发流程

在蒸发操作过程中，选择蒸发流程主要依据物料的特性、操作方便、经济效益等因素。采用多效蒸发时，原料液要适当预热。为了防止液沫带入下一效，使下一效的加热面结垢，需在各效间加入气液分离装置，同时应尽量地降低二次蒸汽中的不凝性气体。

3.2.4　蒸发过程的节能措施

蒸发操作要通过加热汽化以去除溶液中的溶剂，过程中需要消耗大量的加热蒸汽或电能。因此，能源消耗是蒸发操作要考虑的问题之一。有效的节能措施是选择蒸发设备的关键，也是尽快回收投资的重要途径。

常见蒸发器的主要热损失及可供回收利用的能量有如下几个方面：①加热蒸汽冷凝液的显热；②二次蒸汽的潜热及冷凝液冷却时的显热；③浓缩产品冷却时的显热；④由于辐射和对流所造成的设备、管道的热损失。

物料的温度和流量决定了该物料热回收的程度。为了减少热损失和尽量回收系统的热能，应尽量利用低温热源。

3.3 中药制药企业常用传热装置

根据热、冷流体传热的原理和热交换的方式，换热器有直接接触式、蓄热式和间壁式三种类型，其中以间壁式换热器在实际应用中最为广泛。这类换热器有管式、板式及其他形式，其中以列管式应用最为普遍。

3.3.1 管式热交换器

3.3.1.1 套管式换热器

套管式换热器是用管件将两种尺寸不同的标准管连接在同心圆的套管上，然后用180°U形肘管将几段套管串联而成，如图3-18所示。

套管式换热器的优点为构造简单、耐高压；传热面积可根据工艺条件的需要而增减，U形肘管可拆卸和清洗；两流体中一种走管内，另一种走环隙，且双方作严格的逆流传热，适当选择两管的管径，两流体均能获得较高的流速，有利于传热。其缺点是管间的接头较多，容易泄漏，金属消耗量大，造价较高。

这种换热器适用于需要传热面积不太大、操作压强较高或要求传热效果较好的场合。尤其适合于介质流量很小或温度高、黏度大的流体的热交换。

3.3.1.2 列管式换热器

列管式换热器又称为管壳式换热器，如图3-19所示，是生产上应用最广泛的间壁式换热器。

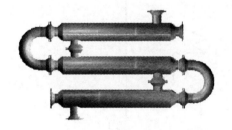 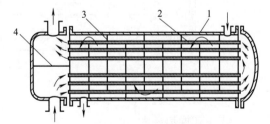

图3-18　套管式换热器　　　　　图3-19　双程列管式换热器
1—壳体；2—管束；3—挡板；4—隔板

与套管式换热器相比，列管式换热器具有结构紧凑、单位体积所具有的传热面积大、传热效果好等优点。此外，列管式换热器制造的材料范围广、操作弹性大、适用范围广。因此，在高温、高压和大型装置上多采用列管式换热器。通常依据热补偿的方法不同，将列管式换热器分为以下几种。

（1）固定管板式换热器

所谓固定管板式即两端的管板与壳体连接成一体。其优点为结构简单、造价低廉、应用较广。缺点为清洗和检修困难。该设备适用于壳程流体为较洁净且不易结垢的或腐蚀性小的物料。

当两流体的温差较大时，就应考虑热补偿，即在外壳的适当位置安装膨胀节（又称补偿圈），如图 3-20 所示，当管和壳之间有温度差时，依靠补偿圈发生的弹性变形来适应外壳和管束不同的热膨胀程度。这种补偿方法只适用于两流体的温差小于 70℃、壳程流体压强小于 600kPa 的场合。

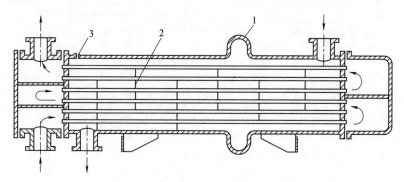

图 3-20　具有补偿圈固定管板式换热器
1—补偿圈；2—挡板；3—吹气嘴

（2）U 形管换热器

如图 3-21 所示，这种换热器是将每根管子弯成 U 形，因此每根管子可以自由伸缩，而与其他管子和外壳无关，从而解决热补偿问题。U 形管换热器的封头被隔板分为两室。这种换热器结构较简单，重量轻。主要缺点是管程内清洁较为困难，由于管子需弯曲成 U 形，故管板的利用率较差。这种换热器适用于流体洁净，且不结垢及高温、高压的场合。

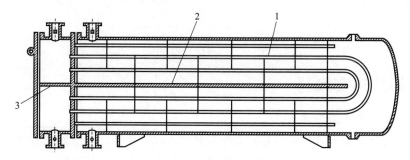

图 3-21　U 形管换热器
1—U 形管；2—壳程隔板；3—管程隔板

（3）浮头式换热器

如图 3-22 所示，其特点为一端管板不与外壳固定连接，该端称为浮头。当管子受热（或受冷）时，管束连同浮头可以沿轴向自由浮动，而不会受外壳热膨胀的影响。这种换热器不仅可以补偿热膨胀，而且由于固定端的管板是通过法兰与壳体连接的，使整个管束可以从壳体中抽出，拆卸方便，有利于清洗和维修。因此，浮头式换热器应用广泛。

这种换热器的缺点是结构复杂、金属耗量大、造价高。但仍是应用较多的一种结构形式。

以上几种类型是目前工业上常用的列管式换热器，都有系列标准供选用。在规格型号中通常标明形式、壳体直径、传热面积、承受的压力及管程数。

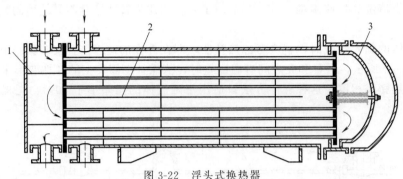

图 3-22 浮头式换热器

1—管程隔板；2—壳程隔板；3—浮头

（4）翅片式换热器

在普通金属管的外表面装有径向或轴向翅片，如图 3-23 所示，安装翅片不仅可以增大传热面积，而且还增加了流体的湍流程度，从而提高了换热器的传热效果。

当两种流体的对流传热系数相差较大时，如用水蒸气加热气体，此传热过程的热阻主要在气体一侧。如果气体在管外流动，则在管外安装翅片，既可以扩大传热面积，又能增加流体的湍流，强化了传热过程。

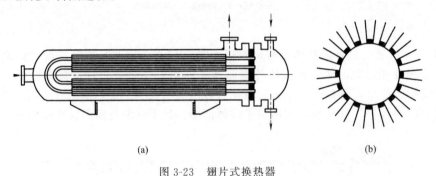

(a)   (b)

图 3-23 翅片式换热器

3.3.2 板式热交换器

3.3.2.1 夹套式换热器

换热器的夹套安装在容器的外部，夹套与器壁之间形成密闭的空间，为加热介质或冷却介质的通道。如用于蒸汽加热时，蒸汽由上部接管通入夹套，冷凝水由下部接管排出；冷却时，冷却水由夹套下部接管进入，由上部接管排出。夹套通常用钢或铸铁制成。夹套式换热器传热系数低，而且传热面积受容器壁面的限制，由于夹套与器壁间是封闭的，因而给清洗带来不便，故要求加热（或冷却）介质用不易结垢的水蒸气或冷却水。

夹套式换热器适用于传热量不太大的场合。为了提高其传热性能，可在容器内安装搅拌器，使容器内的液体作强制对流。此外，还可在容器内安装蛇管，以补充传热面的不足。

3.3.2.2 板式换热器

板式换热器又称平板式换热器，由一组长方形金属薄板平行排列、夹紧组装于支架上而成。相邻板片的边缘均衬有垫片，压紧后板间形成封闭的流体通道。板式换热器的优点是结构紧凑，单位体积所提供的传热面大；金属耗量较少，一般可节省一半以上；传热系数大，热损失小；操作灵活性大，同时易于检修及拆洗。

板式换热器的缺点是处理量小，封闭周边较长，耐高温、高压的性能差（温度不超过

250℃，压力不超过 2000kPa），当垫片损坏时，易发生泄漏。板式换热器适用于需精密控制温度和热敏性或高黏度的物料，不适用于极易结垢、堵塞的物料。

3.3.2.3　螺旋板式换热器

由两块平行金属板卷成螺旋形焊接在一块具有分隔挡板的容器中，在容器内分隔挡板将两条同心的螺旋形通道隔开，在容器的顶部、底部焊有盖板或封头。热、冷流体分别进入不同的通道，在容器内以纯逆流方式进行热交换。

螺旋板式换热器具有如下优点。

（1）传热系数高

螺旋通道中的流体由于惯性离心力的作用，在较低的雷诺数（一般 $Re=1400\sim1800$ 或更低些）下即能达到湍流，并可选用较高的流速（液体为 2m/s，气体为 20m/s），故传热系数较高。例如：水对水的换热，其传热系数可达 $2000\sim3000W/(m^2 \cdot K)$，而列管式换热器通常为 $1000\sim2000W/(m^2 \cdot K)$。

（2）不易结垢和堵塞

由于流体的速度较高，还有惯性离心力的作用，流体中悬浮的颗粒被抛向螺旋形通道的外缘而受到流体本身的冲刷，所以螺旋板式换热器不易结垢和堵塞。此外，由于流体流动的通道长以及两流体之间的纯逆流传热，因此可在温度差较小的条件下操作，能充分利用低温热源。

螺旋板式换热器的主要缺点为清洗及检修困难；操作压力和温度不宜太高，通常压力不能超过 2000kPa，温度一般不超过 400℃。

螺旋板式换热器适用于处理悬浮液及黏度较高的流体。

列管式换热器具有结构简单，可在高温、高压下操作及材料范围广等优点，故列管式换热器的使用是最普遍的。但列管式换热器的传热效果、紧凑性及金属耗量等方面均不如板式换热器和螺旋板式换热器。

当操作温度和压强不太高、处理量较少或处理腐蚀性液体而要求用贵重金属材料时，应首先选择新型换热器，如板式、螺旋板式换热器。总之，采用何种类型换热器，要视具体情况综合考虑而定。

3.3.3　换热器的使用

3.3.3.1　流体流动区域的选择

对于固定管板式换热器，确定换热时的两流体哪一种流体流经换热器的管程，哪一种流体流经壳程，以下一些因素需要加以考虑。

① 不洁净和易结垢的流体流经管程以便于清洗。

② 腐蚀性及有毒、有害的流体，宜经管程，可防止壳体和管束同时受腐蚀和减少泄漏的机会，且管内也便于清洗和检修。

③ 压力高的流体应走管程，以免壳体受压，同时可节省壳体金属材料的消耗量。

④ 饱和蒸汽较洁净宜走壳程，以便及时排除冷凝液和减少清洗的麻烦。

⑤ 被冷却的流体宜走壳程，便于向外散热，以增强冷却效果。

⑥ 流量小或黏度大的液体宜走壳程，由于流体在有折流挡板的壳程流动时，壳程流道的截面积和流向都在不断改变，在 $Re>100$ 时，即可提前转变为湍流，从而提高对流传热系数。

⑦ 需要提高流速以增大对流传热系数的流体宜走管程。

⑧ 热、冷流体的温度差较大时，对流传热系数较大者宜走壳程。因为壁面温度与 α 大的流体温度相近，可以减小热应力。

在选择流体流经区域时，上述各点常常不能同时满足，应视具体情况，优先考虑主要因素。如首先考虑流体的压力、防腐性和易清洗等要求，然后再校核对流传热系数、压力降或其他要求，以便做出较恰当的选择。

3.3.3.2　换热器的选型

在中药生产中，因生产规模、物料种类、换热要求等不同，所需的换热器也各不相同。选择时，应结合生产任务和条件，选择一种较为适宜的类型。选型时，应考虑以下几点：①必须满足工艺要求，完成传热任务；②传热效率要高，确保有较大的传热系数；③结构尽量简单，使用寿命长；④便于安装、检修，对易结垢的物料，清洗要方便；⑤成本低。

思考题

　1.根据传热机理的不同，有哪几种基本传热方式？它们的传热机理有何不同？

　2.固体、液体、气体三者的热导率比较，哪个大，哪个小？

　3.水的对流传热系数一般比空气的大，为什么？

　4.同一液体，为什么沸腾时的对流传热系数比无相变时的对流传热系数大？

参考文献

[1]　曹光明.中药制药工程学［M］.北京：化学工业出版社，2004.

[2]　刘小平.制药工程专业导论［M］.武汉：湖北科学技术出版社，2009.

[3]　何潮洪，冯霄.化工原理［M］.北京：科学出版社，2011.

[4]　王志魁，刘丽英，刘伟.化工原理［M］.北京：化学工业出版社，2010.

[5]　王志祥.制药工程原理与设备［M］.北京：人民卫生出版社，2008.

第4章　中药制药传质过程基础

在中药制药过程中，各单元操作都是以动量传递、热量传递和质量传递（简称"三传"）理论为基础的，如流体流动、流体输送、沉降和过滤遵循动量传递的基本原理，传热、蒸发属于典型的热量传递理论的应用。而中药制药过程的固-液萃取、吸附、膜分离等单元操作主要是以质量传递为特征的传递过程。因物料浓度不均匀而引起的质量传递过程，简称传质（mass transfer）过程。本章主要介绍传质过程的基础知识和理论。

4.1　概述

4.1.1　工业生产中的传质过程

工业生产中常见的传质过程有：固-液萃取、吸附、精馏、干燥、膜分离、吸收、液-液萃取、气体增减湿、结晶等。

固-液萃取是利用固体中各组分对溶剂溶解度的差异来分离的传质过程。工业典型应用有：用水或乙醇浸取中药材中的有效成分；用有机溶剂（如己烷）从大豆、花生、葵花籽等农作物中浸取菜油。

吸附是流体与固体多孔物质接触时，流体中的不同组分与多孔性固体接触时产生的吸附力不同而进行分离的传质过程。工业典型应用有：从废水中除去有机物；从有机物中脱除带色物质；从空气中分离气味物质等。

精馏是利用液体混合物中各组分挥发度的差异来分离或提纯物质的传质过程。工业典型应用有：中药制药中水提醇沉工艺产生的稀乙醇水溶液通过蒸馏提纯乙醇；天然石油蒸馏分离各种馏分产品。

干燥是借热能使物料中水分（或溶剂）汽化，并由惰性气体带走所生成的蒸汽而得到干燥固体的操作。干燥操作在生产中应用很广，如中药制药生产中饮片、颗粒的干燥等。

膜分离是以具有选择性分离功能的材料——膜为分离介质，以膜的两侧存在的能量差（压力差、浓度差、电位差）为动力，利用各组分透过膜迁移率不同，从而达到分离的目的。

吸收是利用不同气体组分在某种液体溶剂中的溶解度差异，对其进行选择性溶解，从而将气体混合物各组分分离的传质过程。工业典型应用有水吸收空气中的氨气，碱溶液吸收烟道气中的 SO_2。

液-液萃取是利用液体混合物中各组分对溶剂溶解度的差异来分离或提纯物质的传质过程，例如用四氯化碳从水溶液中萃取碘。

4.1.2　相组成的表示方法

4.1.2.1　质量分数与摩尔分数

质量分数：在混合物中某组分的质量占混合物总质量的分数。

$$w_A = \frac{m_A}{m} \tag{4-1}$$

式中　m_A——组分 A 的质量，kg；

m——混合物的总质量，kg。

摩尔分数：在混合物中某组分的物质的量占混合物总物质的量的分数。

液相：
$$x_A = \frac{n_A}{n} \qquad x_A + x_B + \cdots + x_N = 1 \tag{4-2}$$

气相：
$$y_A = \frac{n_A}{n} \qquad y_A + y_B + \cdots + y_N = 1 \tag{4-3}$$

式中　n_A——组分 A 的物质的量，kmol；

n——混合物的物质的量，kmol。

质量分数与摩尔分数的关系：

$$x_A = \frac{n_A}{n} = \frac{w_A/M_A}{w_A/M_A + w_B/M_B + \cdots + w_N/M_N} = \frac{w_A/M_A}{\sum\limits_i \dfrac{w_i}{M_i}} \tag{4-4}$$

$$w_A = \frac{m_A}{m} = \frac{x_A M_A}{x_A M_A + x_B M_B + \cdots + x_N M_N} = \frac{x_A M_A}{\sum\limits_i x_i M_i} \tag{4-5}$$

4.1.2.2　质量比与摩尔比

质量比：混合物中某组分 A 的质量与惰性组分 B（不参加传质的组分）的质量之比。

$$\overline{w} = \frac{m_A}{m_B} \tag{4-6}$$

摩尔比：混合物中某组分 A 的物质的量与惰性组分 B 的物质的量之比。

液相
$$X_A = \frac{n_A}{n_B} \tag{4-7}$$

气相
$$Y_A = \frac{n_A}{n_B} \tag{4-8}$$

4.1.2.3　质量浓度与摩尔浓度

质量浓度：单位体积混合物中某组分的质量，$C_A = \dfrac{m_A}{V}$，单位 kg/m^3。

摩尔浓度：单位体积混合物中某组分的物质的量，$c_A = \dfrac{n_A}{V}$，单位 kmol/m^3。

质量浓度与质量分数的关系：

$$C_A = w_A \rho \tag{4-9}$$

摩尔浓度与摩尔分数的关系：

$$c_A = x_A c \tag{4-10}$$

式中　c——混合物在液相中的总摩尔浓度，kmol/m^3；

ρ——混合物液相的密度，kg/m^3。

理想气体：

$$c_A = \frac{n_A}{V} = \frac{p_A}{RT} \tag{4-11}$$

4.1.2.4 气体总压与理想气体中组分的分压

总压与某组分的分压之间的关系：

$$p_A = p y_A \tag{4-12}$$

摩尔比与分压之间的关系：

$$Y_A = \frac{p_A}{p - p_A} \tag{4-13}$$

摩尔浓度与分压之间的关系：

$$c_A = \frac{n_A}{V} = \frac{p_A}{RT} \tag{4-14}$$

质量浓度与分压之间的关系：

$$C_A = \frac{M_A p_A}{RT} \tag{4-15}$$

4.2　扩散原理

传质方式主要分为分子扩散和湍流扩散。传质过程中因物料体系浓度不均而依靠微观分子运动产生传质的现象称为分子扩散（molecular diffusion）；而在流动着的流体中，不同浓度的质点依靠宏观运动的相对碰撞混合而导致浓度趋向于均匀的传质过程称为湍流扩散或涡流扩散（eddy diffusion）。湍流扩散时，分子扩散依然存在，只是此时湍流扩散传质数量更为显著。

4.2.1　菲克定律

早在 1855 年，菲克就提出了：在单位时间内通过垂直于扩散方向的单位截面积的扩散物质流量（称为扩散通量，diffusion flux，用 J 表示）与该截面处的浓度梯度（concentration gradient）成正比。也就是说，浓度梯度越大，扩散通量越大。这就是菲克第一定律。

菲克定律（Fick's law）是实验定律，描述了分子扩散传质的速率规律。

假设某均相二元物系，由 A、B 两组分组成。对组分 A：

$$J_A = -D_{AB} \frac{dc_A}{dz} \tag{4-16}$$

式中　J_A——组分 A 在 z 方向上的扩散通量，kmol/（m² · s）；

$\dfrac{dc_A}{dz}$——组分 A 在扩散方向 z 上的浓度梯度，kmol/m⁴；

D_{AB}——组分 A 在 A、B 的混合物中扩散时的扩散系数，m²/s；

"—"——扩散沿着浓度降低方向进行。

同理，对组分 B：

$$J_B = -D_{BA} \frac{dc_B}{dz}$$

式中　D_{BA}——组分 B 在 A、B 两组分混合物中的扩散系数。

当为气相或是两组分性质相似的液相时，$D_{AB} = D_{BA}$，在本章中，用 D 表示双组分物系的扩散系数。

物质的扩散系数（diffusion coefficient）是物质的物性常数之一，用来表示物质在介质中的扩散能力。扩散系数随介质的种类、温度、浓度及压强的不同而产生差异。组分在气体中扩散时，可以忽略组分浓度的影响。但在液体中的扩散，浓度的影响不可忽略，而压强的影响并不显著。

扩散系数一般由实验确定，在缺少实验数据的条件下，可借助某些经验或半经验的公式进行估算。在双组分液体中，由于液体中分子密度要比气体大得多，扩散物质 A 与邻近组分 B 的分子碰撞频繁，使得液体中扩散组分的分子扩散速率比气体中小得多。气体扩散系数一般在 $0.1 \sim 1.0 \mathrm{cm}^2/\mathrm{s}$。在数量级上要比液体中的扩散系数大 10^5 倍左右。但由于液体的摩尔浓度比气体大得多，所以使得二者扩散通量的差别并不如此悬殊，一般气体的扩散通量比液体高出 100 倍。

气体的扩散系数与温度、压强均有关，即：

$$D = D_0 \frac{p_0}{p} \left(\frac{T}{T_0} \right)^{1.5} \tag{4-17}$$

根据式（4-17）可由已知温度 T_0、压强 p_0 下的扩散系数 D_0，推算出温度为 T、压强为 p 时的扩散系数 D。

液体的扩散系数与温度、黏度有关，即：

$$D = D_0 \frac{T}{T_0} \frac{\mu_0}{\mu} \tag{4-18}$$

根据式（4-18）可由已知温度 T_0、黏度 μ_0 下的扩散系数 D_0，推算出温度为 T、黏度为 μ 时的扩散系数 D。

对气体而言，常用分压梯度表示，z 方向上等温扩散时，将式（4-14）代入式（4-16）得：

$$J_A = -\frac{D}{RT} \frac{\mathrm{d}p_A}{\mathrm{d}z} \tag{4-19}$$

式中　p_A——组分 A 分压，Pa；

　　　T——气体的温度，K；

　　　R——气体常数，等于 8314J/（kmol·K）。

式（4-16）和式（4-19）分子扩散通量只是定义式，在实际应用中计算分子扩散速率还必须根据具体情况进行分析，下面着重讨论经常碰到的等摩尔扩散和单向扩散。

4.2.2　等摩尔扩散

设想用一段粗细均匀的直管将两个很大的容器联通，如图 4-1（a）所示。两容器内有浓度不同的 A、B 两种气体的混合物，其中 $p_{A1} > p_{A2}$，$p_{B1} < p_{B2}$，两容器内混合气体的温度和总压强均相同，两容器内均装有搅拌器，使各自的浓度保持均匀。

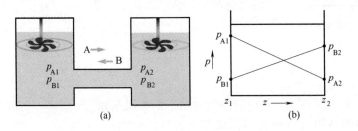

图 4-1　等摩尔扩散示意图

在上述条件下扩散时，因为两容器内总压强相同，所以联通管内任一截面上单位时间、单位面积上向右传递的 A 分子的数量与向左传递的 B 分子的数量必定相等，这便是等摩尔逆向扩散（equimolal counter diffusion），即 $p_A + p_B = $ 常数，由此可推导出：

$$\frac{\mathrm{d}p_A}{\mathrm{d}z} = -\frac{\mathrm{d}p_B}{\mathrm{d}z}, J_A = -J_B$$

在任一垂直于扩散方向的截面上，单位时间内通过单位截面积的 A 的净物质量，称为 A 的传递速率，以 N_A 表示。在等摩尔逆向扩散中，物质 A 的传递速率应等于它的扩散通量，即：

$$N_A = J_A = -D\frac{\mathrm{d}c_A}{\mathrm{d}z} = -\frac{D}{RT}\frac{\mathrm{d}p_A}{\mathrm{d}z} \tag{4-20}$$

在上述条件下，扩散为稳定过程，N_A 应为常数。因而 $\mathrm{d}p_A/\mathrm{d}z$ 也是常数，故 p_A-z 呈线性关系，如图 4-1（b）所示。

将式（4-20）分离变量，在截面 1 和截面 2 之间积分，可以得到：

$$N_A\int_0^z \mathrm{d}z = -\frac{D}{RT}\int_{p_{A1}}^{p_{A2}}\mathrm{d}p_A$$

对上式进行积分可得传递速率为：

$$N_A = \frac{D}{RTz}(p_{A1} - p_{A2}) \tag{4-21}$$

对液体：

$$N_A = \frac{D}{z}(c_{A1} - c_{A2}) \tag{4-22}$$

4.2.3　单向扩散

如图 4-2（a）所示，在密闭容器中放上一定量的碱液，上方为含酸的空气，气体压力一定（盖子可上下自由滑动），则在气液相界面上 A 组分（酸）会不断地向液相扩散，而与等摩尔扩散不同，此时液相中没有 B 组分（空气）向相界面扩散，这种情况的分子扩散称为单向扩散（unidirectional diffusion），又称组分 A 通过静止组分 B 的扩散。

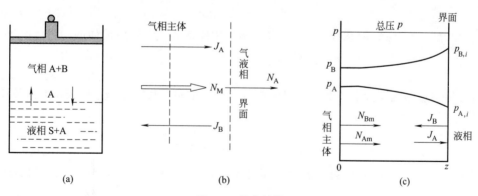

图 4-2　单向扩散

此时，在气液界面附近的气相中，有组分 A 向液相溶解，其浓度降低，从而分压力减小。因此，在气相主体与气相界面之间产生分压力梯度，则组分 A 从气相主体向界面扩散。同时，界面附近的气相总压力比气相主体的总压力稍微低一点，将有 A、B 混合气体从主体向界面移动，称为整体移动，如图 4-2（b）和（c）所示。由于在传质方向上存在主体流动，使得在相同浓度梯度下，单分子扩散较等摩尔扩散传质效果有所提高，经分析推导（分析推导过程略）可得单向扩散通量公式为：

$$N_A = \frac{D}{RTZ} \frac{p}{p_{Bm}} (p_{A1} - p_{A2}) \qquad (4\text{-}23)$$

其中，$p_{Bm} = \dfrac{p_{B1} - p_{B2}}{\ln(p_{B2}/p_{B1})}$，是组分 B 分压力的对数平均值。

液体则有：
$$N_A = \frac{D}{Z} \frac{c}{c_{Bm}} (c_{A1} - c_{A2}) \qquad (4\text{-}24)$$

其中，$c_{Bm} = \dfrac{c_{B1} - c_{B2}}{\ln(c_{B2}/c_{B1})}$，是组分 B 浓度的对数平均值。

式（4-23）即为所推导的单方向扩散时的传质速率方程式，式中 p/p_{Bm} 总是大于 1。将式（4-23）与式（4-21）进行比较可知，单方向扩散的传质速率 N_A 比等摩尔逆向扩散时的传质速率大。这是因为在单方向扩散时除了发生分子扩散，同时还有混合物的整体移动。p/p_m 值越大，表明整体移动在传质中所占比例就越大。当气相中组分 A 的浓度很小时，各处 p_B 都接近于 p，即 p/p_{Bm} 接近于 1，此时整体移动便可忽略不计，此时可看作等摩尔逆向扩散。p/p_{Bm} 称为"漂流因子"或"移动因子"。

4.3 流体与界面间的传质

传质过程是物质从一个流体相转移到另一相，其基础是流体与相界面之间的传质；这与热、冷流体通过间壁的传热过程，其基础是流体与壁面间的传热类似。

4.3.1 对流传质

流动着的流体与相界面间的传质称为对流传质（convective mass transfer），此时分子扩散和湍流扩散传质同时存在。在滞流内层主要是分子扩散；在过渡层既有分子扩散也有湍流扩散；在湍流主体中主要是湍流扩散，阻力很小，可以忽略，即认为浓度一致。

仿照分子扩散，将湍流扩散通量写为：
$$J_A = -D_e \frac{dc_A}{dz} \qquad (4\text{-}25)$$

式中，D_e 为湍流扩散系数，m^2/s。D_e 不是物性常数，它是由流体的动力状况决定的，比 D 要复杂得多。因为 D_e 数值很难通过实验准确测定，因此式（4-25）的应用受到很大限制。

对流传质过程既有分子扩散又有涡流扩散，可以依照菲克定律用下式表示对流传质扩散通量：
$$J_A = -(D + D_e) \frac{dc_A}{dz} \qquad (4\text{-}26)$$

式中，D 为分子扩散系数，温度、压力不变时为常数，m^2/s；D_e 为湍流扩散系数，m^2/s。

4.3.2 有效膜模型

由于 D_e 是随流动状态等而变化的参数，故研究对流传质较为复杂，有人将复杂的对流传质过程作如下简化处理，提出"有效膜"模型。

如图 4-3（b）中虚线所示，将层流内层分压线延长，使之与气相湍流主体的水平分压线交于一点，此点与相界面的距离设为 δ_G'，称为虚拟滞流层或有效膜层。而滞流层以外的主流体内，湍动程度强烈，强烈的混合作用使气相主体内分压趋于一致，传质充分，无传质阻力。由此可见，整个对流扩散过程的推动力为 $(p_A - p_{Ai})$，即全部传质阻力都集中在有效膜层 δ'_G 中，在有效膜内，物质完全按分子扩散传质，可以模仿单向扩散公式来建立相内对流传质速率方程，即：

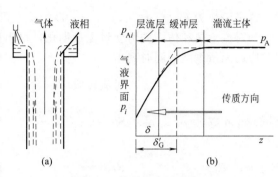

$$N_A = \frac{D_G}{RT\delta'_G} \frac{p}{p_{Bm}}(p - p_i) \quad (4\text{-}27)$$

图 4-3　传质的有效膜模型

但有效膜厚 δ'_G 是一个难以测定的参数，引用"速率＝推动力/阻力＝系数×推动力"的概念：

$$N_A = \frac{p - p_i}{1/k_G} = k_G(p - p_i) \quad (4\text{-}28)$$

对液相采用同样的处理方法，可以写出液相对流扩散速率关系式：

$$N_A = \frac{c_i - c}{1/k_L} = k_L(c_i - c) \quad (4\text{-}29)$$

根据浓度差表示方法不同，相内传质速率方程还可表示为：

$$N_A = k_y(y - y_i) \quad (4\text{-}30)$$

$$N_A = k_x(x_i - x) \quad (4\text{-}31)$$

式中　k_G，k_y——气相对流传质分系数，k_G 单位为 kmol/（m^2·s·Pa），k_y 单位为 kmol/（m^2·s）；

　　　　k_L，k_x——液相对流传质分系数，k_L 单位为 m/s，k_x 单位为 kmol/（m^2·s）；

　　　　x，y——液相、气相主体浓度；

　　　　x_i，y_i——液相、气相界面浓度；

　　　　下标 i——界面上的物理量参数。

由此可见，在经过上面处理引入了有效膜模型后，使问题的描述形式得以简单化。但是问题并未最终解决，δ'_G 或 δ'_L 是一虚拟量，与 D_e 一样，很难确定。上述使得传质分系数 k_G、k_L 不能从它们的定义式直接算出，而往往需采取与确定对流给热系数 α 相似的方法，即通过无量纲法分析处理，再进行实验测定。

4.3.3　对流传质系数

传质速率方程是以主体浓度和界面浓度之差为对流传质的推动力，而将其他所有影响对流传质的因素均包括在气相（或液相）传质分系数之中。通过实验测定传质分系数 k_G、k_L 的数值及流动条件对它们的影响。

传质分系数的无量纲关联式与对流传质有关的参数为：

参数	单位
流体密度 ρ	kg/m^3
流体黏度 μ	kg/（m·s）
流体速度 u	m/s
定性尺寸 d	m
扩散系数 D	m^2/s
对流传质分系数 k（以摩尔浓度为推动力）	m/s

待求函数为 $k=f(\rho,\mu,u,d,D)$

与对流给热相仿，先将变量无量纲化，得出如下的无量纲数群（为比较起见，对流给热中对应的无量纲数群同时列出）：

	对流传质	对流给热
Sherwood 数	$Sh=k\dfrac{d}{D}$	$Nu=\alpha\dfrac{d}{\lambda}$
Reynold 数	$Re=\dfrac{ud\rho}{\mu}$	$Re=\dfrac{ud\rho}{\mu}$
Schmidt 数	$Sc=\dfrac{\mu}{\rho D}$	$Pr=\dfrac{c_p\mu}{\lambda}$

于是，待求函数为 $Sh=f(Re,Sc)$

当气体或液体在降膜式吸收器内作湍流流动，$Re>2100$，$Sc=0.6\sim3000$ 时，实验获得的结果为：

$$Sh=0.023Re^{0.83}Sc^{0.33} \tag{4-32}$$

式中的定性尺寸取管径 d。

将式（4-32）与圆管内对流给热的关联式 $Nu=0.023Re^{0.8}pr^{0.3\sim0.4}$ 相比较，不难看出传热与传质之间的类似性。实际使用的传质设备形式多样，塔内流动情况十分复杂，两相的接触界面也往往难以确定，这使对流传质分系数的一般准数关联式远不及传热那样完善和可靠。

4.4 相间传质与总传质速率方程

4.4.1 相间传质的双膜理论

两相间（如气-液相间）的传质理论，仍是在发展中而未获得完美解决的问题。至今为止，虽提出了不少的模型理论，但在实际应用上都存在这样或那样的问题，有待进一步研究。下面只介绍最简单且在工程计算中仍在广泛使用的"双膜理论（double-film theory）"，它是由刘易斯和惠特曼（Lewis 和 Whitman）在 1923 年提出的。

如图 4-4 所示，双膜模型的理论要点如下。

① 在气、液两相接触面附近，分别存在着呈滞流流动的稳态气膜与液膜，在此滞膜层内传质严格按分子扩散方式进行。

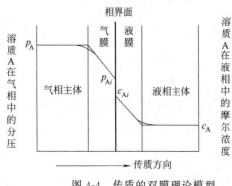

图 4-4 传质的双膜理论模型

② 气、液两相在相界面上呈平衡状态，即相界面上不存在传质阻力。以低浓度气体溶解为例，平衡关系服从亨利定律，即有：$c_i=Hp_i$ 或 $y_i=mx_i$，其中 H 为平衡溶解度系数；m 为相平衡系数。

③ 传质阻力集中在两层膜中，在膜以外的气、液两相主体，流体充分湍动，物质浓度均匀。

该理论提出的双阻力概念，即认为

传质阻力集中在相接触的两流体相中,而界面阻力可忽略不计的概念,在传质过程的计算中得到了广泛承认,是传质过程及设备设计的依据。由此理论所得的传质系数计算式简单,但等效膜层厚度 δ_G 和 δ_L 以及界面浓度 p_i 和 c_i 都难以确定。

双膜理论存在着一定的局限性,例如对具有自由相界面或高度湍动的两流体间的传质体系,相界面是不稳定的,因此界面两侧存在稳定的等效膜层以及物质以分子扩散方式通过此两膜层的假设都难以成立。

4.4.2　总传质速率方程及传质阻力

总传质速率(N_A)即相间传质速率,总传质速率方程式是反映传质过程进行快慢的特征量,其是以主体浓度与平衡浓度差为推动力的。对稳定体系来说,总传质速率等于相内传质速率,原则上,根据式(4-28)和式(4-29)已可以对传质速率 N_A 进行计算。但是,这种做法必须引入界面浓度,而界面浓度是难以得到的。与传热过程类似,为使用方便,希望能够避开界面浓度,直接根据气液两相的主体浓度计算相间传质速率 N_A,下面在传质"双膜模型理论"的基础上讨论总传质速率。

4.4.2.1　总传质速率方程

以吸收为例,相间传质由气相主体至界面的对流传质、界面上溶质组分的溶解、界面至液相主体的对流传质三个步骤串联而成。在吸收塔某截面气、液两相浓度为 y、x(因讨论的是单组分吸收,故 x_A、y_A 的下标可省略),则此三个步骤可根据相内传质方程(4-30)和式(4-31)及相平衡关系分别用以下方程式表征:

气膜内传质速率 $\qquad N_A = k_y(y - y_i)$

相界面 $\qquad y_i = f(x_i)$

(平衡服从亨利定律) $\qquad y_i = mx_i$

液膜内传质速率 $\qquad N_A = k_x(x_i - x)$

式中,y,x 为溶质的气相与液相主体浓度,以摩尔分数表示;y_i,x_i 为紧贴界面两侧气、液相的溶质浓度,以摩尔分数表示;k_y,k_x 为以($y - y_i$)与($x_i - x$)为推动力的气相与液相传质分系数,kmol/(s·m^2)。

对稳定吸收体系,各步传质速率相等并等于总传质速率,将上述速率方程写成:

$$N_A = 推动力 / 阻力$$

则

$$N_A = \frac{y - y_i}{1/k_y} = \frac{x_i - x}{1/k_x}$$

为消去界面浓度,将上式的右端分子、分母同乘以 m,并根据合比定律得:

$$N_A = \frac{y - y_i + m(x_i - x)}{1/k_y + m/k_x} = \frac{y - y^*}{1/k_y + m/k_x}$$

式中,y^* 为与液相对应的气相平衡浓度。

于是相间传质速率方程式可表示为:

$$N_A = K_y(y - y^*) \qquad\qquad (4-33)$$

其中

$$K_y = \frac{1}{1/k_y + m/k_x} \qquad\qquad (4-34)$$

式(4-33)即为总传质速率方程,K_y 称为以气相浓度差($y - y^*$)为推动力的总传质系数(overall mass transfer coefficient),kmol/(s·m^2)。

类似地,相间传质速率方程也可写成:

$$N_A = K_x(x^* - x) \tag{4-35}$$

式中　　x^*——与气相对应的液相平衡浓度；

　　　　K_x——以液相浓度差（$x^* - x$）为推动力的总传质系数，$kmol/(s \cdot m^2)$。

$$K_x = \frac{1}{1/(mk_y) + 1/k_x} \tag{4-36}$$

比较式（4-34）和式（4-36）可知：

$$mK_y = K_x \tag{4-37}$$

4.4.2.2　传质阻力

总传质速率方程写成总推动力除以总阻力的形式，则分子浓度差即为推动力，分母即为传质阻力（mass transfer frication）。

$$N_A = K_y(y - y^*) = \frac{y - y^*}{1/K_y} = \frac{总推动力}{总阻力}$$

$$\frac{1}{K_y} = \frac{1}{k_y} + \frac{m}{k_x} \tag{4-38}$$

即总传质阻力（$1/K_y$）为气相阻力（$1/k_y$）与液相阻力（m/k_x）之和。

$$当 \frac{1}{k_y} \gg \frac{m}{k_x} 时，\qquad K_y \approx k_y$$

此时的传质阻力集中于气相，称为气相阻力控制。显然，气相阻力控制的条件是 $k_x/k_y \gg 1$ 或溶质在吸收剂中的溶解度很大，即平衡线斜率 m 很小。

若　　　　　　　　$\frac{1}{mk_y} \ll \frac{1}{k_x}$，则　　　　$K_x \approx k_x$

不难看出，传质总推动力在各传递步骤中的分配情况与传热过程极为相似，其不同点在于：对于吸收过程，气液平衡关系对各传递步骤阻力的大小及传质总推动力的分配有着极大的影响。易溶气体溶解度大而平衡线斜率 m 小，其吸收过程通常为气相阻力控制，例如，用水吸收 NH_3；难溶气体溶解度小而平衡线斜率 m 大，其吸收过程多为液相阻力控制，如在通气发酵中溶解氧的供给是液相阻力控制的吸收过程。中等溶解度气体，其吸收过程为双膜控制，如水吸收 SO_2 等。分析清楚阻力控制的分配对如何在吸收操作中有效采取措施，提高或降低传质速率有着重要的指导意义。

4.5　中药制药企业常用传质设备

对传质设备的共同要求是给传质的各相提供良好的接触机会，包括增大相接触面积和增强湍动程度，使传质的各相在接触后能分离完全。另外还要求结构简单紧凑，操作方便，运转稳定可靠，周期长，能耗小等。

工业上广泛使用的传质设备从气液接触的方式分为微分接触式（differential contactor）和逐级接触式（stagewise contactor）两大类。填料塔是连续微分接触式传质设备的典型代表，而板式塔是逐级接触式传质设备的典型代表。下面分别介绍这两种类型的塔。

4.5.1　板式塔

板式塔（tray tower）结构如图 4-5（a）所示，沿塔往下流的液体与上升气体在塔板上接触，液体横向流过塔板，经降液管流至下层塔板，塔板上有气体流经的通道。气、液两相浓度沿塔高呈阶跃式变化。板式塔是逐级接触式传质设备。塔内装有一定数量的塔板，气体以鼓泡或喷射的形式穿过塔板上的液层，使两相密切接触进行传质。塔板是板式塔的核心部件，根据塔板上液体的流动方式，可分为错流式塔板和穿流式塔板两类。一般说来，错流式塔板操作稳定性好，塔板效率高，典型的板式塔主要有筛板塔、浮阀塔、泡罩塔等。

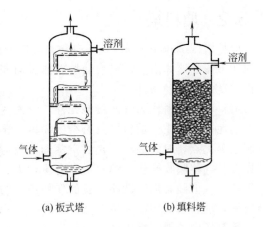

图 4-5 塔设备

泡罩塔（bubble cap tray）是一种应用较早的塔型。泡罩塔塔盘的主要结构包括泡罩、升气管、溢流管及降液管。泡罩是一个钟形的罩，支在塔板上，其下沿有长条形或椭圆形小孔，或做成齿缝状，其中圆形泡罩使用较广。罩内有一段很短的升气管，从下一块塔板上升的气体经过升气管从齿缝吹出。升气管的顶部应高于泡罩齿缝的上沿，以防止液体从中漏下。由于有了升气管，泡罩塔即使在很低的气速下操作，也不致产生严重的漏液现象。

泡罩塔的优点为：操作性能稳定，塔板效率一般为 50%；适应性强，对处理物系的起泡性、有无杂质、黏稠性等适应较强，适应多种介质；操作弹性（负荷上、下限比值）大，一般为 4~5。其缺点是：结构复杂，造价高，制造、安装、维修困难；气体通道曲折，流程长，流体阻力大；生产能力较低。

筛板塔（sieve tray）与泡罩塔的塔板结构相似，直接在塔板上开有大量均匀分布的小孔，称为筛孔。筛板塔塔板上分为筛孔区、无孔区、溢流堰及降液管等几部分。操作时，气体以高速通过小孔上升，板上的液体受鼓泡的作用不能经小孔落下，只能流过塔板经降液管流到下一层塔板，而分散成气泡的气体使板上液层成为强烈湍动的泡沫层。

与泡罩塔相比，筛板塔具有生产能力大，塔板效率高，压力降低，而且结构简单，塔板造价低，安装、维修都较容易等优点。工业筛板塔常用的筛孔孔径为 3~8mm，按三角形排列，孔间距与孔径的比为 2.5~5。近年来有的用大孔径筛板（10~25mm），它具有制造容易、不易堵塞等优点，只是漏液点稍高，操作弹性较小。

浮阀塔（valve tray）是一种较新型的气液传质设备，兼有泡罩塔和筛板塔的优点。它的结构是在塔板上按一定的中心距开出大孔，标准孔径是 39mm，每个阀孔上装有可以上下浮动的浮阀。浮阀是保证气液两相密切接触的关键元件，其形式较多，总体上分为盘形和条形两类，盘形应用广泛。板效率亦有所提高，压力降却比泡罩塔小，结构上它比泡罩塔简单但比筛板塔复杂。其缺点是因阀片活动，在使用过程中有可能松脱或卡住，造成该阀孔处的气液通过状态失常。

浮阀的形式很多，目前，我国普遍使用的是 F_1 型浮阀（国外通称 V_1 型）。沿阀孔上升的气速达到一定时，阀片被推起，但受阀脚的控制不能脱离阀孔，而气速降低，浮阀下降，再降低气速则浮阀全部处于最低位置，靠阀底面几个凸部的支撑仍与板面保持一定距离（约 2.5mm）。浮阀塔由于阀片与塔板间的开缝可随气体负荷大小自行调节，缝隙中与液体接触的气速几乎不变，所以它具有操作弹性大、鼓泡分布均匀的特点。

浮阀塔的优点是：生产能力大，操作弹性大；板效率高，塔板压降小（介于泡罩塔与筛板塔之间），结构与制造费用居中，安装容易。其缺点是：抗腐蚀性要求较高，浮阀和塔板须用不锈钢或耐酸钢制造；使用一段时间磨损阀脚后容易造成操作不正常，卡阀或掉阀造成漏液，使塔板效率降低；与筛板塔相比结构复杂，造价较高。

4.5.2 填料塔

填料塔（packed tower）一般是在圆筒形的塔体内放置专用的填料作为接触元件，使从塔顶往下流的液体沿着填料表面散布成大面积的液膜，并使从塔底上升的流体增强湍动，从而提供良好的接触条件。

填料塔以填料作为气液接触元件，气液两相在填料层中逆向连续接触，两相流体沿着塔高连续地接触传质。填料塔具有结构简单、压力降小、易于使用、耐腐蚀、可以用非金属材料制造等优点，对蒸馏特别是真空蒸馏比较适用，且适合于处理中药生产过程中腐蚀性流体的操作及气体吸收操作。填料塔具有重量大、造价高、清理检修麻烦、填料损耗大、不易放大等缺点，但随着近来性能优良的新型填料的相继问世，特别是规整填料及新型塔内件的不断发展，填料塔应用越来越广泛。

填料塔由填料、塔内件及筒体组成。填料塔的塔身是一直立式圆筒，底部装有支承板，填料乱堆或规则地放置在支承板上。液体从塔顶经分布器喷淋到填料上，从上而下沿填料表面流下，气体从塔底上升，自下而上连续流过填料的空隙，在填料层中气、液两相互相接触进行传热、传质，两相组成沿塔高连续变化。如使用乱堆填料，液体在填料层中向下流动时，有向塔壁流动的倾向。因此当填料层较高时常常分成数段，段与段之间加上液体收集器和液体再分布器，使流到塔壁的液体再次流到填料层中。

填料是填料塔中的传质元件，它可以有各种不同的分类，一般情况下多按填料的安装方式，将其分为散装填料和规整填料。散装填料指填料的安装以填料乱堆为主，该类填料是具有一定外形结构的颗粒体；规整填料主要有丝网波纹填料及孔板波纹填料，它的优点是流通量大，能改善液体分布，提高分离效率，克服放大效应，降低填料层阻力及持液量，适合大规模生产，节能效果好。填料是填料塔的核心元件，它提供了气、液两相接触传质和换热的表面，与塔内件一起决定了填料塔的性能。工业生产对填料的基本要求如下：①传质分离效率高；②压降小，气液相通量大；③重量轻，价格低；④有适当的耐腐蚀性能；⑤被固体杂物堵塞，其表面不会结垢。

填料根据材质不同分为陶瓷、金属丝网、合成高分子材料等；形状各异，从技术层面上评判，以液体能均匀地分散在其表面，气体能与其表面的液膜充分接触为最佳。

4.5.3 板式塔和填料塔的比较

板式塔与填料塔的比较是个复杂的问题，涉及的因素很多，难以用比较简单的方法明确地作出对比。板式塔具有空塔速度高、生产能力大、液气比的适应范围较大等优点，且板式塔放大时，塔板效率比较稳定。但是，板式塔结构较填料塔复杂，其压降也比填料塔高。

4.5.4 塔型选择的一般原则

塔型的合理选择是做好塔设备设计的首要环节。选择时应考虑的因素有物料性质、操作条件、塔设备的性能，以及设备的制造、安装、运转和维修等，塔型选用顺序参看表4-1。操作条件和物料性质互相影响，如物系不同，膜或液滴的稳定性不同。重组分表面张力较大的物系宜采用泡沫接触状态，因为此时轻组分挥发后，处于气泡间的液膜更稳定，不易被撕碎，可保证气体不能合并，气、液间有较大的相界面，利于传质。重组分表面张力较小的物系应采用喷射状态，因为此时液体成液滴分散在连续的气相中，液滴应易于分裂，这样才会有较大的相界面，因为轻组分挥发后，表面处液体的表面张力变小，故液滴易于破裂。

表 4-1 塔型选用顺序表

考虑因素	选择顺序	考虑因素	选择顺序
塔径	800m 以下,填料塔 800m 以上,板式塔	真空操作	① 填料塔;② 浮阀塔; ③ 筛板塔;④ 其他斜喷塔
具有腐蚀性的物料	① 填料塔;② 筛板塔; ③ 喷射型塔	大液气比	① 导向筛板塔;② 填料塔; ③ 浮阀塔;④ 筛板塔
污浊液体	① 大孔径筛板塔;② 喷射型塔; ③ 浮阀塔;④ 泡罩塔	存在两液相的场合	① 穿流式塔;② 填料塔
操作弹性	① 浮阀塔;② 泡罩塔; ③ 筛板塔		

思考题

1. 影响扩散系数的因素有哪些?

2. 为什么单向扩散比等摩尔扩散的传质速率大?

3. 试从阻力控制的角度分析如何提高吸收操作过程中的传质速率。

参考文献

[1] 曹光明.中药制药工程学 [M].北京:化学工业出版社,2004.

[2] 刘小平.制药工程专业导论 [M].武汉:湖北科学技术出版社,2009.

[3] 何潮洪,冯霄.化工原理 [M].北京:科学出版社,2011.

[4] 王志魁,刘丽英,刘伟.化工原理 [M].北京:化学工业出版社,2010.

[5] 王志祥.制药工程原理与设备 [M].北京:人民卫生出版社,2008.

第5章 中药材的加工炮制过程

中药制剂原料绝大多数为植物、动物及矿物等天然产物，品种繁多、成分复杂，这些原料在应用之前必须采用适当的方法进行一定的前处理，如清洗、软化、切制、炮制等，以便于应用、贮存及发挥药效、改变药性、降低毒性、方便制剂等。

5.1 药材的净制

净选加工是中药在切制、炮炙或调配、制剂前，除去非药用部位、杂质及霉变品、虫蛀品等，将原药材加工成净药材的处理过程。净制能保证药材的净度和纯度，便于进一步切制和炮制。

由于中药材来源广泛，品种繁多，同种药材，个体大小、粗细、长短不一，同时中药材常含有泥沙、杂质、霉变或残留的非药用部位等，在切制和炮制前，均需在净制过程中，按其粗细、大小等加以分类，以利于在浸润软化时，便于控制湿润的程度及切制加工，保证饮片质量。净制可除去药材表面的附着物、泥沙、杂质、灰屑等非药用部分，霉变部分以及有毒成分等，同时可以分离药用部位如麻黄去根、草果去皮、莲子去心、扁豆去皮，区分作用不同的部位，使之更好地发挥疗效。

中药材常用的净制设备有洗药池、洗药机、干式表皮清洗机、变频式风选机、带式磁选机、筛选机、机械化净选机组等。

（1）洗药池

多采用优质瓷砖砌面或以不锈钢板材衬里的洗药池。池底制成向排水口倾斜状，以利于排尽污水，便于清理。还可做成侧开门结构，便于料车进出洗药池。

（2）洗药机

广泛使用的药材清洗设备之一，用于除去附着在药材表面的泥沙等杂质。将待洗药材从滚筒口送入后，启动机器，打开开关放水，在滚筒转动时，高压水流喷淋冲洗药材，污水进入水箱经沉淀、过滤后清水可重复使用，药材被筒体内的螺旋板推进，经洗净的药材在筒体的另一端自动出料，打开滚筒尾部，取出药材，停机。其特点是利用导轮作用，噪声及振动很小；应用水泵使水反复冲洗，可以节水。

（3）干式表皮清洗机

利用机身带动药物旋转，由于药材自重产生的药材与药材、药材与机体间的摩擦力、撞击力，以"不用水"的方式除去附着在药材表面的泥沙、毛刺、皮壳等杂质的设备。机型有方形和六角形两种，物料由人工或输送机装载，自动出料，有集尘装置，物料与杂质自动分离。适用于块根类、果实种子类等药材的净选，避免了经水洗时药效成分的流失，具有良好的净制效果。

（4）变频式风选机

采用变频技术，根据需要调节和控制风机的风速与压力。变频式风选机有立式及卧式两种机型。立式风选机主要用于成品饮片的杂质去除，可有两种工作模式，一是以较小的风速去除饮片中的毛发、棉纱、塑料绳、药屑等杂质；二是用较大风速除去饮片中的石块、泥沙等非药用杂质。卧式风选机可用于原药材或半成品的风选。

（5）带式磁选机

利用高强磁性材料，自动除去药材中的铁性杂质的设备。适用于中药材、中药饮片的净选，对铁性杂质除净率可达 99.9%，可实现自动化流水作业。

（6）筛选机

主要有柔性支撑斜面筛选机和振动筛选机两种。柔性支撑斜面筛选机，床身采用柔性支撑材料，可有效防止物料卡入网孔，床身作水平匀速圆周运动，床身斜度可调，物料沿倾斜的筛网面向低处移动，在自身重力和离心力的作用下，达到分筛物料的工艺要求。柔性支撑斜面筛选机的运动幅度大、频率低、适合筛选 20 目以上的物料。振动筛选机的振幅小、频率高，适合筛选 20 目以下的物料。

（7）机械化净选机组

将风选、筛选、挑选、磁选等单机设备，配备若干输送装置、除尘器等，设计组合成机械化净选为主、人工辅助挑选相结合的自动化成套净选机组，对中药材进行多方位的净制处理。该机组将传统的净制要求与现代加工技术有机结合，使中药材的净制加工朝着机械化、自动化、高效率方向迈进。

5.2 药材的软化工艺

药材净制后，只有少数可以进行鲜切或干切，其余必须进行适当的软化处理后才能切片。由于药材的质地、种类、所含成分及切制季节不同，要严格控制水量、温度、处理时间，采取适当的软化技术，才能达到预期目的。

5.2.1 常用的药材软化方法

药材软化处理主要以水软化为主。常用软化方法有：淋洗、淘洗、浸泡、漂洗、润制等。

（1）淋洗

将药材整齐堆放，用清水均匀喷淋，喷淋的次数根据药材质地而异，一般为 2～3 次，稍润片刻，以适合切制的要求。适用于气味芳香、质地疏松的全草类、叶类、果皮类药材和有效成分易随水流失的药材。淋洗法处理时应注意防止药材返热烂叶，每次软化药材量，以当日切完为度，切后及时干燥。

（2）淘洗

将药材投入清水中，经淘洗或快速洗涤后，及时取出，稍润，即可切制。由于药材与水接触时间短，又称"抢水洗"。适用于质地松软、水分容易渗入及有效成分易溶于水的药材。大多数药材洗一次即可，但对含泥沙或其他杂质较多的药材，则需要水洗数遍。在保证药材洁净和易于切制的前提下，应快速淘洗，尽量缩短药材与水接触的时间，以防止药材有效成分溶解流失和"伤水"。目前，大生产中有时采用洗药机洗涤药材，提高了洗涤能力。

（3）浸泡

先将药材洗净，再注入清水至淹没药材，放置一定时间，视药材的质地、大小和季节、水温等灵活掌握，中间不换水，一般浸泡至一定程度后，捞起，润软，再切制。适用于质地坚硬、水分较难渗入的药材。一般体积粗大、质地坚实者，泡的时间宜长些；体积细小，质轻者，泡的时间宜短些。春、冬季节浸泡的时间宜长些，夏、秋季节浸泡的时间则宜短。总之，本着"少泡多润"的原则，以软硬适度便于切制为准。另外，动物类药物也可采取浸泡法，用水长时间浸泡，利用微生物繁殖，造成筋膜腐烂，可除去其筋、膜、皮、肉，而留下需要的骨质或壳类，洗净，干燥。

（4）漂洗

将药材放入大量的清水中，每日换水2～3次，漂去有毒成分、盐分及腥臭异味。漂的时间和次数依药材的质地、季节、水温等灵活掌握，以除去其刺激性、咸味及腥臭气味为度。适用于含毒性成分、盐分多、具有腥臭异味的药材。

（5）润制

将泡、洗、淋过的药材，用适当的器具盛装，或堆积于润药台上，以湿物遮盖，或继续喷洒适量清水，保持湿润状态，使药材外部的水分徐徐渗透到药物组织内部，达到内、外湿度一致，利于切制。适用于质地较坚硬，用泡、洗、淋处理后，其软化程度仍达不到切制要求的药材。润药得当，既便于切制，又能保证饮片的外观质量，防止有效成分的流失。润制的具体方法有浸润、伏润、露润等。

润药操作时的注意事项：

① 润药时间应视药物质地和季节而定，如质地坚硬的浸润3～4天或10天以上，质地较软的1～2天即可。润药时间又因季节气温高低而异，夏、秋季宜短，冬、春季宜长。

② 有些药物，如大黄、何首乌、泽泻、槟榔等质地特别坚硬，一次不易润透，需反复闷润。

③ 夏季润药，由于环境温度高，要防止药物霉变。对含淀粉多的药材如山药、天花粉等，要防止发黏、变红、发霉、变味等现象出现。一经发现，要立即以清水快速洗涤，晾晒后再适当闷润。

5.2.2 特殊的软化方法

有些药材不宜采用冷水处理方法软化，需用特殊的软化方法处理。

（1）湿热软化法

将药材经沸水煮或蒸汽蒸等处理，使热水或热蒸汽渗透到药材组织内部，加快软化药材速度，再行切片的方法。一般适用于热处理对其所含有效成分影响不大的药材，如三棱、莪术等，采用热汽软化，可克服水处理软化时出现的发霉现象。

（2）酒处理软化法

某些需切制的动物类药材要用酒软化。若用水处理或容易变质或达不到软化的目的，如黄连、木香，用液体辅料浸润药材，以"汁尽药透"为准；又如蕲蛇、乌梢蛇等药材，需要黄酒浸软后切片；鹿茸则需用热黄酒或白酒，由底部徐徐灌入，润透后切片。

5.2.3 药材软化新技术

（1）真空加温软化技术

药材经洗药机洗净后，自动投入圆柱形筒内，待水沥干后，密封上、下两端筒盖，先减压抽真空，使药材组织内的空气尽量被抽出，在负压的情况下，导入饱和蒸汽，利用蒸汽的热度、湿度和穿透力，迅速渗透到药物组织内部，以达到快速软化的目的，故又称"减压加蒸汽快速润药法"。从洗药到蒸润到切片整个工序一般只需40min即可完成。此法能显著缩短软化时间，且药材含水量低，便于干燥，适用于遇热成分稳定的药材。

（2）减压冷浸软化技术

采取抽气机械将药材间隙中的气体抽出，借负压的作用让水分迅速进入药材组织，加速药材的软化。此法在常温下用水软化药材，能缩短浸润时间，减少有效成分的流失和药材的霉变。

（3）加压冷浸软化技术

把净药材和水装入耐压容器内，应用加压机械将水压入药材组织中，以加速药材的软化。

5.2.4　药材软化程度的检查方法

药材在水处理过程中，要检查其软化程度是否符合切制要求，习惯称为"看水性""看水头"。常用检查法如下。

（1）弯曲法

适用于长条状药材。药材软化后握于手中，大拇指向外推，其余四指向内缩，以药材略弯曲、不易折断为合格，如白芍、桔梗、山药、木通、木香等。

（2）指掐法

适用于团块状药材。以手指甲能刺穿药材而无硬心感为宜，如白术、白芷、天花粉、泽泻等。

（3）穿刺法（针刺法）

适用于粗大块状药材。以铁钎能刺穿药材而无硬心感为宜，如大黄、虎杖等。

（4）手捏法

适用于不规则的根及根茎类药材。软化后以手捏粗的一端，以感觉其较柔软为宜，如当归、独活等；有些块根、果实、菌类药材，需润至手握无响声及无坚硬感，如黄芩、槟榔、延胡索、枳实、雷丸等。

（5）刀劈法

质地特别坚硬的药材，如桂枝木、金果榄等，可以从药材中间劈开，检查其水浸润程度，如水浸润达到 2/3～3/4 即可供切制。

还有些药材以润到牙咬之可见痕迹为宜，如槟榔等；还有口尝断面有无异味；鼻闻应有该药材特有气味，无异味等法。以上方法适用于手工切制，采用机器切制时，软化程度较手工切制要低，且要求药材表面有一定的硬度。水处理后的药材在机切前，一般要进行晾晒，才能切片。

5.3　饮片切制工艺

饮片切制是将净选后的药材进行软化，用刀具切成一定规格的片、丝、段、块的工艺。饮片有广义和狭义之分。狭义的饮片是指具有一定规格、供临床调配的药材切制品，形态以片形为主，故称饮片；广义的饮片是指具有一定规格、供配方使用的药材炮制品。

药材切制成一定规格的饮片，利于有效成分煎出，利于炮制、调配与制剂，便于真伪鉴别，方便药材储运。

在中药工业生产化以前，中医临床使用汤剂所用的饮片，全部由手工切制而成。但随着科技的进步和中药生产现代化的发展，饮片的手工切制已被机械切制所替代，并逐步向自动化生产过渡。目前，由于机械切制还不可能满足某些饮片类型的切制，故手工切制在某些环节和基层单位仍起着重要作用。

5.3.1 机器切制

机器切制饮片具有节省劳动力、减轻劳动强度、生产速度快、产量大、效率高，适用于机械化的工业生产等特点。目前，各地生产的切药机种类较多，主要有剁刀式切药机、旋转式切药机、多功能切药机、往复式切药机等。

（1）剁刀式切药机

这种切药机结构简单，由机身、导轨、偏心轮、压力板、输送带等部分组成。一般根及根茎类、全草类药材均可切制，不适宜切制颗粒状药材。操作时，将软化好的药材整齐、均匀地置于运动着的板式或由无声链条组成的输送带上，再被送进两对料辊中间并被压紧，且向前推出适当长度，切刀沿着导轨运动，对药材进行截切。输送机构连续均匀地送料，切刀在曲柄连杆机构驱动下作往复运动，切药机连续对药材进行切制。

（2）旋转式切药机

由动力、推进、切片和调节四部分组成，适用于切制颗粒状药材（见图5-1）。操作时将待切的颗粒状药材如半夏、槟榔、延胡索等装入固定器内，铺平、压紧，以保持推进速度一致、切片均匀，装置完毕，启动机器切片。

（3）多功能切药机

适用于切制根茎、块茎及果实类中药材，能切制圆片、直片及多种规格的斜形饮片。特点：①体积小、重量轻、效率高、噪声低，操作、维修方便；②药物切制过程无机械输送；③根据药物形状、直径选择不同的进药口，以保证饮片质量。

（4）往复式切药机

适用于根、根茎、块茎、全草、叶、皮、藤和大部分果实及种子类药材的切制加工，可切制一定规格的片、段、条等饮片。目前有斜片高速裁断往复式切药机、变频往复式直线切药机、数控直线往复式切药机等类型。

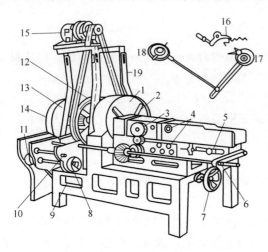

图 5-1 旋转式切药机

1—刀床；2—刀；3—输送滚轮齿轮；4—输送滚轮轴；
5—输送带松紧调节器；6—套轴；7—机身进退手板轮；
8—手板轮；9—出料口；10—撑牙轮齿轴；11—撑牙轮齿；
12—皮带轮；13—偏心轴；14—安全罩；15—电动机；
16—弹簧；17—撑牙；18—偏心轮；19—架子

5.3.2 手工切制

由于机器切制不能满足某些饮片类型的切制需要，故对某些中药材的切制仍使用手工操作。手工切药使用的工具是手工切药（铡）刀。手工切制主要用于切制一些太软、太黏及粉质和一些特殊药材。手工切制能切出整齐、美观的特殊片型和规格齐全的饮片，能很好地弥补机器切片的不足。但操作中的经验性很强，且生产效率低、劳动强度大，只适宜于小批量饮片的生产。

5.3.3 其他切制

木质类及动物骨、角类药材用上述工具很难切制，可根据所切制的药材种类选择镑刀、锉、刨刀和斧类等其他切制工具。

（1）镑刀

适用于切制羚羊角、水牛角等动物角类药材。操作时，将软化的药材用钳子夹住，另一只手持镑刀一端，来回镑成极薄的薄片。近年来，开始用镑片机替代镑刀。

（2）锉

一些动物角类药材，由于用量小，临床习惯上用其粉末，可依处方要求用钢锉将其锉成末，再继续研细后使用。如马宝、狗宝、羚羊角等。

（3）刨刀

檀香、松节、苏木、水牛角等木质类或质地坚硬的角质类药材，可以用刨刀刨成薄片。

（4）斧类

利用斧类工具将动物骨骼类或木质类药材劈成块状或厚片。如降香、松节等。

除上述方法外，还可采用摆、研、捣、打、磨等方法粉碎坚硬的矿物及果实种子类药物，如摆朱砂、捣碎栀子等。常用的工具有铁或铜制的"冲钵"、碾槽，石制的"臼"、瓷制的研钵等。

5.4　饮片干燥工艺

药材经过水处理，切制成饮片（又称潮片）后含水量较高，给微生物的生长繁殖提供了良好条件，如果不及时干燥，则饮片易于变色，甚至霉烂变质。干燥的目的是及时除去新鲜药材中的大量水分，避免发霉、虫蛀及有效成分的分解和破坏，保证药材质量，便于储存。由于各种药物性质不同，干燥方法不尽相同，主要分为自然干燥和人工干燥。干燥方式的不同很大程度上决定了药材的质量，干燥是否得当是保证药材质量的关键。

5.4.1　自然干燥

自然干燥分晒干法和阴干法。晒干法适用于大多数药材饮片，是将湿饮片摊放在晒场或席子、竹匾等上面，置于日光下，不时翻动，晒至干燥。阴干法适用于芳香类药物以及受日光照射变色而不宜暴晒的药材，即将饮片置于空气流通的阴凉场所，使水分缓缓蒸发，直至干燥。两法都不需特殊设备，经济而方便；但占地面积较大，且受气候变化的影响，掌握不好饮片易生霉变质。

有些药材采用"发汗"法干燥，即将药材摊晒一天，晚上堆积、覆盖，使药堆内部形成较高温度，促使药材中的水分向外蒸发。次日揭开覆盖物，常可见药材表面附有水珠，习惯称"发汗"。将发汗药材再摊开晾晒，水分很快蒸发，药材迅速干燥。必要时反复发汗数次，直至干透为止。有些药材饮片晒干后色泽发生改变，特别是色彩鲜艳的花类、叶类药材饮片暴晒后颜色发黄，香味变淡，品质降低，故需在通风处自然风吹至干。

5.4.2　人工干燥

人工干燥是采用一定的干燥设备，促使药材饮片干燥的方法。本法不受气候影响，较自然干燥法卫生，并能缩短干燥时间，降低劳动强度，提高生产率，利于饮片加工一条线生产的连续操作。该法已成为饮片干燥的主要方法。

近年来，全国各地在生产实践中，设计并制造出多种干燥设备，如从直火热风式、蒸汽式、电热式到红外线式、远红外线式、微波式、太阳能式等，使干燥能力与干燥效果都有很大的提高。但人工干燥的温度应视药材性质不同而异，通常以不超过80℃为宜，气味芳香、含挥发性成分的药材的干燥温度以不超过50℃为宜。已干燥的饮片需放凉后再储存，否则，余热会使饮片回潮，易于发生霉变。干燥后的饮片含水量控制在7％～13％为宜。

目前常用和正在推广使用的人工干燥设备有以下几种。

（1）翻板式干燥机

由送料带、干燥室及热源等几部分组成（见图5-2）。工作原理：将切制好的饮片经上料输送带送入干燥室内，由若干翻板构成的帘式输送带往复传动干燥。干燥后的饮片沿出料口经振动输送带进入立式送料器，将药物装袋即可。

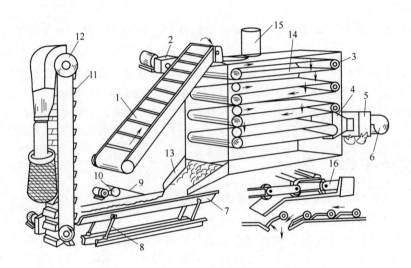

图 5-2　翻板式干燥机

1—上料输送带；2—减速器；3—链轮；4—热风口；5—燃烧室；6—鼓风机；7—振动输送带；

8—弹簧钢板；9—连杆；10—偏心轮；11—立式送料器；12—皮带盘；13—出料口；

14—入口；15—排潮气口；16—链条

（2）热风式干燥机

热风式干燥机由燃烧室和干燥室组成（见图5-3）。干燥室排列有热风管、鼓风机等。工作原理：燃烧室内以煤作热源，热风从热风管输入室内。由于鼓风机的作用，使热风对流，达到温度均匀。余热和湿气从热风管出口排出。操作时，待干燥的药物以筛、匾盛装，分层置于铁架中，由轨道送入。饮片干燥后，停止鼓风，敞开铁门，将铁架拉出，收集干燥饮片。温度一般在80～100℃，干燥饮片控制在80℃左右，并根据药物质地和性质而定。此种干燥设备，结构简单，易于安置，适合大生产。

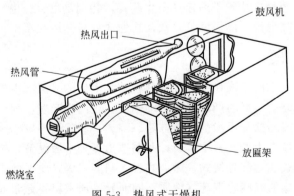

图 5-3　热风式干燥机

（3）远红外线辐射干燥技术

工作原理：电能转变为远红外线辐射能，引起分子、原子的振动和转动，使分子运动加剧而内部发热，温度升高，将大量水分变成气态而扩散，最终达到干燥灭菌的目的。其特点是干燥速度快，药材质量好，具有较高的杀菌、杀虫及灭卵能力，性能优良，温度、风量、输料自动控制，连续操作，翻料均匀，易于更换品种。适应范围广，可用于颗粒、片、块、丝、球状中药材的干燥（见图 5-4）。近年来广泛应用于原药、饮片等的脱水干燥及消毒，还用于中药粉末及芳香性药物的干燥灭菌，并能较好地保留中药挥发油。

（4）微波干燥技术

指由微波能转变为热能使物料干燥的方法，是近年来迅速发展起来的一项干燥技术。工作原理：中药及炮制品中的极性水分子和脂肪能不同程度地吸收微波能量，在交流电场中，因电场时间的变化，极性水分子发生旋转振动，致使分子间相互摩擦而生热，从而达到干燥、灭菌的目的。具有干燥速度快、时间短、加热均匀、产品质量好、热效率高等优点，而且不受燃料废气污染的影响，又能杀灭微生物及霉菌，可以防止发霉和生虫，适用于中药原药材、炮制品及中成药之水丸、浓缩丸、散剂、小颗粒等的干燥、灭菌。

由于微波能深入物料的内部，干燥时间是常规热空气加热的 $1/100 \sim 1/10$，所以中药中所含的挥发性物质及芳香性成分损失较少。微波灭菌与被灭菌物质的性质及含水量有密切关系，因水能强烈地吸收微波，所以含水量越多，灭菌效果越好。图 5-5 为隧道式微波灭菌干燥机（2450MHz），主要用于制药行业。

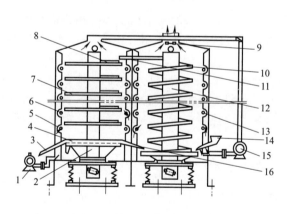

图 5-4 远红外线辐射干燥装置

1—鼓风机；2—振动旋转流化干燥塔；3—出料口；4—振动筛槽；5—夹层保温外壳体 6,13—复合式远红外线辐射加热器；7—环形振动槽 8,11,16—下料口；9—排风机；10—振动螺旋提升输料槽；12—预热塔；14—进料口；15—循环风机

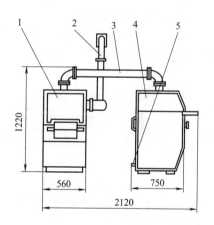

图 5-5 隧道式微波灭菌干燥机结构示意

1—加热器；2—吸风管道；3—波导；4—电源；5—冷却水管

（5）太阳能集热器干燥技术

太阳能集热器干燥技术是利用太阳辐射的热能，将湿物料中的水分蒸发除去的干燥方法。太阳能是一种巨大清洁的低密度能源，适用于低温烘干。其特点是节省能源，减少环境污染，烘干质量好，避免了尘土和昆虫传菌污染及自然干燥后药物出现的杂色和阴面发黑的现象，提高了外观质量。

（6）减压干燥技术

减压干燥技术是一种采用真空加热进行干燥的方法，即将饮片置于真空罐内，在减压加热条件下，使药材组织非结合水排出。工作原理：在低压条件下，水分蒸发快，且药物中有效成分稳定。因此，采用减压干燥，既能加快中药饮片干燥速度，又有利于保护药物成分稳定。

此外，还有吸湿干燥法、冷冻干燥法等。

5.5 中药炮制工艺

中药炮制是根据中医药理论，依照辨证施治用药的需要和药物自身性质，以及调剂、制剂的不同要求，所采取的一项制药技术，简称为炮制。

5.5.1 炒法

将净制或切制过的药物，筛去灰屑，大小分档，置于预热适度的炒制容器内，加辅料或不加辅料，用不同火力连续加热，并不断翻动或转动使之达到规定程度的炮制方法称为炒法。

根据炒法的操作及加辅料与否，可分为清炒法和加辅料炒法。清炒法中依加热程度不同，分为炒黄、炒焦和炒炭。加辅料炒法根据所加辅料的不同，分为麸炒、米炒、土炒、砂炒、蛤粉炒和滑石粉炒等法。

炒法的主要目的是：增强疗效，缓和或改变药物性能，降低毒性，减少刺激性，矫嗅矫味，利于贮存及便于制剂。

炒法的关键是火力的控制和火候的掌握。由于各类炒法的要求程度不同和药物性质的差异，所用的火候也不同。一般说来，炒黄多用"文火"，炒焦多用"中火"，"炒炭"多用武火。

炒法在生产应用中主要有手工炒和机器炒两种。手工炒的用具有铁锅、铁铲、刷子、簸箕等。最好是用倾斜 30°～45°的斜锅，利于搅拌和翻动。适用于小量加工，一般是先将锅预热至所需程度，然后投入大小分档的药物，迅速均匀拌炒至所需程度，取出，放凉，筛除灰屑后贮存。

机器炒主要有平锅式炒药机和滚筒式炒药机。平锅式炒药机适用于种子类药材的炒制；滚筒式炒药机则适用于大多数药物的炒制，是目前炒药机的主流机型，大大减小了劳动强度，又保证了药物炒制质量。滚筒式炒药机（见图 5-6）是将炒药机固定于炉台上，以煤气加热，滚筒内壁有螺齿，打正转时炒药，打反转时出药。药物在滚筒内翻动状态及搅拌效果的好坏取决于转筒的转速。因此，在炒制过程中要控制好转筒的转速，一般情况下，在炒制初期，转筒转速宜低，物料成泻落状态，随着温度的升高应逐渐提高转筒转速，让物料在抛落状态下炒制，使物料受热均匀。炒制完毕后，转筒应迅

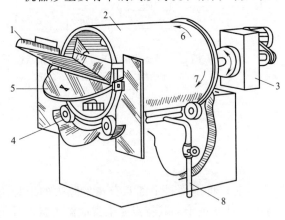

图 5-6　滚筒式炒药机

1—出料口；2—炒药筒；3—减速器；4—导轮；
5—盖板；6—出料；7—炒药；8—煤气

速反转进行快速出料。无论是转筒正转炒制还是反转出料，都应避免药物在离心状态下旋转。

近年新研制的电脑程控式炒药机（见图 5-7）使炒药由机械化转向了自动化。该机器可以自动和手动，可定量自动投药，按程序设计自动控温、控时，自动出料。能保证炒制品程度均一，质量稳定。特别是采用烘烤与锅底"双给热"方式炒制，良好的温度场更保证了饮片上下受热均匀，并可缩短炒制时间，尤其适用于大量生产。

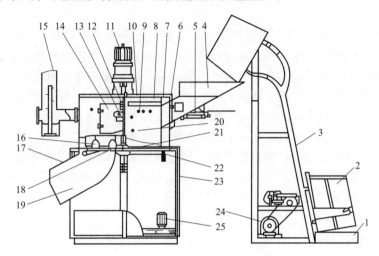

图 5-7　电脑程控式炒药机

1—电子秤；2—料斗；3—料斗提升架；4—进料槽；5—进料推动杆；6—进料门；7—炒药锅；8—烘烤加热器；
9—液体辅料喷嘴；10—炒药机顶盖；11—搅拌电机；12—观察照明灯；13—观察取样口；14—锅体前门；
15—排烟装置；16—犁式搅拌叶片；17—出药喷水管；18—出药门；19—出药滑道；20—测温电偶；
21—桨式搅拌叶片；22—锅底加热器；23—锅体机架；24—料斗提升电机；25—液体辅料供给装置

5.5.1.1 清炒法

不加任何辅料的炒法称为清炒法。根据炒制程度的不同分为炒黄、炒焦、炒炭。

（1）炒黄

将净选或切制后的药物，置于预热适度的炒制容器内，用文火或中火加热，并不断翻动或转动，炒至药物表面呈黄色或颜色加深，或鼓起、爆裂并透出香气的炮制方法称为炒黄。炒黄是炒法中最基本的操作，是炒法中加热程度最轻的一种操作工艺，适用于果实种子类药物的炮制，故古代有"逢子必炒"之说。

炒黄可增强药物的疗效；缓和或改变药性；降低毒性或消除不良反应；矫嗅矫味。

炒黄品一般要求外表呈黄色或颜色加深，形体鼓起或爆裂，质地松脆或手捻易碎，内部基本不变色或略深，具有特有香气或药物固有的气味。成品含生片、糊片不得超过 2%，含药屑、杂质不得超过 1%。炒制要掌握好适宜的火力和加热时间，控制好火候，翻动要均匀，出锅要及时。

（2）炒焦

将净选或切制后的药材，置于预热适度的炒制容器内，用中火或武火加热，炒至药物表面呈焦黄色或焦褐色，内部色泽加深，并透出焦香气味的方法称为炒焦。炒焦多适用于健脾消食药或生品苦寒、易伤脾胃的药物，传统中有"焦香健脾"的用药经验。

炒焦后可增强药物消食健脾的功效，如山楂等；减少药物的刺激性或毒性。炒焦品一般要求药物外部呈焦黄色或焦褐色，有焦斑，内部色泽加深，具有焦香气味。成品中含生片、糊片不得超过3%，含药屑、杂质不得超过2%。药物炒制至一定程度，如出现火星，可喷淋少许清水，但炒六神曲、建曲等不能喷水，以免药物松散。

（3）炒炭

将净选或切制后的药物，置于预热适度的炒制容器内，用武火或中火加热，炒至药物表面焦黑色或焦褐色，内部焦黄色、棕黄色或棕褐色的方法称为炒炭。这是清炒法中受热程度最深、性状改变最大的一种方法。炒炭法多适用于止血类药物，传统有"血见黑则止"之说。

炒炭要求存性。"炒炭存性"是指药物在炒炭时只能使其部分炭化，不能灰化，未炭化部分仍应保留药物的固有气味。在实际操作中，一般根及根茎类药物要求表面和内部颜色如上所述。花、叶、草类药材炒炭后仍可清晰辨别药物原形，如槐花、侧柏叶、荆芥之类。

炒炭可增强或产生止血作用；增强止泻、止痢作用；改变或缓和药性。炒炭前药物要大小分档，分开炮制，以免小的药物灰化。在炒炭操作时要适当掌握好火力，一般质地坚实、片厚的药物宜用武火；质地疏松的花、叶、全草类及片薄的药物宜用中火。操作时要视具体药物灵活掌握。在炒炭过程中，因温度很高，易出现火星，特别是质地疏松的药物如蒲黄、荆芥等，须喷淋适量清水熄灭，以免引起燃烧。出锅后要及时摊开晾凉，待散尽余热和湿气，检查无复燃可能后再收贮。炒炭品应显黑色或黑褐色，存性成品含药屑、杂质不得过3%，含生片和完全炭化者不得过5%。

5.5.1.2　加辅料炒法

净制或切制后的药物与固体辅料同炒的方法称为加辅料炒法。依据所加辅料的不同，分为麸炒、米炒、土炒、砂炒、蛤粉炒、滑石粉炒等。

加辅料炒的主要目的是降低毒性及不良反应，缓和药性，增强疗效，矫嗅矫味，便于粉碎等。同时，所用的辅料具有中间传热作用，能使药物受热均匀、饮片色泽一致。

（1）麸炒

将净制或切制后的药物用麦麸熏炒的方法称为麸炒法。麸炒又称"麦麸炒"或"麸皮炒"。用净麦麸及用蜂蜜或红糖制过的麦麸炒制药物，前者称净麸炒或清麸炒，后者称蜜麸炒或糖麸炒。麦麸为小麦的种皮，味甘性平，能和中健脾。因此麸炒可缓和药物的辛燥之性，增强其健脾和胃作用。故常用麦麸炒制补脾胃或作用燥烈及有腥味的药物。麦麸还能吸附油质，亦可作为煨制的辅料。

麸炒可增强疗效，缓和药性，矫嗅矫味。一般每100kg药物，麦麸用量为10～15kg。过少烟气不足，达不到熏炒要求；过多不利于翻动和熏炒，也浪费辅料。麸炒一般用中火加热。麦麸均匀撒入锅中，待起浓烟后投药。锅温过低则不易起烟，可用少量麦麸试投。麸炒药物要求干燥，以免药物黏附焦化麦麸。麸炒的药物达到标准时要求迅速出锅，以免造成炮制品发黑、火斑过重等现象。出锅后应筛去残留的麦麸。

（2）米炒

将净制或切制后的药物与米共同拌炒或将湿米平铺于锅底加热至结成锅巴，将药物在锅巴上翻炒的方法称为米炒。所用的米以糯米为佳，有些地方用陈仓米，通常多用大米。稻米甘温，能补中益气、健脾和胃。米既有药性协同作用，又有中间传热体作用，米炒时能使昆虫类药物的毒性成分因受热而升华散失，故多用于炮制某些补益脾胃药和某些昆虫类有毒性的药物。一般每100kg药物，米的用量为20kg。

米炒可降低药材的毒性，矫嗅矫味，增强药物的健脾、止泻作用。米炒药材时，由于某些昆虫类药物的外表颜色较深，不容易通过外观色泽的变化来判断炒制的程度，可以借米的颜色变化进行判断。炮制昆虫类药物时，炒至米变焦黄色为度；炮制植物药时，炒至黄色为度。米炒有毒性的药材时，需注意劳动防护，以防在炒制过程中吸入毒性气体而引起中毒。

（3）土炒

将净制或切制后的药物与适量灶心土（伏龙肝）拌炒的方法称为土炒。土炒所用的辅料为灶心土（伏龙肝）的细粉。灶心土经过多次高温烧炼，所含的杂质较少，其中的矿物质、无机盐类受热分解生成多种碱性氧化物。灶心土能温中和胃、健脾止泻、止呕、止血，故用来炮制补脾止泻的药物。灶心土既有药性协同作用，又有中间传热体作用。一般每 100kg 药物，灶心土用量为 25～30kg。

土炒可增强补脾止泻作用，减弱或消除致泻作用。灶心土在使用前需充分干燥，碾细或粉碎，过筛后使用，土块过大则传热不均匀。灶心土预先加热至灵活状态，保证土温均匀一致，再投入药材，并应适当调节火力，防止药材在炒制过程中，因温度过高而烫糊，或因温度过低不能挂上土粉而影响炮制品质量。土炒时灶心土的温度要适当，土温过高，药物易焦糊。过低药物内部水分及汁液渗出较少，粘不住灶心土。土粉可用于反复炒制同一种药材，若土色变深时，应及时更换新土。

（4）砂炒

将净制或切制后的药物与热砂共同拌炒的方法称为砂炒，又称砂烫。砂炒法选用中粗颗粒的纯净河砂或加工过的油砂。砂炒时砂不与药物发生作用，仅为中间传热体。砂质地坚硬，传热较快，与药材的接触面积较大，所以砂炒药物可使其受热均匀。砂炒一般用武火，温度高，故适于炒制质地坚硬的药材。

砂炒可增强疗效，便于调剂和制剂，降低毒性，除去非药用部位，矫嗅矫味。河砂可以反复使用，但需将其中残留的杂质除去。炒过毒药的砂不可再炒制其他药物。油砂在反复使用时每次均需先行添加食用油拌炒后再用。砂炒温度要适中。砂温过高药物易焦糊，温度过低药物不易发泡酥脆，容易僵化。砂量也要适宜，量过大易产生积热使砂温过高；反之，砂量过少，药物受热不均匀，也会影响炮制品质量。砂炒的温度高，需勤加翻动，及时出锅并立即筛去热砂；需要醋浸淬的药物应趁热投入醋液、干燥。药物要大小分档，以使药物炒制的程度一致。

（5）蛤粉炒

将净制或切制后的药物与适量热蛤粉共同拌炒的方法，称为蛤粉炒，又称蛤粉烫。蛤粉是软体动物文蛤的贝壳洗净粉碎的细粉，性寒味苦、咸，能清热化痰，软坚散结。蛤粉炒一般用中火，由于火力较弱，且蛤粉颗粒细小，传热作用缓慢，故适用于炒制动物胶类药物。一般每 100kg 药物，蛤粉用量为 30～50kg。

蛤粉炒可使药物质地酥脆，便于粉碎和制剂；降低药物滋腻之性，矫正不良臭味；增强某些药物清热化痰作用。胶块切成丁状，风干，大小分档，分别炒制。一般用烘烤法进行软化，温度控制在 80℃ 以下，否则太软而无法切制。切制时要趁热进行，否则温度降低后返硬，无法切制。炒制时，火力要严格控制，温度过高，药物黏结、焦糊或"烫僵"；温度过低，则易炒成"僵子"。胶丁下锅后应快速均匀翻动，防止粘连，造成不圆整而影响外观。炒制同种药物，蛤粉可反复使用，但颜色加深后应及时更换新鲜蛤粉。贵重、细料药物如阿胶，在大批炒制之前采用试投的方法，以便更好地掌握投药时间和火力。

（6）滑石粉炒

将净制或切制后的药物与适量滑石粉共同拌炒的方法称为滑石粉炒，又称滑石粉烫。滑石粉为单斜晶系鳞片状或斜方柱状的硅酸盐类矿物滑石，经精选、净化、干燥而制得的细粉。味甘性寒，清热利尿。质地细腻，传热较缓慢，炒制药物时，与药物接触面积大，能使药物均匀受热，适用于炮制韧性大、不含骨质的动物类药材。一般每 100kg 药物，滑石粉用量为 40～50kg。

滑石粉炒可使药物质地酥脆，利于粉碎制剂，便于煎出有效成分；矫正不良气味，利于服用；降低药材毒性，提高用药的安全性。滑石粉炒一般用中火。炒制同一药物时，滑石粉可以反复使用，但当出现明显的颜色变化时，则应该换用新鲜滑石粉。

5.5.2 炙法

将净选或切制后的药物，加入一定量的液体辅料拌炒，使辅料逐渐渗入药物组织内部的炮制方法称为炙法。药物经炙法加工后在性味、归经、功效、作用趋向和理化性质方面均能发生某些变化，有减毒、抑制偏性、增强疗效、矫嗅矫味等作用，从而在临床上达到安全及最好的疗效。

炙法与加辅料炒法在操作方法上相似，但两者又有区别。加辅料炒法使用固体辅料；而炙法用的是液体辅料，要求辅料渗入药物内部。加辅料炒的温度较高，一般用中火或武火，在锅内翻炒时间较短，药物表面颜色变黄或加深；炙法所用温度较低，一般用文火，在锅内翻炒时间稍长，以药物炒干为宜。炙法根据所用液体辅料的不同，可分为酒炙、醋炙、盐炙、姜炙、蜜炙、油炙等法。

5.5.2.1 酒炙

将净选或切制后的药物，加入一定量的酒拌炒至规定程度的方法称为酒炙法。酒性热味甘辛，能升能散，宣行药势，能活血通络、散寒去腥，酒炙多用于活血散瘀、祛风通络的药物。酒炙法所用的酒多为黄酒，一般 100kg 药物，黄酒用量为 10～20kg。

酒炙可缓和药性，引药上行；增强药物的活血通络作用；矫味去腥。操作方法分为润炒（先拌酒后炒药）、喷炒（先炒药后加酒）。注意事项：①用酒拌润药物的过程，容器上面应加盖，以免酒迅速挥发；②若酒用量较小，不易与药物拌匀时，可先将酒加适量水稀释后，再与药物拌润；③药物酒炙时，多用文火，勤翻动，炒干，颜色加深即可取出。

5.5.2.2 醋炙

将净选或切制后的药物，加入一定量的米醋拌炒至规定程度的方法称为醋炙法。醋性温味酸、苦，能收敛解毒、散瘀止痛。故醋炙多用于疏肝解郁、散瘀止痛、攻下逐水的药物。炮制用醋，以米醋为佳，且陈久者良。一般 100kg 药材，米醋用量为 20～30kg。

醋炙可引药入肝，增加疗效；降低毒性，缓和药性；矫嗅矫味。操作方法分为润炒（先拌醋后炒药）、喷炒（先炒药后加醋）。注意事项：①醋炙前药材要大小分档；②若醋用量较少，不易与药物拌匀时，可先将醋加适量水稀释后，再与药物拌润；③醋炙多用文火，过程中应勤翻动，一般炒至微干，即可取出摊凉；④喷炒时，宜边喷醋边翻动药物，使之均匀，且出锅要快，防止熔化粘锅。

5.5.2.3 盐炙

将净选或切制后的药物，加入一定量的食盐水溶液拌炒至规定程度的方法称为盐炙法。食盐性寒味咸，能清热凉血、软坚散结、润燥。故盐炙多用于补肾固精、利尿、泻相火、疗疝的药物。一般 100kg 药材，食盐用量为 2kg。

盐炙可引药下行，增强疗效；协同药物，增强滋阴降火作用；缓和药性。操作方法分为润炒（先拌盐水后炒药）、喷炒（先炒药后加盐水）。注意事项：①溶解食盐时，注意加水量，一般为食盐的 4～5 倍量为宜；②盐炙多用文火，否则水分迅速蒸发，食盐析出黏附在容器上，达不到盐炙的目的。

5.5.2.4　姜炙

将净选或切制后的药物，加入一定量的姜汁拌炒至规定程度的方法称为姜炙法。生姜性温味辛，能温中止呕、化痰止咳。故姜炙多用于祛痰止咳、降逆止呕的药物。一般 100kg 药材，生姜用量为 10kg。

姜炙可缓其寒性，增强和胃止呕作用；协同药物，增强滋阴降火作用；缓和副作用，增强疗效。操作方法分为润炒（先拌姜汁后炒药）、姜汤煮。制备姜汁时，可用捣或煮，注意加水量，不宜过多，一般以最后所得姜汁与生姜比例 1∶1 为宜。药物与姜汁拌匀后，需充分闷润，待姜汁完全被吸收后，再用文火炒干，否则达不到姜炙的目的。

5.5.2.5　蜜炙

将净选或切制后的药物，加入一定量的炼蜜拌炒至规定程度的方法称为蜜炙法。蜂蜜性平味甘，能补中、润燥、润肺止咳、矫味、解毒。故蜜炙多用于止咳平喘、补脾益气的药物。蜜炙法中所用蜂蜜需要加热炼制后使用。炼制方法：将蜂蜜置锅内，加热沸腾后，改用文火，保持微沸，并除去泡沫及上浮蜡质，然后滤去死蜂、杂质，再入锅内，加热至 116～118℃，满锅起鱼眼泡，用手捻之有黏性，两指间尚无长丝出现，迅速出锅。炼蜜的含水量控制在 10%～13%。炼蜜的用量视药物的性质而定。一般质地疏松、纤维多的药物用蜜量大；质地坚硬、黏性较强、油分较多的药物用蜜量宜小。一般 100kg 药材，炼蜜用量为 25kg。

蜜炙可增强润肺止咳、补脾益气作用；缓和药性；矫味和消除副作用。有润炒、喷炒之分。注意事项：①蜜炙时多用文火，以免焦化。炙的时间可稍长，尽量除去水分，避免发霉。②蜜炙前炼蜜可加适量开水稀释，加水量（炼蜜量的 1/3～1/2）以蜜汁能与药物拌匀而又无剩余的蜜液为宜。③蜜炙的药物凉后需密闭贮存，以免吸潮发黏或发酵变质。一般贮存于阴凉通风干燥处，避免日光直射。④生产量较大时，药物拌蜜后宜闷润 4～5h，使蜜汁逐步渗入药内，其成品质量佳。

5.5.2.6　油炙

将净选或切制后的药物，加入一定量的油脂共同加热处理的方法称为油炙法，又称酥法。油炙法中所用的辅料多为芝麻油、羊脂油，也可以用菜油、酥油。

油炙可增强疗效，利于粉碎。分为油炒、油炸、油脂涂酥烘烤。注意事项：①油炙时要控制好温度和时间，以免药物焦化；②油脂涂酥药物时，需反复操作至酥脆为度；③油炙后的药物，要及时粉碎和使用，并注意贮存，以免质地返软或发黏、变味。

5.5.3　煅法

将药物直接放于无烟炉火中或适当的耐火容器内煅烧的一种方法，称为煅法。有些药物煅红后，还要趁热投入规定的液体辅料中浸渍，称为"淬"法。煅制的目的是药物经高温煅烧，改变原有的性状，使质地疏松，利于粉碎和煎出药性；同时减少或消除副作用，从而提高疗效或产生新的药效。

煅法主要适用于矿物类中药以及质地坚硬的药物，如贝壳类药物、化石类药物，或某些中成药在制备过程需要综合制炭（如砒枣散）的各类药物。此外，闷煅法多用于制备某些植物类和动物类药物的炭药。

煅法的操作要掌握药物粒度的大小与煅制温度、煅制时间的关系。注意药物受热要均匀，掌握煅至"存性"的质量要求，植物类药要特别注意防止灰化。矿物类及其他类药物，均需煅至体松质脆的标准。

根据药物性质，对于主含云母类（如云母）、石棉类、石英类（如紫石英）的矿物药，煅时温度应高，时间应长。对这类矿物药来说，短时间煅烧即使达到"红透"，其理化性质也很难改变。含铁量高而又裹挟黏土、砷的药物，如从除去砷的角度考虑，粒度要小，温度不一定太高，但时间应稍长。而对于主含硫化物类和硫酸盐类的药物（如白矾），煅时温度不一定太高，后者时间需稍长，以使结晶水挥发彻底和达到理化性质应有的变化。

依据操作方法和要求不同，煅法分为明煅法、煅淬法、闷煅法（扣锅煅法）。

5.5.3.1 明煅法

药物煅制时，不隔绝空气的方法称明煅法，又称直火煅法。该法适用于除闷煅以外的一切药物。可使药物质地酥脆，便于粉碎和煎出有效成分；增强药物收敛作用；缓和药性，减少不良反应。有直接煅（直火煅）、间接煅（锅煅）之分。注意事项：①明煅时，将药物大小分档，以免煅制时生熟不均；②煅制过程中宜一次煅透，中途不得停火，以免出现夹生现象或生熟不均；③根据药材的性质确定煅制温度、时间，温度过高药材易灰化，过低煅制不透；④有些药物在煅烧时产生爆溅，可在容器上加盖（但不密闭）以防爆溅；⑤有些含结晶水的矿物类药材，不要求煅红，但须使结晶水完全蒸发或全部呈蜂窝状固体。

5.5.3.2 煅淬法

将药材按明煅法煅烧至红透后，立即投入规定的液体辅料中骤然冷却，并反复多次直至药物酥脆的方法称煅淬法。煅后的操作程序称为淬，所用的液体辅料称为淬液。常用的淬液有醋、酒、药汁等，按临床需要而选用。煅淬法适用于质地坚硬，经过高温仍不能疏松的矿物药，以及临床上因特殊需要而必须煅淬的药物。

煅淬可使药物质地酥脆，易于粉碎，利于有效成分煎出；改变药物的理化性质，减少副作用，增强疗效；清除药物夹杂的杂质，洁净药物。煅淬要反复进行几次，使液体辅料吸尽、药物全部酥脆为度，避免生熟不均。所用的淬液种类和用量由各药物的性质和煅淬目的要求而定。

5.5.3.3 扣锅煅法

药物在高温缺氧条件下煅烧成炭的方法称扣锅煅法，又称密闭煅、闷煅、暗煅。适用于煅制质地疏松、炒炭易灰化及某些中成药在制备过程中需要综合制炭的药物。

煅炭可改变药物性能，产生新的疗效，增强止血作用；降低毒性。注意事项：①煅烧过程中，由于药物受热炭化，有大量气体及浓烟从锅缝中喷出，应随时用湿泥堵封，以防空气进入，使药物灰化；②药材煅透后应放置冷却再开锅，以免药材遇空气后燃烧灰化；③煅锅内药物装量占锅容积的1/3～1/2为宜，不宜放得过多、过紧，以免煅制不透，影响煅炭质量；④判断药物是否煅透的方法，除观察米和纸的颜色外，还可用滴水于盖锅底部即沸的方法来判断。

5.5.4 水火共制法

蒸、煮、燀法属于"水火共制"法。这里的"水"包括清水、酒、醋或药汁（如甘草汁、黑豆汁）。个别药物虽用固体辅料（如豆腐炮制珍珠、藤黄、硫黄），但操作时仍用水来蒸煮。水火共制法的主要目的是降低毒性、改变药性、减少不良反应、增强疗效、保存药效、软化药材和便于分离药用部位等。

（1）蒸法

将净选或切制后的药物加辅料（酒、醋、药汁等）或不加辅料装入蒸制容器内，用水蒸气加热或隔水加热至一定程度的方法称为蒸法。根据辅料的加入与否分为清蒸和加辅料蒸。直接利用流通蒸汽蒸者称为"直接蒸法"；药物在密闭条件下隔水蒸者称为"间接蒸法"，又称为"炖法"。

蒸制可改变药物性能，扩大用药范围；减少副作用；降低毒性；保存药效，利于贮存；软化药材；便于干燥。用液体辅料拌蒸的药物，应待辅料被吸尽后再蒸制；蒸制时一般先用武火，待"圆气"后改为文火，保持锅内有足够的蒸汽即可；药物蒸制的时间长短不一，应视药物的性质、炮制目的而定；蒸制时要注意蒸制容器中的水量，太少容易干锅，太多容易使水溶性成分流失；加辅料蒸制完毕后，若容器内有剩余的液体辅料，应拌入药物后再进行干燥。

（2）煮法

将净选后的药物加辅料或不加辅料放入锅内（固体辅料需先捣碎或切制），加适量清水同煮的方法称为煮法。

煮制可消除或降低药物的毒副作用；改变药性，增强疗效；清洁药物，增强疗效。注意大小分档，分别炮制，以免生熟不匀；适当掌握加水量，加水量多少根据要求而定；适当掌握火力，常先武火后文火，保持微沸，避免水分蒸发过快而药未透心，并可使辅料缓缓渗入药材组织内部，发挥其煮制作用；煮好后出锅，及时晒干或烘干。如需切片，则趁湿润时先切片后再进行干燥。

（3）燀法

将药物置沸水中浸煮，短时间内煮至种皮与种仁分离，取出，分离种皮的方法称为燀法。

燀制可提高疗效，除去非药用部分；分离不同药用部位；利于保存有效成分。注意事项：水量要大，以保证水温，一般为药量的 10 倍以上。待水沸后投药，保证高温短时。加热时间以 5～10min 为宜，以免水烫时间过长，成分损失。燀法去皮后，宜当天晒干或低温烘干，以免泛油变质。

5.5.5　复制法

将净选后的药物加入一种或数种辅料，按规定操作程序，反复炮制的方法称为复制法。复制法的特点是用多种辅料或多种工序共同处理药材。目前，复制法主要用于天南星、半夏、白附子等有毒中药的炮制。

复制可降低或消除药物的毒性；改变药性，增强疗效，矫嗅矫味。一般将净选后的药物置于一定容器内，加入一种或数种辅料，按工艺程序，或浸、泡、漂，或蒸、煮，或数法共用，反复炮制达到规定的质量要求为度。具体方法和辅料的选择可视药物而定。

5.5.6　发酵法

经净制或处理后的药物，在一定的温度和湿度条件下，借助微生物和酶的催化分解作用，使药物发泡、生衣产生新疗效的方法称为发酵法。

发酵可改变原有性能，产生新的治疗作用，扩大用药品种。常用的方法有药料与面粉混合发酵，如六神曲、建神曲、半夏曲、沉香曲等。另一类方法是直接用药料进行发酵，如淡豆豉、百药煎等。注意事项：原料、设备等在发酵前应进行杀菌、杀虫处理，以免杂菌感染，影响发酵质量。发酵过程须一次完成，不中断，不停顿。发酵过程中对温度、湿度、pH 等随时进行检查监控，以保证发酵正常进行。

5.5.7　发芽法

将净选后的新鲜、成熟的果实或种子，在一定的温度或湿度条件下，促使萌发幼芽产生新疗效的方法为发芽法。通过发芽改变其原有性能，产生新的功效，扩大用药范围。注意事项：选用新鲜、成熟的种子，发芽前应先测定发芽率，发芽率应在85%以上。发芽温度一般以18～25℃为宜，浸渍后含水量控制在42%～45%为宜。在发芽过程中，要勤加检查、淋水，以保持所需湿度，并防止发热霉烂。适当避光并选择有充足氧气、通风良好的场地或容器进行发芽。以芽长至0.2～1.0cm为标准，发芽过长则影响药效。

5.5.8　制霜法

药物经过去油制成松散粉末或析出细小结晶或升华、煎熬成粉渣的方法称为制霜法。制霜法根据操作方法不同分为去油制霜（如巴豆）、渗析制霜（如西瓜霜）、升华制霜（信石）、煎煮制霜（鹿角霜）等。

5.5.9　其他制法

对某些药物采用烘、焙、煨、提净、水飞及干馏等加工炮制方法，统列为其他制法。其目的是，增强药物的疗效，改变或缓和原有的性能，降低或消除药物的毒性或副作用，使药物达到一定的纯净度，便于粉碎或贮存等。

思考题

1. 常用的药材软化方法有哪些？药材软化新技术有哪些？
2. 药材切制成一定规格的饮片的具体目的是什么？
3. 饮片干燥方法有哪些？各种干燥方法的优缺点有哪些？
4. 中药炮制目的及其操作方法有哪些？

参考文献

[1]　郭建民，田源红.中药炮制学［M］.北京：中医古籍出版社，2003.
[2]　邵芸.中药炮制学［M］.北京：科学出版社，2004.
[3]　苏德民，等.现代中药炮制设备及制法［M］.济南：山东科学技术出版社，2002.
[4]　唐廷猷，蔡翠芳.现代中药炮制技术［M］.北京：化学工业出版社，2004.
[5]　杨中林.中药炮制学［M］.北京：中国医药科技出版社，2008.

第6章　中药制药粉碎过程基础

6.1　中药粉体及其性质

粉体是无数个固体粒子集合体的总称。"粉""粒"都属于粉体的范畴，通常小于 $100\mu m$ 的粒子叫"粉"，大于 $100\mu m$ 的粒子叫"粒"。在一般情况下，粒径小于 $100\mu m$ 时容易产生粒子间的相互作用而流动性较差，而粒径大于 $100\mu m$ 的粒子成群时，因自重大于粒子间相互作用而流动性较好，并成为肉眼可见的"粒"。

物态有三种，即固体、液体、气体。粉体具有与气体相似的压缩性，又具有固体的抗变性能力。因此在固态、液态、气态之后，常把"粉体"视作第四种物态来处理。

中药粉体是以细微粒子状态存在的中药生药粉、中药浸膏粉或中药固体制剂，按颗粒大小可以分为普通中药粉体、微米中药粉体和纳米中药粉体。中药粉体入药自古以来就是中药材的一种重要的应用方式，如传统散剂直接以中药粉体入药，丸剂中大部分以药材细粉为原料制备。

6.1.1　中药粉体的体相性质

6.1.1.1　粒径

粒子大小可用粒子的直径表示，是决定粉体其他性质的最基本性质。中药粉碎后的粗粉中，颗粒大小差别很大，将粉体放在显微镜下观察，多数情况下组成粉体的各个粒子的形状往往不规则，大小也不同，且各方向的长度也不同。因此，无法用一个长度表示其大小，需根据实际应用选择合适的测定方法。

6.1.1.2　粒径的表示方法

（1）几何学粒径

根据几何学尺寸定义的粒径，包括三轴径、定方向径、外接圆等价径、体积等价径等，见图 6-1。

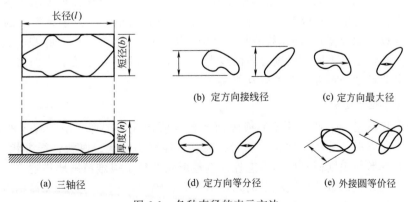

图 6-1　各种直径的表示方法

① 三轴径　在粒子的平面投影图上测定长径 l 与短径 b，在投影平面的垂直方向测定粒子的厚度 h，以此各表示长轴径、短轴径和厚度。三轴径反映粒子的实际尺寸。

② 定方向径（投影径）　粒径由所有粒子按同一方向测量得到，常见的有以下几种。

定方向接线径：一定方向的平行线将粒子的投影面外接时平行线间的距离。

定方向最大径：在一定方向上分割粒子投影面的最大长度。

定方向等分径：一定方向的线将粒子的投影面积等份分割时的长度。

③ 体积等价径　与粒子的体积相同的球体直径，也叫球相当径。用库尔特计数器测得，记作 D_V，$D_V = (6V/\pi)^{\frac{1}{3}}$。

（2）筛分径

又称细孔通过相当径。当粒子通过粗筛网且被截留在细筛网时，粗、细筛孔直径的算术或几何平均值称为筛分径，记作 D_A。粒度的表示方式是 $(-a+b)$。式中，a 为粒子通过的粗筛网直径；b 为粒子被截留的细筛网直径。如某粉体的粒度为 $(-800+500)\mu m$ 时，表明该粉体的粒度在 $800\sim 500\mu m$。

（3）有效径

粒径相当于在液相中具有相同沉降速度的球形颗粒的直径。该粒径根据 Stokes 方程计算所得，因此又称 Stokes 径。常用于测定混悬剂的粒径。

$$D_{stk} = \sqrt{\frac{18\eta h}{(\rho_p - \rho_l)gt}} \tag{6-1}$$

式中　ρ_p——被测粒子的密度；

$\quad\quad\rho_l$——液相的密度；

$\quad\quad\eta$——液相黏度；

$\quad\quad h$——等速沉降距离；

$\quad\quad t$——沉降时间。

（4）平均粒径

由若干粒子径的平均值表示的粒径。其有不同的表示方法，一般有个数平均径、平均表面径、平均体积径、长度平均径等多种表示法。

6.1.1.3　粒度分布

粒度分布表示不同粒径的粒子群在粉体中所分布的情况，反映粒子大小的均匀程度。粒子群的粒度分布可用简单的表格、绘图和函数等形式表示。常用的粒度分布的表示方式有频率分布 ［见图 6-2 (a)］ 和累积分布 ［见图 6-2 (b)］。其中，频率分布表示与各个粒径相对应的粒子占全粒子群中的百分数（微分型）；累积分布表示小于或大于某粒径的粒子占全粒子群中的百分数（积分型）。百分数的基准可用个数基准、质量基准、面积基准、体积基准、长度基准等。测定基准不同，粒度分布曲线大不一样，因此表示粒度分布时必须注明测定基准。不同基准的粒度分布理论上可以互相换算。

6.1.1.4　粒子形状

粒子的形状系指一个粒子的轮廓或表面上各点所构成的图像。由于粒子的形状千差万别，如球形、立方形、片状、柱状、鳞状、粒状、棒状、针状、块状、纤维状、海绵状等。除了球形和立方形等规则而对称的形态外，其他形状的粒子很难精确地描述。

为了用数学方式定量地描述粒子的几何形状，习惯上将粒子的各种无量纲组合称为形状指数，将立体几何各变量的关系定义为形状系数。

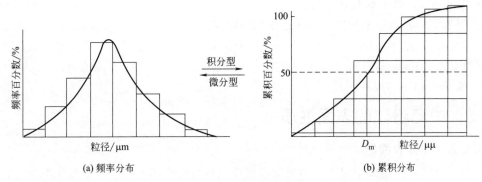

图 6-2　粒度分布示意

（1）形状系数

反映不规则状颗粒偏离球状的程度，它还与具体的测量方法和物理过程有关。具体地说，有体积形状因子、表面积形状因子和动力学形状因子等几种。因此，在叙述颗粒物性或行为时，形状系数将表示出颗粒形状对过程的影响。将平均粒径为 D、体积为 V、表面积为 S 的粒子的各种形状系数表示如下。

① 体积形状系数 φ_V

$$\varphi_{V_j}=\frac{V}{d_j^3}（j\text{ 表示针对该种粒径的规定}）\tag{6-2}$$

φ_V 与 $\frac{\pi}{6}$ 的差别表示颗粒形状对于球形的偏离

$$\varphi_{V_球}=\frac{\pi}{6}$$

$$\varphi_{V_{立方体}}=1$$

② 表面积形状系数 φ_S

$$\varphi_{S_j}=\frac{S}{d_j^2}\tag{6-3}$$

φ_S 与 π 的差别表示颗粒形状对于球形的偏离

$$\varphi_{S_球}=\pi$$

$$\varphi_{S_{立方体}}=6$$

③ 比表面积形状系数 φ　比表面积形状系数用表面积形状系数与体积形状系数之比表示，即

$$\varphi=\varphi_S/\varphi_V\tag{6-4}$$

某粒子的比表面积形状系数越接近于 6，该粒子越接近于球体或立方体；不对称粒子的比表面积形状系数大于 6，常见粒子的比表面积形状系数在 6～8 范围内。

（2）形状指数

系由颗粒外形尺寸的各种无量纲组合表征颗粒形状，种类也很多。形状指数与形状系数不同，它与具体物理现象无关，对颗粒外形本身用各种数学式进行表达。

① 球形度　表示粒子接近球体的程度：

$$\varphi_w=\frac{\text{粒子投影面相当径}}{\text{粒子投影面最小外接圆直径}}\tag{6-5}$$

一般 $\varphi_w < 1$，对于球形 $\varphi_w = 1$。

② 圆形度　表示粒子的投影面接近于圆的程度：

$$\varphi_c = \pi D_H / L \tag{6-6}$$

式中　D_H——Heywood 径，$D_H = (4A/\pi)^{1/2}$；

　　　L——粒子的投影周长。

6.1.2　中药粉体的表面性质

6.1.2.1 粉体表面能

恒温、恒压、恒组成情况下，当物质表面质点各方向作用力处于不平衡状态时，表面质点具有额外的势能，这种能量只有表面层的质点才具有，因此称为表面能。

影响颗粒表面能的因素很多，如颗粒本身的晶体结构、空气中的湿度、蒸气压、表面吸附物等，因此颗粒的表面能不易测定，多通过间接测量某种参数，然后再进行计算求得。

（1）接触角法

根据 Fowkes 界面张力理论，测量固-液两相润湿平衡接触角和液体的表面张力，即可求出颗粒表面的自由能。Fowkes 认为界面张力是各种力的作用之和，即：

$$\gamma = \gamma^d + \gamma^h + \gamma^m + \gamma^\pi + \gamma^i \tag{6-7}$$

式中　γ——界面张力；

　　　γ^d——色散力；

　　　γ^h——氢键；

　　　γ^m——金属键；

　　　γ^π——电子相互作用力；

　　　γ^i——离子间相互作用力。

若其中一相是固体，另一相为纯的非极性液体，则固-液界面之间仅有色散力的相互作用，即 A、B 两相界面张力为：

$$\gamma^{AB} = \gamma^A + \gamma^B - 2\sqrt{\gamma_d^A \gamma_d^B} \tag{6-8}$$

式中　γ^A，γ^B——A、B 两相表面张力（A 为固体，B 为液体）；

　　　γ_d^A，γ_d^B——A、B 两液体表面张力的色散力。

结合杨氏方程可换算为：

$$\gamma^B(1 + \cos\theta) = 2\sqrt{\gamma_d^A \gamma_d^B} \tag{6-9}$$

可改写为：

$$\cos\theta = \frac{2\sqrt{\gamma_d^A \gamma_d^B}}{\gamma^B} - 1 \tag{6-10}$$

由式（6-10）可得 $\cos\theta$ 和 $\sqrt{\gamma_d^A}$ 是以 $\dfrac{2\sqrt{\gamma_d^B}}{\gamma^B}$ 为斜率，以 -1 为截距的线性关系。只要测出两相之间的湿润接触角，通过作图得直线的斜率即可得到颗粒的表面能 γ_d^A。

（2）直接测定法

晶体劈裂功法是直接测量晶体表面能的一种方法。对于矿物类的中药如云母、磁石、朱砂、雄黄等，其组成成分多为无机盐类成分，因此粉体的表面性质具有金属物质所具有的特性。

基于云母具有良好的解理面，通过解理技术，Orowan 提出如下的计算公式：

$$2\gamma = \frac{T^2 x}{2E} \tag{6-11}$$

式中 T ——云母片所需拉力;

E ——弹性模量;

γ ——所测的固体颗粒表面能。

6.1.2.2 粉体的吸湿性

吸湿性（moisture absorption）是指固体表面吸附水分的现象。将药物粉末置于湿度较大的空气中时容易发生不同程度的吸湿现象，这可能导致粉末流动性下降、固结、润湿、液化等，甚至促进化学反应而降低药物的稳定性，因此防湿是中药粉体处理的一个重要环节。根据药物性质，下面将中药粉体的吸湿性分为水溶性药物的吸湿性和水不溶性药物的吸湿性来概述。

（1）水溶性药物的吸湿性

在相对湿度较低的环境下，水溶性药物几乎不吸湿，而当相对湿度增大到一定值时，吸湿量急剧变化，如尿素在相对湿度达到 60% 之后，吸湿性会急剧增加。一般把这个吸湿量开始急剧增加的相对湿度称为临界相对湿度（critical relative humidity，CRH），CRH 是水溶性药物固定的特征参数。在药物制剂的处方中多数为两种或两种以上的药物或辅料的混合物。水溶性物质的混合物吸湿性更强，根据 Elder 假说，水溶性药物混合物的 CRH 约等于各成分 CRH 的乘积，即 $CRH_{AB} = CRH_A \cdot CRH_B$，而与各成分的量无关。式中，$CRH_A$ 和 CRH_B 分别代表两个物质的临界相对湿度。使用 Elder 方程的条件是各成分间不发生相互作用，对于两种混合物含同离子或其在水溶液中可形成复合物的体系不适合。

（2）水不溶性药物的吸湿性

水不溶性药物的吸湿性没有临界点，不会随着相对湿度变化而在某一点突然发生巨大变化。水不溶性药物的混合物的吸湿性具有加和性。

6.1.2.3 粉体的润湿性

润湿性是固体界面由固-气界面变为固-液界面的现象。粉体的润湿性对片剂、颗粒剂等固体制剂的崩解性、溶解性等具有重要意义。

固体的润湿性用接触角表示，当液滴滴到固体表面时，由于润湿性不同可出现不同形状。当固液表面相接触时，在界面处形成的夹角称为接触角。水在玻璃板上的接触角约等于 0°，水银在玻璃板上的接触角约为 140°。接触角最小为 0°，最大为 180°，接触角越小润湿性越好。用接触角来衡量液体（如水）对固体（如药物粉末）表面润湿的程度，各种表面张力的作用关系可用杨氏方程表示如下：

$$\gamma_{SG} = \gamma_{LS} + \gamma_{LG} \cos\theta \tag{6-12}$$

式中，γ_{SG}，γ_{LS}，γ_{LG} 分别为固-气、固-液间、气-液的界面张力；θ 为液滴的接触角。

6.1.3 中药粉体的流动性质

在粉体生产、制造、加工过程中，常需要进行粉体物料的贮存、输送等操作。粉体的流动性是粉体的重要性质之一，对颗粒制备的重量差异以及正常的操作影响很大。例如散剂分包、胶囊剂充填、片剂压片分剂量等均受粉体流动性的影响。

药物或辅料的流动性好坏，首先与其本身的特性有关，除此之外，粉体的其他特性如粒子的大小及其分布、粒子的形态、含水量、粒子表面粗糙程度等对流动性也有显著的影响。有些粉体松散并能自由流动，有的具有黏着性不易流动。一般，当粉体的粒径小于 $10\mu m$ 时就可以产生黏着性，如能把这些粒径小于 $10\mu m$ 的粉体除去或使其黏附到较大的粉体上，其流动性就可以变好。粉体的流动形式很多，如重力流动、振动流动、压缩流动、流态化流动等，其相应的流动性评价方法也不同，详见表 6-1。

表 6-1　流动形式与其相对应的流动性评价方法

种类	现象或操作	流动性的评价方法
重力流动	瓶或加料斗中的流出旋转容器型混合器，充填	流出速度、壁面摩擦角休止角、流出界限孔径
振动流动	振动加料，振动筛充填，流出	休止角、流出速度、压缩度、表观密度
压缩流动	压缩成型（压片）	压缩度、壁面摩擦角、内部摩擦角
流态化流动	流化层干燥，流化层造粒颗粒或片剂的空气输送	休止角、最小流化速度

散剂、胶囊、片剂的生产都是按溶剂分剂量，粉体的堆密度、流动性对分剂量的准确性都有影响。粉体流动性的表示方法有很多，常用休止角、流出速度、压缩度等来表示。

6.1.3.1　休止角

系指粉体堆积层的自由斜面与水平面形成的最大角。休止角越小，粉体的流动性越好。常用的测定方法有注入法、排出法、倾斜角法等，如图 6-3 所示。休止角不仅可以直接测定，而且可以测定粉体层的高度和圆盘半径后计算而得。即 $\tan\theta = $ 高度/半径。休止角越小，摩擦力越小，流动性越好，一般认为 $\theta \leqslant 40°$ 时可以满足生产流动性的需要。黏附性粉体或粒子径小于 $100 \sim 200\mu m$ 以下，粉体的粒子间相互作用力较大而流动性差，相应地所测休止角较大。值得注意的是，测量方法不同所得数据有所不同。

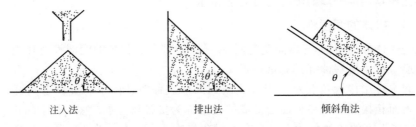

注入法　　　　　　　　排出法　　　　　　　倾斜角法

图 6-3　休止角测定示意

6.1.3.2　流出速度

系指将物料加入漏斗中测定全部物料流出所需的时间来描述。一般认为，粉体的流速快，则其流动均匀性好，即流动性好。如果粉体的流动性很差而不能流出时加入 $100\mu m$ 的玻璃球助流，测定自由流动所需玻璃球的量（质量分数），以表示流动性。加入量越多流动性越差；流出速度越小，流动性越差。

6.1.3.3　压缩度

系指物质压缩的程度，将一定量粉体轻轻装入量筒后，测量最初松体积后轻轻敲打量筒，使粉体处于最紧状态，测量终体积，同时计算最松密度 ρ_0 和最紧密度 ρ_f，当压缩小于 20% 时，物料的流动性就好，大于 40% 时，流动性就会下降，导致粉体不易从容器中自动流出。根据压缩度和流动性的特点，可以将药物制成相应的剂型。

6.1.3.4　影响流动性的因素

（1）粒子大小及其分布

一般认为，当粒子的粒径大于 $200\mu m$ 的时候，粉体的流动性良好，休止角较小；当粒径在 $200\sim100\mu m$ 时，为过渡阶段，随着粒径的减小，粉体比表面积增大，粒子间的摩擦力所起的作用增大，休止角增大，流动性变差；当粒径小于 $100\mu m$ 时，其黏着力大于重力，休止角大幅度增大，流动性差。

粉体的粒度分布对其流动性也有影响。粒径较大的粉体流动性较好，但在其中加入粒径较小的粉末，能使流动性变差，加入的细粉量越多，粒径越小，对休止角的影响越大。

（2）粒子形态及其表面粗糙性

粒子呈球形或近似球形的粉体，在流动时，粒子较多发生滚动，粒子间摩擦力小，所以流动性较好；而粒子形态明显偏离球形，流动性一般不好。粒子表面粗糙，也会增加流动的困难。一般粒子形状越不规则，表面越粗糙，其休止角越大，流动性就越差。

（3）含湿量

粉体在干燥状态时，其流动性一般较好。一定范围内吸湿量变大，休止角增大，流动性变差；但当粉体吸湿超过一定量后，吸附的水分消除了粒子表面黏着力而起润滑作用，休止角减小，流动性增大。含湿量对流动性的影响因粉体品种的不同而不同。

（4）加入其他成分的影响

在粉体中加入其他成分，对流动性有时也有影响。例如在粉体中加入滑石粉和微粉硅胶等，一般可改善其流动性。这种可改善粉体流动性的材料称为助流剂。

6.1.4　中药粉体的机械性质

粉碎是借助机械力以克服固体物料内部的凝聚力，将大块物料粉碎成适宜大小粉体的过程。机械力化学是指在压缩、剪切、摩擦、延伸、弯曲、冲击等机械手段作用下，固体、液体、气体物质因形变、缺陷和解离，从而诱发这些物质的结构、物理化学性质变化。粉碎的主要目的是为制剂提供适合粒度的物料，粉碎过程中如发生机械能与化学能的转换会导致药材发生化学结构变化，这可能会影响药材的药效，应尽量避免。

6.1.4.1　粉碎机械化学

药材受到各种形式的机械力作用时，会在不同程度上"激活"。被粉碎的药材可能发生的变化如下。

（1）物理变化

颗粒和晶粒的微细化或超细化、材料内部微裂纹的产生和扩展、表面密度和真密度的变化及比表面积的变化等。

（2）结晶状态变化

产生晶格缺陷、发生晶格畸变、洁净程度降低甚至无定形化、晶型转变等。

（3）化学变化

含结晶水或羟基物质的脱水、形成合金或固溶体、降低体系的反应活化能并通过固相反应产生新相等。

其中，物理变化称为物理激活；结晶状态变化和化学变化称为化学激活。

6.1.4.2　粉碎平衡

粉碎平衡系指各种粉碎设备的工作条件（如转速、振动频率、振幅、助磨剂等）保持一定，经过一定时间粉碎后，颗粒表面活化（不饱和力场及带电结构单元出现），在较小的引力作用下，颗粒之间产生团聚（比表面积减小），颗粒的粉碎过程与团聚过程方向相反，当两者速度相等时，颗粒尺寸达到极限，即粉碎平衡。

6.1.5 中药粉体的电学性质

粉体的电化学性质不仅是表征微粒物理稳定性的重要参数，还影响其体内分布与体内药物动力学过程。药材在被粉碎时，破碎面上的正、负电荷被分开而使粒子带电，严重时甚至会引起放电打火。因此，在粉体特别是超微粉体的制备、贮藏、运输过程中还需要注意安全性。

6.1.5.1 粉体表面电荷起源

当粉体间紧密接触时，会形成双电层，分离后粉体表面带相反电荷，这属于碰撞带电；当粉体相互接触时，粉体表面电荷等电量地吸引对方的异电荷，使粉体出现剩余电荷，也会产生电位差，这属于接触电位差带电；当药材粉碎时，呈现带电量不等、符号相反的断裂面。由于粉体的高速运动和碰撞，导致粉体产生形变而引起粒子的极化并使粉体粒子内部电荷重新排列，粒子断裂后，使新生成的粒子带有相反电荷，这属于粉碎带电；在两个电位相差很大的电极之间，空气会被电离，当负离子和电子在有序运动及与粒子碰撞之后，失去本身速度会吸附在粒子表面而使粒子带电，这属于电场带电。

一般来说，粒径越小，比电荷越大，同时越趋向于带负电荷；粉碎过程中往往会因粒径的减小，产生较大的电荷，易产生爆燃或爆炸事故，如中药硫黄。

药剂中常见微粒所带电荷如下：带正电荷的微粒，如金属氢氧化物（氢氧化铁、氢氧化铝）、碱性染料（龙胆纱、亚甲蓝）等；带负电荷的微粒，如酸性染料（靛蓝）、淀粉等。

6.1.5.2 中药粉体电学性质的特点

中药的来源十分复杂，主要有天然植物、动物和矿物。其中，就动物类中药而言，既有动物的组织器官，又有其分泌物等；植物类中药中，根、茎、叶、花、果实、种子、皮均可入药，它们的微观组织结构存在较大的差异。植物类、动物类中药的粉体，特别是超微粉体具有胶体微粒的特性，这类药材粉碎后可增加脂溶性成分在水溶液中的分散，其溶液可具有胶体的特性带电荷。

6.2 粉碎与筛分的基本原理

将药物进行粉碎与筛分，在生产中具有十分重要的意义。例如，将药物进行粉碎，有利于药材有效成分的浸出与溶解；制备散剂、片剂、颗粒剂等剂型均应将所需的固体原料粉碎成细粉，以利于成型；筛分可将粉碎的物料分级，提高粉碎效率，起到混合作用。

6.2.1 粉碎的基本原理

粉碎的过程就是将机械能转变为表面能的过程，即利用外力，部分破坏物质分子间的内聚力，使药物由大块变成小颗粒，药物经粉碎后表面积增加，引起了表面能的增加，因此致使已粉碎的粉末有重新结聚的倾向。当不同药物混合粉碎时，一种药物适度地掺入到另一种药物中间，使分子内聚力减小，粉末表面能降低而减少粉末的再聚结。

粉碎是中药前处理过程的重要环节，粉碎的难易程度主要取决于药物的结构和性质。薄壁组织的药材，如花、叶与部分根、茎易于粉碎，木质及角质结构的药材则不易粉碎，粉碎时需注意药材中部分有效成分的溶出和释放需要通过细胞膜，因此不能破坏细胞的结构；黏性或油性较大的药材以及动物的筋、骨、甲等都需适当处理后才能粉碎；不溶于水的药物可在大量水中，利用颗粒的重量不同，细粒悬浮于水中，而粗粒易下沉和分离，分离得到粗粒后使之继续粉碎。

为使机械能尽可能有效地用于粉碎过程，应将已达到要求细度的粉末随时分离移去，使粗粒有充分的机会接受机械能，这种粉碎法称为自由粉碎。反之，若细粉始终保留在系统中，不但能在粗粒中间起缓冲作用，而且消耗大量机械能，影响粉碎效率，同时也产生了大量不必要的过细粉末。所以在粉碎过程中必须随时分离细粉。

固体药物粉碎前的粒径与粉碎后的粒径之比为粉碎比，即：

$$i = \frac{d_1}{d_2} \tag{6-13}$$

式中　i——粉碎比；

　　d_1——粉碎前固体药物的粒径；

　　d_2——粉碎后固体药物的粒径。

粉碎比反映了物料的粉碎程度，粉碎比越大，药物颗粒的粒径就越小。制备固体制剂所用的药物为了制备成型也要求粉碎成细粉。但不同药物的粉碎程度不同，需要选择适宜的粉碎比，有些药物不宜粉碎得过细，如具有不良臭味、刺激性、易分解的药物，以免增加其苦味及分解；为便于浸出应将药材切小，但不宜过细以免糊化造成堵塞，使浸出液过滤困难，难以与药渣分离。

6.2.2　筛分的基本原理

6.2.2.1　筛分的定义

把粒度大小不同的混合物料通过单层或多层筛面的筛孔分成各种粒度级别的过程叫作筛分，是用筛孔尺寸不同的筛子将固体物料按所要求的颗粒大小分开的操作。常与粉碎相配合，使粉碎后的物料颗粒大小较均一，以保证符合一定的要求或避免过度粉碎。筛分一般用于较粗的物料，即大于 0.25mm 的物料。较细的物料，即小于 0.2mm 的物料多用分级。

（1）药筛的标准

药筛是指按药典规定的用于药物筛粉的筛，又称为标准筛。目前，我国药品生产所用筛的标准是美国泰勒标准和《中华人民共和国药典》（简称《中国药典》）标准。泰勒标准筛以每英寸（1in＝2.54cm）筛网长度上的孔数即目为单位，每英寸有 100 个孔的标准筛称为100 目筛。筛号数越大，粉末越细。《中国药典》按筛孔内径规定了 9 种筛号，筛的号数越大，筛孔的内径越小，如表 6-2 所示。

表 6-2　我国药典规定的药筛标准

筛号	筛孔内径/μm	相当的标准筛/目	筛号	筛孔内径/μm	相当的标准筛/目
1	2000±70	10	6	150±6.6	100
2	850±29	24	7	125±5.8	120
3	355±13	50	8	90±4.6	150
4	250±9.9	65	9	75±4.1	200
5	180±7.6	80			

（2）粉末的等级

药品生产时对药粉粒度的要求不同，因此需要对药粉分级，以保证均一度。

《中国药典》将粉末划分为 6 级，如表 6-3 所示。

表 6-3　粉末等级标准

序号	等级	标　准
1	最粗粉	能全部通过 1 号筛,但混有能通过 3 号筛不超过 20% 的粉末
2	粗粉	能全部通过 2 号筛,但混有能通过 4 号筛不超过 40% 的粉末
3	中粉	能全部通过 4 号筛,但混有能通过 5 号筛不超过 60% 的粉末
4	细粉	能全部通过 5 号筛,并含能通过 6 号筛不少于 95% 的粉末
5	最细粉	能全部通过 6 号筛,并含能通过 7 号筛不少于 95% 的粉末
6	极细粉	能全部通过 8 号筛,并含能通过 9 号筛不少于 95% 的粉末

6.2.2.2　筛分分级

把固体物料按粒径大小不同分为若干级别的操作过程称为分级。分级分为筛分（或机械筛分）和流体分级两种。其过程是把物料放在具有一定孔径的筛面上进行摇动或振动，使小于筛孔尺寸的物料颗粒通过筛孔，而大于筛孔尺寸的物料颗粒留在筛面上，使物料分级。通过筛孔的物料称为筛下料，留在筛面上的物料称为筛上料，而进入筛分过程的物料称为筛分原料。筛分原料都是由粒径大小不同的各种颗粒组成的混合物，在实践中用颗粒的直径来表示。

影响筛分的因素有：①粒径范围适宜，物料的粒度越接近于分界直径时越不易分离，细粒越多，筛分效率越高；②物料中含湿量增大，黏性增大，易结成团块或堵塞筛孔，使筛分效率降低；③粒子的密度小，物料不易过筛；④筛网与物料之间相对运动的影响，物料层厚度过大，不利于物料在筛网上的运动。

6.2.2.3　筛分效率

筛分效率表示筛分过程进行的完全程度和筛分产物的质量。分为总筛分效率和部分筛分效率。总筛分效率是指筛下级别的筛分效率，是筛下物料与原物料中筛下级别的比值。在工业生产中，筛分效率一般为 60%～70%，振动筛的筛分效率较高，可达 95% 以上；部分筛分效率是指筛下级别中某一粒度范围的筛分效率。部分筛分效率有助于评定筛分机械的操作情况。

在入筛的物料流中和筛上物料流中每隔 15～20min 取一次样，应连续取样 2～4h，将取得的平均试样在检查筛里筛分，分别求出原料和筛上物料中小于筛孔尺寸的级别的百分含量 α_1 和 α_3，即可求出筛分效率，见公式（6-14）：

$$筛分效率 = \frac{100(\alpha_1 - \alpha_3)}{(100 - \alpha_3)\alpha_1} \tag{6-14}$$

6.2.2.4　筛分的基本原理

物料的筛分过程，可以看作两个阶段：一是小于筛孔尺寸的细颗粒通过粗颗粒所组成的物料层到达筛面；二是细颗粒透过筛孔。中药工业用原料、辅料及各种工序的中间产品通过筛分以获得粒径较均一的物料。

筛分过程中，大量粒度大小不同的碎散物料进入筛面后，只有一部分颗粒与筛面接触，而在接触筛面的这部分物料中，不全是小于筛孔的细粒，大部分小于筛孔尺寸的颗粒，分布在整个料层的各处。由于筛箱的运动，筛面上料层松散，使大颗粒本来就存在的较大间隙被进一步扩大，小颗粒趁机穿过间隙，转移到下层。由于小颗粒间隙小，大颗粒不能穿过，因此，大颗粒在运动过程中，不断升高。于是原来杂乱无章排列的颗粒群发生了分离，即按颗粒大小进行了分层，形成细粒在下、粗粒居上的排列规则。到达筛面的细颗粒，小于筛孔者通过筛网，最终实现了粗、细粒分离，完成筛分过程。然而，充分的分离是没有的，在筛分时，一般都有一部分筛下物留在筛上物中。细粒透筛时，虽然颗粒都小于筛孔，但它们透筛的难易程度不同，和筛孔相比，颗粒越小，透筛越易，和筛孔尺寸相近的颗粒，透筛就较难，透过筛面下层的大颗粒间隙就更难。

6.3　中药制药企业常用的粉碎与筛分设备

粉碎与筛分有很多不同的设备，可按照不同的方法进行分类。

6.3.1　常用的粉碎设备

（1）切药机

主要由切刀、曲柄连杆机构、输送带、给料辊和出料槽等组成。工作时，将药材均匀加至输送带上，输送带将药材输送至两对给料辊之间。给料辊挤压药材，并将其推出适宜长度，切刀在曲柄连杆机构的带动下作上下往复运动，切断药材。切碎后的药材经出料槽落入容器中。切药机可用于根、茎、叶、草等植物药材的切制，可将植物药材的药用部位切制成片、段、细条或碎块，但不适用于颗粒状或块茎等药材的切制。

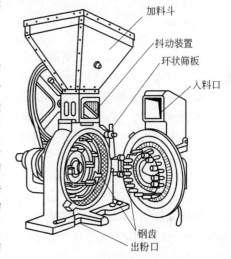

（2）万能粉碎机

主要由定子、转子及环形筛板等组成，其结构如图 6-4 所示。定子和转子均为带钢齿的圆盘，钢齿在圆盘上相互交错排列。工作时，物料由加料斗加入，转子高速旋转，由于向心力的作用，物料由中心部位甩向外壁，药物由中间的钢齿间被粉碎后又受到外圈的钢齿的粉碎。粉碎后的物料通过底部的出粉口出料。在操作时，应先关闭机盖，开启机器空转，至高速转动后再加入待粉碎药物，以免药物固体阻塞于钢齿间而增加电机的启动负荷。

图 6-4　万能粉碎机结构示意

万能粉碎机适用范围广，适宜粉碎各种干燥的非组织性药物，但不宜粉碎腐蚀性、剧毒及贵重药材。此外，由于粉碎过程会发热，因而也不宜粉碎含有大量挥发性成分或软化点低且黏性较大的药物。

（3）球磨机

球磨机是一种常用的细碎设备。如图 6-5 所示，其主体是一个不锈钢或瓷制的圆筒体，筒体内装有直径为 25～150mm 的钢球或瓷球，即研磨介质，装入量约为筒体有效容积的

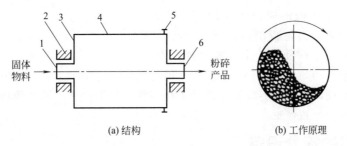

(a) 结构　　　　　　　　　(b) 工作原理

图 6-5　球磨机结构示意与工作原理

1—进料口；2—轴承；3—端盖；4—圆筒体；5—大齿圈；6—出料口

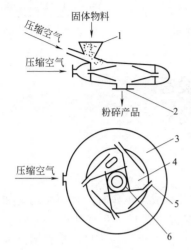

图 6-6　气流粉碎机结构示意
1—加料斗；2—出料管；3—空气室；
4—粉碎室；5—喷嘴；6—分级涡轮

25%～45%。筒体两端装有端盖，筒体上固定有大齿圈，工作时，电动机通过联轴器和小齿轮带动大齿圈，使筒体缓慢转动。当筒体转动时，研磨介质随筒体上升至一定高度后向下滚落或滑动。固体物料由左侧的进料口进入筒体，并逐渐向出料口方向运动。在运动过程中，物料在研磨介质的连续撞击、研磨和滚压下而逐渐被粉碎成细粉，并由出料口排出。

球磨机常用于结晶性或脆性药物的粉碎。密闭操作时，可用于毒性药、贵重药以及具有吸湿性、易氧化性和刺激性药物的粉碎。球磨机的缺点是体积庞大，笨重；工作效率低，能耗大；研磨介质与筒体衬板的损耗较大。

（4）气流粉碎机

气流粉碎机是一种重要的超细碎设备，又称为流能磨，其工作原理是利用高速气流使药物颗粒与颗粒之间以及颗粒与器壁之间产生强烈的冲击、碰撞和摩擦，从而达到粉碎药物的目的。

如图 6-6 所示，在空气室的内壁上装有若干个喷嘴，高压气体由喷嘴以超声速喷入粉碎室，固体药物则由加料口经高压气体引射进入粉碎室。在粉碎室内，高速气流夹带着固体药物颗粒，并使其加速到 50～300m/s。在强烈的碰撞、冲击及高速气流的剪切作用下，固体颗粒被粉碎。粗、细颗粒均随气流高速旋转，但所受离心力的大小不同。细小颗粒因所受的离心力较小，被气流夹带至分级涡轮并随气流一起由出料管排出，而粗颗粒因所受离心力较大在分级涡轮外继续被粉碎。

气流粉碎机结构简单；粉碎成品粒度细，可获得 1～5μm 的超细微颗粒；经过无菌处理后，可达到无菌粉碎的要求；由于压缩气体膨胀时的冷却作用，抵消了粉碎过程中产生的温度，故特别适用于低熔点、热敏性药物，如抗生素、酶等药物的粉碎，且可实现联合操作，在粉碎的同时可以实现干燥。缺点是能耗高，噪声大，运行时会产生振动。

（5）锤击式粉碎机

锤击式粉碎机由转子、锤头、衬板等组成，如图 6-7 所示。利用高速运转的活动齿盘和固定盘的高速相对运动，使被粉碎物料经齿的冲击、剪切、摩擦及物料彼此间的碰撞等综合作用来达到粉碎物料的目的。物料从加料斗加入，受高速旋转的锤头的冲击、剪切，以及衬板的撞击等作用而被粉碎，达到一定细度的粉末通过筛板出料，粗料则继续被粉碎。锤击式粉碎机结构简单，生产能力高，粉碎

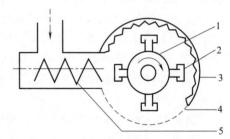

图 6-7　锤击式粉碎机结构示意
1—圆盘；2—锤头；3—衬板；
4—筛板；5—加料器

后的物料颗粒较小且均匀，过粉碎的颗粒少，能耗较低，适用于干燥、性脆易碎的药物的粉碎，缺点是粉碎坚硬的物料时容易磨损部分工作零件，且不适宜于黏性药物的粉碎，因黏性物料可能会阻塞机器导致停机。

6.3.2　常用的筛分设备

筛分一般适用于较粗物料的分级。主要有普通分级设备和超细分级设备。

6.3.2.1 普通分级设备

根据筛分机械的结构及工作原理大致有以下几类。

（1）回转筛

回转筛由筛网或筛板制成的回转筒体、支架和传代装置等组成。其工作原理主要是物料在回转筒内由于摩擦作用而被提升至一定高度，然后因重力作用沿筛面向下滚动，随之又被提升，因此，物料在筒内的运动轨迹呈螺旋形。在不断的下滑翻滚转动过程中，细颗粒通过筛孔落入筛下，大于筛孔尺寸的筛上物料则自筛筒的大端排出。

（2）摇动筛

摇动筛主要由筛框与摇动电动机组成，工作时，物料颗粒主要作平行于筛面的运动。一般用曲柄连杆机构传动实现物料与筛面的相对滑动。电动机通过皮带轮传动使偏心轴旋转，然后用连杆带动筛框作定向往复运动，筛框的运动方向应垂直于支杆式吊杆中心线。物料由筛面一端加入，细颗粒物料通过筛孔落至筛下，筛上物由筛面另一端排出。

（3）振动筛

振动筛一般由振动器、筛箱、支承或悬挂装置、传动装置等部分组成。筛箱由筛框、筛面及其压紧装置组成。筛框由侧板和横梁构成。利用机械或电磁方法使筛面发生振动，筛面振动方向与筛面成一定的倾角。振子的上旋转重锤使筛面产生平面回旋振动，而下旋转重锤则使筛面产生锥面回转振动，其联合作用的效果则使筛面产生复旋型振动。筛面高频率的振动使颗粒更容易接触筛孔，增加了物料与筛面之间的接触面，可以有效地防止筛孔阻塞。振动筛的效率高，质量轻，体积小，可以满足干物料筛分的需求。但其耗能相对较高。

电磁振动筛是一种利用较高频率与较小振幅往复振荡的筛分装置，主要由接触器、筛网、电磁铁等部分组成。装置中筛网的一边装有弹簧，另一边装有衔铁。当弹簧将筛网拉紧而使接触器相互接触时，电路被接通。此时，电磁铁产生磁性而吸引衔铁，使筛网向磁铁的方向移动。当接触器被拉脱时，电路断开，电磁铁便失去磁性，筛网又重新被弹簧拉回，因而接触器又重新接触而引起第二次的电磁吸引，如此往复，使筛网产生振动。由于筛网的振幅较小，频率较高，因此物料在筛网上呈跳动状态，从而有利于颗粒的分散，使细颗粒很容易通过筛网，可用于黏性较强的药物如含油或树脂药粉的筛分。

（4）旋动筛

旋动筛由偏心轴带动在水平面内绕轴沿圆形轨迹旋动，回转速度为 $150\sim260$r/min，回转半径为 $32\sim60$mm，如图 6-8 所示。筛网具有一定的倾斜度，故当筛旋动时，筛网本身可产生高频振动，为防止堵网，在筛网底部格内置有若干小球，利用小球撞击筛网底部亦可引起筛网的振动。旋动筛可以连续操作，粗、细筛组分可分别自排出口排出。

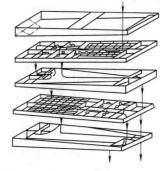

图 6-8 旋动筛结构示意

（5）固定筛

固定筛由平行排列的钢条或钢棒组成，钢条和钢棒称为格条，格条借横杆连接在一起，主要分为格筛和条筛。工作部分固定不动，靠物料沿工作面滑动而使物料得到筛分。结构简单，制造方便。主要缺点是生产率低、筛分效率低。

（6）滚轴筛

滚轴筛的工作面由多根平行排列的滚轴构成。工作时，滚轴通过齿轮传动而旋转，细粒物料从滚轴或盘子间的缝隙通过，大块物料由滚轴带动向一端移动并从末端排出。由于筛轴是按不同的工作角度布置的，所以当物料在工作角度较高的位置运行时速度较快；当物料在工作角度较低的位置运行时速度较平缓。两种不同速度运行下的物料，在筛面某一位置相汇时开始作轴向运动，这样就使物料均匀地分布在筛面上，达到了提高筛分效率的目的。为了使筛上的物料层松动以便于透筛，筛盘形状有偏心的和异形的。内装有安全保险装置，可以防止物料卡住筛轴。

（7）圆筒筛

圆筒筛工作部分为圆筒形，整个筛子绕筒体轴线回转。物料从圆筒的一端给入，细粒物料从筒形表面的筛孔通过，粗粒物料从圆筒的另一端排出。通过变速系统使筛分筒在一定转速下旋转，物料自上而下通过筛分筒得到分离，细料从筛分筒前端下部排出，粗料从筛分筒下端尾部排出。圆筒筛转速低、动力平衡好且工作平稳，但筛孔易堵塞，筛分效率低，工作面积小，生产率低。

（8）悬挂式偏重筛

悬挂式偏重筛由电动机、偏重轮、筛网和接收器等组成，如图6-9所示。将药筛悬挂在弓形铁架上，铁架上又装有偏重轮，工作时，电动机带动主轴和偏重轮高速旋转，偏重轮转动时的不平衡惯性使药筛产生波动，促使药筛上的药粉很快通过筛网孔落入接收器中。此种装置构造简单，体积小，效率较高，适用于矿物药、化学药品或无显著黏性的药粉过筛。可密闭操作，有效地防止粉尘飞扬。

6.3.2.2 超细分级设备

（1）旋流式分级技术设备

旋流分级是采用离心力与重力场相结合进行分级。在分级过程中，利用离心力场使得粗、细颗粒分离，如图6-10所示。粗颗粒沿分离器锥形内壁向下旋转下沉至下出料口排出，细颗粒由于向心力的作用向分离器中心集中并随气流上升从上出口排出。下层为下旋流，内层为上旋流，从而达到粗、细粒子分级的目的。旋流式分级技术既适用于干式分级，又适用于湿式分级。

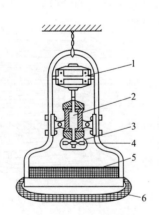

图6-9　悬挂式偏重筛结构示意
1—电动机；2—主轴；3—保护罩；
4—偏重轮；5—筛网；6—接收器

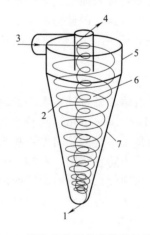

图6-10　旋流式分级技术设备结构示意
1—底流粗粒出口；2—下降旋流；3—物料与
流体入口；4—溢流细粒出口；5—圆筒部分；
6—上升旋流；7—锥筒部分

（2）干式机械分级设备

通常都是以干燥空气作为介质，多是基于离心力场的分级原理而设计。最典型的方法是在各种分级设备内引入特定的机械运动装置，以增大颗粒在分级机内所受到的离心力，达到提高分离因素、增大分级速度、提高分级精度等目的。

（3）圆盘式分级机

圆盘式分级机由进料口、转子、分级圆盘、机壳体等组成，借助圆盘高速旋转时产生的强大离心力使粉体进行分级，如图 6-11 所示。在工作过程中，被分级的粉体进入高速旋转的圆盘中心表面，在离心力的作用下，粗粒被抛向圆盘周边，细粒居于圆盘中心，然后粗、细颗粒分别通过不同的通道排出，从而达到了分级的目的。圆盘式分级机将粉碎与分级紧密结合形成闭合循环，结构紧凑，效率高。

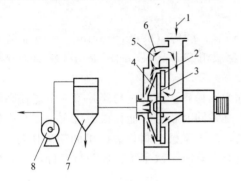
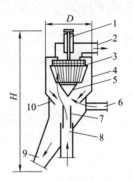

图 6-11 圆盘式分级机结构示意
1—进料口；2—粉碎刀片；3—转子；
4—分级圆盘；5—循环通道；6—机壳体；
7—收集器；8—引风机

图 6-12 叶轮式分级机结构示意
1—旋转轴；2—细料排出口；3—分级叶轮；4—圆柱体壳体；
5—气流分配锥；6—二次进风口；7—位置调节管；
8—进料管；9—粗粒排出口；10—环形体

（4）叶轮式分级机

叶轮式分级机由旋转轴、分级叶轮、气流分配锥、环形体、壳体、进风口、进料管、细料排出口及粗料排出口等部分组成，如图 6-12 所示。被分级粉料在气流的作用下，通过进料管从下向上进入分级腔，在上升过程中，粉料受到二次风的"风筛"作用，使粗粉中夹杂的细粉被分离，使细粉继续随气流上升，在分配锥处，由于分配锥高速旋转，上升的粉料被分散并均匀分配向四周运动。当粉料到达叶轮分级区时，由于叶轮高速旋转产生强大的离心力场，此时粉料既受到向上气流和分级机后部抽风机所产生的向心力作用，同时又受到叶轮旋转所产生的离心力的作用。此时，粗颗粒因受到的离心力大于向心力的作用，则就会被甩向筒壁且沿筒壁向下运动，经粗粒出口排出。而细粒则因受到的向心力大于离心力，则从叶轮缝隙中随气流经细粒出口排出，并经后工序的收集器收集。

（5）带分级锥的分级机

带分级锥的分级机由分配锥、分级锥和分级室等主要部件组成，如图 6-13 所示。其工作原理主要是被分级的粉体由气流携带从进料口进入分级机内，首先粉料被高速旋转的分配锥分散并且均匀地向下运动进入分级室。在分级室内，粉料同时受到分级锥高速旋转所产生的离心力及从中心孔进入的二次风产生的吸引力作用，粗粒被抛射向周边并继续下旋从底部粗粉出口排出；细粉粒则在二次空气吸引下从轴中心孔细粉出口排出。该机的分级点为 $5\sim50\mu m$。

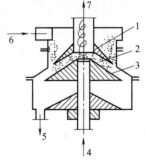

图 6-13 带分级锥的分级机
结构示意
1—分配锥；2—分级室；3—分级锥；
4—二次风入口；5—粗粒出口；
6—物料入口；7—细粉出口

6.4 中药粉碎过程

中药药物的粉碎主要是借助机械力将大块固体物质粉碎成规定细度的操作过程。粉碎可减小粒径，增加比表面积，这对于制剂加工操作和制剂质量都有重要的意义。

粉碎主要有以下目的：①增加药物的表面积，促进药物的溶解与吸收，提高药物的生物利用度；②便于调剂与服用；③加速药材中有效成分的浸出或溶出；④为制备多种剂型奠定基础，如混悬液、散剂、片剂、丸剂、胶囊剂等。

6.4.1 中药粉碎过程的特点

通常根据粉碎产品的力度分为破碎（大于 3mm）、磨碎（60μm～3mm）和超细磨碎（小于 60μm）。中药散剂、丸剂用药材粉末的粒径都属于磨碎范围，而浸提用药材的粉碎粒度属于破碎和磨碎之间。

在粉碎过程中产生小于规定粒度下限的产品称为过粉碎。药材过粉碎并不一定能提高浸出速率，相反会使药材所含淀粉糊化，渣液分离困难，同时粉碎时能耗损失也大，因此应尽可能避免。各种破碎或磨碎设备的粉碎比互不相同，对于坚硬药材，破碎机的粉碎比为 3～10，磨碎机的粉碎比可达 40～400 以上。实际应用时，有时一次很难完成药材粉碎，需要使药材经过分级破碎和磨碎，最终达到要求的粒度。

6.4.2 粉碎原则

药材粉碎时应保持药物的组成和药理作用不变，药材的药用部分必须全部粉碎应用，一般较难粉碎的部分，如叶脉和纤维等不应随意丢弃；毒性药材或刺激性较强的药物粉碎时，应严格注意劳动保护；富含油脂的药材，可先脱脂再粉碎；易吸潮、易风化的药物以及含水量稍大的药材粉碎前应适当干燥。通常，药材只粉碎至需要的粉碎度，达标细粉应随时筛出，不作过粉碎。

6.4.3 粉碎方法

粉碎方法是根据药料性质和粉碎机械性能而选用的粉碎操作过程。粉碎方法分为以下几种。

（1）单独粉碎

单独粉碎是指将一味药材单独进行粉碎处理。氧化性药物与还原性药物必须单独粉碎，否则可引起爆炸现象。贵重药材及毒性或刺激性药物等为了减少损耗和便于劳动保护，亦应单独粉碎。有些粗料药，如乳香、没药，因含有大量胶树脂，在湿热季节难以粉碎，故常在冬、春季单独粉碎成细粉。

（2）混合粉碎

混合粉碎是指将数味药料掺和进行粉碎，处方中某些性质及硬度相似的药物，则可以混合粉碎，既避免黏性药物单独粉碎时黏壁及附聚，又可使粉碎和混合操作同时进行，这种混合粉碎称为共研法。一般如无特殊胶质、黏性或挥发性、油脂较多的药物均可用共研法。

混合粉碎中遇有特殊药物时，需作特殊处理，如遇到一些油性极强的种子类药材，常用的方法是串油粉碎，当处方中含有含糖类较多的黏性药物时，吸湿性强，常采用串料粉碎。串油粉碎和串料粉碎均是先将处方中的其他药物粉碎成粗末，然后用此粗末陆续掺入药物，再行粉碎一次。药物在粉碎过程中及时被粗末分散并吸附，使粉碎与过筛得以顺利进行。亦可将其他药物与中性药物一起先进行粗粉碎，使其成为不规则的块和颗粒，在 60℃ 以下充分干燥后再粉碎。

（3）干法粉碎和湿法粉碎

干法粉碎是将药物适当干燥再进行粉碎的方法，是使药物中的水分降低到一定限度（一般应少于 5％）再粉碎的方法。除特殊中药外，一般药物均采用干法粉碎。湿法粉碎是指药物中加入适量的水或者其他液体进行研磨粉碎的方法，水或其他液体以小分子渗入药料颗粒的裂隙，减少药料分子间的引力而利于粉碎。通常所选用的液体以药材遇湿不膨胀，两者不起变化且不影响药效为原则，适用于某些刺激性较强或者有毒的药物，以免干法粉碎时粉尘飞扬。有些难溶于水的药物，要求粉碎成极的细粉时，常需采用"水飞法"粉碎。"水飞法"过去采用手工操作，费工费力，生产效率很低。现在多用球磨机代替，既保证药粉细度又提高了生产效率，但仍需连续转动球磨机 60～80h，才能得到极细粉。

（4）低温粉碎

低温时药材脆性增大，易于粉碎，是一种粉碎的新方法。其特点：①适用于在常温下粉碎困难的药材，熔点、软化点低的，热可塑性较好的药材，如树脂、树胶等，可较好地粉碎；②含水、含油虽少但富含糖分的药材亦可粉碎；③可获得更韧的粉末；④能保留挥发性成分。低温粉碎一般有下列 4 种方法：①药材先行冷却或在低气温条件下，迅速通过高速撞击式粉碎机粉碎；②粉碎机壳通入低温冷却水，在循环冷却下进行粉碎；③待粉碎的物料与干冰或液化氮气混合后进行粉碎；④组合应用上述冷却法进行粉碎。

（5）超微粉碎

指利用机械或流体动力的途径将物料粉碎至粒径各种级别的微粉。其方法按性质可分为物理方法和化学方法两大类。其中，物理方法主要有机械粉碎法；化学方法主要有微结晶法、固体分散法、化学反应法、溶剂蒸发法等。目前，在中药超微粉碎方面主要采用物理方法制备微粉，可以防止发生化学反应从而保持药材原有的化学性质。

6.4.4　工业粉碎流程

按操作方式可分为批料粉碎、连续的开路粉碎和闭路粉碎。开路粉碎：凡从粉碎机中卸出的物料即为产品，不带检查、筛分或选粉设备的粉碎流程。特点：比较简单，设备少，扬尘点也少；当要求粉碎产品粒度较小时，粉碎效率低，产品中会存在部分粒度不合格的粗颗粒物料。闭路粉碎：凡带检测、筛分或选粉设备的粉碎流程。特点：从粉碎机中卸出的物料须经检查筛分或选粉设备，粒度合格的颗粒作为产品，不合格的粗颗粒作为循环物料重新回至粉碎机中再行粉碎。粗颗粒回料质量与该级粉碎产品的质量之比称为循环负荷率。

6.4.5　粉碎注意事项

① 固体药物的粉碎过程，一般是利用外加机械力，部分地破坏物质分子间的内聚力，使大块药材转变成小颗粒，表面积增大，即将机械能转变成表面能的过程。

② 极性的晶体物质如生石膏、硼砂均具有相当的脆性，较易粉碎。

③ 非极性的晶体物质如樟脑、冰片等则脆性差，当施加一定的机械力时，易产生变形而阻碍了它们的粉碎，通常可加入少量挥发性液体，当液体渗入固体分子间的裂隙时，由于能降低其分子间的内聚力，致使晶体易从裂隙处分开。

④ 非晶体药物如树脂、树胶等具有一定的弹性，粉碎时一部分机械能用于引起弹性变形，最后变为热能，因而降低粉碎效率，一般可用降低温度（0℃左右）来增加非晶体药物的脆性。

⑤ 植物药材性质复杂，且含有一定量的水分（一般为 9％～16％），具有韧性，所含水分越少，则药材越脆，越有利于粉碎，故应在粉碎前依其特性进行适当干燥。

⑥ 薄壁组织的药材，如花、叶与部分根、茎易于粉碎。

⑦ 木质及角质结构的药材，含黏性或油性较大的药材及动物的筋、骨、甲则不易粉碎，可选风选式中药粉碎机。

思考题

1. 简述粉碎操作在药品生产中的意义及典型的粉碎设备。
2. 简述药筛的类型及典型的筛选设备。

参考文献

[1] 蔡光先.中药粉体工程学 [M].北京：人民卫生出版社，2008.

[2] 曹光明.中药制药工程学 [M].北京：化学工业出版社，2004.

[3] 崔福德.药剂学 [M].北京：中国医药科技出版社，2002.

[4] 《化学工程手册》委员会.化学工程手册.颗粒及颗粒系统：第 19 篇 [M].北京：化学工业出版社，1989.

[5] 川北公夫，等.粉体工程学 [M].罗秉江，郭新有，译.武汉：武汉工业大学出版社，1991.

[6] 潘亚平，张振海，蒋艳荣，等.中药粉体改性技术的研究进展 [J].中国中药杂志，2013，38（22）：3808-3813.

[7] 王志祥.制药工程学 [M].北京：化学工业出版社，2011.

[8] 张绪桥.药物制剂设备与车间设计 [M].北京：中国医药科技出版社，2000.

第7章 中药制药提取过程技术

7.1 药材的提取工艺特性

药材的提取是指使用特定的溶剂采用特定的方法，将药材中的有效成分或有效部位从药物原料中取出的过程。在提取过程中需要根据提取原理以及各类药材的提取工艺特性，将有效成分及辅助成分尽可能地提取出来以利于药物吸收，降低服用量并尽量减少毒副作用。

7.1.1 药材提取的工艺特性

由于各种中药的有效成分不同，所采取的提取方法也不尽相同，选择适宜的提取工艺对提高提取效率、保证有效成分的生物活性至关重要。

7.1.1.1 含动植物组织药材的提取工艺特性

中药材多为动植物药，每一种药材都有一定的组织细胞结构，药物的有效成分就存在于这些组织细胞之中。在提取之前要根据其各自的结构特点，破坏组织和细胞结构，使有效成分能顺利进入溶剂中。

（1）植物组织药材 植物细胞有细胞壁和细胞膜结构，相当于半透膜，有一定的通透性，小分子物质容易通过，大分子物质则不容易通过。因此，要使植物药材中的有效成分提取出来，需要改善细胞膜的通透性或者使细胞壁破碎，使有效成分顺利进入溶剂。

① 根类 可分为全根入药和根皮入药两种，其中全根入药的药材淀粉含量较高，根类药材中薄壁细胞组织较多，细胞壁、细胞膜较易破坏，药材也容易粉碎，但以水作溶剂时加热易导致糊化而影响过滤，用冷水浸出则细胞壁、细胞膜不能被破坏，浸出效果不好，因此用乙醇等有机溶剂较为合理。

② 茎类 可分为木质茎、根状茎、块茎、鳞茎和球茎五种。木质茎因死细胞、木质化组织多而质地坚硬，但渗透性较好，故在提取前可适当粉碎以增大表面积，加快浸出。树皮或茎皮类药材应在加工前先去除，然后用乙醇等溶剂浸出。块茎类如白及、半夏等，含大量淀粉，因而不宜用热水浸取。鳞茎类和球茎类含水量较大，富含果胶类成分，干燥后细胞膜易被破坏，利于有效成分的浸出，但果胶在加热时会产生胶类物质而影响到滤过。

③ 叶类 浸提有时需用汽油、苯、氯仿等除蜡后才能进行。

④ 花类 薄壁细胞较多，干燥时细胞壁、细胞膜被破坏而有利于浸出，故可采取水提取的方法。但花粉类药材细胞壁有坚固的角质层或蜡质，需加热、加酶、发酵处理后提取。

⑤ 果实类 包括果皮、果肉和种子。一些很小的种子常常与果皮一起入药，在浸提时不用粉碎。种子和果实表面有角质或蜡质时，需适当粉碎，并通过加热、加酶、发酵或使用化学物质加以处理，然后才能浸提。肉质果类药材和果皮类药材均因含较多的果胶质而影响水提工艺，常常用有机溶剂浸提或用相应果胶酶水解后再用水浸提。

⑥ 全草类 分为不带根和带根的草类，质地较轻，容易粉碎和浸出，往往适当切碎而

不需要特殊处理即可浸提。

（2）动物组织药材　动物类药材没有细胞膜和细胞壁之分，主要化学成分是蛋白质、酶、激素等，对光、热、酸、碱等因素较为敏感，若处理不当则会使有效成分的药理活性降低或消失。动物类药材的骨、角、甲由致密、坚硬的胶原蛋白纤维及磷酸钙和碳酸钙组成，加工前需进行粉碎；皮类药材则先应破碎，用匀浆机制成浆状物再加热煎煮；脏器、胎盘类药材的有效成分主要为甾体固醇、酶、激素等，应按生化制剂的方法处理；虫类药物的有效成分主要是酶、毒性活性成分，加热时也要注意其热敏性，且宜用新鲜材料加工。

7.1.1.2　药材中主要有效成分提取工艺特性

中药所含化学成分复杂，单味中药所含化学成分就多种多样，多味中药配伍共煎所得提取液的化学组成则更加复杂。

按照化学分类，药材中的主要有效成分可分为亲水性的糖类、蛋白质、氨基酸、生物碱等极性较大的活性成分和亲脂性的叶绿素、脂肪油、挥发油、萜类、甾类、蒽醌等极性较小的活性成分。各类成分的化学性质决定了它们的理化特性，如在各种提取溶剂中的溶解能力等，也决定了其提取工艺特性。

（1）利用药材成分的挥发性

当水与挥发性物质蒸馏时，挥发性物质能随水一并馏出，通过冷凝可以分离得到挥发性成分。挥发性成分中挥发油、麻黄碱等生物碱、丹皮酚等酚类物质、小分子苯醌等均能用水蒸气蒸馏法提取。挥发性成分还可以采取压榨法、超临界二氧化碳提取等方法提取。

（2）利用浸出成分极性的不同

遵循"相似相溶"的原理，不同极性的有效成分应采用不同极性的溶剂。极性大小与亲脂性和亲水性密切相关，一般来说，极性越大，亲水性越强。脂环类及芳香类化合物极性较小，易溶于三氯甲烷、乙醚等亲脂性溶剂；糖苷、氨基酸等极性较大，易溶于水等亲水性溶剂。提取溶剂的选用应秉着对有效成分具有较大溶解度，对无效成分不溶或少溶，且安全有效、廉价易得的原则。溶剂选择正确，才能较顺利地将有效成分提取出来。

（3）利用药材成分的酸碱性

有机酸类能与碱生成溶于水的盐，用水或者碱水萃取，游离的酸则采用有机溶剂萃取。加入适当的稀酸，能使含有生物碱的药材成分成盐而增大其在水中的溶解度以利于浸出，随后将药材用弱碱性水浸润，生物碱盐类又可转化为游离生物碱，进一步用三氯甲烷或苯等溶剂萃取。酚类物质具有弱酸性可与氢氧化钠等碱类生成酚钠而溶于水，浸出液酸化后游离的酚类成分又溶解度减小而析出。

（4）提取液中加入适当沉淀剂

提取过程中加入沉淀剂可以使有效成分或杂质反应生成难溶性的沉淀而将有效成分与杂质分离。如金属离子乙酸铅可与酸性或酚性物质结合并沉淀；乙酸铅或碱式乙酸铅可用来沉淀皂苷、鞣质、蛋白质、黄酮等物质。

（5）利用复合方法程序提取有效成分

由于水的浸出范围广，选择性差，容易浸出大量无效成分，使浸出液体积大，不利于制剂，醇能选择性地溶解或沉淀某些无效成分，所以中药提取工艺中常采用水提醇沉法或醇提水沉法，通过改变提取溶剂的极性而改变中药成分的溶解度达到纯化的目的。

7.1.1.3　复方中药共提的工艺特性

中药单煎与共煎有本质上的差异，共煎时会面对十分复杂的化合物体系及其发生的物理化学变化，因此复方中药共煎特性是极为重要的提取工艺特性。

有些中药复方共煎时会发生相互作用，产生协同或拮抗效应。协同效应指的是增强疗效，促进溶出，减毒、降低副作用等。拮抗效应则包括降低疗效，增加副作用等。

（1）共煎时中药成分溶出率的变化

某些中药单煎可能不溶于水而难以提取或者提取率极低，但复方共煎后，某些成分对难溶性物质有增溶或助溶作用，但也存在溶解度降低的情况。如石膏与含有机酸、鞣质、生物碱盐的药材在水中共煎时可提高其溶解度；芍药汤中，黄连与大黄、黄芩、甘草合煎时，将发生沉淀，导致黄连中小檗碱含量明显降低。

（2）复方共煎时的化学反应

煎煮过程中溶液内各浸出成分可能发生水解、聚合、解离、氧化、还原反应，视溶液的内部环境而定。大黄与牡丹皮、桃仁、冬瓜仁和芒硝分别配伍的煎剂比起大黄单煎时，共煎液 pH 小于 7 而导致结合型大黄酸水解，游离大黄酸增加，但游离大黄酸的增加量却并不能等于结合型大黄酸的减少量。

（3）复方共煎时的减毒作用

乌头碱是中药附子的主要毒性成分，大黄、附子合煎液中乌头碱含量低于两者分煎后再组方的溶液，大黄的量与乌头碱的量成反比。与附子配伍时，甘草也有与大黄类似的性质，使乌头碱含量降低，而干姜则相反，反而使乌头碱含量增加。

7.1.2　药材提取的影响因素

7.1.2.1　浸出溶剂

对于不同的成分，应根据其性质选择不同的提取溶剂。选择的溶剂应能最大限度地浸出有效成分，最低限度地浸出无效成分和有害物质，而且不与有效成分发生变化，不影响其稳定性和药效。

（1）水

水是传统中医药中最常用的溶剂。它经济易得，溶解范围广。但水提取液易发霉变质，有些苷类成分易水解，有些脂溶性成分溶解不完全，提取物成分复杂，使提纯与除杂难度增加等。

（2）亲水性有机溶剂

亲水性有机溶剂是指能与水以任意比例混溶的有机溶剂，如甲醇、乙醇、丙酮等，其中乙醇最为常用。乙醇对各类中药化学成分溶解性都较好，对植物细胞的穿透能力也较强，还能与多数溶剂互溶。通常根据药材性质，用不同浓度的乙醇提取。乙醇毒性小、价格便宜、来源方便，并能在提取后回收再利用。甲醇性质与乙醇类似，但有毒性，使用时应注意。丙酮有挥发性、易燃性，有一定的防腐作用，且有一定毒性。

（3）亲脂性有机溶剂

不能与水互溶的有机溶剂，如石油醚、乙酸乙酯、氯仿、苯、乙醚等。这类溶剂对化合物溶解的选择性较强，水溶性杂质少，较易纯化，但挥发性大，易燃烧，一般有毒，价格较贵，对设备要求高，且组织穿透能力较弱。

7.1.2.2　浸提辅助剂

浸提辅助剂能增大有效成分在溶剂中的溶解度，增强有效成分在浸出过程中的稳定性，除去或减少某些无效成分。常用的浸提辅助剂有酸、碱、表面活性剂和稳定剂。如乌头碱的提取中，酸的加入能使生物碱成盐，而大大提高生物碱的提取率。浸提远志时，加入少量氨水可以防止远志皂苷水解。

7.1.2.3 药材粒度

一般来说药材的粒度越小，比表面积越大，药材与溶剂接触越充分，浸出速度越快。但粒度太小，可能会增大药材成分之间或与细胞壁之间的吸附作用导致黏度增大，反而影响提取；同时，细胞破裂的越多，浸出的杂质也越多，不利于后面的分离纯化；渗漉时，过细的粉末会造成堵塞，使渗漉不完全或渗漉停止。故药材的粒度应适宜。

7.1.2.4 药材成分

不同的成分，由于其结构与性质的差异，提取效果也不一样。即使同一种药材，产地或药用部位的差异也会影响提取液质量。

7.1.2.5 浸出温度

温度升高，药材中组织软化，溶解度增大，扩散速度加快，有效成分的浸出加快。且温度升高，细胞内蛋白质凝固，酶被破坏，增加了浸出物和制剂的稳定性。但温度过高，一方面药材中的某些不耐热成分或挥发性成分会被分解、破坏或挥发，另一方面无效成分浸出会增加，杂质增多，不利于除杂、提纯等后处理。因此，浸出时可适当提高温度，但温度必须控制在药材有效成分不被破坏的范围内。

7.1.2.6 浸出时间

浸出过程需要一定的时间，延长提取时间会使提取物增多。但实际上药材中被浸出成分的含量降低到一定程度后实际得到的有效物质增加极少，反而增加各方面消耗。此外，长时间的提取也可能会破坏某些提取物。

7.1.2.7 浓度梯度

浓度梯度是指药材组织液内的浓溶液与其外部溶液的浓度差，是扩散作用的主要动力。浓度梯度越大，扩散越快。因此，保持较大浓度差是提高浸提效果的关键之一。浸出过程中一般采用不断搅拌、经常更换新鲜溶剂、强制浸出液循环流动或采用流动溶剂渗漉的方法增大浓度梯度。

7.1.2.8 浸出压力

提高压力有助于浸出。在较高压力下，可能使部分细胞壁破裂，加速浸润渗透过程，有利于浸出成分的扩散。

7.1.2.9 新技术的应用

近年来各种新技术的不断推广应用，极大地拓宽了中药提取的技术手段。如超临界流体萃取、酶提取、电磁场下浸提、电磁振动下浸提、脉冲浸提等的运用使得提取更加节能高效。

7.2 药材的浸提工艺

中药在选择提取方法时应综合考虑各种因素，不同的药物必须采用不同的方法，本节主要介绍的是煎煮法、浸渍法和渗漉法。

7.2.1 煎煮法

煎煮法系以水作为溶剂，通过加热煎煮浸提药材有效成分的方法，又称煮提法或煎浸法。

7.2.1.1 提取特点

煎煮法溶剂价廉易得，设备简单，技术成熟，浸出成分范围广，能煎出药材中的多种成分，适用于有效成分易溶于水，且对湿热稳定的药材。但煎煮法由于其浸出成分范围广，大量无效成分也被浸出，使得分离纯化较为困难。有些药材含淀粉、黏液质、糖等成分较多，煎出液较为黏稠，滤过、分离困难，且易霉败变质。煎煮法提取的多为复方制剂，在提取过程中，各成分可能发生氧化、还原、水解等反应，改变药效。

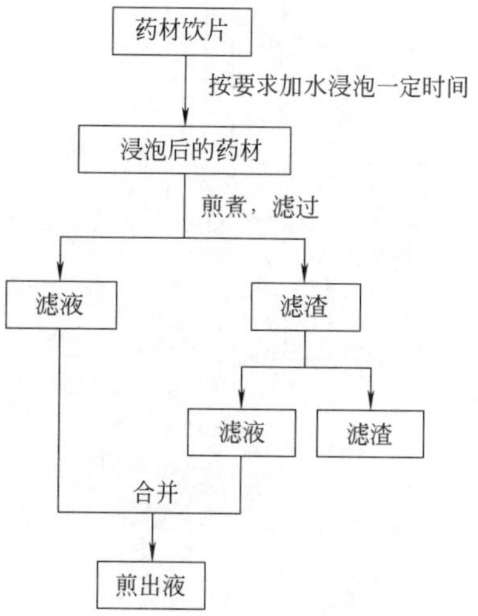

7.2.1.2　操作步骤

煎煮法的流程包括备料、浸泡、煎煮、滤过，流程图如图 7-1 所示。

（1）浸泡

将药材饮片置于煎煮容器内，加入一定比例的水浸没药材，浸泡规定时间。一般浸泡时间根据药材性质而定，花、叶、茎等为主的药材浸泡时间为 20～30min，根、根茎、果实、种子等为主的药材浸泡时间 60min 左右。

```
          药材饮片
            │ 按要求加水浸泡一定时间
        浸泡后的药材
            │ 煎煮，滤过
       ┌────┴────┐
     滤液         滤渣
                   │
              ┌────┴────┐
            滤液         滤渣
            │ 合并
         煎出液
```

图 7-1　煎煮法提取流程

（2）煎煮

将浸泡后的药材先用大火加热至沸腾，然后用小火保持微沸状态煎煮规定时间，煎煮 2～3 次。煎煮时，通过搅拌或强制循环可以加快有效成分的溶出。煎煮法又可根据加压与否分为常压煎煮法和加压煎煮法。一般药材可用常压煎煮法，但对于药材成分不易破坏，或在常压下不易被煎透的药材可用加压煎煮法。

7.2.1.3　常用设备

古人有"凡煎忌用铜铁器，宜用银器、瓦罐"的说法。因为在煎煮过程中，铁会与药材中的鞣质、油脂、生物碱等成分发生物理化学反应；铜可微量进入药液；铝则不耐强酸强碱。实际生产中禁用铁制、铜制、铝制容器煎煮药材，而多采用不锈钢器具。

（1）敞口式煎煮器

工业小批量生产中，多采用敞口倾斜式夹层锅进行提取。为了提高提取效果，又常常增设搅拌器、循环泵等装置，如图 7-2 所示。

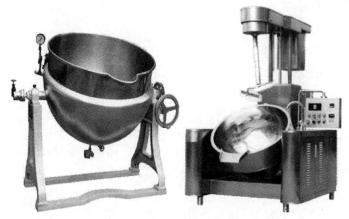

图 7-2　敞口倾斜式夹层锅

（2）密闭式煎煮器

密闭式煎煮器是全封闭的设备，结构与多功能提取罐的罐体类似，通过气动机操纵底盖

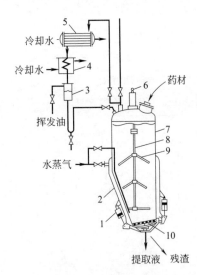

图 7-3 多功能提取罐

1—下气动装置；2—夹套；3—油水分离器；
4—冷却器；5—冷凝器；6—上气动装置；
7—罐体；8—上下移动轴；9—料叉；
10—带筛板的活动底

开闭。投料后可通过蒸汽直接进行加热，达到一定温度后，停止进气，改为向夹层通蒸汽间接加热，以维持罐内微沸状态，罐内搅拌桨同时工作，使药材均匀煎煮。药材煎煮时既可常压操作，也可加压操作。对于含有黏性成分较多的药材不宜使用。目前，中药房使用的煎药机也属于此类。

（3）多功能提取罐

多功能提取罐是目前中药提取中应用最广的设备，这种罐是全封闭的循环系统，不但适用于煎煮，还可用于渗漉、温浸、回流、循环浸渍或减压浸出等各工艺。多功能提取罐主要结构有罐体、出渣口、加料口、气动装置夹层等。底部带筛板的活动底使药渣与浸出液较好地分离；出渣口与投料口均采用气动装置，操作方便；夹层可通入蒸汽加热或冷水冷却；罐体内有料叉，既可搅拌又可借助气动装置自动提升排渣。设有集中控制台控制，能大大减轻劳动强度，利于流水线生产，生产效率高。为提高浸出效果，还可采取搅拌、泵循环、压力循环等方法强化。多功能提取罐如图 7-3 所示。

7.2.2 浸渍法

浸渍法是指用适当的浸出溶剂，在常温或加热下浸渍药材，将有效成分浸出的操作，属于静态提取方法。

7.2.2.1 提取特点

浸渍法操作简单易行，但操作时间较长，溶剂用量大，浸出率较差，且往往不易完全浸出有效成分，最好采用多次浸渍，以减少由于药渣吸附导致的损失，提高提取率。另外，浸渍法所需时间较长，不宜用水作溶剂，通常用不同浓度的乙醇或白酒，故浸渍过程中应密闭，防止溶剂的挥发损失。该法适用于易破坏的药材、黏性药材、无组织结构的药材、新鲜及易于膨胀的药材。

7.2.2.2 操作方法

浸渍法的一般工艺流程如下：

药材饮片 → 粉碎 → 浸渍 → 分离、压榨 → 滤过 → 上清液

按提取温度和浸渍次数，浸渍法可分为冷浸渍法、热浸渍法和重浸渍法。

（1）冷浸渍法

在常温条件下进行，又称为常温浸渍法。具体操作为：将药材饮片适当粉碎后置于有盖容器内，加入一定量溶剂，密闭，在室温下浸渍 3～5 天（或其他规定时间），然后滤过，并压榨药渣，将压榨液与滤液合并，静置 24h 后，滤过，即得。冷浸渍法不用加热，适用于提取含挥发性、多糖、黏性物质及不耐热成分的药材。

（2）热浸渍法

将药材饮片置于特制的罐中，加入一定量溶剂，水浴或蒸汽加热，在 40～60℃ 下浸渍。该法可以缩短浸提时间，提高效率，但也增加了杂质溶出，浸出液冷却后常有棉絮状沉淀物，导致澄清度不如冷浸渍法好。因浸渍过程中需要加热，对热不稳定的药材不适合用此法。一般适用于制备酒剂。

（3）重浸渍法

重浸渍法就是多次浸渍法。单次浸渍法提取效率不高，为此引入重浸渍法。浸渍次数越多，成分损失量越少。一般在正常操作下，三次重浸渍，即可使药渣吸液引起的损失减少到无实际意义的程度。重浸渍法具体操作为：将浸提溶剂分成几份，先用第一份溶剂浸提，药渣再用第二份浸提，如此重复 2~3 次，最后将所有浸提液合并处理。

7.2.2.3　提取设备

浸渍法所用的设备包括盛放浸渍药材的浸渍器和挤压药渣中残留浸出液的压榨器。

（1）浸渍器

传统的浸渍器采用缸、坛，现代的浸渍器多选用不锈钢罐、搪瓷罐等。大量生产时，为防止药渣堵塞浸渍器下端出口，应在承托药材的假底上放滤布，起滤过作用。有时还在浸渍器上装搅拌器以加速浸出。若量大难以搅拌时，可在出口处装循环泵，起到搅拌作用。浸渍的容器需要有盖以防止浸提溶剂挥发和异物污染。

（2）压榨器

一般药渣吸附的浸液量越多，药渣吸附浸液所引起的成分损失量越大。压榨药渣不仅可以减少浸出成分的损失，同时压榨浸渍后的药渣，在下一轮浸渍中可以明显改善固液接触状态，增强传质效果。常用的压榨器为螺旋压榨机，见图 7-4。

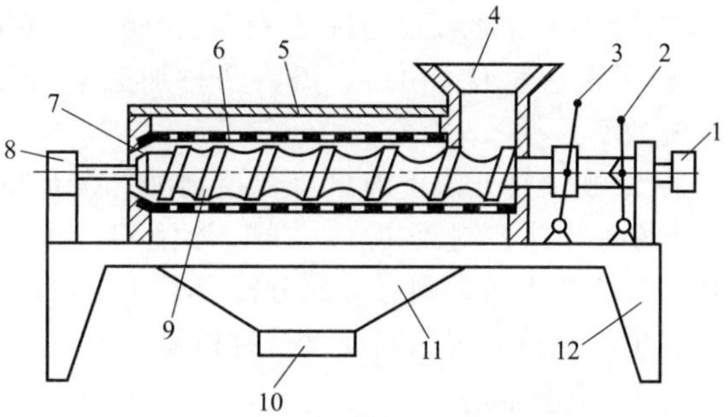

图 7-4　螺旋压榨机

1—传动装置；2—离合手柄；3—压力调整手柄；4—料斗；5—机盖；6—圆筒筛；7—出渣口；8—轴承盒；9—压榨螺杆；10—出液口；11—汁液收集斗；12—机架

7.2.3　渗漉法

渗漉法是将药材粉碎后，装入渗漉筒中，然后从上方不断加入溶剂，使其渗透过药材，在流动过程中将有效成分浸出的方法，属于动态提取法。

7.2.3.1　提取特点

渗漉法类似多次浸出过程。溶剂由于重力作用而向下流动，不断造成浓度差，相当于无数次浸渍，提取效果优于浸渍法，成分的提取也较完全，但因需要不断加入溶剂，提取溶剂用量大且收集到的渗漉液体积大。渗漉器底部带有滤过装置，不必单独进行滤过操作，节省工序。为了保证药材的有效成分能尽可能多地提取出来，提高浸出效率，需要较长的渗漉时间。渗漉法用于贵重药材、毒性药材和有效成分含量较低的药材，对新鲜及易膨胀的、无组织结构的药材不宜选用。如乳香、松香、芦荟等非组织药材，渗漉时不但容易堵塞渗漉筒，也会使溶剂难以进入其内部，不利于内部有效成分的溶出。

7.2.3.2　操作方法

渗漉法又分为单渗漉法、重渗漉法、加压渗漉法和逆流渗漉法。

（1）单渗漉法

系指用一个渗漉筒的常压渗漉方法，它设备简单，操作容易，应用普遍。具体操作过程为：粉碎→浸润→装筒→排气→浸提→渗漉→收集渗漉液。

① 粉碎　药材的粉碎度应适宜。药材粗粉过细，会堵塞渗漉筒，导致溶剂渗过药材的

速度变慢，渗漉速度变慢；药材粗粉太粗，药材粗粉的比表面积小，药材粗粉内部的有效成分不易溶出，提取效果差。

② 浸润　药材粗粉在加入溶剂润湿后会膨胀，为了避免药材粗粉在渗漉筒中膨胀造成堵塞，使渗漉不能持续进行，应该在装筒前充分润湿。一般加入药材粗粉量 60%～70% 的溶剂进行润湿。润湿后的药材粗粉还需要密闭放置一定时间，以待其充分膨胀。质地坚硬的药材，放置时间可稍短；质地疏松的药材，放置时间应较长。一般的放置时间为 15min～6h。

③ 装筒　将适量的脱脂棉铺垫在渗漉器底部的筛板上，然后分次将已湿润的药材粗粉装入渗漉筒，松紧一致地均匀压平，然后用滤纸或纱布覆盖，并加少量重物。压平所施加的压力大小应适宜。渗漉器内药材粗粉所占容积一般不得超过渗漉器容积的 2/3，必须留有一定的溶剂存在空间。

④ 排气　药材装填完毕后，打开渗漉筒底部出口的开关，从渗漉筒上端加入溶剂，直至溶剂从出口处流出，然后关闭底部开关，继续添加溶剂，至浸没药材表面数厘米。在所有操作过程中，应始终保持溶剂浸没药材以保证药粉柱内空气排除，并阻止空气重新进入药粉柱。

⑤ 浸提　气泡排出后，需将药材加盖浸渍 24～48h，使溶剂充分渗透进药材内部，提高渗漉效率。

⑥ 渗漉　打开渗漉液出口，控制液体流出的速度，接收渗漉液。除另有规定外，一般 1kg 药材每分钟控制流出 1～3mL 渗漉液；大量生产时速度为每小时是总容积的 1/24 或 1/48。若流速太快，则有效成分浸出不完全，产率低；若流速太慢，则影响设备利用率。渗漉过程中应保持溶剂始终浸没药材粗粉。

（2）重渗漉法

将多个渗漉筒串联排列，渗漉液重复用作新药材粗粉的溶剂，进行多次渗漉以提高渗漉液浓度的方法。该法溶剂用量少，利用率高，但所用容器太多，操作较麻烦。

重渗漉法的操作过程除装筒和渗漉两个步骤外，其他步骤操作与单渗漉法相似，其不同表现在：①由于重渗漉法的渗漉装置为几个串联的渗漉筒，药材粗粉的装填需按照一定比例装入这些渗漉筒中；②重渗漉法的每个渗漉筒必须先收集一定量的初漉液，后续的渗漉液均在最后一个渗漉筒中收集。

（3）加压渗漉法

即给溶剂加压，使溶剂及浸出液较快通过粉柱，使渗漉顺利进行。加压渗漉法药材的粒度较小，提取效率高，在较大的压力下能大大缩短提取时间，溶剂耗量小，提取液浓度大，有利于后续浓缩与制剂。

（4）逆流渗漉法

是将药材与溶剂在浸出容器中沿相反方向运动，连续而充分地进行接触提取的一种方法，属于动态逆流提取。由于药材与溶剂逆向运动，药材浸润渗透较彻底，浸出效果较好；排药渣时，药渣中残留的药液可以被挤压出来，减少有效成分的过多损失；提取过程连续进行，适合规模化生产。

7.2.3.3　常用设备

（1）单渗漉设备

渗漉罐形状有圆柱形、正锥形和斜锥形等，一般药材采用圆柱形，膨胀性较强的药材则采用圆锥形。渗漉罐常带有夹层，可向夹层

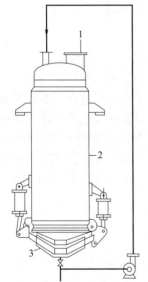

图 7-5　单渗漉设备
1—加料口；2—罐体；
3—出渣口

中通入热水（油）进行加热或冷冻盐水进行冷却，以达到提取所需的温度。为了提高渗漉速度，可在渗漉器下端加振荡器或侧边加超声波发生器以强化传质过程，如图 7-5 所示。

（2）重渗漉设备

设备较单渗漉设备复杂。将若干个底端出口都带有活塞的单渗漉的渗漉筒串联或并联起来即可得到重渗漉设备，如图 7-6 所示。每个渗漉筒收集初滤液，在最后一个渗漉筒收集续滤液。串联有利于每个渗漉筒初滤液的收集；并联则有利于续滤液的再利用。

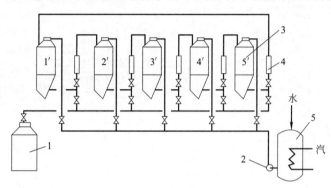

图 7-6　重渗漉设备

1—贮液罐；2—加压泵；3—渗漉罐；4—加热器；5—溶剂罐

（3）加压渗漉设备

与单渗漉设备类似，由渗漉罐、溶剂罐、贮液罐和加压泵等组成。与单渗漉设备不同的是，其渗漉罐上下两端的盖均带有卡箍，能固定和密封渗漉罐；加压泵在向渗漉罐加溶剂的同时，也造成渗漉罐内压力高于正常大气压，使溶剂和药粉均处于较大的压力下，实现加压渗漉。

（4）逆流渗漉设备

逆流渗漉设备有 U 形螺旋式逆流提取设备、螺旋推进式提取器、平转式连续提取器、千代田氏 L 形连续浸取器等。

① U 形螺旋式逆流提取设备　U 形螺旋式逆流提取设备结构主要包括进料管、水平管、出料管和螺旋输送器。各管均具有夹层，可蒸汽加热或冷水冷却。药物从进料管加入，在螺旋输送器的推动下，依次经过水平管和出料管，溶剂则从出料管的开口处进入，逆着药材运动方动方向渗过药材，比较充分地浸出药材有效成分后，从进料管引出浸出液，如图 7-7 所示。U 形螺旋式逆流提取设备适用于挥发性有机溶剂提取，提取效率高，劳动强度低，但清洗不方便。

② 螺旋推进式提取器　其结构如图 7-8 所示，浸取器上盖可以打开以便清洗和维修，下部带有夹套，内部可通蒸汽进行加热。浸取器安装时带有一定倾斜度，方便液体流动。适合加热提取，不适合粉末及提取难度较大的药材提取。

③ 平转式连续提取器　其结构如图 7-9 所示。旋转的圆环形容器内间隔 12～18 个料格，料格由两个同心圆构成，且带有传送装置，可顺时针转动。料格下有筛板，一侧与料格铰接，另一侧可开启，借筛底下的两个滚轮分别支撑在内、外轨上，当格子转到 11 格出渣时，滚轮随内、外轨断口落下，筛底开启排药渣，滚轮上升时，筛底又重新回到原来的水平位置 10 格。浸出液贮槽分 10 料格，即 1～9 格、12 格，位于筛底之下，固定不动，收集浸出液。

④ 千代田式 L 型连续浸取器　在浸取器内既有浸渍过程又有喷淋过程，见图 7-10。药材加入后，横向的皮带会将其往后运输，其间通过浸取液循环泵进行数次溶剂喷淋浸取，当

卧式浸取结束后，药材便落入立式部分的底部，并浸渍于溶液中，然后用带孔的可动提篮捞取上来，一边上升一边渗漉提取，最后从溶剂入口上部排出，滤液首先积在底部，然后经过过滤器进入卧式浸取器，与固体原料成逆流流动，最后作为浸出液排出。

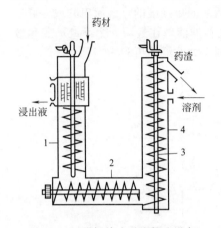

图 7-7　U 形螺旋式逆流提取设备

1—进料管；2—水平管；

3—螺旋输送器；4—出料管

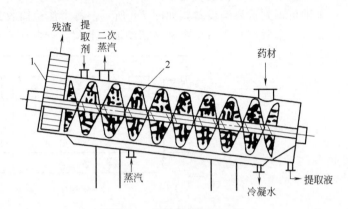

图 7-8　螺旋推进式提取器

1—出渣装置；2—螺旋板

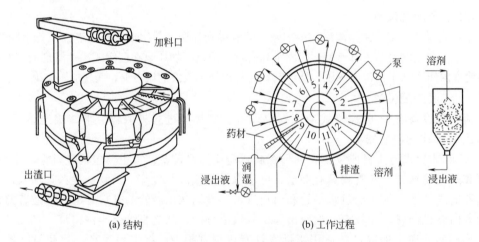

(a) 结构　　　　　　　　　　(b) 工作过程

图 7-9　平转式连续提取器

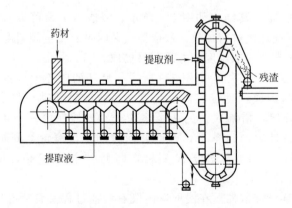

图 7-10　千代田氏 L 形连续浸取器

7.3　中药的压榨提取工艺

　　压榨法是用机械加压的方法分离液体和固体的一种方法，也称为榨取法，目前在制糖、榨取果汁、蔬菜汁和芳香油等行业广泛应用。榨取法在药物提取生产中应用也是常见的，例如药用油蓖麻油、亚麻仁油、巴豆油也都是以压榨法制取。

　　压榨法的缺点是用于榨取芳香油和脂肪油类物质时，其收率不如浸出法高，因此制备芳香油已经很少使用压榨法，但是有些芳香油用压榨法所得到油的气味比浸出工艺和水蒸气蒸馏法更好，如由中药陈皮、青皮和柑橘、橙、柚、柠檬等果实以压榨法制得的芳香油远较蒸馏法的气味好，这是压榨法的一个独特优势。实际应用时，为了提高其收率，可以用压榨法与浸出法或蒸馏法相结合的办法解决。用压榨法提取水溶性物可得到较高的收率，而且可使得到的产品不受到破坏，因此压榨工艺是制备新鲜中药中对热不稳定有效成分的可靠方法。

7.3.1　水溶性物质的压榨

　　水溶性物质的压榨方法有干压榨法和湿压榨法两种，适用于刚采收的新鲜中药材或含水分高的根茎类和瓜果类药材的加工，榨取的对象为水溶性强的化合物，如水溶性蛋白、酶、氨基酸、多糖和含多种维生素的果汁或根茎类混合物。干压榨法是在压榨过程中不加水或不稀释压榨液，只用压力压到不再出汁为止，用这种方法只能榨出部分汁，不能把所有的有效成分都榨取出来，收率较低。湿压榨法是在压榨过程中不断加水或稀汁，直到把全部汁或有效成分都被榨取出来为止，这种方法已被广泛采用。

　　水溶性物质的压榨预处理包括除杂、洗涤、消毒、破碎和打浆这五个步骤。对要进行压榨处理的新鲜中药，首先要除去夹杂的杂草、沙石和泥土等，然后再进行洗涤，必要时进行消毒。由于中药材的有效成分都是存在于组织细胞中的，为了使有效成分充分榨出，压榨之前要将药材进行破碎或粉碎，使组织细胞中的水溶液或其有效成分更易于被压榨出来。然后再用打浆机、磨浆机或胶体磨处理。但是使用胶体磨时要注意，不能将物料过度粉碎到均质化的程度，以打碎药材组织的细胞壁为度。

　　对水溶性成分的压榨，压榨生产的规模和品种不同所用的设备也不同，例如在蔗糖生产中用大型三辊压榨机，每小时可处理十多吨甘蔗，在果汁生产中多用水平式螺旋压榨机，每小时可处理几顿浆果。而中药生产多是小批量，以小型设备为主，处理多汁的瓜果类药材可选用小型果汁压榨机，处理其他类型的中药材时可用差动式压榨机。

7.3.2　脂溶性物质的压榨

　　脂溶性物质的压榨主要是指药用油脂生产方法。

7.3.2.1　压榨预处理

　　（1）除杂

　　即除去灰尘、泥土、沙石、茎叶等，同时要剥壳去皮，因为含脂溶性物质的中药材大多具有较硬的保护皮（壳）。

　　（2）蒸炒原料

　　在蒸炒前先润湿，润湿后蒸炒是为了破坏细胞组织，提高榨油率。蒸炒的方法有三种。

　　① 润湿蒸炒　适用于螺旋榨油机和合式水压机，先润湿到水分不超过 13%～14% 时蒸炒。

② 高水分蒸炒　适用于螺旋榨油机，润湿使水分达到 16% 以上时再加热蒸炒。

③ 加热蒸炒法　适用于水压机压榨法，特点是料坯先经过干炒，然后以蒸汽蒸坯调节水分、温度到适于压榨的程度。

通常蒸炒全程为 2h，料坯在辅料锅中经历 30min，温度不超过 130℃。

7.3.2.2　压榨出油

油脂存在于细胞原生质中，经过轧坯、蒸炒，油脂在油料中大都处于凝聚状态，压榨出油就是借助机械外力，使油脂从榨料中挤压出来的过程。一般来说，油的黏度越小、压力越大，油从孔隙中流出的速度越快。在强力压榨下，榨料粒子表面渐趋挤紧，到最后阶段必定产生极限情况，即在挤压表面留下单分子油层，形成表面油膜，致使饼中残油无法挤压出来，这就是饼中残油高的原因。

影响榨油效果的主要原因有下列几点：榨料内外结构要求一致，以利于机械作用的一致；榨料颗粒大小适当，完整的细胞越少越好；榨料中的油脂黏度与表面张力尽量要低，有利于出油；确保榨料有一定的湿度，使其有最大的可塑性。压榨效果除了与榨料本身结构有关外，还应选择合适的压榨设备和工艺操作条件如压力、时间、温度、料层厚度、排油阻力等。

7.3.2.3　压榨设备

目前压榨分轻榨、中榨及重榨三种。轻榨是预榨，即对高油分油料预先榨取部分油脂的一种方法；中榨主要用作高油分油料的预先取油；重榨在于一次压榨取油。对于脂溶性物质的榨出，选择榨油设备，一般要满足下列要求：有足够的压力；进料均匀一致，压榨连续可靠，饼薄而油路通畅；排油阻力小，物料适应性好，能按出油规律变化调节压力和温度，设备运行可靠，节约能源。

7.3.3　药用挥发油的压榨

适用于果实类中药材中芳香性成分的榨取，如陈皮、橙和柚的果实中芳香油的榨取，榨出的芳香油能保持原有的香味，质量远较用水蒸气蒸馏的为佳。根据作用的工具，本法可分为以下两种。

（1）锉榨法

是利用刮磨、撞击、研磨等方法，从而使果皮油渗出经锉榨器的漏斗收集于容器中。最常见的为针刺法的磨橘机，它的操作过程是：选取大小相似的柑橘类果实，用清水洗去污泥等，然后逐个放进一具有尖锐针刺的磨盘中，经快速的旋转滚动将被果皮表面的油泡刺破；同时喷入清水把芳香油冲洗出来，再经过高速离心法油水分离，获得芳香油。此法操作简单、效率高，取出芳香油后的果实仍可食用。

（2）机械压榨法

把新鲜的果实或果皮置于压榨机中压榨。如果榨得的是芳香油和果汁的混合物，尚需用高温脱油器或离心机把芳香油分离出来，一般用高温脱油所制得的芳香油质量较差。

7.3.4　压榨的设备

7.3.4.1　螺旋式连续压榨机

适用于果类药材的压榨生产，其工作原理是由旋转着的旋转轴在榨膛内推动作用，使榨料连续地向前推进，同时由于螺旋导程缩短，使榨膛空间不断缩小而产生压榨作用，其结构如图 7-11 所示。该机主要由螺旋杆、料斗、圆筒筛、汁液收集料斗、压力调整装置、出渣口、传动装置和电动机等组成，主要工作部件为螺旋杆，采用不锈钢材料铸造后精加工而成。其直径沿废渣排出方向从始端到终端逐渐增大，螺旋逐渐减小，因此，它与圆筒筛相配合的容积也越来越小，果浆所受的压力越来越大，压缩比例可达 1∶20，药汁通过圆筒筛的孔眼流出，废渣从二者锥形部分的环状空隙中排出。圆筒筛常用两个半圆筛合成，外加两个半圆形加强骨架，通过螺栓紧固成一体，螺旋杆终端呈锥形，与调压头内锥形对应，通过调整空隙大小，即可改变出汁率。生产中可根据物料性质和工艺要求，调整挤压压力，以保证设备正常工作。

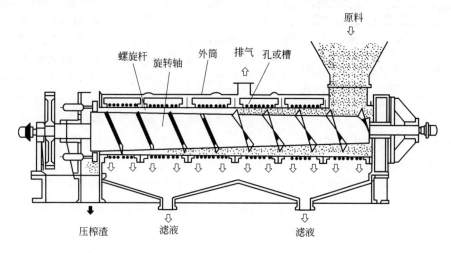

图 7-11　螺旋式连续压榨机

7.3.4.2　包裹式榨汁机

此机主要用于制取瓜果类药材的药汁，通用性很广。一般是将瓜果浆用合成纤维挤压包裹起来，每层果浆的厚度为 3～15cm，层层整齐堆码在支撑面上，层与层之间用隔板隔开，通过液压，挤压力高达 2.5～3.0MPa。由于挤压层薄，汁液流出通道短，因而榨汁时间短，一般周期为 15～30min，生产能力 1～2t/h。包裹式榨汁机造价低，操作方便，出汁率高；但其效率低，劳动强度大，果浆及果汁氧化严重。

7.3.4.3　活塞式榨汁机

这类压榨机适用性广，是常见的一种机型。Bucher HP 型卧式液压榨汁机是瑞典生产的一种通用的、全自动榨汁机，其工作原理如图 7-12 所示。这种榨汁机在挤压室中设置了上百条起过滤、导流及疏松渣料作用的排汁过滤绳，过滤绳由强度很高并且柔性很好的尼龙编织而成，绳体长度方向有许多贯通的沟槽，沿绳索汇集至挤压底板的集液室中。这种榨汁、排汁系统的优点是：①出汁率高，浑浊物含量低及压榨时间短；②封闭的榨汁系统保证了加

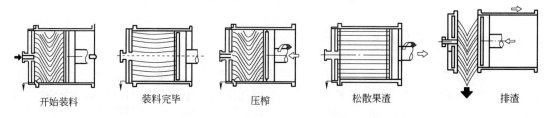

图 7-12　Bucher HP 型榨汁机工作原理示意

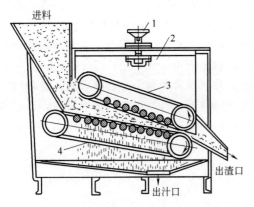

进料

出渣口

出汁口

图 7-13　带式榨汁机结构示意

1—压榨比调节手轮；2—动墙板；

3—上履带；4—下履带

工过程在隔绝空气条件下进行；③设置装料、压榨、排渣程序可以优化装料过程，提高榨汁能力；④能耗较一般卧式离心榨汁机低，比带式榨汁机生产的废水少；⑤自动化程序高，适合大规模生产使用。

7.3.4.4　带式榨汁机

图 7-13 所示为一种带式榨汁机的结构，它由机架、料斗、无级变速传动机构、压榨机构、调节压榨比机构和电器控制机构组成。工作时由电动机通过无级变速器带动链轮和上、下两条履带板作同向转动，将经破碎的药材浆料从喂料斗均匀落到履带板上，经上、下履带板的输送同时进行压榨。药汁从下履带板的出汁孔流入汁槽，药渣从渣口排出。

7.3.4.5　离心式压榨机

离心式压榨机是利用离心力的工作原理使果汁、果肉分离。图 7-14 所示为 Sharples 离心式榨汁机结构，主要工作部件是差动旋转的锥状旋转螺旋和带有筛网的外筒。在离心力的作用下，果汁经圆筒筛的孔中甩出，流至出汁口，果渣从出渣口排出。这种榨汁机自动化程度高，工作效率高，常用于预排汁生产。

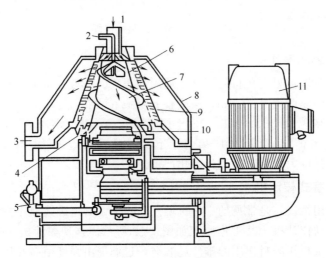

图 7-14　Sharples 离心式榨汁机结构示意

1—进料口；2—喷水管；3—出汁口；4—出渣口；5—超载保护装置；6—过滤筛；7—螺旋；

8—外壳；9—锥形转子（外筒）；10—差动传动装置；11—电机

7.4　中药的蒸馏法

水蒸气蒸馏法是指将含有挥发性成分的中药与水共蒸馏，使挥发性成分随水蒸气一并馏出，经冷凝分取挥发性成分的一种提取方法，被广泛应用于中药挥发油的提取。早在 16 世纪中药露剂（《本草汇编》，明，郭佩兰）的制备即采用这一方法。

7.4.1　基本原理

蒸馏的基本原理为道尔顿分压定律。互不相溶的液体混合物的蒸气总压（即各自的蒸气压之和）等于外压（如大气压）时，液体混合物即处于沸腾状态并被蒸馏出来。尽管各组分本身的沸点可能较高，但在混合时，混合液的总压大于任一组分的分压，故混合液的两个组分反而能在低于各自沸点的温度下被蒸馏。即当 $p_A + p_B = p_总 = p_{大气压}$ 时，A、B 两种组分即可被蒸馏出来，多组分的混合液亦同理。p_A 与 p_B 占总压的百分比见式（7-1）、式（7-2）。

$$p_A = \frac{p_A}{p_总} \times 100\% = \left(1 - \frac{p_B}{p_总}\right) \times 100\% \tag{7-1}$$

$$p_B = \frac{p_B}{p_总} \times 100\% = \left(1 - \frac{p_A}{p_总}\right) \times 100\% \tag{7-2}$$

蒸气压比例乘以各自的分子量，就等于它们的质量比例。设 w_A、w_B 为各组分的质量分数，M_A 和 M_B 分别为各组分的分子量，则各组分蒸馏出来的质量分数见式（7-3）。

$$w_{A(B)} = \frac{p_{A(B)} M_{A(B)}}{p_A M_A + p_B M_B} \times 100\% \tag{7-3}$$

由公式可知，组分的分压和分子量的乘积越大时，组分被蒸馏出来的就越多。

蒸馏技术可分为简单蒸馏、平衡蒸馏和精馏。

简单蒸馏：将原料液一次性加入蒸馏釜中，在一定压力下加热使液体不断汽化，蒸气通过冷凝加以收集即得馏出液。在连续蒸馏过程中，蒸馏釜内所含挥发性成分的浓度不断下降，因此馏出液中组分浓度也不断降低，因此需要对馏出液进行分段收集。

平衡蒸馏：又称为闪蒸，将料液泵入加热器中加热至一定的温度，然后通过节流阀骤然减压，使液体成为过热状态，使部分成分迅速汽化。气、液混合物在分离器中分开，顶部气相部分经冷凝后收集，底部液相为难挥发性组分。平衡蒸馏对于热不稳定的挥发性成分具有较好的保护作用。

精馏：简单蒸馏和平衡蒸馏均难以获得高纯度的产品。精馏则是利用混合物中各组分挥发能力的差异，在精馏塔内利用多层塔板经过多次部分汽化与多次部分冷凝，使各组分得以完全分离的过程。

7.4.2　工艺要点

中药的水蒸气蒸馏按照具体操作方式又可分为：共水蒸馏、水上蒸馏、通水蒸气蒸馏。

共水蒸馏，也称为水中蒸馏，将药材完全浸在水中，水蒸气夹层加热，使它与沸水直接接触，让挥发油随水蒸气一起蒸馏出来。药材能与沸水密切接触，细胞膨胀，有利于挥发性成分的蒸出。适用于多种药材挥发油的提取。

水上蒸馏，又称为隔水蒸流，将中药材放在一个多孔的隔板上，下面水与药材相隔一定距离（以沸腾时不溅湿隔板上物料为度），用水蒸气夹层加热使水沸腾，水蒸气通过药材将挥发油蒸出，适合草本植物类中药和叶类中药挥发油的蒸馏。此法要求药材粉碎不宜太细，太细水蒸气不易通过，加热易结团的原料也不宜采用。

通水蒸气蒸馏，也称为直接蒸汽蒸馏，将蒸汽通过管道直接通入蒸馏设备，蒸馏速度较快。与水上蒸馏不同，通水蒸气蒸馏采用较高压力、较高温度的水蒸气，可通过进汽阀调节

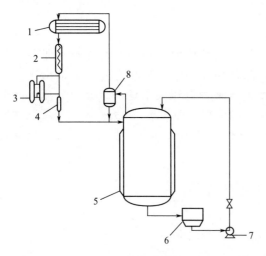

图7-15 多功能提取罐示意
1—冷凝器；2—冷却器；3—油水分离器；
4—中间贮罐；5—提取罐；6—过滤器；
7—泵；8—气液分离器

蒸馏速度。但温度过高的水蒸气可能造成热不稳定成分的破坏。

水蒸气蒸馏的一般工艺过程是将饮片（或粉碎到一定粒度）浸泡后，在提取罐夹层通加热蒸气蒸馏（即共水蒸馏），收集冷凝后的馏出液即可。为了提高馏出液浓度，可以考虑将馏出液再蒸馏一次，但中药生产中一般较少采用。

药材的粉碎粒度、浸泡时间、料液比、蒸发量、蒸发速度均会影响挥发油的提取率。在生产中适当的蒸发速度才有利于挥发油和水的分离，如果蒸发速度过快，水在冷凝回流后产生的冲击力反而易使挥发油乳化。冷凝温度对挥发油的收集亦会产生影响，温度太高挥发性成分不能及时冷凝容易逸散，温度太低挥发性成分会吸附在冷凝器壁上，不易收集。基于上述原因，在实际生产中挥发油的收得率往往低于实验室研究，有时甚至乳化严重或者得到芳香水，需要冷藏或加盐处理。

7.4.3 生产设备

水蒸气蒸馏的设备多功能提取罐如图7-15所示。

7.5 中药的回流提取工艺

回流提取是以低沸点有机溶剂为提取溶剂，对药材和提取溶剂进行加热，有机溶剂馏出后又被冷凝回流到浸提容器中继续浸提中药，直到有效成分被完全提取。

回流法多用于含量测定或实验室研究。在工业生产中多功能提取罐即可实现有机溶剂的回流提取。

7.5.1 基本原理及工艺要点

回流法可分为回流热浸法和回流冷浸法。

回流热浸法是将中药饮片或者粉碎至规定粒度的粉末装入圆底烧瓶中，添加定量的有机溶剂，瓶口安装冷凝管通冷凝水冷凝，用电热套或水浴加热，回流浸提至规定时间，滤取药液，回收有机溶剂即可得浓缩液。回流热浸法提高了浸提的温度，有助于成分的浸出，同时通过冷凝能够防止溶剂的损失。回流热浸法需要多次更换新鲜溶剂以扩大浓度差，提取才会比较完全。

采用回流冷浸法提取少量药粉可以采用索氏提取器。通常将饮片细粉用滤纸包好，置于提取管内，提取管下端连接装有有机溶剂的圆底烧瓶，上端连接冷凝管。对圆底烧瓶进行加热，有机溶剂蒸气通过蒸气管上升，并在冷凝水的冷却下冷却进入提取管浸提饮片，当提取管中的药液达到一定高度时，通过虹吸管流入圆底烧瓶中。有机溶剂再次受热蒸发，如此往复，直到提取完全。回流冷浸法的优点是使用溶剂量较少，但在提取过程中每次接触物料的都是冷凝回流的新溶剂，物料内、外能够保持较大的浓度差，故无须添加新的溶剂，节约成本，提取效率较高；并且最终能在下端的烧瓶中收集得到浓度较高的药液；但其提取过程较为漫长，对于受热易分解或变色的物质不宜采用，对于高沸点的溶剂也不宜采用。

7.5.2　常用设备

（1）索氏提取器

索氏提取器又称为脂肪抽取器，由下到上由提取器、提取管、冷凝管三部分组成，提取管两侧分别有虹吸管和连接管（蒸气管）。在实验室内浸提时，通常将药材粉碎至规定细度，以增加固液接触面积，然后将粉末用滤纸包裹，置于提取管中。

（2）热回流循环提取浓缩机

其是一种新型动态提取浓缩装置，集提取和浓缩于一体，可用于水和有机溶剂的提取。其浸出部分包括提取罐、消泡器、过滤器、泵、提取罐冷凝器、提取罐冷却器、油水分离器；浓缩部分则包括浓缩蒸发器、浓缩加热器、浓缩冷却器、浓缩冷凝器、蒸发料液罐。将药材置于提取罐中，加入一定量的溶剂，开启提取罐和蒸气夹套阀门，加热至沸腾一定时间后，将1/3浸提液抽入浓缩蒸发器中，关闭提取罐和蒸气阀，开启浓缩加热器对浸出液进行浓缩。浓缩产生的二次蒸气通过蒸发器上升管送入提取罐中作为提取的热源，维持提取罐的沸腾，二次蒸气继续上升，经提取罐冷凝器冷凝，回落到提取罐中作为新的溶剂，由于浓度梯度较高，所以有效成分能够高效浸出。浸提完成后关闭提取罐与浓缩蒸发器阀门，浓缩二次蒸气转送至浓缩冷却器、冷凝器，直至浓缩至所需要密度。热回流循环提取最大的优势是仅加一次溶剂，在密闭的设备内循环使用，二次蒸气可作为溶剂和提取热源，节约溶剂用量和能源，成本低。

（3）多功能提取罐

将药材和乙醇置于提取罐内密闭，加热蒸气通入夹层加热，上升的乙醇经过冷凝器冷凝成液态后回流。

7.6　中药的超临界提取技术

超临界流体提取技术是一种以超临界流体代替常规有机溶剂对中药进行提取的一种新型分离技术。目前，超临界提取技术已经普遍应用于医药、食品、香料等领域。中国对这一提取技术的应用始于20世纪80年代，随后很快将其应用于中药领域的研究。目前，国内已有部分企业能够进行超临界流体工业化提取。

7.6.1　基本原理

超临界流体是指温度与压力均高于临界温度和临界压力的流体，兼具有气、液的双重特性。在密度方面超临界流体接近液体，因而对相应成分具有良好的萃取能力；而黏度又与气体接近，故同时具有良好的传质效果。

当流体物质处于临界温度和临界压力以上状态时，气相和液相两相的界面消失，成为单一相态，即超临界流体。超临界流体与物料接触后，选择性地溶解某些成分，然后通过改变体系温度或压力，使超临界流体成为气态，从而与被萃取成分实现分离。

超临界流体提取是一种介于液-液萃取和蒸馏之间的提取技术，既利用溶解能力的差异实现对目标成分的提取，又利用蒸气压的差异实现对目标成分的分离。

与传统的提取方法相比，超临界流体具有如下特点。

① 超临界流体提取常采用 CO_2 流体作为提取溶剂，化学性质稳定，对设备没有腐蚀性，且临界温度较低（31.05℃），可在常温下操作，能防止热敏性成分、不稳定成分的氧化

和受热分解；临界压力为 7390kPa，也易于达到，操作易于控制。

② 溶剂回收简单，通过等温减压或等压升温的方式即可实现与被萃取成分的分离，并能实现无溶剂残留，无环境污染。

③ 对目标成分的选择性高，一般适用于提取亲脂性、分子量小的物质，对于分子量大、极性较大的物质进行提取需要加入少量携带剂（也称为改性剂、夹带剂）。

7.6.2　工艺要点

超临界流体萃取的基本流程主要分为萃取段（超临界流体萃取溶质）和解析段（超临界流体的溶质分离）。

萃取段：将萃取原料装入萃取釜中，排出所有杂质气体；CO_2 气体经热交换器冷凝成液体，用加压泵把压力提升到临界压力以上，调节温度至临界温度以上，使其成为超临界流体，从萃取釜底部注入。可通过压缩机使流体在萃取釜和分离釜之间循环，以充分萃取目标成分。

解析段：溶解萃取物的流体经节流阀降压使溶质析出并进入分离釜中。溶质可定期从分离釜底部放出，CO_2 可经热交换器冷凝后以备再次使用。

在萃取极性较大的成分时通常会加入少量夹带剂。夹带剂主要是通过与溶质分子的分子间作用力从而影响对成分的溶解度和选择性的。加入夹带剂后溶剂的临界点亦会相应改变。常用的夹带剂为乙醇，用量一般不超过 15%。

小型设备通常以间歇式萃取为主，分离时多采用等温法进行分离。

等温法是在萃取釜和分离釜处于相同温度的情况下，利用不同压力下被萃取成分溶解度差异较大的特点而进行分离的过程。尽管整个流程耗能较大，但由于温度变化对溶解度的影响远小于压力变化所引起的影响，故生产中仍多采用等温法进行分离。

7.6.3　生产设备

（1）间歇式萃取设备

CO_2 液体与携带剂混合后在一定温度和压力下成为超临界流体，在萃取釜中对物料进行萃取，萃取结束后分离产物，萃取釜重新装料再次萃取，见图 7-16。

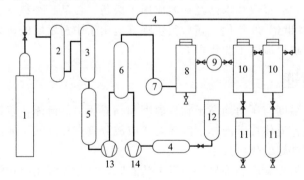

图 7-16　间歇式萃取设备示意

1—CO_2 贮存器；2—净化系统；3—制冷系统；4—流量计；5—CO_2 贮液瓶；

6—混合器；7—加热器；8—萃取釜；9—减压阀；10—分离釜；11—收集器；

12—携带剂贮存器；13—高压泵；14—携带剂泵

（2）半连续式超临界萃取

将多个萃取釜连接，如图 7-17 所示，超临界流体依次通过 1～4 号萃取釜，当 1 号萃取釜完成萃取后，通过阀门使其脱离循环，分离超临界流体，1 号萃取釜重新装料，可通过阀门连接使其成为最后一个萃取釜，2 号萃取釜顺位成为第一个萃取釜（虚线）。其余萃取釜依次类推。

（3）连续逆流萃取

超临界流体作为萃取溶剂从萃取塔底部进入，将液体物料中的目标成分从塔顶带出，并在分离器中分离，见图 7-18。

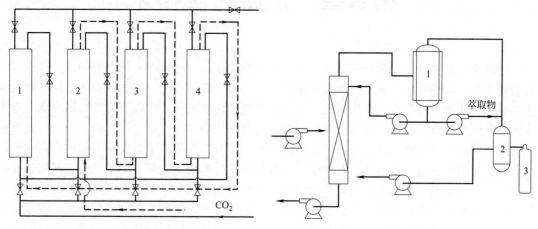

图 7-17　半连续式超临界萃取示意　　　　　图 7-18　连续逆流萃取示意

1～4—萃取釜　　　　　　　　　　　　1—分离器；2—缓冲罐；3—CO₂贮存器

思考题

1. 从中药中提取挥发性成分宜选用什么方法？
2. 连续回流提取法与回流提取法相比，其优越性是什么？
3. 超临界 CO_2 流体难以萃取的物质是什么？

参考文献

[1]　曹光明.中药制药工程学［M］.北京：化学工业出版社，2004.

[2]　陈玉昆.中药提取生产工艺学［M］.沈阳：沈阳出版社，1992.

[3]　崔文霞.超临界提取浙贝母生物碱的研究［D］.杭州：浙江大学，2016.

[4]　冯年平，郁威.中药提取分离技术原理与应用［M］.北京：中国医药科技出版社，2005.

[5]　国家药典委员会.中华人民共和国药典一部［M］.北京：中国医药科技出版社，2015.

[6]　韩继红.中药提取分离技术［M］.北京：化学工业出版社，2016.

[7]　李小芳.中药提取工艺学［M］.北京：人民卫生出版社，2014.

[8]　卢晓江.中药提取工艺与设备［M］.北京：化学工业出版社，2004.

[9]　王效山，王键.制药工艺学［M］.北京：北京科学技术出版社，2003.

[10]　张素萍.中药制药生产技术［M］.北京：化学工业出版社，2015.

[11]　周建平，唐星.工业药剂学［M］.北京：人民卫生出版社，2014.

第8章 沉降分离技术

沉降分离是基于场分离原理的技术之一，主要用于非均相物系中物质的分离。将非均相物系置于某种力场中，由于其分散相和连接相之间存在着密度差，因此在力的作用下将发生相对运动，从而实现分离的操作过程。从分离原理的角度来讲，沉降分离即是场分离原理用于具有密度差的物质的分离技术。实现沉降分离的作用力场可以是重力、离心力，因此有重力沉降和离心沉降两种方式。对于重力沉降过程，其分离仅依靠重力作用下固液之间的密度差而产生的相对运动，推动力相对较小，耗时较长，分离效率较低，主要适用于两相密度差较大的体系的分离，如从含尘气体中分离悬浮尘粒、混悬液中的稠厚固相与液相的分离。但对于两相密度差较小的体系，特别是对于粒子微小、体系黏度较大的两相的分离，很难依靠重力沉降来达到分离的目的，提高最终的沉降速度或缩短沉降时间是关键，最为有效的途径就是提高加速度，而离心法是提高加速度的有效途径。

8.1 离心分离技术

离心分离是以离心力作为推动力，利用物质的沉降系数或浮力密度的不同分离液相非均相体系的过程。离心分离技术常用于固液分离或初步纯化阶段，其适用范围广，应用于多个领域。在中药制药领域主要用于中药提取液的分离，可在一定程度上解决醇沉过程易造成的有效成分损失，以及水提浸膏的分离纯化等问题。近年来，离心分离技术在中药的浓缩、萃取、超滤等方面都得到了应用。经过离心分离，可显著改善液体的澄清度，有利于增加中药制剂的稳定性，提高产品质量，减少服用量，提高疗效。

8.1.1 离心分离技术的分类

根据离心分离的原理将离心分离技术主要分为三类，根据转鼓是否有孔，离心分离技术可分为离心过滤和离心沉降，除此之外，还有超离心分离。

（1）离心过滤

该类型离心机的转鼓圆周有孔，鼓的内壁覆有过滤介质（滤布或滤网），主要用于固液分离。料液在离心力的作用下产生离心力，并作用在过滤介质上，使得固体粒子截留在过滤介质表面形成滤渣，而液体可通过过滤介质成为滤液，从而达到固液分离的目的。

（2）离心沉降

该类型离心机的转鼓圆周无孔，可用于固液分离和液液分离。利用料液（悬浮液或乳浊液）中不同密度的各组分在离心力场中沉降速度不同而分层的原理，实现固液分离或液液分离。料液加入转鼓后，固体粒子或密度较大的液体向鼓壁沉降，形成沉渣或重分离液；而密度较小的液体则向转鼓的中心聚集，形成清液从溢流口排出。

（3）超离心分离

该类型的离心机转鼓圆周无孔，主要适用于乳浊液或含有少量固体粒子的乳浊液的分离。是一种根据物质的沉降系数、质量和形状的不同，用强大的离心力将混合物中的各组分分离、浓缩、提纯的方法。当离心机高速旋转时，乳浊液中相对密度较高的液体先行沉降紧贴鼓壁在外侧，而相对密度较小的液体后发生沉降而在里侧，从而达到液液分离的目的。若乳浊液中含有少量的固体粒子，则能采用该技术进行液-液-固分离。

以上三种离心分离技术中，在中药制药、生物分离过程中应用最为广泛的为离心沉降，在本章节中将进行重点介绍。

8.1.2　离心沉降概述

离心沉降是在离心惯性力的作用下，利用固液体系中固液两相之间存在的相对密度差，在离心机的无孔转鼓或管子中将固体与液体分开的分离技术。

8.1.2.1　主要特点

① 离心沉降分离适用范围广。与过滤一样可用于固液分离，除此之外，还可用于互不相溶的液液分离，以及用于超离心分离。

② 与重力沉降相比，离心沉降具有沉降速度快和分离效果好的特点，特别是当粒子较小时更为合适。

③ 离心沉降分离得到的不是干滤饼，而是浆状物。若分离过程对滤饼含水量要求较高，则不适合选用离心沉降分离。除此之外，离心分离设备较为复杂，价格较为昂贵。

8.1.2.2　主要应用范围

（1）固液分散体系的固液分离

离心沉降速度较快，分离效果较好，尤其适用于固体粒子较小、液体黏度较大或两相密度差较小的固液分散体系。

（2）两种互不相溶液体的液液分离

主要用于中药制剂生产过程中几种互不相溶的不同密度液体混合物的分离，如液液萃取操作中的两相之间的分离，常用的设备如碟片式离心机。

（3）不同密度固体或乳浊液的密度梯度分离

如超离心分离技术。

8.1.3　离心沉降的基本原理

离心分离的主要设备为离心机，离心机在高速旋转时，离心加速度远大于重力加速度，高速旋转的物体在离心力的作用下沿旋转切线脱离。中药制药过程中应用离心分离技术，主要是根据药液中各组分的密度差异，在离心机高速旋转所产生的不同离心力的作用下，使得提取液中的大分子杂质的沉降速度增大并得以去除。

离心沉降的基础是重力沉降。对于非均相的固液分散体系，当固体粒子在连续相中沉降时，主要受到两种力的作用，一种是流体对固体粒子的浮力，另一种是流体对粒子的黏滞力。

假设球形粒子的直径为 d，那么作用在它上面的浮力 F_g 可表示为：

$$F_g = (\rho_s - \rho)gV = \frac{1}{6}\pi d^3(\rho_s - \rho)g \tag{8-1}$$

式中　ρ_s——固体粒子的密度，kg/m^3；

ρ——流体密度，kg/m^3；

g——重力加速度，$9.8m/s^2$；

V——固体粒子体积，m^3；

d——固体粒子直径，m。

由 Stokes 定律，可将悬浮在流体中的粒子所受流体的黏滞力 F_f 表示为：

$$F_f = 3\pi d\mu u = \frac{1}{2}C_D A\rho u^2 \tag{8-2}$$

式中　μ——流体的黏度，Pa·s；

　　　u——固体粒子的运动速度，m/s；

　　　C_D——阻滞系数，主要取决于雷诺数 Re 的变化；

　　　A——粒子在运动方向上的投影面积，m^2。

当固体粒子匀速沉降时，受力达到平衡，即 $F_g = F_f$，可将匀速沉降速度 u 表示为：

$$u = \frac{d^2(\rho_s - \rho)g}{18\mu} \tag{8-3}$$

由式（8-3）可知，固体粒子的沉降速度与固体粒子直径的平方、固体粒子和流体的密度差成正比，与流体的黏度成反比。

若固体粒子在离心力场中沉降，则用离心加速度 $\omega^2 r$ 代替重力加速度 g，离心沉降速度 u 可表示为：

$$u = \frac{d^2(\rho_s - \rho)\omega^2 r}{18\mu} \tag{8-4}$$

式中　ω——旋转角速度，r/s；

　　　r——粒子距转轴中心的距离，m。

由式（8-4）可知，离心沉降速度与旋转角速度 ω 的平方成正比，只要根据需要提高 ω，就可使固体粒子快速旋转，从而提高离心沉降速度 u，即可获得比重力沉降好得多的分离效果。

这里引入离心分离因数 F_r 来衡量离心机的分离效率：

$$F_r = \frac{\omega^2 r}{g} \tag{8-5}$$

离心分离因数 F_r 表示的是离心加速度与重力加速度的比值，是衡量离心分离设备的重要指标，F_r 越大，离心分离效果越好。

也可根据 F_r 的大小对离心机进行分类，一般来讲，$F_r \leqslant 3000$ 为常速离心机，$3000 < F_r < 50000$ 为中速离心机，$F_r \geqslant 50000$ 为高速离心机，$F_r = 2\times10^4 \sim 2\times10^6$ 为超速离心机。

8.1.4　离心沉降设备

8.1.4.1　旋风分离器

旋风分离器是工业上应用很广的一种分离设备，主要用于气固体系的分离，特别是大颗粒粉体的气固分离，是在离心力的作用下，使气体中的固体微粒得到连续分离的离心沉降设备。旋风分离器在制药领域的应用主要是普通气流粉碎后处理的一级分离、二级分离以及尾气回收，也可用于超细粉体的初级分离。

旋风分离器的分离主要是利用气固混合物在高速旋转时所产生的离心力，由于固体颗粒所受到的离心力远大于其自身的重力和惯性离心力，从而和体系得以分离。如图 8-1 所示，旋风分离器的主要结构包括一个圆锥形的筒，在圆锥筒上端的切线方向有一个含尘气体的入口管，圆锥筒的顶部有供净化气体排出的排气管，筒底有接收尘粒的出粉口。当含尘气体由筒上端的含尘气体入口进入旋风分离器时，气流将沿着筒体作圆周运动，并呈螺旋形向筒的

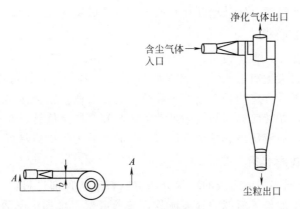

图 8-1　旋风分离器

下端运动。尘粒在离心力的作用下，被甩向筒的内壁而失去惯性力，沿着圆周的切线方向运动，由尘粒出口排出。气流在旋转下降的过程中不断向筒内腔的中心流入，从而形成向心的径向气流，进而构成旋转向上的内旋气流，净化气体最后经排气管排出。但单个旋风分离器很难实现对超细粉体的高效分级，将多个旋风分离器串联组成多级旋风分级器时，其分级的产品粒度可达 $d_{50} < 2\mu m$，但处理量小，无法满足大规模工业化生产的需求。

8.1.4.2　旋液分离器

旋液分离器是一种利用液体的自身旋转所产生的惯性离心力进行分离的离心沉降设备，其结构和工作原理与旋风分离器相似。含有固体粒子的溶液进入旋液分离器中，在离心力的作用下，固体粒子和液体得到分离，分别从旋液分离器的底部和顶部溢流而收集。通常情况下，混悬液中固液两相的密度差较小，且与含尘气体相比，黏度较大，因此混悬液中的固体粒子不易得到完全分离，在旋液分离器的顶部溢流中常含有部分固体粒子，因此旋液分离器主要适用于混悬液的增稠或分级。为了提高旋液分离器的分离效率，旋液分离器通常具有更为细长的器身和较长的圆锥部分。

8.1.4.3　三足式离心机

三足式离心机是工业生产中应用较为广泛的一种间歇操作离心机，分离因数为 500～1000，其构造简单，操作简便，主要适用于过滤周期长、处理量少的混悬液的固液分离。

如图 8-2 所示，待分离的料液由进料管加入三足式离心机的转鼓内，在转鼓的带动下，料液高速旋转，在惯性离心力的作用下，固体粒子沉降于离心机的转鼓内壁，从而与清液得到分离。

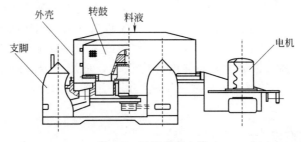

图 8-2　三足式离心机

为了缓冲加料时所造成的冲击，离心机的转鼓由装有缓冲弹簧的杆支撑，外壳中央装有轴承架，主轴装有动轴承。三足式离心机的卸料方式有上部卸料与下部卸料两种，且可根据转鼓壁是否开孔，而作过滤（转鼓壁开孔）或沉降（转鼓壁无孔）用。

8.1.4.4 管式离心机

为一根直管形的转筒，直径较小，常为 0.1～0.15m，长径比为 4～8，转速为 10000～50000r/min，可产生强大的离心力，分离因数为 15000～65000，且可冷却，广泛应用于生物制药等领域，常用于难分离的悬浮液的固液分离，以及微生物菌体和蛋白质的分离等。

料液从管底加入，在转筒纵向肋板的带动下，与转筒同速旋转，在离心力的作用下，固体粒子沉降到筒壁上，清液从顶部排出，运行一段时间后需停机清除沉渣。

8.1.4.5 多室式离心机

转鼓内有 3～7 个同心圆筒组成的环状分离室。料液从顶部进料口进入，然后依次进入外侧的分离室，相当于加长了料液的分离流程，减薄液层，增加沉降面积，缩短沉降距离。料液从内侧分离室到外侧分离室的过程中，颗粒由粗到细依次沉降，即多室式离心机具有颗粒筛分的功能，而清液由溢流口或向心泵排出。

多室式离心机离心强度为 2000～8000，常用于抗生素的液液萃取分离，以及果汁和酒类的澄清。

8.1.4.6 碟片式离心机

碟片式离心机是工业上应用最为广泛的离心机，属于沉降式离心机。在密封的转鼓内装有数十至数百个倒锥形的碟片。料液由顶端进料口进入转鼓，由碟片外缘进入碟片间隙，并向碟片内缘流动，同时随碟片高速旋转，在离心力的作用下，固体粒子沉降到碟片内表面上，然后向碟片外缘滑动，最后沉积至鼓壁上，而清液经溢流口或向心泵排出。

碟片式离心机的离心强度为 3000～10000，且碟片多，沉降面积大，碟片间隙小，沉降距离短，所以分离效果较好，可用于乳浊液中轻、重两种液相的分离，也可用于含有少量颗粒的悬浮液的澄清。根据排渣方式的不同，碟片式离心机主要可分为以下几种类型：人工排渣的碟片式离心机、喷嘴排渣的碟片式离心机、活塞排渣的碟片式离心机等。人工排渣的碟片式离心机主要用于分离两种液体并除去少量固体，也可用于澄清；喷嘴排渣碟片式离心机多用于浓缩过程；活塞排渣碟片式离心机对于一些难分离的物料特别有效。

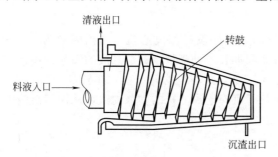

图 8-3　螺旋卸料沉降离心机示意

8.1.4.7 螺旋卸料沉降离心机

如图 8-3 所示，料液经进料口进入螺旋内筒，再由内筒的进料孔进入转鼓，螺旋和转鼓作同向回转，并有一定的转速差。在离心力的作用下，沉渣沉积到鼓壁上，然后由螺旋输送器输送到转鼓小端的排渣孔，清液由转鼓大端的溢流孔排出。

卧式螺旋卸料沉降离心机最大离心强度可达 6000，适用于分离固相颗粒直径较大、固相含量较高（1%～50%）的混悬液。常用于胰岛素、胰酶等的分离，淀粉的精制，废水的处理等。

8.1.5 离心机的选择

离心机的选择主要根据以下特性参数而定：首先要了解物料的整体性质，如属于悬浮液还是乳浊液，物料中的化学成分、料液黏度、pH、操作温度，以及固相和液相的浓度、密度、固体粒子的直径等；然后根据分离的要求，如沉渣（滤渣）含水量、分离液（滤液）澄清度的要求等，初步选择离心机的类型；再根据处理量、对操作自动化的要求等，确定离心机的类型和规格，最后通过实验进行验证。

一般来说，固体粒子粒度大于 0.01mm 的悬浮液宜选用过滤离心机；对于固体颗粒细小或可压缩变形的悬浮液，宜选用沉降离心机；若对滤渣的要求较高，宜选用过滤离心机，可获得较干的滤渣，且可洗涤滤渣。

8.2　水提醇沉与醇提水沉工艺技术

传统中药大部分是水煎口服。因此，水是中药提取的最主要溶剂。水提醇沉法是先以水为溶剂提取中药成分，再以乙醇沉淀去除提取液中杂质的方法，从 20 世纪 50 年代出现中药的提取工艺水提醇沉法的记载开始几十年来，中药制剂如口服液、冲剂、片剂等的制备，基本上都采用了经典的水提醇沉法，至今仍然是中药制药工业中广泛应用的工艺。《中国药典》现行版所载的玉屏风口服液、抗感冒颗粒等都用本法进行精制。

与水提醇沉法相应发展的技术中，还有醇提水沉法，即以醇为溶剂提取中药中有效成分，再用水除去水溶杂质的方法。两者的出现丰富并发展了中药制药工艺，有着十分明显的特点。

① 以水作溶剂，极性大，溶解范围广，经济易得，而且水提符合中医用药特点并能够提取中药药效成分；乙醇既能溶解水溶性成分，又能溶解非极性溶剂所能溶解的成分，且通过调节醇浓度，可以选择性地溶解或沉淀某些无效成分或杂质。

② 中药中的化学成分复杂多样，水的浸出范围广，但选择性差，容易浸出大量的无效成分，一般提取液体积大，有效成分含量低，不利于制剂，醇沉可以除去某些杂质，达到精制、减小剂量、便于制剂的目的。

③ 乙醇沸点适中（78℃），可回收反复使用，并具有杀菌作用，经过乙醇处理的物料不易发霉变质。

水提醇沉法操作简单，为提取中药材的常规方法。但是水提醇沉法易造成有效成分损失，不仅多糖、氨基酸等不溶于醇的物质可被除去，而且生物碱、苷类、黄酮等醇溶性物质也会不同程度地被除去，难以保证成品制剂的有效性；成品稳定性较差，尤其是液体制剂在贮存过程中较易产生沉淀；生产周期长。该工艺一般生产周期都在 4～5d 以上；生产中损耗大量乙醇，能耗高，须配备专用乙醇回收设备，大大增加了生产成本。

由于大部分中药复方制剂的有效物质和作用机制不明确，因此先用水提取、再用乙醇沉淀除去部分杂质以有效减小服用剂量的水提醇沉法仍不失为一种适用的制剂工艺。

8.2.1　基本原理

8.2.1.1　水提醇沉法

利用中药中的大多数成分如生物碱盐、苷类、有机酸类、氨基酸、多糖等易溶于水和醇的特性，用水作为溶剂进行提取，浓缩提取液，加入适当的乙醇沉降，除去其不溶物质，最后得到澄明液体。

一般乙醇浓度达 50％～60％时，可除去淀粉等杂质；含醇量达 75％时，可除去蛋白质等杂质；当含醇量达 80％时，几乎可除去全部蛋白质、多糖和无机盐等杂质，从而保留下既溶于水又溶于醇的生物碱、苷、氨基酸和有机酸等有效成分。

8.2.1.2 醇提水沉法

乙醇是最常用的有机溶剂之一，溶解性好，对植物细胞穿透能力强。能溶解除了蛋白质、黏液质、果胶和部分多糖外的大部分有机化合物。醇提水沉法是将药材用乙醇提取，回收乙醇后，加水沉淀。其基本原理与操作大致与水提醇沉法相同，不同之处是乙醇提取可减少黏液质、淀粉、蛋白质等杂质的浸出，同时在乙醇中溶解度大而在水中溶解度小的杂质则可沉淀除去。

不同浓度的乙醇可提取不同的物质，一般乙醇浓度达 20％～35％时，可提取水溶性成分；含醇量达 45％时，可提取鞣质；含醇量达 60％～70％时，可提取苷类成分；含醇量达 70％～80％时，可提取生物碱盐及部分生物碱成分；当含醇量达 90％及以上时，可提取挥发油、树脂类成分。

8.2.2 工艺要点

8.2.2.1 水提醇沉法工艺流程

基本步骤是在待制中药的水提液或浓缩液中，加入 1～4 倍的乙醇后，静置沉降以除去溶液中的醇不溶物，然后回收乙醇后再加水稀释至规定浓度。水提醇沉的工艺流程如图 8-4 所示。

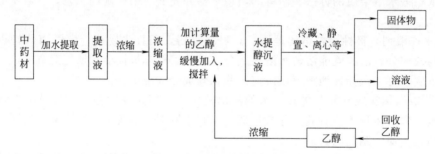

图 8-4　水提醇沉法工艺流程

水提醇沉工艺实际上包含了水提取分离和加醇沉淀精制两个过程。工作中常以主要成分或浸膏得率为指标分别对这两个过程的工艺参数进行优选。一般来说，影响因素主要有：提取时间、次数、加水量、浓缩液的密度、pH、醇沉浓度等，由于乙醇浓度决定了各种成分的溶解度，因此尤以醇沉浓度最为重要。醇提水沉法与之类似。

（1）加醇量的计算

调节药液含醇量时，只能将计算量的乙醇加入药液，而不能用醇度计直接在含醇的药液中测量其含醇量。用乙醇沉淀时，为使浸出液达到一定的乙醇含量，可按式（8-6）计算需加入乙醇体积。

$$Y = C_2 V/(C_1 - C_2) \qquad (8-6)$$

式中　Y——需加入乙醇的体积，mL；

V——药液的体积，mL；

C_1——加入乙醇浓度，％；

C_2——拟达到的乙醇浓度，％。

（2）加醇方式

醇沉时应将乙醇慢慢加入，边加边搅拌，使含醇量逐步提高，既能加速蛋白质、多糖类等的沉淀速度，促进沉淀完全，又能使有效成分迅速溶解，不被沉淀包裹。

加醇的次数及所要达到的醇浓度应根据具体情况运用，基本原则是醇浓度由低到高逐步增加。分次醇沉，每次回收乙醇后再加乙醇至拟定量是最常用的方法，该法生产周期长，乙醇用量大；在每次加醇放置后滤过，不回收乙醇，仅在最后一次沉淀滤过后回收乙醇的方法，生产周期短，操作较方便，且可节省乙醇用量。为防止有效成分损失。所得滤液必须除尽乙醇。再经过必要精制后方可供配制剂型用。

加醇时药液温度不能太高，加至所需含醇量后，密闭，以防挥发，5～10℃冷藏12～24h。

（3）药液浓度

水提取液经浓缩后再加醇沉淀可以减少乙醇的用量，使沉淀完全，但药液浓度太大、黏稠度高，乙醇与药液难以充分接触，有效成分难以充分溶解，容易导致成分损失。药液浓度太低，则需耗费大量的乙醇，延长工序时间，消耗更多能源。一般醇沉药液浓度在（1∶1）～（1∶2）较适宜。

如果药液中含有较多量的鞣质，可分次、少量加入2%～5%明胶溶液，边加边搅拌，使明胶与鞣质结合产生沉淀，冷藏后滤出，滤液再用乙醇处理以除去多余明胶，如最后的药液中含鞣质不多，亦可用鸡蛋清的水溶液沉淀鞣质，过量蛋清经加热后即可凝固滤除，用蛋白质沉淀鞣质，通常在pH为4～5时最灵敏。

醇沉后的液体制剂易产生沉淀，致使药效降低，生产周期长，能耗高，对设备及安全性要求高。

8.2.2.2　醇提水沉法工艺流程

醇提水沉法是取中药粗粉按渗漉法或回流提取法，用60%～90%乙醇提取，提取液回收乙醇后加入2倍量蒸馏水搅拌，冷藏12h以上，滤过。沉淀为树脂、色素等脂溶性成分，药液中则为水溶性成分，如苷、生物碱盐、氨基酸、水溶性有机酸及鞣质等，流程见图8-5。

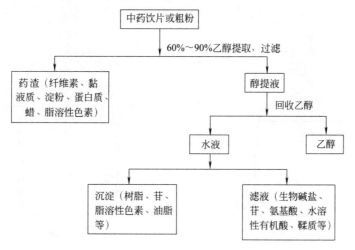

图 8-5　醇提水沉法工艺流程

8.2.3　生产设备

水提醇沉法可以分为水提取和醇沉淀两个单元操作，多功能提取罐是提取的常用设备。多功能提取罐有正锥式、斜锥式、直筒式、蘑菇式4种（见图8-6）。由提取罐、消泡器、冷凝器、油水分离器、过滤器等各部分构成。传统的正锥式、斜锥式多功能提取罐主要特点：夹套加热，底部无热源形成加热死角。现代的无锥式、蘑菇式多功能提取罐夹套加热，底部加热，解决了微沸难于掌控的难题。

醇沉设备（也可用于醇提后的水沉操作）有机械搅拌醇沉罐（见图8-7）和空气搅拌醇沉罐，前者应用更多。机械搅拌醇沉罐，醇沉后上清液通过罐侧的出液管出料，调节出液管

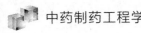

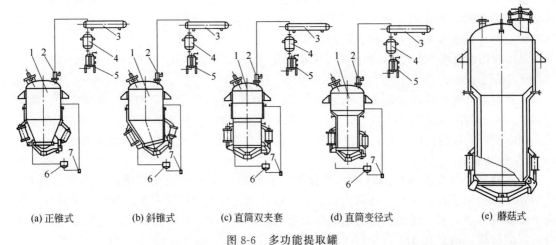

(a) 正锥式　　　　(b) 斜锥式　　　　(c) 直筒双夹套　　　(d) 直筒变径式　　　　(e) 蘑菇式

图 8-6　多功能提取罐

1—提取罐；2—消泡器；3—冷凝器；4—冷却器；5—油水分离器；6—过滤器；7—提取泵

的倾斜角度可使上清液出尽，罐底排沉淀物有两种形式：一种是气动快开底盖，用于渣状沉淀物；另一种是球阀，用于浆状或絮状沉淀物。图 8-8 所示的机械搅拌醇沉罐则是利用浮球法使上清液出尽。事实上沉淀物由于其黏性大很难排除。这是实现中药自动化控制的难点。

现代化生产线多应用提取、浓缩、加醇沉淀、分离连续进行的动态提取。

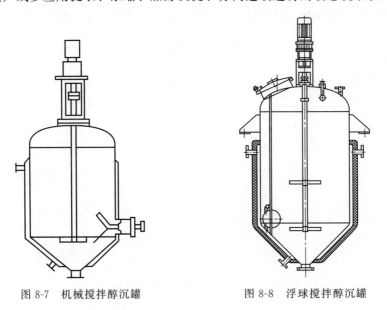

图 8-7　机械搅拌醇沉罐　　　　　　图 8-8　浮球搅拌醇沉罐

8.3　沉降分离技术在中药制药中的应用

8.3.1　离心沉降技术在中药制药中的应用

8.3.1.1　离心技术在口服液制备中的应用

中药口服液体积较大，有效成分含量低，杂质较多，常需要进一步的分离和精制。口服液的传统生产技术是水提醇沉法，但在去除杂质的同时会导致部分有效成分一并沉淀而损失，且乙醇的大量使用也增加了生产成本。离心沉降技术与醇沉法比较，具有乙醇用量少、工艺流程短、生产过程安全、有效成分损失少等优点。

在归脾口服液的制备中，采用高速离心法，以浸膏得率和多糖含量为考察指标，并对其工艺进行优化，同时考察离心速度对归脾口服液外观质量的影响。结果表明，离心速度在 10000～15000r/min 时，归脾口服液澄清度较好。

8.3.1.2　离心技术在其他制剂中的应用

（1）中药流浸膏的制备

采用管式高速离心机在 20000r/min 下离心代替醇沉法，所得成品产物在熔化性和澄清度方面符合相关规定，且成品质量得到进一步提升。

（2）微丸的制备

目前中药的固体制剂制备一般采用造粒包衣离心技术，利用包衣制粒机转盘平面旋转所产生的离心力和物料间产生的摩擦力，使若干单一母核在运动状态下吸附黏合剂的雾滴，黏附主辅料干粉，如此逐渐增大并趋于圆整平滑，最终形成微丸。

如在制备复方丹参微丸时，采用离心造粒法，在优化条件下可制得表面较光滑、圆整度较高的复方丹参微丸，其中 20～40 目的微丸得率达 85％以上，且复方微丸中的 3 种指标成分（丹参总酚酸、人参皂苷 Rg_1、冰片）体外溶出迅速、同步性良好。在姜黄素微丸的制备中，采用离心造粒以粉末层积法进行制备，通过对微丸的粒度分布、休止角、堆密度和脆碎度等指标进行分析，考察处方及工艺因素对微丸性能的影响。得到的最佳工艺条件为以 5％HPMC 水溶液为黏合剂，主机转速为 120r/min，喷浆转速为 15r/min，喷气压力为 0.3MPa，喷枪距微丸 10cm，供粉速度为 8～10r/min。该条件下制备的姜黄素微丸表面光滑、圆整度高，18～24 目姜黄素微丸的收率为 92.6％，30min 时的体外溶出率大于 90％。

8.3.2　水提醇沉与醇提水沉工艺技术在中药制药中的应用

8.3.2.1　茯苓多糖的提取

根据多糖在水和醇中溶解性的差异可以利用水提醇沉法使多糖沉淀出来予以分离。茯苓多糖（pachyman）具有抑制肿瘤生长、调节机体免疫等功能。李俊等用水提醇沉法从茯苓中提取了茯苓多糖。

提取：取茯苓 500g，切成碎片，加 4～6 倍量水，回流提取 3 次，时间分别为 3h、2h、1h。合并 3 次提取液，滤过，得 2000mL 滤液。取 600mL 减压蒸馏浓缩，加入乙醇，使含醇量达到 80％，静置 12h，离心，收集沉淀，加蒸馏水 60mL 溶解煮沸，趁热滤除不溶物，滤液在搅拌下再加入乙醇，使含醇量达到 80％，放置，析出褐色沉淀后，低温干燥，得茯苓多糖粗品。

精制：将粗品溶于 150mL 蒸馏水中，煮沸，在搅拌下加入 1％鞣酸溶液，煮沸，离心，取上清液加入鞣酸溶液至不混浊为止。加入 2％活性炭，搅拌 10min，趁热滤过，滤液冷却，加醇至 70％，静置 24h，滤过得沉淀物，用 70％乙醇洗涤至不含鞣酸为止。将湿品溶于 583mL 的 20％的热乙醇中，置于有 50g 中性氧化铝的漏斗中，减压后加入 60℃的热蒸馏水连续洗脱，流出液减压浓缩成 62.5mL，加乙醇至 70％，放置，滤过，取沉淀，干燥得纯品。

8.3.2.2　参连方的提取

参连方由丹参、黄连、川芎等 11 味药组成，具有益气活血、清热化痰、安神复脉的功效，用于治疗冠心病室性期前收缩属气虚血瘀、痰热扰心证。王敏等在以致豚鼠心律失常时

中药制药工程学

哇巴因的消耗量为药效指标，考察全方水提，全方水提醇沉，党参等水提醇沉、丹参等醇提和党参等水提、丹参等醇提 4 种不同提取工艺路线的基础上，采用正交实验以出膏率及丹酚酸 B、丹参酮 A、小檗碱 3 种指标成分的含量为评价指标，研究乙醇浓度、乙醇用量、提取时间、提取次数 4 个因素对醇提部分提取工艺的影响，优选最佳提取工艺。

丹参、黄连、川芎醇提取工艺为：加入 10 倍量的 60％乙醇，提取 2h，过滤，滤渣再加入 9 倍量的 60％乙醇，提取 2h，过滤，合并滤液，浓缩。党参等药则直接采用水提法进行提取。

思考题

1.简述离心分离技术的概念及分类。
2.简述离心沉降的概念、特点及主要应用。
3.根据离心沉降的原理，分析提高离心沉降速度的主要途径。
4.比较各种常用离心沉降设备的主要特点及应用。
5.水提醇沉法的基本原理是什么？影响因素有哪些？

参考文献

[1] 白海生，张凤珍，张长海.中药复方制剂工艺中澄清技术对有效成分影响探讨 [J].时珍国医国药，1999，10（1）：64-66.
[2] 董泽宏.中药现代研究与应用 [M].北京：学苑出版社，1997.
[3] 冯年平，郁威.中药提取分离技术原理与应用 [M].北京：中国医药科技出版社，2005.
[4] 郭立玮.制药分离工程 [M].北京：人民卫生出版社，2014.
[5] 李俊，韩向辉，李仲洪，等.茯苓多糖的提取及含量测定 [J].中国现代应用药学杂志，2000，17（1）：49-50.
[6] 李小芳.中药提取工艺学 [M].北京：人民卫生出版社，2014.
[7] 孙彦.生物分离工程 [M].北京：化学工业出版社，2005.
[8] 王敏，杜守颖，陈笑南，等.药效学结合正交试验优选参连颗粒剂的醇提工艺 [J].中国中药杂志，2017，42（4）：702-707.
[9] 严希康.生物物质分离工程 [M].北京：化学工业出版社，2010.
[10] 袁亮，张建琴，林婷婷，等.离心造粒法制备复方丹参微丸 [J].中国实验方剂学杂志，2010，16（5）：10-14.
[11] 张素萍.中药制药生产技术 [M].北京：化学工业出版社，2015.

第9章 膜分离技术

9.1 概述

膜分离是 20 世纪 60 年代后迅速崛起的一门分离新技术。膜是具有选择性分离功能的材料，由于膜分离在分离物质过程中不涉及相变，对能量要求低，且膜分离的条件比较温和，具有操作方便、易于自动化等优点，使得膜分离成为现代分离技术中一种效率较高的分离手段。膜分离技术已广泛应用于食品、医药、生物等领域。

膜的污染是膜分离过程中的常见问题，即随着操作时间的增加，膜透过的流速迅速下降，溶质的截留率也明显下降，这一现象被称为膜的污染。究其原因是由于被处理物料中的微粒、胶体粒子和溶质大分子与膜发生物理化学相互作用或机械作用从而引起在膜面或膜孔内吸附、堵塞，使膜产生透过流量与分离特性的不可逆变化现象，主要是由膜的劣化和水生物（附生）污垢所引起的。

开发新型便利的清洗技术，可为膜技术的应用提供更广阔的空间，防止污染应根据产生的原因不同使用不同的方法。

① 预处理法 预先除掉使膜性能发生变化的因素，但会引起成本的提高。如用调整供给液的 pH 或添加阻氧化剂来防止化学性劣化；预先清除供给液中的微生物，以防止生物劣化等。

② 开发新型抗污染的膜 如共混膜、复合分离膜等。开发耐老化或难以引起附生污垢的膜组件，如设计合理的流道结构，使流体处于湍流状态，或引入外加场、湍动或旋转装置等强化措施，优化膜组件，这是最根本的办法。

③ 加大供给液的流速 使用湍流促进器、电场、超声波强化过滤或脉冲流技术等改善膜面料液的水力学条件，可防止或延缓固结层和凝胶层的形成，减少膜污染。

④ 污染膜的清洗 对于已形成附着层的膜可通过清洗来改善膜分离过程。如根据所形成的附着层的性质，可采用 EDTA 和表面活性剂、酶洗涤剂、酸碱洗涤剂等进行化学洗涤。根据膜污染程度和设备配套情况不同可选择在线和离线清洗，可采用反冲、负压清洗、机械清洗（泡沫球擦洗）、水浸洗、气液清洗、超声波处理（或亚声速处理）和电子振动法等物理洗涤。

此外，除操作中膜污染使膜性能降低外，膜的耐药性、耐热性、耐溶剂的使用范围有限，仅单独采用膜分离技术效果有限，工业上往往将膜分离工艺与其他分离工艺组合起来使用。

9.2 常用的膜分离过程类型

膜分离过程是以选择性透过膜为分离介质，利用膜对混合物各组分渗透性能的差异实现分离、提纯或浓缩的新型分离技术。膜分离过程按照不同分类方式有多种类型。

一般按分离粒子或分子的大小可分为图 9-1 所示几类。

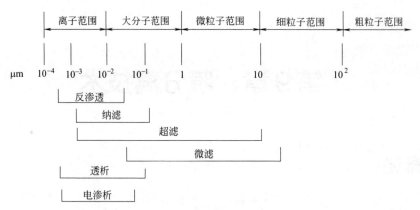

图 9-1　六种膜分离过程分离的粒子大小范围

依据膜内平均孔径、推动力和传递机制进行分类见表 9-1。

表 9-1　普遍认可的膜分离过程分类法

过程	孔径	推动力	机制
微滤	$0.02\sim10\mu m$	压力$(0.1\sim1)\times10^5\,Pa$	筛分
超滤	$1\sim50nm$,分子量 $10^3\sim10^6$	压力$(0.1\sim1)\times10^6\,Pa$	筛分
纳滤	$1\sim10nm$,分子量 $100\sim1000$	压力$(1\sim2.5)\times10^6\,Pa$	溶解-扩散,静电-位阻
反渗透	无孔,分子量<1000	压力$(0.1\sim1)\times10^7\,Pa$	溶解-扩散
气体分离	无孔	压力$(0.1\sim1)\times10^7\,Pa$	溶解-扩散
渗析	$1\sim3nm$	浓度差	筛分加上扩散度差
电渗析	分子量<200	电位差	离子迁移
渗透蒸发	无孔	分压差	溶解-扩散

此外，生物技术中应用的膜分离过程，根据推动力本质不同，一般可分为四类：①以静压力差为推动力的过程；②以蒸气分压差为推动力的过程；③以浓度差为推动力的过程；④以电位差为推动力的过程。

9.2.1　以静压力差为推动力的膜分离过程

以静压力差为推动力的膜分离有四种：微滤（MF）、超滤（UF）、纳滤（NF）和反渗透（RO）。

（1）微滤

特别适用于微生物、细胞碎片、微细沉淀物和其他在微米级范围的粒子，如 DNA 和病毒等的截留和浓缩。微滤中静压力差范围一般为 $(0.1\sim1)\times10^5\,Pa$。

（2）超滤

适用于分离、纯化和浓缩一些大分子物质，如在溶液中或与亲和聚合物相连的蛋白质（亲和超滤）、多糖、抗生素以及热原质，也可以用来回收细胞和处理胶体悬浮液。超滤中静压力差一般在 $(0.1\sim1)\times10^6\,Pa$。微滤膜孔的大小用孔径表示，大小在 $0.02\sim10\mu m$，超滤膜孔的大小在 $1\sim50nm$，通常用截留分子量（MWCO）来表示在表面被截留分子的限度。

（3）纳滤

是一种分离性能介于反渗透和超滤之间的膜分离过程，膜孔径为 $1\sim10nm$，截留分子量为 100~1000，膜上常带电荷，可分离低分子量有机物和多价离子，操作压力在 (1~2.5)×10⁶Pa，主要用于半咸水脱盐、水软化、生物制药、微污染物脱除及废水治理等。

（4）反渗透

溶剂从盐类、糖类等浓溶液中透过膜，因此渗透压较高，反渗透过程压力差一般在 (0.1~1)×10⁷Pa，工业上反渗透过程已应用于海水脱盐、超纯水制备，从发酵液中分离溶剂如乙醇、丁醇和丙酮以及浓缩抗生素、氨基酸等。

9.2.2　以蒸气分压差为推动力的膜分离过程

以蒸气分压差为推动力的膜分离过程有两种，即膜蒸馏和渗透蒸发。

（1）膜蒸馏

膜蒸馏是利用疏水性微孔膜对含非挥发溶质的水溶液进行分离的一种膜技术。由于水的表面张力作用，常压下液态水不能透过膜的微孔，而水蒸气则可以。当膜两侧存在一定的温差时，由于蒸气压的不同，水蒸气分子透过微孔则在另一侧冷凝下来，使溶液逐步浓缩。

（2）渗透蒸发

渗透蒸发是利用致密（无孔）的聚合物膜在蒸气分压差的推动下，根据液体混合物中组分通过致密膜溶解和扩散速度的不同实现分离的过程。在膜的低蒸气压一侧，已扩散过来的组分通过蒸发和抽真空的办法或加入一种恰当的惰性气体流，从表面去除，用冷凝的办法回收透过物。其突出的优点是能够以低的能耗实现蒸馏、萃取和吸收等传统方法难以完成的分离任务。液体扩散能否透过膜取决于它们在膜材料中的扩散能力。渗透蒸发技术是一种符合可持续发展战略的"清洁工艺"，不仅本身具有少污染或零污染的优点，而且可以从体系中回收污染物。

9.2.3　以浓度差为推动力的膜分离过程

渗析是溶质分子在浓度差推动下扩散透过半透膜的分离过程，即利用半透膜能透过小分子和离子但不能透过胶体粒子的性质从溶胶中除掉作为杂质的小分子或离子的过程。一般将微孔膜制作成不同尺寸的渗析管，阻止分子量 15000~20000 以上的分子通过，而低分子量分子扩散通过管子，最后两侧的缓冲液组成相等。主要应用是血液（人工肾）的解毒、实验室规模的酶的纯化等。

9.2.4　以电位差为推动力的膜分离过程

电渗析是在电场作用下进行渗析时，溶液中的带电溶质粒子（如离子）通过选择性渗透膜，从一种溶液向另一种溶液迁移的膜分离过程。用于该过程的膜，只有共价结合的阴离子或阳离子交换基团。阴离子交换膜只能透过阴离子，阳离子交换膜只能透过阳离子。将离子交换膜浸入电解质溶液，并在膜的两侧通以电流时，只有与膜上固定电荷相反的离子才能通过膜，在这一过程中，由于电极的还原反应和氧化反应还分别在电极室和电极表面形成氢气和氧气或氯气。离子交换膜电渗析最大的应用是海水淡化、苦咸水淡化生产饮用水，在生物技术中它已在血浆处理、免疫球蛋白和其他蛋白质的分离上应用。

9.3　膜及其组件

9.3.1　膜和膜材料

（1）膜的定义

膜本身是均匀的一相或是由两相以上凝聚物质所构成的复合体，具有高度的渗透选择性。被膜分隔开的流体相物质是液体或气体。膜的厚度一般在 0.5mm 以下，完全可透性的或是半透性的，独立地存在于流体相间或附着于支撑体或载体的微孔隙上。膜可以根据它们的形态学（有孔或无孔、孔的大小、膜厚的对称性）和化学特性（膜材料）以及组件的外形和种类来分类。

（2）膜材料

微滤膜材料一般采用亲水性和疏水性的 PVDF（聚偏氟乙烯）、聚丙烯、硝酸纤维、乙酸纤维、丙烯腈共聚物和疏水性多醚砜。近年来还使用了矿物质或硅酸盐的陶瓷膜，它们是由多孔煅烧碳载体与几个悬浮层的金属氧化物，通常为氧化铝、氧化锆、氧化钛等，形成的薄微孔膜组成的。超滤聚合膜主要由聚砜、硝酸纤维或乙酸纤维、再生纤维素、硝化纤维素和丙烯酸合成。

近年来开发的新型膜材料还有如下几种：①聚氨基葡萄糖；②在高分子材料中加入低分子液晶材料制成复合膜，如聚氯乙烯与双十八烷基二甲基铵盐构成的复合膜；③无机多孔膜；④功能高分子膜，不仅用于分离和输送流体物质，而且还用于能量传递；⑤纳米过滤膜。有关膜的分类、材料、功能和制备技术等方面的概述见表 9-2。

表 9-2   膜材料及其特性

类型	材质	制备方法	特点
有机膜			
均质膜	主要有硅橡胶膜、聚碳酸酯膜、均质乙酸纤维膜	水上展开法、等离子或单体聚合法	膜种类多、制备容易、价格低，但耐热性及机械强度较差
非对称膜	有乙酸纤维素、芳香聚酰胺、聚砜、聚烯烃、聚乙烯、含氟聚合物等	L-S 沉浸凝胶相转化法	
复合膜	在多孔支撑表面覆盖一层超薄致密皮层	高分子溶液涂覆、界面缩聚、就地聚合、等离子体聚合、水上延伸法等	
无机膜			
致密膜	金属或固体电解质，如 Pd，Pd-Ag、ZrO_2	合金浇注及挤压成型法、物理或化学气相沉积法、电镀等	热稳定性好、机械强度高、抗化学腐蚀及孔径可精密控制
多孔膜	主要有金属膜、陶瓷膜、碳分子膜、分子筛膜、无机聚合物膜等	粉浆浇注法、溶胶-凝胶法、相分离/浸溶法、径迹腐蚀法	

9.3.2　膜过程的压力特性

以静压力差为推动力的过程，如微滤，是生物技术最重要的膜过程。

当料液沿过滤膜的切线方向流过时，在料液进、出口两端会产生压力差 Δp（见图 9-2），用式（9-1）表示：

$$\Delta p = p_i - p_o \tag{9-1}$$

式中　p_i——进口压力；

　　p_o——出口压力。

这个压降与错流流动的流量 Q 或者速率 v_s 有关，即：

$$\Delta p = \Phi(Q) = f(v_s) \tag{9-2}$$

与此同时，膜两侧的推动力也取决于压力，这个跨膜的压力可用式（9-3）表示：

$$\Delta p_{TM} = \Delta p_T - \Delta \pi \tag{9-3}$$

式中，Δp_T、$\Delta \pi$ 分别为超滤中料液侧和滤液侧的压力差和渗透压差。

在大多数超滤应用中，截留溶质的渗透压（大分子和胶体粒子）与施加的外压相比是较

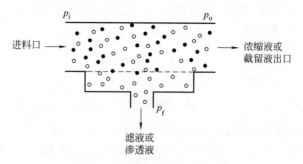

图 9-2　错流过滤的压力变化

小的，因此可以忽略不计，Δp_T 就作为跨膜压力：

$$\Delta p_{TM} = \Delta p_T = \frac{p_i + p_o}{2} - p_i \tag{9-4}$$

通常滤液透过液的压力是可以忽略的，p_f（低压侧压力）认为是零，可以得到跨膜压力和错流压力的关系如下：

$$\Delta p_{TM} = p_i - \Delta p / 2 \tag{9-5}$$

这表明，对一定的进口压力，错流速率的变化也会影响 Δp_{TM}，故而溶剂的透过量 J 也将受到错流流动的影响；错流流动加大，将使 Δp_{TM} 减小，造成溶剂通量 J 下降。由此可见，错流流动速率不是越大越好，而是存在有一个最佳流动速率。

9.3.3　膜的浓差极化现象

浓差极化是指在超滤过程中，由于水透过膜，因而膜表面的溶质浓度增高，形成梯度，在浓度梯度的作用下，溶质与水以相反方向扩散，在达到平衡状态时，膜表而形成一溶质浓度分布边界层，它对水的透过起着阻碍作用。通过改变诸如速度、压力、温度和料液浓度之类的操作参数，可以降低浓差极化效应，所以这一现象是可逆的。

浓差极化降低了超-微滤膜的运行效果，因此把浓差极化效应减小到最低程度是重要的。图 9-3 总结了几种控制浓差极化的方法。

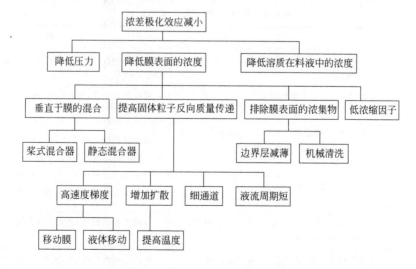

图 9-3　浓差极化效应减小的方法

边界层从膜的起端开始，随着液体的流出，边界层厚度增加，最后达到一恒定值，如图 9-4 所示。达到一恒定速度和恒定浓度时的管道长（L_v，L_c）由式（9-6）和式（9-7）给出。

$$L_v = Bd_h Re \tag{9-6}$$

$$L_c = \frac{0.1\gamma_m d_h^3}{D} \tag{9-7}$$

式中　B——常数，其值在 $0.029\sim0.05$；

$\quad\quad d_h$——水力直径；

$\quad\quad Re$——雷诺数；

$\quad\quad \gamma_m$——膜表面的剪切力；

$\quad\quad D$——扩散系数。

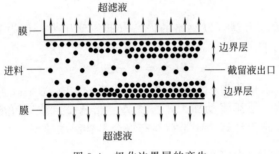

图 9-4　极化边界层的产生

9.3.4　膜组件

常见的膜组件有四种形式，即平板式、管式、螺旋卷式、中空纤维式。除此以外，最近出现了一种超滤和微滤轴向旋转过滤器，或称为动态压力过滤器，由内、外两个不锈钢圆筒组成，圆筒上覆有膜，内筒以 $2000\sim3000$r/min 旋转，使液体处于动力状态减少浓差极化，适宜于过滤悬浮液。各种膜组件的比较列于表 9-3。

表 9-3　各种膜组件的优点和缺点

组膜件	优点	缺点
平板式	保留体积小,操作费用低,低的压力降,液流稳定,比较成熟	投资费用大,大的固含量会堵塞进料液通道,拆卸比清洁管道更费时间
螺旋卷式	设备投资很低,操作费用也低,单位体积中所含过滤面积大,换新膜容易	料液需预处理,压力降大,易污染,难清洗,液流不易控制
管式	易清洗,单根管子容易调换,对液流易控制;无机组件可在高温下用有机溶剂进行操作并可用化学试剂来消毒	高的设备投资和操作费用,保留体积大,单位体积中所含过滤面积较小,压力降大
毛细管式	设备投资和操作费用低,单位体积中所含过滤面积大,易清洗,能很好地控制液流	操作压力有限,薄膜很易被堵塞
中空纤维式	保留体积小,单位体积中所含过滤面积大,可以逆流操作,压力较低,设备投资低	料液需要预处理,单根纤维损坏时,需调换整个组件,不够成熟
动态膜	局部混合十分好,渗透流高,酶传递性高	单位体积中所含过滤面积小,比较难放大

9.4　膜分离过程

9.4.1　超-微滤工作模式

超-微滤工作模式可分为浓缩、透析过滤和纯化几种。

（1）浓缩

在浓缩悬浮粒子或大分子的过程中，产物被膜截留在料液罐中，见图9-5。

浓缩物的最终体积 V_c，在分批浓缩中，可由其初始体积 V_0 和透过体积 V_t 之间的质量平衡来确定：

$$V_c = V_0 - V_t \tag{9-8}$$

应该注意到，由于系统阻留住了一定的体积，故浓缩物的最终体积准确地说不等于料液罐内的最终体积。

体积浓缩系数（CF）可定义为：

$$CF = \frac{V_0}{V_c} \tag{9-9}$$

被膜完全截留的大分子使料液浓度提高了 CF 倍。完全透过物料的浓度不受影响，但在截留率 δ 不是 1 或 0 的情况下，产物的浓度可由下式给出：

$$c_c = c_0 (CF)^{\delta} \tag{9-10}$$

式中，c_c，c_0 分别为最终和初始的产物浓度。

产物回收率 R 可通过最终浓缩物中和初始进料中的产物总量求得：

$$R = \frac{V_c c_c}{V_0 c_0} = \frac{c_c}{c_0} \times \frac{1}{CF} \tag{9-11}$$

该式也可写成：

$$R = (CF)^{\delta - 1} \tag{9-12}$$

透过液浓度 c_f 可由产物质量衡算得到：

$$c_f = (V_0 c_0 - V_c c_c)/V_f \tag{9-13}$$

（2）透析过滤

在悬浮粒子或大分子的透析过滤中，产物被膜截留住，低分子量溶质（盐、蔗糖和醇）则通过膜（见图9-6）。

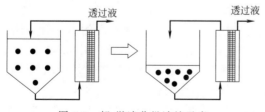

图 9-5　超-微滤分批浓缩示意

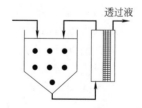

图 9-6　超-微滤透析示意

如果是进行盐的交换，透过液可用去离子水或缓冲液替代。在透析过滤时，小分子溶质的浓度可由下列方程式给出：

$$c_f = c_0 \exp\left(-\frac{1-\delta}{V_f/V_0}\right) \tag{9-14}$$

式中　δ——截留率；

中药制药工程学

V_f，V_0——透析过滤和截留体积；

c_f，c_0——相应的低分子量溶质浓度。

透析过滤可用间歇方式进行，用去离子水或缓冲液反复浓缩和稀释。

由上可知，在浓缩模式中，溶剂和小分子溶质被除去，料液逐渐浓缩。但通量随着浓缩的进行而降低，故欲使小分子达到一定程度的分离所需时间较长；透析过滤是在不断加入水或缓冲液的情况下进行的，其加入速度和通量相等，这样可保持较高的通量，但处理的量较大，透过液的体积也大，并且影响操作所需的时间。在实际操作中，常常将两种模式结合起来，即开始采用浓缩模式，当达到一定浓度时，转换为透析过滤模式，其转换点应以使整个过程所需时间最短为标准。此时，大分子溶质的浓度 c 和其在凝胶层上的浓度 c_m 间的关系应符合下式（设大分子溶质的截留率为1）：

$$c = c_m / e \tag{9-15}$$

式中，e 为自然常数。

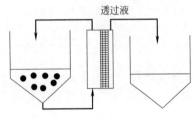

图 9-7　超-微滤纯化示意

（3）纯化

采用这一工作模式纯化溶剂和低分子量溶质，它们被回收在透过液流中，可是在截留的物质中也可能同样含有感兴趣的产物（见图9-7）。

产物在透过液中的浓度 c_f 由质量衡算求得，产物在纯化过程中的总回收率 R 为：

$$R = \frac{V_f c_f}{V_0 c_0} \tag{9-16}$$

式中，V_f，V_0 分别为透过液和初始浓度液体积。

物料中，如果低分子量溶质是感兴趣的产物，则使用浓缩和透析过滤相结合的过程。截留的液流首先浓缩到最高水平，同时允许纯化溶质通过膜。然后用一个或几个透析过滤步骤洗去附着在截留物上的溶质。在这个过程中，可以用最小的稀释量来达到最大的产物回收率，截留物也可以同样被高度纯化。在某些分级分离过程中，对高分子量和低分子量溶质都感兴趣时，这种方法是十分有效的。

9.4.2　中空纤维膜组件的工作模式

中空纤维膜组件的工作模式分为超滤、再循环、逆洗。

如图 9-8 （a）所示，超滤时料液从膜组件底部进入流进中空纤维，可透过物通过膜流入组件的低压一侧，在透过液上出口管流出。

再循环是过程进行时清洗的有用方法，在这种情况下，透过液的出口管关闭［见图9-8（b）］，组件内充满滤液，则在组件一半的地方透过液的压力大于浓缩液的压力从而引起了逆洗过程。当料液反流时，在相同的清洗条件下，会造成另一半中空纤维组件的净化。当处理含有高悬浮固体和蛋白质沉淀的液流时，再循环特别有效。

逆洗［见图9-8（c）］也可用于清洗操作。关闭一个透过液出口，并把两个操作出口接通大气。透过液通过加压流入组件，流向纤维，并迫使其渗入中空纤维膜内侧，使积累的污垢脱离膜而流出组件。逆洗操作和再循环只适用于中空纤维膜，因为只有它们是成列管式的。

9.4.3　超-微滤系统的工厂布置

设置和布置超-微滤系统有如下几种方法。

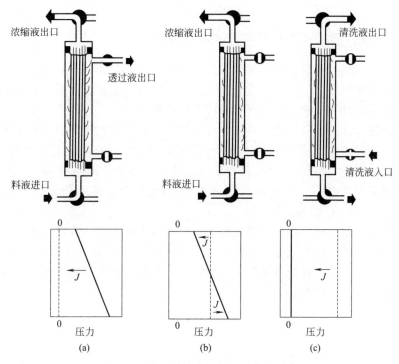

图 9-8　中空纤维膜组件工作模式示意

（1）开路式操作

料液一次性通过组件，导致透过液的体积非常小，回收率低，除非采用非常大的膜。开路式操作仅用于浓差极化效应忽略不计和流动速率要求不高的情况。

（2）间歇式操作

间歇式是在实验室和中试规模中最常用的操作。截留液需回流入进料罐中，以达到循环的目的。这是浓缩一定量物质的最快方法，同样要求的膜面积最小。浓缩液部分再循环的间歇操作特别适用于需要连续处理进料液流和其他贮罐不空的时候。

（3）进料和排放式操作

开始运转与间歇式操作相类似，浓缩液一开始全部回流，当回路中浓度达到最终要求的浓度时，回路中的一部分浓缩液要连续排放，控制料液进入回路的流量等于透过液的流量和浓缩液排放流量之和。

（4）多级再循环操作

多级再循环操作是为了克服进料和排放式操作时通量低的缺点而发展起来的一种方式，但它同时也保留了较快地得到最终所需浓度的优点。其中只有最后一级是在最高浓度和最低通量下进行的，而其他各级都是在较低浓度和较高通量的情况下进行的。因此总膜面积低于相应的单级操作，接近于间歇式操作。该操作方式通常最少要求 3 级，7～10 级是比较普遍的。

9.5　膜分离在中药生产过程中的应用

20 世纪 60 年代后，膜技术迅速崛起的一门分离新技术，80 年代以来我国膜技术跨入应用阶段，同时也是新膜过程的开发阶段。目前，我国已成功将膜分离技术应用到现代中药生产领域，其用途主要集中在药液澄清、精制和浓缩等方面，使中药产品质量与生产效率得到极大的提高。

9.5.1 膜分离技术在中药生产中的优势

中药有效成分的提取和分离过程比较复杂，分离效率低，药物有效成分损耗大，提取过程中有机溶剂有可能与中药中的有效成分发生反应，使其失去原有效用。传统中药以煎服的汤剂为经典的给药途径，而水煎液中含有悬浮及可溶性杂质。膜分离技术正是利用膜孔径大小的特征将物质进行分离，从而达到对不同分子量大小及不同孔径大小的成分进行分离的目的。大多数膜分离过程中物质不发生相变，分离系数较大，操作温度可在常温，具有节能、高效等特点，被国际上认为是 21 世纪最有发展前途的一项重大高新技术。因此，采用膜分离技术对中药及其复方进行"集群筛选"，相对于传统化学分离中药方法具有不可比拟的优势。

目前一般用水提取中药，中药水提取液是一种由真溶液、胶体溶液、乳浊液和混悬液组成的复杂体系，该体系中的有效成分如生物碱、皂苷等的分子量大多数不超过 1000，而非药效成分如淀粉、蛋白质、鞣质等分子量一般在 50000 以上，杂质如细菌、病毒、微粒其大小一般在 $0.02\mu m$ 以上，见表 9-4。

表 9-4　部分中药主要成分的分子量

成分名称	分子量	成分名称	分子量
淀粉	50000～500000	多糖	5000～500000
树脂、果胶	15000～300000	栀子苷	404
蛋白质	5000～50000	芍药苷	480
麦芽糖	360	绿原酸	353
葡萄糖	198	麻黄碱	165
大黄素	270	熊果酸	457
甘草酸	413～822	鞣酸	170
黄芩苷	446	丹参酮	276

9.5.2 膜分离技术在中药制剂中的应用

膜分离技术在中药制剂中的应用主要涉及中药有效成分的提取、中药浸膏的制备、中药口服液的制备、中药注射剂的制备等方面。

9.5.2.1 中药有效成分的提取

（1）中药提取过程除杂

在中药提取过程中，采用膜分离技术除杂，可除去中药中的一些大分子杂质，提高有效成分纯度，增强药物疗效。例如，将膜分离技术用于金银花绿原酸提取液的分离，先通过微滤膜（聚偏氟乙烯膜）截留去除绿原酸提取液中的不溶性固体颗粒及少量大分子物质，再用超滤膜（聚砜膜）截留去除蛋白质、多糖、鞣质及胶体物质等杂质，最后通过反渗透膜（乙酸纤维素酯膜）浓缩料液及除去少量小分子物质，最终绿原酸回收率和产品纯度明显提高。

（2）中药有效成分的分离浓缩

在中药有效成分多糖、黄酮、多酚和活性蛋白等的分离纯化浓缩过程中，膜分离技术有效地克服了传统方法如回流法分离效率低等问题。例如，采取微滤和超滤相结合的实验方法对枸杞多糖浸提液进行分离纯化，采用膜分离法避免了多糖这种热敏性生物活性物质在操作过程中的损失，提高了多糖产品的纯度，并降低了能耗，更适合工业化生产。

9.5.2.2　中药浸膏的制备

目前浸膏制剂的制备工艺中常含有大量杂质，使得浸膏制剂崩解缓慢、服用量大。将膜分离技术用于中药浸膏的制备，克服了传统工艺制备中存在的浸膏崩解缓慢、含杂质量高等缺点，缩短了生产周期，提高了浸膏中有效成分的量和药效，显著减少了服用量。例如，将膜分离技术用于刺五加浸膏的纯化精制，先将刺五加浸膏加纯化水稀释至一定浓度，然后用板框过滤器经滤纸、微孔滤膜分别进行预过滤，120℃热压 30min，再用板框过滤器经微孔滤膜过滤，再经过中空纤维超滤器过滤，浓缩，收膏，得精制刺五加浸膏。

9.5.2.3　中药口服液的制备

中药口服液的传统生产工艺得到的口服液中大都含有鞣质，鞣质为水溶性的多酚类化合物，具有亲水基和疏水基，分子量为 500～3000，它能同生物碱、蛋白质和多糖作用形成分子间氢键，生成不溶于水的沉淀物，使药液浑浊。将膜分离技术用于中药口服液的制备，可显著改善药液澄明度，减少主成分损失率，提高口服液药效。例如，根据有机膜孔径大小的不同，将银黄复方水煎液经过五级膜分离，得到黄芩苷、绿原酸、汉黄芩苷 3 种有效成分的固体量总和明显高于银黄口服液。

9.5.2.4　中药注射剂的制备

注射液中常含有热原，热原注入人体能引起高烧、寒战和白细胞增高，有的发生急性休克，严重时会导致死亡。目前常规的除热原的方法有两种：高温和吸附剂吸附。但这两种方法成本高，耗费能源，吸附剂的再生也比较困难。而膜分离技术能有效地去除注射液中的热原，不但原方中的有效成分不会损失，且使产品的澄明度提高，产品质量大大提高。目前膜分离用于中药注射液制备主要采用超滤法为主。

9.5.3　超滤在中药生产中的应用

超滤技术是目前应用最为广泛的膜分离技术之一。在中药制剂的分离、浓缩和精制中，中空纤维和板框式两种超滤膜组件的应用较为普遍。中空纤维式超滤膜有内压式和外压式两种，其膜材质种类多，能耗较低，外压式的膜通量较大，超滤时间短，而内压式的分离空间小，通道内的压力较大，易导致膜堵塞，不适合于处理浓度大的料液。板框式超滤膜具有膜通量大、分离精度高、适用范围广、操作和装卸简便、清洗后膜通量恢复率高等优点，但其价格昂贵，普遍应用性受到一定限制。

（1）超滤过程的操作条件

超滤过程的操作条件是影响膜的分离效率和膜污染的关键因素。对于中药植物提取液而言，影响超滤分离的主要因素有：药液浓度、操作压力、药液温度、pH、药液值、溶质的性状。

① 药液浓度　药液浓度对超滤效率的影响非常明显。超滤过程中，高浓度溶液易在膜表面形成凝胶层，转化为次级膜，使膜通量下降，成分的截留增加。

② 操作压力　操作压力是膜分离的驱动力，压力较低时，膜通量小，超滤时间长。压力增大，膜通量随之增大，有利于目标成分的透过，但当压力增加至膜的负荷极限时，不仅对膜造成破坏，迅速形成的凝胶层使膜通量下降。多数膜的使用中，压力一般控制在 0.25MPa 以下。

③ 药液温度　中药药液具有浊度大、黏度高的特点，升高温度使药液黏度降低，促进传质过程。但温度过高使蛋白质、鞣质等胶体杂质凝聚在膜表面，形成浓差极化，导致膜污染。此外，高温对膜材质的性能影响较大，因此一般超滤膜的使用要求在 50℃ 以下。

④ pH　pH 会对溶质表面电荷和膜表面的电性产生影响，特别是蛋白质类物质，当 pH

接近其等电点时，滤过速度较慢。

（2）超滤在中药生产应用中的关键问题

① 中药液的预处理　中药水提液的成分复杂，且含有大量的微生物、悬浮微粒以及胶体类物质，这些杂质在超滤过程中易沉积在膜面或堵塞膜孔，使渗透通量下降，影响膜的分离效率。因此，在超滤前对药液进行适当的预处理，预先去除污染性较大的杂质，减少膜污染的程度，提高膜分离效率，延长膜的使用寿命。目前可用于中药液预处理的物理或化学方法主要有絮凝沉淀、冷藏过滤、高速离心、活性炭吸附和微滤等，但单独使用一种处理方法的除杂效果有限，根据药液体系特点，将多种技术方法有效结合，才能达到最佳的处理效果。

② 膜材质的选择　超滤膜材质的选择与能否达到所需的分离效果密切相关。超滤膜材质的种类繁多，多数由有机高分子材料制成。由于材料自身性质不同，膜孔径相同的不同材质超滤膜对同一药液体系的分离效果存在差异。其主要表现为以下两个方面。

a.膜材料分子结构中的特殊性还可能会对某些特定类别的成分具有较高的选择性。一般来说，乙酸纤维素及聚砜超滤膜对有机酸类、环烯醚萜苷类、氮苷类、单萜苷类的影响均较小，而对挥发油类影响明显；生物碱类成分对膜材具有较强的选择性，聚砜膜对生物碱类成分影响明显，而乙酸纤维素膜对其影响较小。

b.不同膜材质的抗污染程度不同。主要原因是膜的亲水性、膜的荷电性、膜表面的粗糙度及膜的孔径结构等不同。一般而言，亲水性膜的抗污染程度较疏水性膜小。

思考题

1.简述膜的定义、分类、特点。

2.什么是膜分离？膜材料为什么具有选择透过性？

3.简述膜分离设备的主要类型，其主要结构和优缺点。

4.简述膜污染产生的原因、减小膜污染的控制方法以及膜的清洗。

参考文献

[1] 孙彦.生物分离工程［M］.第3版.北京：化学工业出版社，2013.

[2] 严希康.生化分离工程［M］.北京：化学工业出版社，2011.

[3] 谭天伟.生物分离技术［M］.北京：化学工业出版社，2007.

[4] 邱玉华.生物分离与纯化技术［M］.第2版.北京：化学工业出版社，2017.

第10章　吸附分离技术

吸附法（adsorption method）指利用适当的吸附剂（adsorbent），在一定的 pH 条件下，吸附样品中的活性物质或杂质，然后再以适当的洗脱剂将吸附的物质从吸附剂上解吸下来，达到浓缩和提纯的目的的方法。

吸附分离很早已应用于人类的生活和生产中，比如吸湿干燥、除臭、脱色以及饮用水的纯化等诸多方面。近几十年来吸附分离技术发展迅速，从轻工业到化学工业、制药工业，从食品工业到汽车电子工业，无不展现出吸附分离的重要作用。在中药制药领域也常使用吸附分离技术，一些吸附分离的应用见表 10-1。随着流化床吸附分离、移动床吸附分离以及离子交换分离技术的发展，以及新型吸附剂的出现，吸附分离技术的应用越来越广。

表 10-1　吸附分离在中药制药中的应用

待分离物质	吸附剂	待分离物质	吸附剂
黄酮类	弱极性、非极性吸附树脂 葡聚糖凝胶	生物碱类	弱极性吸附树脂 离子交换树脂
皂苷类	弱极性、非极性吸附树脂	香豆素类	大孔吸附树脂、葡聚糖凝胶
苷类	非极性吸附树脂	有机酸类	离子交换树脂、葡聚糖凝胶

吸附法一般具有以下特点：设备简单、操作简便、价廉、安全；不用或少用有机溶剂，吸附与洗脱过程中 pH 变化小，较少引起生物活性物质的变性失活，适用于稳定性较差的药物。但吸附法选择性差，收率不高，特别是无机吸附剂性能不稳定，不能连续操作，劳动强度大，炭粉等吸附剂影响环境卫生，而且溶质和吸附剂之间的相互作用及吸附平衡多为非线性关系，设计比较复杂。

10.1　吸附分离原理和分类

10.1.1　吸附作用

固体内部分子或原子受到四周邻近分子的作用力是对称的，作用力总和为零，此时分子处于平衡状态。但在界面上的分子同时受到不相等的两相分子的作用力，因此界面分子的力场是不饱和的（见图 10-1），即存在一种固体的表面力，能从外界吸附分子、原子或离子，并在吸附剂表面附近形成多分子层或单分子层。物质从流体相（气体或液体）浓缩到固体表面从而达到分离的过程称为吸附作用（adsorption），在表面上能发生吸附作用的固体微粒称为吸附剂（adsorbent），而被吸附的物质称为吸附物（adsorbate）。

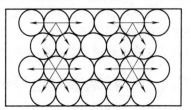

图 10-1　界面分子和内部
分子所受的力

固体可分为多孔和非多孔性物质两类。非多孔性固体只具有很小的比表面积（单位体积的物质所具有的表面积）；多孔性固体由于颗粒内微孔的存在，比表面由"外表面"和"内表面"组成，每克多孔性固体物质的比表面积可达几百平方米，且有较高的吸附势能，故具有较大的吸附能力。

10.1.2　吸附的类型

按照吸附剂和吸附物之间相互作用力的不同，吸附可分物理吸附和化学吸附。吸附剂和吸附物通过分子间引力（范德华力）产生的吸附称为物理吸附（physical adsorption），也叫表面吸附，是常见的一种吸附现象。如采用硅胶、氧化铝、活性炭以及大孔吸附树脂等为吸附剂进行的吸附色谱即属于这一类型。如果在吸附剂和吸附物之间有电子的转移，发生化学反应而产生化学键，这种吸附称为化学吸附（chemical adsorption）。

分子被吸附后，一般动能降低，故吸附是放热过程。物理吸附的吸附热较小，需要的活化能也小，多数在较低的温度下进行。由于吸附发生在整个自由界面上，所以在两相间可瞬间达到平衡。物理吸附是可逆的，可以成单分子层吸附或多分子层吸附，选择性较差。物理吸附与吸附剂的表面积、孔分布和温度等因素有密切的关系。物理吸附又可以分为以下四种类型。

（1）表面吸附

固体表面的原子或基团与外来分子间吸附力的大小与固体表面的原子和被吸附分子的电荷、偶极矩、表面的几何特性等有关。对同一表面而言，吸附力大的分子在吸附剂表面的浓度高。

（2）分子筛效应

分子筛俗称沸石或沸石分子筛，是一种具有立方晶格的硅铝酸盐化合物，它以 SiO_4 四面体和 AlO_4 四面体为基本结构单元，能把形状直径大小不同的分子、极性程度不同的分子、沸点不同的分子、饱和程度不同的分子分离开来，即具有"筛分"分子的作用，故称为分子筛。

（3）微孔扩散

气体在多孔固体中的扩散速率与气体的性质、吸附剂材料的性质及微孔尺寸有关。利用扩散速率的差别可以将混合物分离。

（4）毛细管凝聚

由于毛细管效应，多孔固体周围的可凝性气体会在与其孔径对应的压力下在微孔中凝聚。

化学吸附的选择性较强，即一种吸附剂只对某种或特定几种物质有吸附作用，只能形成单分子层吸附，吸附后较稳定，不易解吸，平衡慢。化学吸附过程中，放出大量的热，而且需要一定的活化能才能发生。两种吸附本质上虽有区别，但有时这两种吸附作用是同时发生的，难以严格区分。

此外，根据吸附过程中所发生的吸附质-吸附剂之间的相互作用的不同，还可以把吸附分成亲和吸附、疏水作用吸附、盐析吸附和免疫吸附等；还可以根据实验所采用的方法不同，分成间歇式吸附和连续式吸附。

10.1.3　影响吸附过程的因素

固体在溶液中的吸附比较复杂，影响因素也较多，主要有吸附剂、吸附物性质、二者的数量关系、溶剂性质和操作条件等。

（1）吸附剂的性质

吸附剂的性质与其原料、合成方法和再生条件等有关。一般要求其吸附容量大、吸附速度快及机械强度好、容易解吸。吸附剂的吸附容量，除其他外界条件外，主要与比表面积有关。比表面积大，空隙度高，吸附容量就大。吸附速度主要与颗粒度和孔径分布有关。颗粒度越小，吸附速度越快。孔径适当，有利于吸附物向空隙中扩散。吸附剂的机械强度影响其使用寿命。

（2）吸附物的性质

下列一些规则可用来预测吸附的相对量。

① 能使表面张力降低的物质，易被表面所吸附，所以固体容易吸附对固体的表面张力较小的液体。

② 溶质从较易溶解的溶剂中吸附时，吸附量较少，相反，洗脱时采用溶解度较大的溶剂，较容易洗脱。

③ 极性吸附剂易吸附极性物质，非极性吸附剂易吸附非极性物质，因而极性吸附剂适宜于从非极性溶剂中吸附极性物质，而非极性吸附剂适宜于从极性溶剂中吸附非极性物质。

④ 对同系列物质，吸附量的变化是有规律的。如按极性减小的次序排列，次序越在后面的物质，极性越差，因而越易被非极性吸附剂所吸附，则越难被极性吸附剂所吸附。

（3）溶液 pH

溶液的 pH 可影响某些化合物的解离度。蛋白质或酶等两性物质，一般在等电点附近吸附量最大。不同溶质吸附时的最佳 pH 可通过实验测定。溶液中的化合物呈分子状态时，有利于吸附。一般有机酸在酸性条件、胺类在碱性条件较易被非极性吸附剂所吸附。

（4）温度

吸附一般是放热的（吸附热越大，温度对吸附影响越大），所以只要吸附已达到平衡，升高温度会使吸附量降低。但在低温时，化学吸附往往在短时间内未达到平衡，而升高温度会使吸附速度加快，所以化学吸附在低温时常会出现吸附量随温度升高而增加的情况。而真正达到平衡后，吸附量才又随温度升高而下降。

（5）盐的浓度

盐类对吸附作用的影响比较复杂，有些情况下盐能阻止吸附，在低浓度盐溶液中吸附的蛋白质或酶，常用高浓度盐溶液进行洗脱。但在另一些情况下盐能促进吸附，甚至有些情况下吸附剂一定要在盐的作用下才能对某些吸附物质进行吸附。如硅胶对某种蛋白质进行吸附时，硫酸铁的存在可使吸附量增加许多倍。

（6）吸附物质的浓度与吸附剂量

由吸附等温线方程可知，在稀溶液中吸附量和浓度的一次方成正比；而在中等浓度的溶液中吸附量与浓度的 $1/n$ 次方成正比。在吸附达到平衡时，吸附质的浓度称为平衡浓度。普遍规律是，吸附质的平衡浓度越大，吸附量也越大。

从分离提纯角度考虑，还应考虑吸附剂的用量。若吸附剂用量过少，产品纯度达不到要求；但吸附剂用量过多，会导致成本增高、吸附选择性差及有效成分损失等。因此，吸附剂的用量应综合考虑。

（7）其他组分

当溶液中含有两种以上组分时，经常引起吸附一种溶质而使另一种溶质的吸附量降低，一般对混合物的吸附效果较纯溶质的吸附效果差。

在实际应用过程中，吸附条件的选择应考虑各种因素的综合影响。

10.2 吸附剂

吸附剂按其化学结构可分为两大类：有机吸附剂，如活性炭、聚酰胺、纤维素、大孔吸附树脂等；无机吸附剂，如白陶土、氧化铝、硅胶、硅藻土等。在生产中常用的吸附剂有活性炭、白陶土、氧化铝、硅胶、大孔吸附树脂等。

在选择具体吸附剂时，主要根据吸附剂本身的性质和被吸附物的理化性质进行。一般说来，极性强的吸附剂易吸附极性强的物质，非极性的吸附剂易吸附非极性的物质。但为了便于解吸附，极性大的被吸附物质，应选择极性小的吸附剂。

（1）活性炭

活性炭是最常用的吸附剂，多由木屑、兽骨或煤屑等原料高温炭化而成，具有吸附力强、分离效果好、价格低廉、来源方便等优点。活性炭的活化方法主要有两种，一种是利用高温下水蒸气及少量空气与炭的反应使炭内部产生大量的微孔而得到产品活性炭；另一种是利用氧化性的化学药剂主要是氯化锌对炭的部分氧化而得到产品活性炭。不同原料和加工过程所制得的活性炭的性能不同，可适用于不同的分离过程。活性炭广泛应用于溶剂回收、溶液的脱色除臭、气体脱硫、废水处理等方面，在中药制药过程中也常常用于药液的精制。

根据粗细程度，活性炭可分为粉末活性炭和颗粒活性炭。粉末活性炭颗粒极细，呈粉末状，比表面积大，吸附能力也强。但在过滤时常因其颗粒过细而影响过滤速度，过滤时常需加压或减压。颗粒活性炭比表面积小，吸附能力较差，但便于装柱使用，静态使用时易与溶液分离。锦纶活性炭是以锦纶为黏合剂，将粉末活性炭制成颗粒，其比表面积介于粉末活性炭和颗粒活性炭之间，但吸附能力较两者弱。锦纶不仅起黏合作用，而且是活性炭的脱活性剂。锦纶活性炭可以用来分离因前两种活性炭吸附力太强而不宜洗脱的吸附物，如分离酸性或碱性氨基酸。

活性炭的吸附作用在水溶液中最强，在有机溶剂中较弱，所以其在溶剂中吸附能力的强弱顺序如下：水＞乙醇＞甲醇＞乙酸乙酯＞丙酮＞氯仿。活性炭对不同物质的吸附能力有差异，一般对具有极性基团的化合物吸附力较大，对芳香族化合物的吸附力大于脂肪族化合物，对分子量大的化合物的吸附力大于对分子量小的化合物，因此活性炭常用于中药脱色或去除热原等。除用于除杂外，活性炭还可用于生化药物的分离。

（2）白陶土（白土、陶土、高岭土）

白陶土可分为天然白陶土和酸性白陶土两种，常作为某些活性物质分离纯化的吸附剂，也可作为助滤剂与去除热原的吸附剂。天然白陶土的主要成分是含水的硅酸铝，其组成与 $Al_2O_3 \cdot 2SiO_2 \cdot 2H_2O$ 相当。新采出的白陶土含水 $50\% \sim 60\%$，经干燥压碎后，加热至 $420℃$ 活化，冷却后再压碎过筛即可使用。经如此处理，白陶土具有大量微孔和大的表面积（一般为 $120 \sim 140 m^2/g$，可称活性白土），能吸附大量有机杂质。将白陶土浸于水中，pH 为 $6.5 \sim 7.5$，即中性，但由于它能吸附氢离子，所以可起中和强酸的作用。

白陶土作为药用可吸附毒物，如有毒的胺类物质、食物分解产生的有机酸等，也可能吸附细菌。在生化制药中，白陶土能吸附一些分子量较大的杂质，包括能导致过敏的物质，也常用它脱色。商品药用白陶土或供吸附用的白陶土虽已经过处理，如果产地不同，在吸附性能上也有差别。所以在生产上白陶土产地和规格更换时，要经过实验。临用前，用稀盐酸洗一下并用水冲洗至近中性后烘干，效果较好。

（3）氧化铝

活性氧化铝是由氧化铝的水合物经加热脱水活化而得到的氧化铝，为常用的吸附剂之一，特别适用于亲脂性成分的分离，在醇、酚、生物碱、染料、甾体化合物、苷类、氨基酸、蛋白质以及维生素、抗生素等物质的分离中广泛地应用。它具有价廉、易再生、活性易控制等优点，但操作不便、手续烦琐、处理量有限，因此限制了其在生产上的大规模应用。

活性氧化铝有碱性、中性、酸性之分。碱性氧化铝由氢氧化铝经高温（380～400℃，3h）脱水制得，常用于碳氢化合物的分离，和某些对碱溶液比较稳定的色素、甾体化合物、生物碱、醇以及其他中性、碱性物质的分离；中性氧化铝由色谱用碱性氧化铝加 3～5 倍量的蒸馏水，在不断搅拌下煮沸 10min，倾去上层液体，反复处理至水提取液 pH 为 7.5 为止，经活化后即可使用。也可以用 5% 的乙酸或 5% 的盐酸处理至水提取液 pH 为 7.5 为止。中性氧化铝使用最广，适用于酸、酮、醌、某些苷以及酸、碱溶液中不稳定化合物（如酯、内酯等）的分离。凡是在酸性、碱性氧化铝中能分离的化合物，也都能在中性氧化铝上分离。酸性氧化铝由工业氧化铝用水调成糊状，加入 2mol/L 盐酸，使混合物呈刚果红酸性反应，倾去上层清液，用热水洗至溶液呈刚果红弱紫色，过滤，加热活化备用，适用于天然及合成酸性色素及某些酚、酸的分离。

氧化铝的活性与含水量的关系很大，在一定的温度下除去水分以使氧化铝活化。活化了的氧化铝再引入一定量的水即可使活性降低。

（4）硅胶

硅胶是由无定形 SiO_2 构成的多孔网状结构的固体颗粒，通过硅酸钠水溶液与酸反应水解生成硅凝胶，再除去盐类后干燥得到。它具有多孔性的硅氧（Si—O—Si—）交联网状结构，是表面具有许多硅醇基（Si—OH）的多孔微粒，能吸附较多的水分。这种水分几乎以游离状态存在，称自由水。硅胶的活性强弱与自由水含量高低有关，自由水多，活性低；自由水少，活性高，当含水量达 16%～18% 时，硅胶吸附作用极低，可作为分配色谱的载体。硅胶分子内的水称结构水，如果温度高达 500℃ 以上，结构水逐渐失去，硅胶结构被破坏，从硅醇结构变成硅氧环结构，失去活性。

活化后的硅胶极易吸水而降低活性，一般在用前于 110℃ 再活化 0.5～1h 后使用。

硅胶能吸附非极性物质也能吸附极性物质，可用于芳香油、萜类、固醇类、生物碱、强心苷、蒽醌类、酸性化合物、磷脂类、脂肪类、氨基酸等的吸附分离。

（5）滑石粉

滑石粉的成分为偏硅酸镁，分子式为 $Mg_3[Si_4O_{10}](OH)_2$。一般滑石都含有铁、钙和镁的化合物，如碳酸盐。天然的粗品可用稀盐酸加热煮沸并洗涤以除去这些杂质。滑石粉以不易起反应和吸附能力弱为特点，可作助滤剂。有些药液，将经过 115℃ 活化的滑石粉趁热加入，可吸附少量多糖类杂质，效果较好。

（6）硅藻土

硅藻土的主要成分是无定形的二氧化硅，由硅藻的遗体沉积而成。商品硅藻土是经过盐酸洗涤和煅烧去除杂质后的产品。硅藻土具有吸附大量液体的能力。由于化学上稳定，具有孔隙和吸附能力弱的特点，它是一种好的助滤剂和澄清剂。

（7）皂土

皂土（bentonite）也称膨润土或浆土，其主要成分是铝和镁的硅酸盐。它的带电部分能结合金属离子、多肽和碱性蛋白，是核酸酶的抑制剂。

（8）聚酰胺

聚酰胺是一类化学纤维的原料，熔点在 200℃ 以上，易溶于浓盐酸、热甲酸、乙酸、苯酚等溶剂，不溶于水、甲醇、乙醇、丙酮、乙醚、三氯甲烷、苯等溶剂。对碱稳定，但对酸的稳定程度较差（尤其是无机酸），热时更为敏感。聚酰胺具有膨胀性，可使被吸附物质渗入其内部，因而具有较大的吸附容量。

聚酰胺对黄酮等酸性物质有选择性的可逆吸附作用，对性质接近的类似物也有很好的分离效果，适于吸附分离黄酮类、酚类、芳香族酸类、鞣质、蒽醌类和芳香硝基化合物等。其主要利用其分子内存在许多酰胺基和羰基，可形成氢键，产生吸附作用。由于形成氢键的能力不同，吸附能力也就有所不同，从而使各类化合物得到分离。一般形成氢键基团多的物质，其吸附能力就大。形成氢键基团为苯核者，对位、间位取代芳核及共轭双键多者吸附力大；邻位取代芳核会形成分子内氢键，吸附力减小。

另外聚酰胺与各类化合物形成氢键的能力也与溶剂的性质有密切的关系。通常在碱性水溶液中，聚酰胺和其他化合物形成氢键的能力最弱；在有机溶剂中，形成氢键的能力稍强；在水中形成氢键的能力最强。

10.3 吸附分离技术的操作

10.3.1 吸附平衡

当吸附剂与吸附质经过足够长时间的接触后，吸附质在吸附剂和流体相中的含量可达到一个恒定的数值，称为吸附平衡态。在吸附处于平衡的情况下，吸附质分子到达吸附剂表面的速率与离开表面的速率相等。因此，吸附平衡是一个动态的平衡。吸附平衡关系一般用吸附等温线来表示。在一定温度下，某组分在吸附剂表面的吸附达到平衡时，该组分在两相中浓度的相对关系曲线称吸附等温线（adsorption isotherm），它反映了组分在吸附剂表面的吸附规律。

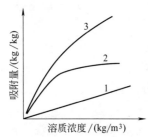

图 10-2　典型的吸附等温线
1—线性吸附等温线；
2—朗格缪尔吸附等温线；
3—弗罗因德利希吸附等温线

若吸附剂与吸附质之间的作用力不同，吸附表面状态不同，不同的吸附剂与吸附质之间的吸附平衡关系会有所不同，所对应的吸附等温线的形状不同。典型的吸附等温线如图 10-2 所示，横坐标表示溶液中溶质的浓度，常用单位为单位溶液体积中溶质的质量；纵坐标表示吸附剂表面溶质的浓度，即吸附量，常用单位是单位质量吸附剂所吸附的溶质的质量。

为了计算吸附平衡，使用吸附等温式来关联吸附平衡关系。

（1）亨利定律

在固体表面上的吸附层从热力学意义上被认为是性质不同的相，它与气相之间的平衡应遵循一般的热力学定律。在足够低的浓度范围，平衡关系可用亨利定律表述，即：

$$q = HC \tag{10-1}$$

式中　q——吸附量；

　　　　H——亨利常数；

　　　　C——吸附质浓度。

（2）朗格缪尔（Langmuir）吸附等温方程

Langmuir 方程是在工程应用中最常用的吸附等温式，是基于单分子层吸附理论对气体推导出的简单且广泛应用的近似表达式。

$$q_e = \frac{q_m C_e}{K_L + C_e} \tag{10-2}$$

式中　q_e，q_m——吸附剂的吸附量和单分子层饱和吸附量；

　　　　C_e——平衡浓度；

　　　　K_L——Langmuir 等温方程参数，与温度有关。

式（10-2）中 q_m 和 K_L 可以从关联实验数据得到。

尽管与 Langmuir 方程完全吻合的物系相当少，但有大量的物系近似符合。该模型在低浓度范围就简化为亨利定律，使物理吸附系统符合热力学一致性要求，正因为如此，Langmuir 模型被公认为定性或半定量研究变压吸附系统的基础。

Langmuir 吸附等温方程是在如下假设下导出的。

① 吸附是在活性中心进行的，这些活性中心具有均匀的能量，而且相隔较远，因此吸附物分子之间无相互作用力。

② 每一个活性中心只能吸附一个分子，即形成单分子吸附层。根据气体吸附和液体中吸附是相似的过程出发，可以认为吸附速率应该与溶液浓度和吸附剂表面未被占据的活性中心数目成正比。

③ 解吸速率应该与吸附剂表面被该溶质占据的活性中心数目成正比。

（3）弗罗因德利希（Freundlich）等温线方程

由 Freundlich 根据经验提出如下方程：

$$q_e = K_F C_e^{1/n} \tag{10-3}$$

式中　K_F——Freundlich 常数，是一个与吸附剂特性、温度有关的经验常数；

　　　　n——与温度有关的经验常数。

Freundlich 等温线方程可以描述大多数抗生素、类固醇、甾类激素等在溶液中的吸附过程。

10.3.2　吸附剂的预处理

商品吸附剂在出厂前多未进行彻底清洗，不可避免地会残留一些原料或副产物，因此在使用前须进行预处理。常用的清洗剂有乙醇、丙酮等亲水溶剂。吸附树脂的预处理应在树脂柱中进行。一般是将树脂装至柱高的 2/3 处，用水进行反洗，使树脂层松散、展开，将树脂的微细粉末及一些机械杂质洗去。然后放出水，至水面略高于树脂的层面。接着，用乙醇或丙酮以适当的流速淋洗，至流出的乙醇或丙酮中的小分子有机物残留物降到足够低的程度。最后用水洗出乙醇或丙酮即可使用。现在经过彻底纯化的商品树脂已经出现，如 ADS 系列树脂，总残留有机物降到了体积分数 10×10^{-6} 以下，不需预处理即可使用。

有时因长期存放变干，或要求更严格的清洗，可用水-乙醇-甲苯-乙醇-水依次淋洗，这样能洗出小分子有机杂质和线形聚合物，对于变干缩孔的吸附树脂还能使其孔结构恢复至初始状态。

10.3.3　吸附分离操作方式

吸附分离操作主要有两种常用的方式，即静态吸附和动态吸附。

（1）静态吸附

将吸附树脂浸泡在一定体积的溶液中，并不断地搅拌或振荡，待达到吸附平衡后，滤出树脂。静态吸附可在相同条件下平行地进行多个实验，对吸附树脂的吸附能力和洗脱性能进行筛选。在等温的条件下进行吸附，研究吸附量与时间或平衡浓度的关系，可以得到吸附动力学曲线或吸附等温线。

由于存在着吸附平衡，吸附质按照一定的分配比在两相间进行分配，因而被吸附的物质仍是混合物。静态吸附只能用于能被吸附和不能被吸附物质间的分离。

（2）动态吸附

将吸附树脂装入下端带滤网的柱中，让溶液从柱的上端进入，以一定的流速流经树脂层。这样做的目的有以下两个方面。

① 不管吸附质的分配比如何，吸附质在每一层树脂上不断被吸附，在液相中的浓度逐渐降低，在流出树脂时可降至零。

② 由于树脂对吸附质的亲和力不同，在用适当的流动相淋洗时，亲和力较小的物质会首先流出柱子，亲和力较大的物质后流出，从而实现物质的分离。在实际应用中，多是采用动态吸附的方式。

10.3.4 吸附分离设备

吸附作为一种流-固接触分离技术，可以采用混合釜式、固定床式、膨胀床式、移动床式、流化床式等形式。

（1）混合釜吸附

通常用于液体的脱水、脱色、除臭等精制过程，所使用的吸附剂通常较为廉价，如活性白土、活性炭等，且一般只用一次，不再生回收。操作的时候，将吸附剂与待处理的溶液置于混合搅拌釜中，使吸附剂在溶液中悬浮混合，达到接触分离的目的。待吸附结束后，通过过滤等固液分离方法将吸附剂与溶液分离。

（2）固定床吸附

在固定床吸附器中，吸附剂颗粒被填充在吸附器内，溶液从吸附器的一端流入，通过吸附剂床层进行吸附传质，处理过的溶液从另一端流出，直到被吸附组分开始流出为止，完成一次吸附操作，然后再对此吸附器进行洗脱，可以收集洗脱液作进一步处理。洗脱完毕后对树脂进行再生，用于下次吸附。在这个过程中，吸附剂颗粒固定不动，大大降低了吸附剂颗粒的机械磨损。

操作开始时，绝大部分溶质被吸附，故流出液中溶质的浓度较低；随着吸附过程的继续进行，流出液中溶质的浓度逐渐升高，并且其升高的过程开始缓慢，后来加速，在某一时刻浓度突然急剧增大，此时称为吸附过程的"穿透"，应立即停止操作。吸附质需先用不同pH的水或不同的溶剂洗涤床层，然后洗脱下来。

固定床吸附流体在介质层中基本上呈平推流，返混小，柱效率高。但固定床无法处理含颗粒的料液，因为它会堵塞床层，造成压力降增大而最终无法进行操作，所以固定床吸附前需先进行培养液的预处理和固液分离。

（3）膨胀床吸附

膨胀床吸附也称扩张床吸附，是将吸附剂固定在一定的容器中，含目标产物的液体从容器底端进入，经容器下端速率分布器分布，流经吸附剂层，从容器顶端流出。整个吸附剂层吸附剂颗粒在通入液体后彼此不再相互接触（但不流化），而按自身的物理性质相对地处在床层中的一定层次上，实现稳定分级，流体保持以平推流的形式流过床层，由于吸附剂颗粒间有较大的空隙，料液中的固体颗粒能顺利通过床层。因此，膨胀床吸附除了可以实现吸附外，还能实现固液分离。

膨胀床设备与固定床一样，包括充填介质的容器、在线检测装置和收集器、转子流量计、恒流泵和上下两个速率分布器。其中转子流量计用来确定浑浊液进料时床层上界面的位置，并调节操作过程中变化的床层膨松程度，以保证捕集效率。恒流泵用于不同操作阶段不同方向上的进料。速率分布器对床层内流体的流动影响较大，它应能使料液中固体颗粒顺利通过，又能有效地截留较小的介质颗粒；除此以外，上端速率分布器还应易于调节位置，下端速率分布器要保证床层中实现平推流。

膨胀床吸附首先要使床层稳定地张开，然后经过进料、洗涤、洗脱、再生与清洗，最终转入下一个循环。膨胀床吸附的操作过程见图 10-3。

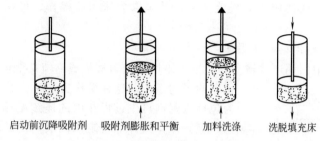

启动前沉降吸附剂　　吸附剂膨胀和平衡　　加料洗涤　　洗脱填充床

图 10-3　膨胀床吸附的操作过程

① 床层的稳定膨胀和介质的平衡　首先确定适宜的膨胀度，使介质颗粒在流动的液体中分级。一般认为 $100 \sim 300 \mathrm{cm/h}$，使床层膨胀到固定床高度 2 倍时，吸附性能较好。

② 进料吸附　利用多通道恒流泵，将平衡液切换成原料液，根据流量计中转子的位置和床层高度的关系调节流速，保持恒定的膨胀度并进行吸附，通过对流出液中目标产物的检测和分析，确定吸附终点。

③ 洗涤　在膨胀床中用具有一定黏度的缓冲液冲洗吸附介质，既能冲走滞留在柱内的细胞或细胞碎片，又可洗去弱吸附的杂质，直至流出液中看不到固体杂质后，改用固定床操作。

④ 洗脱　采用固定床操作，将配制好的洗脱剂用恒流泵从柱上部导入，下部流出，分段收集，并分析检测目标产物的活性峰位置和最大活性峰浓度。

⑤再生和清洗　直接从浑浊液中吸附分离、纯化目标产物如蛋白质时，存在非特异性吸附，虽经洗涤、洗脱等步骤，有些杂质可能还难以除净。为提高介质的吸附容量，必须进行清洗，使介质再生。一般在使床层膨胀到堆积高度 5 倍左右时的清洗液的流速下，经过 3h 的清洗，可以达到再生的目的。

膨胀床吸附技术已在抗生素等小分子生物活性物质的吸附与离子交换过程中得到应用。如链霉素发酵液的不过滤离子交换分离提取，其分离过程是链霉素发酵结束后仅先酸化后中和，而不过滤除去菌丝及固形物，直接从交换柱的下部，以表观流速为 $115 \sim 146 \mathrm{cm/h}$ 送入柱中进行吸附，含菌丝及固形物的残液从柱上部流出，待穿透后切断进料（或串联第二根柱），用清水逆洗，将滞留的菌体和固形物等杂质除净，然后用稀硫酸洗脱，并分段收集洗出液送去精制，离子交换柱则用酸和碱再生。

（4）流化床吸附

与膨胀床的床层膨胀状态不同，流化床内吸附粒子呈流化态。吸附过程可以间歇操作或连续操作。图 10-4 为间歇流化床吸附操作示意。吸附操作是料液从床底以较高的流速循环输入，使固相产生流化，同时料液中的溶质在固相上发生吸附或离子交换作用。连续操作中吸附粒子从床上方输入，从床底排出，料液在出口仅少量排出，大部分循环返回流化床，以提高吸附效率。

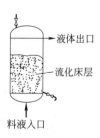

液体出口

流化床层

料液入口

图 10-4　间歇流化床吸附操作示意

流化床的主要优点是压降小，可处理高黏度或含固体微粒的粗料液。流化床处理含菌体细胞或细胞碎片的粗料液时，操作方式同膨胀床。与膨胀床不同的是，流化床不需要特殊的吸附剂，设备结构设计比膨胀床容易，操作简便。与移动床相比，流化床中固相的连续输入和排出方便。流化床的缺点是床内固相和液相的返混剧烈，特别是高径比较小的流化床，所以流化床的吸附剂利用率远低于固定床和膨胀床。在生物产物的分离过程中，为提高吸附剂的利用率，流化床吸附过程中料液需循环输入（出口液返回入口）；或使用小规模流化床，并采取多床串联操作，可在一定程度上减轻返混，提高吸附率。

（5）移动床和模拟移动床吸附

如果吸附操作中固相连续输入和排出吸附塔，与料液形成逆流接触流动，从而实现连续

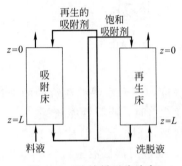

图 10-5　连续循环移动床
吸附操作示意

稳态的吸附操作，这种操作方法称为移动床操作。图 10-5 为包括吸附剂再生过程在内的连续循环移动床吸附操作示意，稳态操作条件下吸附床内吸附质的轴各浓度分布从上至下逐渐升高，再生床内吸附质的轴各浓度分布从上至下逐渐降低。

因为稳态操作条件下移动床吸附操作中溶质在液、固两相中的浓度分布不随时间改变，设备和过程的设计与气体吸收塔或液液萃取塔基本相同。但在实际操作中，最大的问题是吸附剂的磨损和如何通畅地排出固体粒子。为防止固相出口被堵塞，可采用床层振动或用球形旋转阀等特殊装置排出固相。

上述移动床易发生堵塞，固相的移动操作有一定的难度。因此，固相本身不移动，而移动切换液相（包括料液和洗脱液）的入口和出口位置，如同移动固相一样，产生与移动床相同的效果，这就是模拟移动床。

图 10-6 为移动床和模拟移动床吸附操作示意。其中图 10-6（a）为真正的移动床操作，料液从床层中部连续输入，固相自下向上移动，被吸附（或吸附作用较强）的溶质 P（简称吸附质）和不被吸附（或吸附作用较弱）的溶质 W 从不同的排出口连续排出。溶质 P 的排出口以上部分为吸附质洗脱回收和吸附剂再生段。图 10-6（b）为由 12 个固定床构成的模拟移动床，b1 为某一时刻的操作状态，b2 为 b1 以后的操作状态。如将 12 个床中最上一个看作是处于最下面一个床的后面（即 12 个床循环排列），则从 b1 状态到 b2 状态液相的入口和出口分别向下移动了一个床位，相当于液相的入口、出口不变，而固相向上移动了一个床

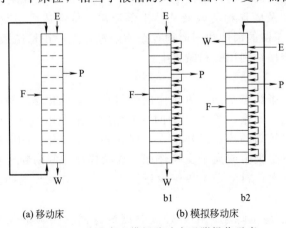

(a) 移动床　　　　　　　　　(b) 模拟移动床

图 10-6　移动床和模拟移动床吸附操作示意

F—料液；P—吸附质；E—洗脱液；W—非（弱）吸附质

位的距离，形成液固逆流接触操作。由于固相本身不移动，而通过切换液相的入口、出口产生移动床的分离效果，故称该操作法为模拟移动床。

（6）其他类型的吸附

① 离子交换吸附　利用离子交换树脂作为吸附剂，实现溶质与树脂上交换基团之间的交换后而吸附在树脂上的过程。

② 亲和吸附　利用溶质（生物大分子）和树脂上的配基间特定的化学相互作用，而非范德华力引起的传统吸附或静电相互作用的离子交换吸附。亲和吸附具有较强的选择性。

③ 疏水作用吸附　利用疏水吸附剂上的脂肪族长链和生物分子表面上疏水区的相互作用而吸附生物大分子。一般疏水作用的强度随盐浓度的增大而增大。

④ 盐析吸附　由疏水吸附剂和盐析沉淀剂组合而成的，是将硫酸铵沉淀的蛋白质悬浮液，添加到一个用硫酸铵预平衡的吸附柱中，所用的柱子由纤维素或葡聚糖和琼脂糖组成。

⑤ 免疫吸附　利用抗原和抗体特异性结合的性质，设计专门针对蛋白质的固定化抗体吸附剂，来实现蛋白质特异性的吸附。

⑥ 固定金属亲和吸附　将金属离子经螯合固定在吸附基质上，利用金属离子与蛋白质上氨基酸中的电子供体能够形成配合物的性质而实现蛋白质的选择性吸附。

10.4　吸附分离技术在中药制药工程中的应用

吸附树脂作为一类新的分离材料，虽然研究时间不长，但其应用已经很广泛。中国第一个工业规模应用的吸附树脂是南开大学化工厂的 AB-8，其第一个用途是从甜叶菊中提取甜菊糖。AB-8 的成功应用充分显示了吸附分离方法的优越性，不仅带动了吸附树脂新品种的开发，更促进了吸附树脂在其他领域的广泛应用。至今，吸附树脂在天然产物的提取分离、化工产品的分离纯化、抗生素和维生素的提取和纯化、有机污水的处理、血液净化等许多方面都有成功的应用。

吸附树脂在中药提取方面的应用已显示出多方面的优点。

① 吸附效率高，用于低浓度溶液的吸附仍可以几乎 100％吸附和 100％洗脱，并可得到浓度较高的洗脱液，具有分离与浓缩的双重效果。

② 吸附树脂的品种多，能适应不同目标成分的吸附。

③ 吸附树脂的结构可以调整、修饰，对不同的成分有特有的吸附选择性，因此可实现高效分离，直接得到高含量的提取物。

④ 吸附分离的设备、工艺简单，生产运行的成本较低，适合于在大规模生产中使用。

对于中药成分的提取来说，对吸附树脂有一些特殊的要求。首先，吸附树脂应当达到足够高的纯度，在使用中不会污染最终的提取物；其次，中药材及中药有效成分的种类繁多，要求有多种性能不同的吸附树脂，以适应不同中药成分提取的需要；再次，要求吸附树脂的性能稳定，以保证在长期使用的过程中能得到质量稳定的提取物。

10.4.1　葛根异黄酮苷的提取

葛根异黄酮是葛根的主要有效部位，包括葛根素、大豆苷、大豆苷元、葛根素-7-木糖苷等物质，主要用于治疗心血管疾病，具有降血压、保护心肌、影响血液流变和血小板聚集等重要的药理作用。葛根异黄酮苷是碳苷、极性葡萄糖基和非极性异黄酮母核通过 C 键结合使其总体极性弱、水溶性差，理论上利于弱极性、非极性树脂的吸附。几种主要葛根异黄酮苷的结构如图 10-7 所示。

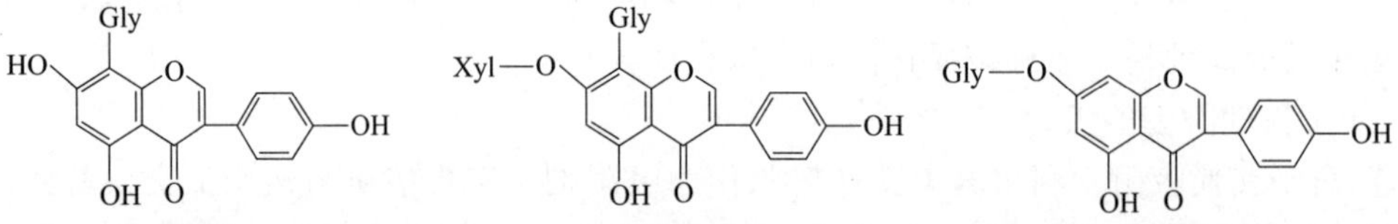

葛根素　　　　　　　　　　葛根苷　　　　　　　　　大豆苷

图 10-7　几种葛根异黄酮苷的结构

Gly—葡萄糖基；Xyl—木糖基

用性能类似的 D-101 树脂进行吸附，结果表明分离得到的葛根总黄酮的收率达 9.92%，高于正丁醇萃取法的 5.42%。其分离方法是取葛根粉末，用 6 倍体积分数 70% 的乙醇 50℃下超声提取 3 次，每次 30min。回收提取液乙醇，加蒸馏水静置 24h，抽滤，滤液浓缩，定容，备用。进行不同类型树脂（D-101、LSA-40 和 LSD-001）的精制异黄酮比较实验，结果非极性 D-101 型树脂精制的异黄酮纯度、收率均高于中等极性树脂 LSA-40 和极性树脂 LSD-001。D-101 大孔树脂精制葛根异黄酮的最佳工艺为：上柱液用量为 3.3 倍树脂体积，上柱液质量浓度 7.20mg/mL，吸附流速 2mL/min，洗脱剂蒸馏水和体积分数 30% 乙醇的用量均为 4 倍树脂体积。

对多种吸附树脂进行的对比研究表明，AB-8 树脂的综合性能比较好。对比方法是称取已处理好的树脂 100g，装入 φ3cm×100cm 的树脂柱。再称取葛根提取物 10g（总黄酮含量 51.2%），用 20BV（BV：柱体积）蒸馏水溶解，超声处理后过滤，将所得的滤液上柱吸附，控制流速 3~5mL/min，当溶液全部吸附后，用蒸馏水洗脱至流出液无色，用 70% 工业乙醇进行洗脱，在洗脱过程中用薄层色谱法检查流出液中的总黄酮，以判断洗脱是否完全。洗脱液经减压浓缩、干燥，干燥物用紫外分光光度法测定总黄酮含量。结果说明，聚酰胺吸附色谱法得到的提取物总黄酮的含量最高，达 96%，但总黄酮的收率太低；AB-8 树脂吸附纯化的综合效果超过了其他几种方法，总黄酮的纯度和收率都较高，最具实用价值。

称取葛根药材 150g，加 20 倍量的 50% 的己醇溶液加热回流提取 120min，提取 2 次。合并滤液后减压浓缩，冷藏备用。分别称取 3g 经过预处理的五种大孔树脂（HPD-750、FL-2、AB-8、X-5、NKA-Ⅱ），置于 5 个带塞锥形瓶中。平行加入葛根提取液各 15mL，摇匀放置 24h，每隔一段时间振摇一次，使其达到饱和吸附。树脂减压抽滤至干，精密吸取一定量的滤液，测定滤液中葛根素的质量浓度。通过对树脂型号的优选可以看出，NKA-Ⅱ 对葛根素的吸附率最高，AB-8 次之。葛根素具有酚羟基和糖苷链，有一定的极性和亲水性，生成氢键的能力强，有利于极性树脂的吸附，但 NKA-Ⅱ 不容易解吸。虽然 FL-2 的吸附和解吸能力与 AB-8 相差不大，但是 FL-2 的价格较高。选用 AB-8 大孔吸附树脂作为分离材料，分离工艺为色谱柱直径 22mm，柱高 13.6cm，径高比 1∶6。

10.4.2　川芎嗪的提取分离

伞形科植物川芎含多种内酯类、生物碱类、酸类物质，其中川芎嗪的含量为 0.01%~0.02%，川芎嗪又称四甲基吡嗪。川芎嗪有较强的扩张微血管、改善微循环、降低血液黏度、改善血液流变学、降低毛细血管通透性、调节血小板功能和抗凝等作用，因此具有广泛的临床用途。

川芎嗪的提取方法是将川芎粉碎至 60~80 目，用 10 倍于川芎质量的 75% 乙醇热回流 3 次，每次 3h。提取液经过滤、减压浓缩、真空干燥得浸膏。浸膏用热水溶解，过滤，以乙酸乙酯萃取除油，水层经吸附树脂吸附，然后水洗至无糖（加费林试剂于 60℃水浴 10min

保持蓝色不变），再用 30％乙醇洗脱，减压浓缩，低温真空干燥，得淡黄色粉末。

称取树脂 10g 置于 250mL 三角瓶中，加入川芎嗪标准液 100mL，振荡吸附 20h，测定溶液中的剩余川芎嗪浓度，计算树脂的吸附量。结果表明各种树脂中 AB-8、D4006、NKA 具有较大的吸附量，X-5、S-8、D4020、NKA-Ⅱ的吸附量次之，NKA-9、D3520 的吸附量最低。而从解吸率看，X-5、NKA-9 解吸率较高，达到 80％以上，AB-8、D3520 树脂次之，解吸率达到 70％以上；D4006、NKA、D4020 解吸率较低，NKA-Ⅱ解吸率最低。因此采用最佳提取条件，提取收率达到 76％。用 10g AB-8 树脂装柱，以 1BV/h 的流速进行动态吸附，吸附量相当于静态吸附量的近 10 倍。用 30％的乙醇以 1BV/h 的流速进行洗脱，洗脱率达 79％。

实验所用树脂为苯乙烯型，有非极性、弱极性、极性三种类型。而川芎嗪分子结构中具有碳氮双键，使其具有一定的极性，因此极性和弱极性树脂对川芎嗪的吸附性能较好。对于非极性树脂，即使有较大的孔径，对川芎嗪的吸附量也偏小。

思考题

1. 按照吸附剂和吸附物之间相互作用力的不同，吸附可分哪几类？
2. 物理吸附与化学吸附的异同点有哪些？
3. 常用的吸附剂按其化学结构可分为哪两大类？如何选择吸附剂？
4. 固定床式、膨胀床式、移动床式、流化床式吸附的优缺点各有哪些？

参考文献

[1] 顾觉奋.分离纯化工艺原理 [M].北京：中国医药科技出版社，2000.
[2] 顾觉奋.离子交换与吸附树脂在制药工业上的应用 [M].北京：中国医药科技出版社，2008.
[3] 何宇新，于杰，李玲，等.大孔树脂分离纯化葛根总黄酮工艺研究 [J].西南农业大学学报，2006，28（6）：957-960.
[4] 李津明.现代制药技术 [M].北京：中国医药科技出版社，2005.
[5] 李雅君.葛根有效成分提取及分离纯化工艺研究 [D].太原：山西大学，2014.
[6] 刘家棋.分离过程与技术 [M].天津：天津大学出版社，2001.
[7] 欧来良.药用树脂的合成与重要现代化研发 [D].天津：南开大学，2003.
[8] 史作清，施荣富.吸附分离树脂在医药工业中的应用 [M].北京：化学工业出版社，2008.
[9] 吴梧桐.生物制药工艺学 [M].第 2 版.北京：中国医药科技出版社，2006.
[10] 徐伟泉.川芎嗪提取分离纯化及稳定性研究 [D].北京：北京化工大学，2005.
[11] 朱素贞.微生物制药工艺 [M].北京：中国医药科技出版社，2000.

第11章 大孔吸附树脂分离技术

11.1 概述

大孔吸附树脂分离技术是于 20 世纪 60 年代发展起来的分离纯化技术，可用于工业废水处理、贵金属富集、抗生素分离等领域，目前这一技术在中药领域的应用比较普遍，已经成为中药现代化的关键技术之一。现已有关于分离苷类、生物碱类、黄酮类、萜类、皂苷类、多糖、酚酸、鞣质、色素的报道。

11.1.1 大孔吸附树脂简介

大孔吸附树脂是一种新型高分子聚合物吸附材料，一般为白色、乳白色球形颗粒，具有一定的硬度，直径为 0.3～1.25mm。每个颗粒由许多彼此之间存在空穴的微观小球组成，具有高交联度的三维空间结构，见图 11-1。

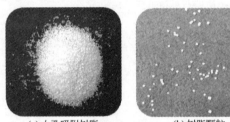

| (a) 大孔吸附树脂 | (b) 树脂颗粒 | (c) 大孔吸附树脂扫描电镜图片 |

图 11-1　大孔吸附树脂示意图

11.1.2 大孔吸附树脂的分类及特点

（1）分类

大孔吸附树脂主要以一定比例的聚合单体、交联剂、致孔剂为原料，通过交联聚合形成多孔骨架结构。根据骨架材料基团不同，可分为 4 种类型：非极性、中等极性、极性和强极性大孔吸附树脂。

非极性大孔吸附树脂：主要以苯乙烯为聚合单体，以二乙烯苯为交联剂，以甲苯、二甲苯为致孔剂，在 0.5% 的明胶溶液中交联聚合而得。具有疏水性表面结构，适合从极性溶剂中吸附非极性物质。亦称为芳香族吸附剂。

中等极性大孔吸附树脂：中等极性树脂为聚丙烯酸酯型聚合物。如以（甲基）丙烯酸（甲）酯为单体，以过氧化二苯甲酰为引发剂，以多官能团的甲基丙烯酸酯为交联剂，在甲苯和汽油的致孔作用下制得。其表面同时存在疏水基团和亲水基团，可用于吸附极性较大的成分。

极性大孔吸附树脂：在聚苯乙烯骨架表面修饰二甲氨基、邻羧基苯甲酰基和苯甲酰基等含氮、氧、硫的极性基团，树脂表面的极性增强，适用于从非极性溶液中吸附极性物质。如黄酮苷类、蒽醌苷类的分离。

强极性大孔吸附树脂：在非极性大孔吸附树脂的基础上，修饰强极性的功能基团，如季铵基、吡啶基、酮基等，使之具有更高的极性。

由于骨架材料、交联剂、分散剂及生产控制工艺不同，不同厂家生产的大孔吸附树脂其密度、比表面积、孔径、孔隙率往往不同，通常各自具有独立的品种，缺乏统一的型号和标准。

国内生产大孔吸附树脂的企业主要有中国沧州宝恩化工有限公司、南开大学化工厂、上海医药工业研究院、天津试剂二厂，亦有部分企业代理销售日本三菱及美国 Rohm-Hass 公司生产的大孔吸附树脂。常见大孔吸附树脂型号及特性见表 11-1。

表 11-1　常见大孔吸附树脂型号及特性

极性	型号	比表面积/(m²/g)	平均孔径/Å	用途
非极性	D3520	480～520	85～90	脱色、脱盐
	D4006	400～440	65～75	酒类除去高级脂肪酸酯
	H103	1000～1100	85～95	抗生素提取分离，去除酚类、氯化物、农药
	X-5	500～600	290～300	抗生素分离、微量元素富集、废水处理、中药成分分离
	NKA	570～590	200～220	皂苷类成分分离
	HPD-100	650～700	85～90	人参皂苷、三七皂苷、绞股蓝皂苷、薯蓣皂苷、红景天苷、黄芪甲苷、栀子苷等成分的分离富集
	HPD-200A	700～750	85～90	
	HPD-200B	680～700	90～95	
	HPD-300	800～870	50～55	
	HPD-700	650～700	85～90	
中等极性	HPD-400	500～550	75～80	生物碱、栀子黄素、甘草酸、黄酮类成分的分离富集
	HPD-400A	500～550	85～90	
	HPD-450	500～550	90～110	
	HPD-750	650～700	85～90	
极性	HPD-500	500～550	55～75	分离富集极性较强的成分,如含酚类成分
	HPD-600	550～600	80	
	NKA-Ⅱ	160～200	145～155	
	NKA-9	250～290	155～165	
	S-8	100～120	280～300	

（2）特点

大孔吸附树脂主要有如下特点：外观多为球形，液体阻力较小；能对不同类型的成分产生良好的选择性吸附；物理、化学稳定性高，机械强度高；再生容易，一般用水、稀酸、稀碱加低碳醇洗脱即可，可多次使用；比表面积较大，吸附能力较强，具有良好的脱色能力；相对于离子交换树脂而言，应用范围较广。

11.2　大孔吸附树脂分离原理

大孔吸附树脂具有筛选性和吸附性。其分子筛特性是由本身的多孔性结构决定的，分子量越大，分子体积越大，在树脂上的保留时间即越短，而分子量小的成分则进入树脂孔内进行"绕行"，后流出树脂柱，从而达到分离的目的。其吸附性是由树脂表面基团与被分离成分之间的范德华力或氢键作用而产生的。在非极性大孔吸附树脂上，对于分子量相当的化合物，极性越小，吸附能力越强，则越难洗脱下来；极性越大，吸附能力越弱，则越易洗脱下来。

11.2.1 吸附热力学研究

吸附热力学主要是通过考察不同温度条件下树脂对目标成分的吸附等温线，通过方程拟合，判断目标成分与树脂的吸附作用机制。常用的吸附方程有 Langmuir 方程、Freundlich 方程、D-R 方程及 BET 方程，其中以 Langmuir 方程与 Freundlich 方程最为常用。

Langmuir 模型认为吸附是一个吸附能量均匀分布的单分子层吸附过程，其等温方程式为式（11-1）。对式（11-1）进行线性变换可得式（11-2）。

$$q_e = \frac{q_m C_e}{K_L + C_e} \tag{11-1}$$

$$\frac{1}{q_e} = \frac{1}{q_m K_L} \frac{1}{C_e} + \frac{1}{q_m} \tag{11-2}$$

式中　q_m——饱和吸附量，mg/g；

　　　K_L——Langmuir 等温方程参数；

　　　q_e——吸附量，mg/g；

　　　C_e——平衡浓度，mg/L。

以实验数据 $1/q_e$ 为纵坐标，$1/C_e$ 为横坐标，进行拟合即可求得 q_m、K_L 及相关系数 r。

Freundlich 模型则认为吸附是一个多分子层的吸附过程，其等温方程式为式（11-3）。经线性变换可得方程式（11-4）。

$$q_e = K_F C_e^{1/n} \tag{11-3}$$

$$\lg q_e = \frac{1}{n} \lg C_e + \lg K_F \tag{11-4}$$

式中，K_F，n 为 Freundlich 吸附参数。n 的大小能够反映吸附推动力的大小，n 值越大，代表物质的吸附性能越好，其余参数含义同前，以实验中 $\lg q_e$ 为纵坐标，以 $\lg C_e$ 为横坐标，进行曲线拟合，截距为 $\lg K_F$，斜率为 $1/n$。

Langmuir 模型、Freundlich 模型缺少对吸附焓变、熵变、吉布斯自由能等参数的研究，并不能全面反映大孔吸附树脂吸附过程的热力学变化，故研究人员采用 Van't Hoff 方程及 Gibbs-Helmholtz 公式 [式（11-5）～式（11-7）] 对吸附过程中的热力学行为进行研究。

$$\ln C_e = K_1 + \frac{\Delta H}{RT} \tag{11-5}$$

式中　C_e——平衡浓度，mg/L；

　　　T——吸附温度，K；

　　ΔH——吸附焓变，kJ/mol；

　　　R——理想气体常数，8.314J/（mol·K）；

　　　K_1——热力学常数。

通过 $\ln C_e$ 对 $1/T$ 作图，所得斜率即为 ΔH。

$$\Delta G = -RT \ln K_c \tag{11-6}$$

式中，ΔG 为吉布斯自由能，kJ/mol；K_c 为平衡常数，可通过 $(C_0 - C_e)/C_e$ 计算。

$$\Delta S = (\Delta H - \Delta G)/T \tag{11-7}$$

式中，ΔS 为吸附熵变，J/（mol·K）。

$\Delta H < 0$ 表示该过程为放热过程，$\Delta H > 0$ 表示该过程为吸热过程；$\Delta G < 0$ 表示该过程为自发过程，$\Delta G > 0$ 则该过程不能自发进行。

$\Delta S > 0$ 为熵增过程，混乱度增加；$\Delta S < 0$ 为熵减少的过程，说明吸附后固液界面的混乱度降低，溶质分子的自由度减少。

11.2.2　吸附动力学研究

部分研究者将树脂进入溶液中吸附目标成分的过程分为 6 个连续的步骤：①树脂刚进入药液中，目标成分尚未发生扩散；②目标成分扩散，穿过固液界面扩散进入树脂，同时在树脂与树脂之间发生扩散；③目标成分占据表层树脂达到饱和，界面的扩散达到动态平衡；④随着树脂之间扩散的进行，表层树脂中目标成分的分子逐渐减少；⑤当液相与表层树脂之间再次出现浓度梯度时，扩散再次进行；⑥目标成分继续扩散，直到全部树脂达到平衡。

目前主要采用准一级动力学模型、准二级动力学模型、液膜扩散模型、颗粒内扩散模型进行模拟。

准一级动力学模型：

$$\lg(Q_e - Q_t) = \lg Q_e - \frac{k_1}{2.303}t \tag{11-8}$$

准二级动力学模型：

$$\frac{t}{Q_t} = \frac{1}{k_2 Q_e^2} + \frac{t}{Q_e} \tag{11-9}$$

液膜扩散模型：

$$-\ln(1-F) = k_3 t \tag{11-10}$$

颗粒内扩散模型：

$$Q_t = k_d t^{1/2} + C \tag{11-11}$$

式中　k_1, k_2——一级、二级速率常数；

$\quad\quad t$——时间；

$\quad Q_t, Q_e$——t 时刻和吸附达到平衡时大孔吸附树脂对目标成分的吸附量；

$\quad\quad k_3$——液膜扩散速率常数；

$\quad\quad F$——$F =（Q_t/Q_e）$；

$\quad\quad k_d$——颗粒内扩散速率常数；

$\quad\quad C$——截距。

目前多数研究表明，大孔树脂对目标成分的吸附多符合准一级动力学模型或准二级动力学模型。

11.2.3　吸附选择性研究

吸附选择性研究即研究大孔树脂性能参数（比表面积、孔径、功能基团修饰等）对吸附影响的规律。虽然这方面的研究对于大孔树脂的开发、树脂的选用具有重要的价值，但目前相关研究较少。

11.3 大孔吸附树脂分离的操作

在运用大孔吸附树脂进行分离时，一般操作过程如下：树脂预先处理→树脂装柱→药液上样→树脂解吸附→树脂的清洗、再生。

（1）大孔树脂的选择

必须根据所分离化合物的大致结构特征来筛选。根据目标成分与杂质成分的分子体积大小、结构差异（如是否存在酚羟基、羟基）、极性差异，结合文献资料和预实验选用适当极性、适当比表面积的树脂。

（2）大孔吸附树脂的预处理

在合成过程中可能存在未聚合单体、致孔剂、分散剂等其他物质，具有一定的毒性，也可能影响使用或者目标成分的检测，故使用前必须对其进行预处理，以去除这些残留物。

树脂的预处理方法主要有回流法和渗漉法。所用溶剂常采用低碳醇（如乙醇、甲醇）及稀酸（2%～5%盐酸）、稀碱（2%～5%氢氧化钠）溶液等。稀酸、稀碱的作用主要是破坏有机物与大孔吸附树脂间的作用力。

① 回流法。取市售大孔吸附树脂，加乙醇或甲醇浸泡24h，加热回流，更换溶剂，直至回流溶液中无杂质为止，挥净溶剂后保存备用即可。处理时间视树脂中杂质成分多少而定，杂质较多甚至需要处理一周。

② 渗漉法。不锈钢柱采用湿法装柱，用下列方法进行渗漉。

乙醇浸泡12h→2BV 洗脱→浸泡2～5h→2BV 洗脱→浸泡2～5h→3～5BV 洗脱→浸泡2～5h→3～5BV 洗脱→2～3BV 稀酸浸泡2～5h→水洗至中性→2～3BV 稀碱浸泡2～5h→水洗至中性，备用。（BV：柱体积）

（3）装柱

以蒸馏水湿法装柱。

（4）药液的上柱吸附

① 药液的预处理。为了避免在上样或洗脱过程中大孔树脂柱被堵塞，药液上柱前需要经过滤，除去较多的悬浮颗粒等杂质。

② 上柱工艺条件的筛选。树脂的型号（即骨架结构、极性、孔径、比表面积）是影响吸附的主要因素。但上样吸附工艺（药液的浓度、上样流速、树脂柱的径高比）也会对吸附过程产生影响，需要进行考察。另外，上样液的 pH 也会对吸附产生影响，在必要的条件下需要对上样液的 pH 进行调节，以提高目标成分与大孔树脂的吸附性能。

（5）树脂的解吸附

通常先用水洗脱数倍柱体积以去除极性较强的杂质，继而用一定浓度的乙醇溶液进行洗脱（在洗脱过程中配合使用适当的检测手段如薄层色谱、HPLC 等进行分析，对洗脱过程进行控制）。洗脱液的种类、用量对解吸附效果有重要影响。对于非极性大孔树脂来说，洗脱溶剂的极性越小，洗脱能力越强；对于中等极性或极性大孔树脂来说，用极性较大的溶剂才能有效洗脱极性成分。实际工作中，多以一定浓度的乙醇作为洗脱溶剂，通过调节乙醇的比例来实现溶剂极性的变化。洗脱溶剂的洗脱流速同样对解吸附效果有一定的影响，流速一般控制在 0.5～5mL/min。对洗脱溶剂的 pH 进行调节同样能够改善解吸附效果，如对于弱碱类成分，采用酸性洗脱剂能够提高其解吸率。

（6）树脂的再生

大孔吸附树脂在使用一定周期后必然会受到污染，导致吸附能力有所下降，需要进行再生处理以恢复其吸附性能。再生常用的溶剂同样是乙醇、甲醇、稀盐酸溶液及稀氢氧化钠溶液。再生可分为简单再生和强化再生。

简单再生用不同浓度的溶剂按极性从大到小梯度洗脱，再用 2～3BV 稀酸、稀碱溶液洗脱，水洗至中性即可。对于非极性树脂来说，一般在生产完成后用 95％的乙醇洗脱至无色后即已再生。

强化再生先用不同浓度的有机溶剂洗脱直至流出液无色后，反复用大体积的稀酸、稀碱溶液交替处理，最后水洗至中性。如果树脂上方有悬浮物沉积影响流速，可从下往上反洗。树脂柱经多次使用后会较紧或者树脂颗粒部分破碎而影响流速，可从柱中取出树脂盛于容器中用水漂去破碎颗粒，重新填装使用。

11.4 大孔吸附树脂分离技术在中药制药工程中的应用

近年来，利用大孔吸附树脂进行分离纯化的研究越来越广泛，2006 年以后国内每年发表相关文献达数百篇，研究对象包括中药、天然药物及食品。其中以生物碱类、黄酮类、皂苷类的研究最多。纯化常用树脂型号为 AB-8、D-101，HPD 系列树脂亦较为常用。部分报道见表 11-2。

表 11-2 大孔吸附树脂对部分常用中药中生物碱、黄酮、皂苷类成分的纯化

中药或植物药	目标成分	常用树脂种类
苦参、黄连、防己、北豆根、延胡索、吴茱萸、川贝母、雷公藤	生物碱类	AB-8、D-101、HPD100
枳壳、半枝莲、鸡血藤、荆芥、侧柏叶、酸枣仁、薄荷、沙苑子、马鞭草、淫羊藿、玉竹、淡竹叶、茵陈、石韦、土茯苓	黄酮类	AB-8、D-101
重楼、麦冬、甘草、黄芪、酸枣仁、胡芦巴、三七、黄芪、远志、柴胡、蒺藜、知母	皂苷类	D-101、AB-8

下面介绍大孔吸附树脂分离纯化葛根总黄酮的研究（案例仅供参考，树脂种类、生产厂家、药材处理方法均会对具体实验数据产生影响）。

（1）大孔吸附树脂的筛选

采用大孔吸附树脂纯化葛根黄酮的文献达 50 余篇，富集工艺所采用的树脂种类繁多，涉及多个厂家、多个型号、不同极性的树脂。现拟采用静态吸附法，以树脂最大吸附量和解吸率来筛选树脂。本实验选择八种型号的大孔吸附树脂（HPD600、ADS-7、HPD450、HPD750、HPD722、AB-8、HPD200A、D-101）进行考察。

① 静态吸附实验。上述大孔树脂 95％乙醇回流，至回流液 250nm 处无吸收（以 95％乙醇为参比溶液），水洗至无醇味，取处理好的树脂 V（mL），置于具塞三角瓶中，除去水分，精密加入离心上清液 V_1（mL，浓度为 C_1），放置 24h，抽滤，用高纯水洗涤，合并滤液及水洗液定容于 V_2（mL）容量瓶中，摇匀（浓度为 C_2），过滤，高效液相测定葛根素含量，计算树脂对葛根素的最大吸附量；紫外分光光度仪 250nm 处检测吸收，计算树脂对总黄酮的最大吸附量；各型号树脂平行操作两份。各树脂的吸附容量（$\mu g/mL$）见图 11-2。

$$吸附容量\ D=(C_1V_1-C_2V_2)/V$$

② 静态解吸附实验。将上述洗涤抽干后的树脂转移至三角瓶中，精密量取 95％乙醇100mL 于三角瓶中，放置 24h，抽滤，滤液定容于 V_3（mL）容量瓶中（浓度为 C_3），过滤，高效液相测定葛根素含量，计算葛根素的解吸量；紫外分光光度仪 250nm 处检测吸收，计算总黄酮解吸量；各型号树脂平行操作两份。各树脂的解吸率见图 11-3。

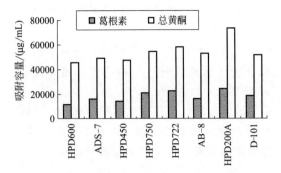

图 11-2　不同树脂葛根素及总黄酮吸附容量

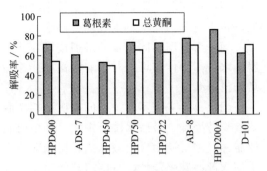

图 11-3　不同树脂葛根素及总黄酮解吸附率

$$解吸率\ E = (C_3 V_3)/(DV) \times 100\%$$

由实验结果可知，HPD200A 型树脂对葛根素和总黄酮的吸附容量均是最高的，其葛根素解吸率也最高，尽管总黄酮的解吸率稍低，但解吸量是最高。综合考虑，选择 HPD200A 型树脂对提取液进行纯化富集。

（2）药液上样浓度考察

设定上样浓度为 0.5g 饮片/mL、0.25g 饮片/mL、0.1g 饮片/mL。分别以 0.3mL/min 的流速上样。各组于上样结束后，3BV 水洗，水洗流速 0.3mL/min。水洗结束后以 95% 乙醇洗（5BV），收集 95% 乙醇洗脱液。不同上样浓度目标成分的转移率见表 11-3。

表 11-3　上样浓度对目标成分转移率的影响

组别/（g 饮片/mL）	葛根素转移率/%	总黄酮转移率/%
0.1	95.31	93.37
0.25	95.90	91.27
0.5	94.16	90.80

为了使葛根素及总黄酮转移率维持在较高水平，并且能够减少上样体积，缩短上样时间，拟选择较高浓度作为上样浓度；但 0.5g 饮片/mL 组有较多不溶性絮状物，堵柱严重，综上选择沉淀相对较少的 0.25g 饮片/mL 作为上样液浓度。

（3）最大上样量考察

取 5BV 上样液，上柱，流速 0.3mL/min，每 5mL 收集洗脱液，收集 10 次。HPLC 及紫外分光光度仪检测每份收集液中的葛根素和总黄酮含量，绘制累积泄漏曲线，见图 11-4。

由实验结果可知，当上样体积达到 20mL（即 2BV）时，总黄酮开始泄漏，达到 35mL（3.5BV）时，葛根素开始泄漏。下面将结合水洗除杂时葛根素和总黄酮的损失率来确定上样体积。

分别上样 2BV 和 3.5BV 药液后，连续水洗 8BV 除杂，水洗流速 0.3mL/min，1BV 收集一次，检测其中葛根素及总黄酮的泄漏率，绘制曲线，见图 11-5。

由实验结果可知，当上样量为 3.5BV 时，水洗 1BV 总黄酮的损失率即接近 10%，究其原因可能是树脂超载，需减小上样量。上样 2BV 时，葛根素和总黄酮的水洗损失均较小。故选择上样体积为 2BV。上样 2BV，水洗 2BV 后，葛根素几乎不泄漏，总黄酮泄漏率约 2%，故选择水洗 2BV。

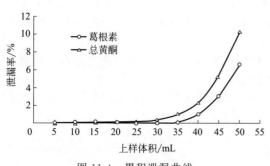

图 11-4　累积泄漏曲线

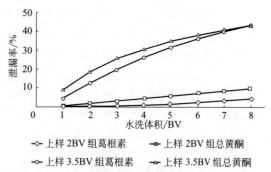

图 11-5　不同上样量葛根素及总黄酮的水洗损失率

（4）解吸附溶剂考察

上样 2BV，上样流速 0.3mL/min，水洗 2BV，水洗流速 0.3mL/min；以 30％乙醇洗脱 4BV，醇洗流速为 0.5mL/min，收集乙醇洗脱液，取样，蒸干后计算出膏量。另设置 40％、50％、70％、95％乙醇组。以葛根素和总黄酮的转移率及二者在浸膏中的纯度为指标，选择醇浓度。不同溶剂的解吸率见图 11-6，不同溶剂组干膏中目标成分的纯度见图 11-7。

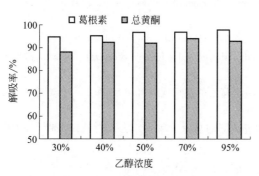

图 11-6　不同溶剂解吸率

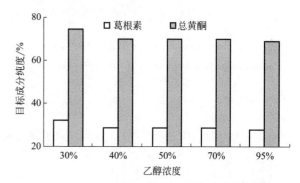

图 11-7　不同溶剂组干膏中葛根素及总黄酮纯度

由实验结果可知，乙醇浓度在 40％～95％内，醇浓度的变化几乎不影响葛根素和总黄酮的转移率及纯度；30％乙醇组葛根素及总黄酮的转移率略有降低，而纯度有所提高，所以拟选用 30％乙醇作为洗脱浓度。

（5）洗脱体积考察

按照前述操作上样及水洗除杂，以 30％醇洗脱 8BV，1BV 收集一次。计算不同醇洗体积中葛根素及总黄酮的洗脱量及洗脱率，见图 11-8 和图 11-9。

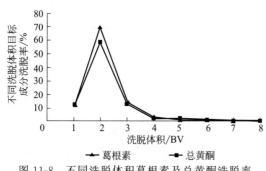

图 11-8　不同洗脱体积葛根素及总黄酮洗脱率

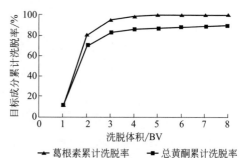

图 11-9　不同洗脱体积葛根素及总黄酮累积洗脱率

由数据可知 4BV 30％醇洗时葛根素累积洗脱率达到 95％以上，总黄酮累积洗脱率达到 85％，此后葛根素和总黄酮的累积洗脱率增幅不显著，并且随后的洗脱并不能提高葛根素及总黄酮在浸膏中的纯度，因此确定醇洗体积为 4BV。

上述研究即为大孔吸附树脂分离纯化葛根总黄酮的步骤，包括了树脂种类筛选、吸附容量考察、解吸溶剂筛选、解吸溶剂体积的确定等环节。

思考题

1. 大孔吸附树脂的分离原理是什么？

2. 大孔吸附树脂的吸附行为主要表现为什么？

3. 以大孔吸附树脂去除萜苷粗提物中的大极性杂质，选择什么样的洗脱溶剂？

参考文献

［1］ George Z Kyzas, Nikolaos K Lazaridis, Athanassios Ch Mitropoulos. Removal of dyes from aqueous solutions with untreated coffee residues as potential low-cost adsorbents：Equilibrium, reuse and thermodynamic approach ［J］. Chemical Engineering Journal，2012，189-190：148-159.

［2］ Pengyue Li, Yang Lu, Shouying Du, Jie Bai, Huimin Liu, Qingli Guo, Yiwang Guo. Extraction and Purification of Flavonoids from RadixPuerariae ［J］. Tropical Journal of Pharmaceutical Research，2013，12（6）：919-927.

［3］ Xiao Zhang, Aimin Li, Zhenmao Jiang, Quanxing Zhang. Adsorption of dyes and phenol from water on resin adsorbents：Effect of adsorbate size and pore size distribution ［J］. Journal of Hazardous Materials，2006，137：1115-1122.

［4］ 刘慧敏，杜守颖，陆洋，李鹏跃，冯健男. 大孔树脂纯化葛根的使用次数和再生方法 ［J］. 天津中医药，2014，31（3）：177-180.

［5］ 刘哲，张越非，池汝安. HPD-100 大孔树脂吸附葛根异黄酮的热力学和动力学 ［J］. 武汉工程大学学报，2015，37（5）：17-22.

［6］ Hou Chen, Zhu Hao, Wu Duoming, Li Yijing, Hou Ke, Jiang Yu, Li Yanfeng. Immobilized lipase on macroporous polystyrene modified by PAMAM-dendrimer and their enzymatic hydrolysis. Process Biochemistry，2014，49：244-249.

第12章 液液平衡分离技术

液液平衡分离技术是根据液液两相相平衡原理进行分离的技术，这类技术主要有液液萃取技术、双水相萃取技术、反胶束萃取技术及高速逆流色谱技术等。其中液液萃取技术广泛应用于中药有效成分、生物物质分离过程中；双水相萃取技术、反胶束萃取技术在蛋白质、核酸、酶等生物产品的分离中具有明显优势，近年也用于中药有效成分的分离纯化；高速逆流色谱已成功用于天然药物、合成化合物及生物产品的分离，具有独特的优势。

12.1 液液萃取技术

12.1.1 概述

液液萃取（liquid-liquid extraction，LLE），又称为溶剂萃取，广泛用于医药、化工等领域，是实验室及工业中分离中药有效成分及生物产品的重要手段，是制药工业常用的一种分离纯化技术。

12.1.1.1 基本术语

通常情况下，将料液中待分离的物质称为溶质，料液的溶剂称为原溶剂，新加入的用来萃取的第三组分称为萃取剂。当萃取完成以后，系统分成两个液相，其中萃取剂那一相称为萃取相，原溶剂那一相称为萃余相。萃取相通常是有机溶剂，又称为轻相，用 L 表示；萃余相通常为水，又称为重相，用 H 表示。

12.1.1.2 基本概念

（1）液液萃取

萃取是利用溶质在互不相溶的两相之间溶解度的不同而使溶质得到分离纯化的方法。液液萃取是利用物质在互不相溶的两个液相（一般为料液和萃取剂）中溶解度（或分配特性）的不同而进行分离纯化的操作。根据萃取剂种类的不同，液液萃取又可分为有机溶剂萃取（简称为溶剂萃取）、双水相萃取、反胶束萃取等。本节所涉及的液液萃取主要是有机溶剂萃取，双水相萃取、反胶束萃取将在后面的章节进行介绍。

（2）物理萃取

利用萃取剂对待分离组分有较高的溶解能力而进行分离的过程，该过程中没有化学反应发生，称为物理萃取。物理萃取是指用一个有机溶剂择优溶解目标溶质的过程，该过程的关键是选择一种对目标溶质具有更高溶解度的溶剂。物理萃取广泛用于天然植物中有效成分、抗生素等的分离纯化。

（3）化学萃取

通过脂溶性萃取剂和溶质间发生化学反应，生成脂溶性复合物，从而实现溶质向有机相分配的萃取过程。化学萃取操作中，为了改善萃取相的物理性质，常用己烷、四氯化碳、苯、煤油等有机溶剂溶解萃取剂，这里的有机溶剂称为稀释剂。化学萃取在医药工业上主要用于氨基酸、抗生素、有机酸等生物产品的分离回收。

（4）反萃取

在萃取操作完成后，为了进一步纯化目标产物，或为了便于下一步操作的实施，通常需要改变水相条件，将目标产物从有机相转移到水相，这种萃取操作称为反萃取。对于一个完整的萃取过程，通常在萃取和反萃取之间增加洗涤操作，以去除和目标产物同时萃取到有机相中的杂质，从而提高反萃液中目标产物的纯度。

12.1.2　液液萃取的分配定律

液液萃取是一种扩散分离过程，是基于各种组分在两个互不相溶的液相中溶解度的差异进行分离纯化的操作，不同组分在两相中的分配差异是实现萃取分离的关键，所以，相平衡理论是液液萃取的理论基础。

分配定律即是溶质的分配平衡规律，即在一定的温度和压力条件下，溶质在互不相溶的两相中达到平衡后，溶质在萃取相和萃余相中浓度的比值为一常数，这个常数称为分配常数，用 K_0 表示。

$$K_0 = \frac{X}{Y} = \frac{萃取相的浓度}{萃余相的浓度}$$
(12-1)

该公式须满足以下条件：①溶液必须是稀溶液；②溶质不能发生缔合或解离，即必须是同一分子类型；③溶质对溶剂的互溶无影响。

分配常数是同一分子类型在两相中的浓度之比，对于溶质在两相中并非以同一种分子形式存在的情况，常用溶质在两相中的总浓度的比值表示溶质的分配平衡，该比值称为该溶质的分配系数。显然，分配常数是分配系数的一种特殊情况。

12.1.3　液液萃取的基本过程

12.1.3.1　液液萃取的一般过程

液液萃取操作主要包括三个基本过程：混合、分离和溶剂回收。混合的过程主要是让料液和萃取剂在混合器中进行充分接触，使目的产物在两相中达到分配平衡。实验室中常用分液漏斗作为混合器，工业上常用搅拌罐等。分离的过程是将混合后的萃取相和萃余相在分离器中进行分离，工业上常用的分离器为碟片式离心机、管式离心机等，也有混合和分离在同一台设备中完成的，如多级离心萃取机等。溶剂回收的过程是将萃取相中的萃取剂通过蒸馏等方式除去，多用化工单元操作中的蒸馏设备作为回收器。

12.1.3.2　弱电解质萃取的基本过程

液液萃取常用于弱电解质的萃取。弱电解质在水中发生部分解离，在水中以分子状态和离子状态两种形式存在，且解离处于动态平衡，环境因素的改变会影响分子状态和离子状态的浓度。当用有机溶剂萃取水溶液中的弱电解质时，仅有游离酸（或游离碱）在两相中进行分配，而酸根或碱基不能进入有机溶剂，只能存在于水相中。因此，在弱电解质的萃取过程中存在两个平衡，一是弱电解质在水相中的解离平衡，二是游离酸（或游离碱）在水相和有机相间的分配平衡。

以青霉素这一弱酸性电解质（以 PCOOH 表示）为例，青霉素在水溶液中存在着解离平衡：

$$PCOOH \Longleftrightarrow PCOO^- + H^+$$

解离平衡常数可以表示为：

$$K_a = \frac{[\text{PCOO}^-][\text{H}^+]}{[\text{PCOOH}]} \tag{12-2}$$

式中　　K_a——青霉素这一弱酸性电解质的解离常数；

　[PCOOH]——青霉素游离酸的浓度；

　[PCOO$^-$]——青霉素酸根离子的浓度；

　　[H$^+$]——H$^+$的浓度。

由于萃取过程中仅有青霉素游离酸进入有机相，这时的分配常数为：

$$K_0 = \frac{[\text{PCOOH}]_\text{L}}{[\text{PCOOH}]_\text{H}} \tag{12-3}$$

式中　　K_0——不解离的青霉素游离酸分子在水相和有机相之间的分配常数；

[PCOOH]$_\text{L}$——青霉素游离酸分子在有机相中的浓度；

[PCOOH]$_\text{H}$——青霉素游离酸分子在水相中的浓度。

式（12-3）只能代表青霉素游离酸分子在两相中的分配状态，而不能表示青霉素整体的分配情况。

实际上，采用常用的分析方法测得的水相浓度为青霉素的总浓度，即青霉素游离酸分子和酸根离子浓度之和，总的青霉素在水相和有机相之间的分配可表示为：

$$K = \frac{[\text{PCOOH}]_\text{L}}{[\text{PCOOH}]_\text{H} + [\text{PCOO}^-]_\text{H}} \tag{12-4}$$

式中　　　　[PCOO$^-$]$_\text{H}$——水中解离的青霉素酸根离子在水相中的浓度；

[PCOOH]$_\text{H}$ + [PCOO$^-$]$_\text{H}$——水相中青霉素的总浓度；

　　　　　　K——青霉素萃取的实际分配情况，称为表观分配系数。

可由以上三个公式推导得出：

$$K = K_0 \frac{1}{1 + \dfrac{K_a}{[\text{H}^+]}} = K_0 \frac{[\text{H}^+]}{K_a + [\text{H}^+]} = K_0 \frac{1}{1 + 10^{\text{pH} - pK_a}} \tag{12-5}$$

同理可得，弱碱性电解质的表观分配系数：

$$K = K_0 \frac{1}{1 + 10^{pK_b - \text{pH}}} \tag{12-6}$$

由上述两个公式可知，改变溶液的 pH 可以改变弱电解质的分配系数，在实际操作中可选择有利于目标产物分离的 pH 范围。或者可通过改变溶液的 pH，提高目标产物的选择性。

12.1.4　液液萃取的影响因素

液液萃取作为中药制药过程及生物产品分离纯化的重要技术手段之一，在明确萃取过程中的各种影响因素的基础上，通过改变这些因素条件提高萃取率是关键。液液萃取的影响因素有很多，如溶剂的选择、溶质的形式、环境及过程因素的改变等。

12.1.4.1　萃取剂

液液萃取属于平衡分离过程中的物质（溶剂）添加型分离过程，因此，选择合适的萃取溶剂是关键。要根据一定的原则选择合适的萃取剂，提高萃取率以及产品的质量。

（1）合适的萃取剂需满足的条件

从化学的观点出发，主要从两个方面来考虑所选择的溶剂是否理想：其一是所选择的溶剂要对产物具有高的溶解度，可用平衡分配常数 K_0 来描述；其二是与水相比所选溶剂要对产物有较好的选择性，可用分离因子 α 来描述。

分离因子体现的是溶剂的选择性，用于评价两种溶剂中 A、B 两种组分分离的难易程度和分离效率，将分离因子 α 定义为：

$$\alpha = \frac{C_{A(L)}/C_{B(L)}}{C_{A(H)}/C_{B(H)}} = \frac{K_A}{K_B} = \frac{K_{0(A)}}{K_{0(B)}} \frac{1 + K_{a(B)}/[H^+]}{1 + K_{a(A)}/[H^+]} \tag{12-7}$$

式中，$C_{A(L)}$ 和 $C_{B(L)}$，$C_{A(H)}$ 和 $C_{B(H)}$ 分别为 A、B 两组分在两相中的摩尔分数。

（2）萃取剂的选择原则

可根据溶解度参数理论和相似相溶的原理指导萃取溶剂的选择。可根据两种已知溶剂的溶解度参数，得到溶质的溶解度参数，然后可根据溶剂的溶解度参数估算分配系数，从而指导萃取溶剂的选择。相似相溶原理中的相似主要是指分子极性的相似，极性溶剂容易溶解极性物质，低极性或非极性溶剂容易溶解非极性物质。一种化合物的极性强弱可通过其介电常数 δ 来进行判断，所以可通过测定物质的介电常数来寻找极性相当的溶剂。

（3）萃取剂应该满足的其他条件

为了使萃取剂和料液混合后所形成的萃取相和萃余相能够在较短的时间内分层，要求萃取剂和稀释剂有较大的密度差；物系的界面张力要适中，界面张力过大有利于分层，但液滴分散程度差，不利于传质过程；界面张力过小有利于传质过程，但易产生乳化现象。常用的萃取溶剂主要有石油醚、氯仿、乙醚、乙酸乙酯、正丁醇等。萃取溶剂除了要满足对产物的高容量和与水相比具有较好的选择性以外，还应具备以下条件：与水互不相溶；与目标产物不发生反应；表面张力适中，易于相分散和相分离；价廉易得；和水相的密度差较大；黏度小；易于回收和再利用；毒性低、腐蚀性小、使用安全等。

12.1.4.2 带溶剂

带溶剂主要是指化学萃取过程中的萃取剂。如抗生素萃取过程中用到的四丁胺、正十二烷胺等，可通过与抗生素形成疏水性较强的复合物分子，提高其在有机溶剂中的溶解度。所以对于在一定 pH 条件下可分配于有机溶剂中的目的产物，可通过加入带溶剂形成复合物分子，提高其在稳定性较高的 pH 条件下的萃取率。

12.1.4.3 溶质

通常可从以下两个方面改变溶质：一是使溶质形成合适的离子对；二是改变萃取系统的 pH。

（1）通过离子对改变溶质

对于可离子化的溶质，其在水中可解离成一对带相反电荷的离子，可通过改变溶质中的相反离子来改变溶质的特性，通常是用一种在萃取剂中溶解度更大的离子取代原有的离子，形成新的离子对，以提高溶质在萃取剂中的溶解度。

（2）改变 pH

弱电解质在水中发生部分解离，且存在解离平衡，即在水中是以非离子化和离子化两种形式存在，且 pH 会影响弱电解质在水中的解离。采用有机溶剂萃取时，仅有非离子化形式的溶质进入有机相，所以改变 pH 会影响弱电解质在有机相和水相之间的分配，即改变萃取的分配系数。

12.1.4.4 水相 pH

水相 pH 的影响主要是对于弱电解质类产物，可通过调节 pH，使目的产物更多地分配到有机相，以提高分配系数和选择性。

12.1.4.5　温度

选择合适的操作温度，有利于加快萃取速率和提高分配系数，但温度不宜过高，否则会影响产物的稳定性，因此液液萃取常在常温或较低温度下进行操作。

12.1.4.6　无机盐

加入适量的无机盐有利于萃取过程的进行和目的产物的回收。加入无机盐，一方面可降低两个液相之间的互溶；另一方面也可降低溶质在水中的溶解度，促使溶质更多地分配到有机相中，从而提高萃取率。

12.1.4.7　乳化

乳化是在萃取过程中，水或有机溶剂以微小的液滴分散于有机相或水相而出现的一种现象。由于有机相和水相出现了部分互溶，使得有机相和水相分离困难，给后续的操作带来困难，所以在萃取过程中应尽量避免乳化的产生，产生乳化后要采取一定的措施进行破乳。

中药成分复杂，在萃取过程中极易产生乳化现象。乳化会出现两种夹带：一是水相中夹带有机相；二是有机相夹带水相。前者会损失部分产物，使收率降低；后者会影响产物的纯度。总之，乳化是萃取过程中的不利因素，可在萃取前通过进一步的分离纯化，尽可能地降低乳化的程度。在乳化产生以后，可采用过滤、离心沉降、加入表面活性剂等形式进行破乳。

12.1.5　液液萃取的工艺流程

液液萃取的工艺流程可分为单级萃取和多级萃取流程，根据料液和溶剂的接触方式与流动方向，多级萃取流程又可分为多级错流萃取和多级逆流萃取，以及两者结合的工艺流程。

12.1.5.1　单级萃取

（1）基本工艺流程

将料液和萃取剂加入萃取器内，通过搅拌等方式使两者充分混合均匀，当萃取达到平衡时，目的产物由料液中转移至萃取剂中，经分离器分离得到萃取相和萃余相，萃取相进入回收器中，在回收器中目的产物和溶剂得到分离，经回收得到的溶剂又可作为萃取剂进行循环利用。

（2）设备

实验室的单级萃取常用分液漏斗进行操作，工业上较大规模的萃取多在混合罐中进行搅拌混合，分离多通过离心机完成。

（3）解析计算

单级萃取的计算是建立在液液萃取的两个平衡关系之上的，即分配平衡和质量守恒。采用有机溶剂萃取料液中的溶质，当萃取达到平衡时，系统分为两相，即萃取相（L）和萃余相（H）。

当溶质浓度较低且传质处于平衡状态时，溶质在两相中的分配符合分配定律，即：

$$K_0 = \frac{X}{Y} \Rightarrow X = K_0 Y \tag{12-8}$$

式中　X——萃取相中溶质的浓度；

　　　Y——萃余相中溶质的浓度。

除了溶质在两相中的分配平衡外，萃取前、后的溶质还存在着质量守恒，遵从质量守恒定律，即：

$$HY_0 + LX_0 = HY + LX \tag{12-9}$$

式中　X_0——萃取剂中溶质的浓度（通常情况下新鲜萃取剂中不含溶质）；

　　　Y_0——料液中溶质的浓度；

　　　H——重相的体积；

　　　L——轻相的体积。

由式（12-8）和式（12-9）可得出萃取达到平衡时溶质在两相中的浓度：

$$X = K_0 \frac{Y_0}{1+E} \tag{12-10}$$

$$Y = \frac{Y_0}{1+E} \tag{12-11}$$

式中　E——萃取因子，可由下面的公式求得：

$$E = K_0 \frac{L}{H} \tag{12-12}$$

单级萃取过程的萃取收率或萃取分率可由下面的公式得到：

$$P = \frac{LX}{HY_0} = \frac{E}{1+E} \tag{12-13}$$

未被萃取的分率为：

$$\varphi = \frac{1}{1+E} \tag{12-14}$$

单级萃取的解析计算方法是多级错流萃取和多级逆流萃取过程解析计算的基础。

单级萃取过程中萃取剂和料液仅进行一次混合分离，萃取效率较低，为了提高萃取收率，间歇操作时需要较多的萃取剂，或连续萃取时所需萃取剂的流量较大。

12.1.5.2　多级错流萃取

（1）基本工艺流程

多级错流萃取常将多个混合-分离器串联起来，料液在第一级萃取中通过和萃取剂混合分为两相，收集萃取相，萃余相则进入下一级的混合-澄清器中，并加入新鲜萃取剂进行第二级萃取，依次进行第 n 级萃取，收集各级萃取相进入回收器中回收溶剂，回收得到的有机溶剂可作为萃取剂循环利用。

（2）解析计算

当萃取达到平衡时，溶质在两相中的分配可用分配定律来表示，见式（12-8）。

$$X = K_0 Y$$

假设各级所用溶剂的量相等，则溶质在第一级中遵循质量守恒定律，见式（12-9）。

$$HY_0 + LX_0 = HY + LX$$

由 $X_1 = K_0 Y_1$，得出 $HY_0 = HY_1 + LK_0 Y_1$，则 $Y_1 = \dfrac{Y_0}{1+E}$ $\tag{12-15}$

对于第二级，同理可得：

$$Y_2 = \frac{Y_0}{(1+E)(1+E)} \tag{12-16}$$

$$Y_n = \frac{Y_0}{(1+E_1)(1+E_2)\cdots(1+E_n)} = \frac{Y_0}{(1+E)^n} \tag{12-17}$$

解方程式可求出理论级数：

$$n = \frac{\lg \dfrac{Y_0}{Y_n}}{\lg(1+E)} \qquad (12\text{-}18)$$

萃取收率或萃取分率：

$$P = \frac{(1+E)^n - 1}{(1+E)^n} \qquad (12\text{-}19)$$

未萃取分率

$$\varphi = \frac{1}{(1+E)^n} \qquad (12\text{-}20)$$

12.1.5.3　多级逆流萃取

（1）基本工艺流程

由多个混合分离器串联而成，料液和萃取剂分别从两端通入，萃取相和萃余相逆向流动，两相在各级混合器中充分混合，达到平衡后在澄清分离器中进行分离，萃取操作连续进行。

（2）设备

多级逆流萃取设备主要有两类，一类是由多个混合分离器串联成的多级萃取设备，如混合澄清槽等；另一类是塔式萃取设备，如筛板塔。筛板塔在萃取的处理量和萃取效率方面都十分有效，不需搅拌也能很好分散，特别是对于低界面张力系统。重液从上部进入，经降液管到达筛板，横过这级筛板，再由降液管到达下一级筛板，依次重复直至由塔底排出；轻液由底部进入塔内，经孔板分散成液滴，并与塔板上的重液充分接触，分层凝聚并积聚于上一级筛板的下方，在浮力的推动下，再经孔板分散、接触、凝聚，依次重复直至从塔顶排出。青霉素三级逆流萃取系统如图12-1所示。

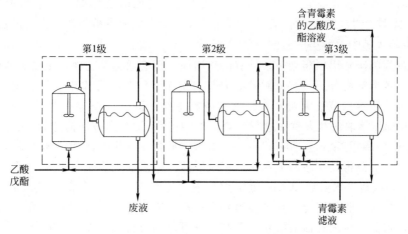

图12-1　乙酸戊酯三级逆流萃取青霉素

（3）解析计算

第 n 级萃取后料液中溶质浓度 Y_0 和萃余相中溶质浓度 Y_1 之间的关系如式（12-21），可见萃余相中溶质浓度与萃取因子 E 和萃取级数 n 有关。由料液中溶质浓度、萃取因子和萃取级数，即可求算出萃取收率；也可由萃余相中产物的未萃取分率和萃取级数求算出萃取因子，进而选择合适的料液流速和萃取剂流速；或者可根据萃取因子和拟实现工艺所规定的浓度，来估算萃取级数 n。

$$Y_0 = \frac{E^{n+1}-1}{E-1}Y_1 \qquad (12\text{-}21)$$

由式（12-21），可得出溶质的萃取收率：

$$P = \frac{E^{n+1}-E}{E^{n+1}-1} \qquad (12\text{-}22)$$

上述三种萃取操作方式中，多级逆流萃取因其溶剂用量少、萃取收率高，而在工业上普遍采用。单级萃取由于仅进行一次混合，萃取剂的萃取效率有限；多级错流萃取由于在每一级萃取中都有新鲜溶剂加入萃取器中，所以萃取过程中溶质进入萃取相中推动力较大，萃取效果较好。

12.1.6 液液萃取技术在中药有效成分分离纯化中的应用

液液萃取技术广泛应用于生物、医药、化工等领域，主要是对目的产物进行初步纯化。液液萃取法操作简便、选择性好，适用于分离分配系数有明显差异的组分。

（1）中药丹参中有效成分的萃取分离

中药丹参中的有效成分主要有水溶性的丹参酚酸类成分和脂溶性的丹参酮类成分，其中以丹酚酸 B 为代表的水溶性丹参酚酸类成分具有良好的自由基清除和抗氧化作用。以丹酚酸 B 为代表的水溶性丹参酚酸类成分的制备过程简述如下：丹参经粉碎后，用 70%乙醇浸提，浸提液经浓缩得到浓缩液。根据浸提液中多种组分在不同有机溶剂中的分配系数不同，采用极性由低到高的溶剂，即采用三氯甲烷、乙醚和乙酸乙酯依次萃取。得到的萃取液经检测发现，三氯甲烷萃取液中主要含有脂溶性成分，乙醚萃取液和乙酸乙酯萃取液中主要含水溶性物质，且以丹酚酸 B 为主。酚酸类成分的分配系数与 pH 密切相关，实验表明乙酸乙酯萃取水溶性丹参酚酸的最佳 pH 条件为 pH＝3～4，进而得出优化的萃取工艺流程为：先用三氯甲烷萃取丹参浸提浓缩液，以去除脂溶性成分；将乙酸乙酯加入萃余相中，同时调节 pH＝3～4，此时以丹酚酸 B 为代表的水溶性丹参酚酸类成分可被萃取进入乙酸乙酯层。

（2）中药大黄中蒽醌类成分的萃取分离

中药大黄为临床常用中药之一，具有泻热通便、逐瘀通经等功效，主要有效成分为以大黄素为代表的蒽醌类成分。大黄蒽醌类成分具有抗菌、抗肿瘤等作用，如大黄素、大黄酸、大黄酚、大黄素甲醚、芦荟大黄素等。这些游离蒽醌的酸性强弱存在差异，可根据这一特点，采用 pH 梯度萃取法从大黄中进行分离，pH 梯度萃取分离方法简述如下：大黄打粉后，加入 10%硫酸-三氯甲烷（1∶10）进行回流提取，收集三氯甲烷溶液，加入 5%碳酸氢钠水溶液进行萃取，分离得到碱水溶液和三氯甲烷溶液。碱液加入盐酸，收集沉淀，重结晶得到大黄酸；将 5%碳酸钠水溶液加入三氯甲烷溶液，充分混合，分离得到碱液和三氯甲烷溶液，碱液加入盐酸，收集沉淀，重结晶得到大黄素；三氯甲烷溶液进一步用 0.5%氢氧化钠水溶液萃取，得到的碱液经盐酸酸化、重结晶，可得到芦荟大黄素；三氯甲烷溶液回收溶剂后，经硅胶柱色谱分离可得到大黄酚和大黄素甲醚。

12.2 双水相萃取技术

对于蛋白质和酶等生物产品的分离纯化，若采用传统的有机溶剂萃取，主要存在以下问题：一是该类产物在有机溶剂中的溶解度小；二是有机溶剂会使该类产物发生变性，所以有机溶剂萃取法不适合蛋白质和酶等产物的分离纯化。特别是对于胞内产物，如基因工程产品，需要经过细胞破碎才能获得胞内产物，但细胞破碎以后细胞颗粒尺寸大小不一，给固液分离带来了很大的困难。双水相萃取技术可以满足以上分离技术要求。

双水相萃取技术源于聚合物的"不相溶性"（incompatibility），是由 Beijerinck 在 1896 年在琼脂与可溶性淀粉或与明胶混合时发现的。双水相萃取（aqueous two phase extration，ATPE）技术始于 20 世纪 60 年代，由瑞典 Lund 大学的 Albertsson 及其同事们最早提出。20 世纪 70 年代，德国的 Kula 和 Kroner 等人首先将双水相萃取技术应用于从细胞匀浆液中分离胞内产物，分离效果得到很大改善，为蛋白质和胞内酶的分离纯化提供了新方法。

国内自 20 世纪 80 年代起也开展了双水相萃取技术研究，双水相技术因其独特的优势而广泛应用在生物产品的分离纯化中，特别是成功应用在蛋白质的大规模分离纯化中。

12.2.1　双水相系统

12.2.1.1　双水相系统的形成

双水相系统的形成主要是基于高分子聚合物之间的"不相溶性"。两种高聚物水溶液相混合时常可发生以下三种情况。①完全互溶：高分子聚合物之间没有强烈的引力和斥力时，可实现完全混溶，而形成均相的高分子聚合物溶液。②复合凝聚：某些高分子聚合物水溶液混合时，水分会被大量排出，两种高分子聚合物之间表现出强烈的相互吸引，此时两种高分子聚合物会聚集在单一的相中。这时也形成两个水相，但两种高分子聚合物都富集于一相，而另一相几乎全部为水。③互不相溶：形成两水相，两种高分子聚合物分别富集于两相中。

高分子聚合物之间的不相溶性，即高聚物分子间的空间阻碍作用，在一定条件下使高聚物之间无法互相渗透，而不能形成均相系统，并具有分离倾向。一般来讲，如果两种聚合物水溶液的憎水性有差异，在混合时就可发生相分离，且憎水程度相差越大，相分离倾向越大。

由热力学第二定律可知，混合过程是熵增加的过程，因此可自发进行。另外，分子间存在着相互作用力，且随分子量的增大而增大。由于高分子聚合物的分子量较大，因此，当两种高聚物混合时，相对于混合过程的熵增加，分子间存在的相互排斥作用占主导地位。一种高聚物分子周围倾向于聚集具有相同大小、形状和极性的分子，而排斥异种分子，当达到平衡时，两种高分子聚合物会各自富集在不同的两相中。含有不同高分子聚合物的溶液出现分相的现象则称为聚合物的不相溶性。

高分子聚合物和高分子聚合物或高分子聚合物和盐系统相混合时，会出现琼脂与可溶性淀粉或与明胶混合时的不相溶现象，产生两相或多相系统。可形成双水相系统的高分子聚合物体系很多，如聚乙二醇（polyethylene glycol，PEG）-葡聚糖（dextran，DEX）、聚丙二醇-聚乙二醇、甲基纤维素-葡聚糖等。最为典型的如水溶液中的 PEG 和 DEX，当两种溶质在低浓度时，可得到单相匀质溶液；当溶质浓度逐渐增大时，溶液会逐渐变得浑浊，待两个不相溶的液相达到平衡时，即形成互不相溶的两相，上层溶液称为上相，主要富集了 PEG；下层溶液称为下相，主要富集了 DEX。许多高分子混合物的水溶液都可以形成双水相系统。如明胶与可溶性淀粉的水溶液所形成的胶体乳浊液体系，也可分成两相，上相富集了琼脂或可溶性淀粉，明胶则富集于下相。

12.2.1.2　双水相系统的类型

（1）高分子聚合物/高分子聚合物系统

很多高聚物都可以形成双水相系统，如聚乙二醇、聚丙二醇、葡聚糖、聚乙烯醇、甲基纤维素、乙基羟乙基纤维素等非离子型高聚物，葡聚糖硫酸钠、羧甲基纤维素钠、二乙氨基乙基（DEAE）葡聚糖盐酸盐等聚合电解质等。其中最常用的为 PEG/DEX 系统。

蛋白质等生物物质在两相中的分配受高聚物的分子量、浓度、盐浓度及 pH 等条件的影响，细胞的分配也不固定。该双水相系统的成本较高，通常比 PEG/盐系统的成本高出 3～5 倍，该体系可采用离子交换色谱进行进一步的分离纯化，且可回收高聚物，从而使分离成本大大降低。

（2）高分子聚合物/低分子量化合物系统

高分子聚合物和低分子量化合物之间也能形成双水相系统，其中最常用的廉价双水相系统为 PEG/无机盐系统，其中以 PEG/硫酸盐体系和 PEG/磷酸盐体系最为常用，如聚乙二醇/硫酸铵、聚乙二醇/硫酸镁水溶液系统。

在 PEG/盐双水相系统中，上相富集聚乙二醇，下相富集无机盐。蛋白质类物质在双水相系统中进行分布，通常情况下，蛋白质主要分布在下相，只有疏水性很强、等电点较低的蛋白质才可能会分布到上相中。该类双水相体系较为廉价，分离成本较低，适合于工业生产中的分离纯化。但该体系中盐浓度较高，后续很难采用有效的层析方法进行纯化，且废盐水的处理也比较困难。

（3）小分子醇/无机盐系统

小分子醇与无机盐也可以形成双水相系统，如乙醇与磷酸盐、乙醇与枸橼酸盐等。通常情况下，小分子醇富集在上相，无机盐富集在下相。

两种高聚物之间形成的双水相系统并不一定全是液相，其中一相可以或多或少地呈固体或凝胶状，如，当 PEG 的分子量小于 1000 时，葡聚糖可形成固态凝胶相。

12.2.2 双水相系统及双水相萃取的概念和特点

12.2.2.1 双水相系统

由前所述的双水相系统的形成过程，可将双水相系统定义为：含有亲水性高分子聚合物的水溶液（如高聚物/高聚物或高聚物/无机盐），当高聚物达到一定浓度后，水溶液系统可分层形成两相，且在两相中水分占有很大比例，这样的系统称为双水相系统（aqueous two-phase system，ATPS）。

12.2.2.2 双水相萃取

利用物质在互不相溶的、两水相间分配系数（或溶解度）的差异进行分离纯化的方法，又称为双水相分配法（aqueous two-phase extraction，ATPE）。

12.2.2.3 双水相萃取的特点

双水相萃取作为一种极有前途的新型分离技术，具有一些独特的优势：可保留产物活性，相分离容易，在纯化的同时可实现固液分离及浓缩目的产物，整个过程可实现连续化操作，回收率高，分离过程易于放大。

虽然双水相萃取过程易于放大，但由于分离成本较高，所以真正产业化的例子也不多，从而削弱了其在技术上的优势。双水相萃取中，原材料成本占总成本的 85% 以上，且总成本随着生产规模的扩大而增加，所以成本问题成为双水相萃取的障碍。若要充分发挥其技术上的优势，关键问题在于降低原材料的成本。

12.2.3 双水相萃取的相平衡

双水相系统的相平衡可用相图来表示，如图 12-2 所示。$\overset{\frown}{TSB}$ 为双节线，是单相区和两相区的分界线。在曲线下方的单相区，两种聚合物和水可以无限混合，当它们的组成位于曲线上方时（用点 M 表示），系统会分为两相，两相具有不同的组成和密度，两种聚合物分别富集于其中一相中。其中轻相（上相）的组成用 T 点表示，重相（下相）组成用 B 点表示。由图 12-2 可知，在聚乙二醇和葡聚糖所组成的双水相系统中，上相主要含 PEG，下相主要含 DEX。$\overline{TMB}$ 线段称为系线，是相图中的另一个重要特征，关系到相的平衡组成，系线越长，两相间的差异越大；当点 M 向下移动时，系线长度不断缩小，直至成为一点（点 S），两相组成相同，点 S 称为双水相系统的临界点。

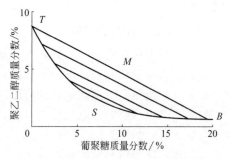

图 12-2　聚乙二醇-葡聚糖-水的相图

12.2.4　双水相萃取的影响因素

双水相萃取过程中，待分离的物质与两相组分间存在着复杂的相互作用，作用力主要包括氢键、电荷、范德华力、构象效应、疏水作用等。因此，形成双水相系统的高聚物的组成（包括聚合物类型、平均分子量和化学性质）、溶质的理化性质（分子量、等电点等），以及盐类（包括离子的类型、浓度、强度）、体系的 pH 和温度等，都会对双水相萃取有着直接的影响。

12.2.4.1　高分子聚合物的影响

高分子聚合物的类型、平均分子量、浓度、构型等都会影响相的形成和相的疏水性，从而改变蛋白质等大分子目的产物和细胞碎片等固体颗粒在两相中的分配，达到分离纯化和固液分离的目的。

（1）高分子聚合物的类型

当两种不同的聚合物水溶液混合时，可能会出现以下三种情况：两种水溶液完全混溶称为均相溶液；分层形成不相溶的两相；两种聚合物聚集在同一相中，水聚集在另一相中而出现复杂的凝聚现象。另外，离子型聚合物和非离子型聚合物都可用于形成双水相系统，但如果两种聚合物为带相反电荷的离子型化合物时，两者将相互吸引而发生复杂的凝聚。

（2）高分子聚合物的平均分子量

对于同一种聚合物，其疏水性随着平均分子量的增大而增大，分子量大小的选择取决于萃取过程的目的和方向。在聚合物浓度一定的前提下，降低该聚合物的分子量，有利于蛋白质、核酸等生物大分子或细胞碎片等固体颗粒更多地分配在该相。对于高聚物形成的双水相系统，如果用具有较低分子量的同种高聚物替代该高聚物，那么被萃取的蛋白质、核酸、细胞粒子等大分子物质，将更多地分配在低分子量高聚物相，即当其他条件（成相高聚物的浓度、盐浓度、温度等）保持不变的情况下，蛋白质等生物大分子易于被双水相系统中的低分子量高聚物吸引，而被高分子量的高聚物排斥。

（3）高分子聚合物的浓度

高分子聚合物能够成相的最低浓度为临界点，在临界点附近，系线长度趋于 0，两相组成相近，蛋白质等生物大分子均匀分配在两相中，其分配系数接近 1。随着高聚物浓度增加，系线长度增加，系统组成逐渐远离临界点，两相性质差别也随之增大，蛋白质等生物大分子趋向于分配在一相中，其分配系数逐渐增大（大于 1）或逐渐减小（小于 1）。对于细胞等固体颗粒，双水相系统在临界点附近时，不存在界面吸附，细胞等固体颗粒可完全分配于其中一相（上相或下相）；随着高聚物浓度增大，系统逐渐远离临界点，表面张力增大，界面吸附增强，细胞等固体颗粒逐渐向界面转移而易于集中在界面，使界面体积减小，系统能量减小。

12.2.4.2　盐类的影响

在一个双水相系统中加入盐，由于盐的正离子和负离子在两相间的分配系数不同，所以正、负离子会在两相间进行不同的分配，从而在两相界面产生电位差，这将会影响带电的生物大分子（如蛋白质、核酸等）的分配。

盐的浓度也将影响带电物质的分配，适当的无机盐可促进带相反电荷的蛋白质的分离。当加入的 NaCl 浓度低于 50mmol/L 时，上相的电位低于下相的电位，溶菌酶的分配系数增大进入上相，卵蛋白的分配系数减小而进入下相。当盐浓度增加到一定程度时，其影响将减弱。在盐析作用的影响下，蛋白质易于分配于上相，且分配系数随着盐浓度的增加而呈指数增大，增大程度因蛋白质的不同而各异。可根据这一特性使蛋白质相互分离。

在双水相萃取中，磷酸盐既可作为双水相系统的成相盐，也作为缓冲剂以调节体系的pH。由于不同价态的磷酸酸根在双水相系统中的分配系数不同，因此可通过调节不同磷酸盐的比例及浓度来调节两相间的电位差，从而影响带电生物大分子在两相间的分配。

12.2.4.3　pH 的影响

pH 对双水相萃取的影响主要体现在以下两个方面：①pH 可改变蛋白质所带电荷的性质、数量，从而影响蛋白质的分配系数；②pH 改变 $H_2PO_4^-$ 和 HPO_4^{2-} 间的组成比例，进而影响两相间的电位差。蛋白质的分配受以上两个方面的共同影响，因此，pH 的微小变化会使蛋白质的分配系数发生 2～3 个数量级的显著改变。

pH 会显著影响蛋白质的分配。当 pH 等于蛋白质的等电点时，由于蛋白质不带电，其分配系数不受 pH 影响，因此加入不同的盐，其分配系数应该相同，即所测得的分配系数与pH 的关系曲线相交于一点，这个点称为蛋白质的等电点。可利用这一特性来测定蛋白质的等电点，这种方法称为交错分配法（cross partitioning）。

12.2.4.4　温度的影响

一般来讲，温度越高，相分离所需要的高聚物的浓度也越高，在临界点附近，温度的微小变化会极大地影响相的组成，从而影响蛋白质类物质的分配系数。当双水相系统远离临界点时，温度对双水相萃取的影响较小，温度改变 1～2℃ 对目的产物的萃取分离影响不大。

温度的变化会影响液相的物理性质，如黏度、密度等，从而影响物质在两相间的分配。总的来说，温度对双水相萃取分配系数的影响不大，所以双水相萃取多在室温条件下进行操作，不需要冷却处理，主要是基于以下几点：①成相聚合物（如 PEG）对蛋白质类物质的生物活性有稳定作用，常温操作不会导致蛋白质类物质发生变性失活；②相对于冷却操作，常温下溶液黏度低，相分离容易；③常温操作可节省冷却费用。适当地提高操作温度，可使体系黏度降低，有利于萃取分离操作。

12.2.4.5　水相理化性质的影响

密度、两相间的密度差、黏度、两相间的黏度差、表面张力等理化性质的改变都会影响到双水相系统及双水相萃取的结果。

12.2.5　双水相萃取的工艺流程

双水相萃取平衡时间短，两相分离容易，因其含水量高、界面张力低，可为生物活性物质的分离纯化提供温和的环境，从而保护其生物活性。在胞内产物的分离上，可在纯化目标产物的同时，去除细胞碎片等固体颗粒，即用液液分离的手段替代了离心、沉淀等传统的固液分离的方法。双水相萃取操作简便、省时、易于放大。

和液液萃取过程类似，双水相萃取技术的工艺流程也可分为以下三个过程：萃取、分离、成相聚合物的回收。下面以 PEG 和盐组成的双水相为例介绍双水相萃取的过程。

（1）萃取

双水相萃取通常要进行多步萃取过程。第一步通常是通过选择合适的双水相系统，使目标产物先转入 PEG 相。第二步通常将目标物转入盐相。

（2）分离

在每一次萃取完成后，双水相系统将进入分离器中分相。系统中存在的细胞碎片和胶体等物质易引起萃取相的黏度过高，给两相的分离带来困难。离心是两相分离中应用最多的方法。

（3）成相聚合物的回收

在蛋白质等目标产物得到分离纯化后，如何回收聚合物或盐就成为决定双水相萃取技术成本高低的关键因素。

① PEG 的回收　在大规模的双水相萃取过程中，PEG 的回收和循环利用，可减少废水处理量，节约化学试剂，降低生产成本。PEG 的回收主要有两种方法：一是在富含目标产物的 PEG 相中加入无机盐，使目标产物转入富盐的下相，相分离后，将上相的 PEG 回收；二是将含目标产物的 PEG 相（上相）通过离子交换树脂，用合适的洗脱剂洗脱，依次回收 PEG 和目标产物。

② 无机盐的回收　可通过将含无机盐相冷却、结晶、离心分离收集，或采用电渗析等膜分离技术回收无机盐。

12.2.6　双水相萃取的应用

双水相萃取系统多为聚乙二醇/葡聚糖和聚乙二醇/无机盐。另外，还有近年来发展起来的有机溶剂/无机盐双水相系统。双水相萃取具有操作简单、条件温和、可保护产物活性、操作时间短、易于放大等优点，在中药有效成分分离纯化方面得到日益广泛的应用。

12.2.6.1　中药有效成分的分离纯化

双水相萃取技术可用于多种中药活性成分的分离纯化，如黄酮、生物碱、萜类、多酚及酚酸类、蒽醌类等成分。

（1）分离纯化黄酮类成分

在研究乙醇/无机盐双水相体系对黄芪黄酮的分离和纯化时，以分相能力差异和目标萃取物在其中的分配为考察指标，研究结果发现在以 36.05％乙醇/18.20％磷酸氢二钾体系萃取黄芪总黄酮时，黄芪黄酮的萃取率高达 96.6％，在体系中的分配系数为 10.33，最终确定该体系为最佳双水相萃取体系。

（2）分离纯化生物碱类成分

在对粉防己碱的提取分离工艺研究中，以乙醇/$(NH_4)_2SO_4$ 双水相体系，加热回流辅助提取并分离纯化防己粉末中的粉防己碱，并结合高效液相色谱法考察了乙醇质量分数、$(NH_4)_2SO_4$ 体积分数、料液比、pH、回流时间和提取次数对粉防己碱萃取率的影响。最终确定最佳的提取条件：20％质量分数的乙醇和 35％体积分数的 $(NH_4)_2SO_4$ 作为双水相萃取体系，料液比为 1∶8、pH＝9、回流提取 2h、提取 1 次，粉防己碱的萃取率达 84.5％，防己粗提取物的得率为 19.80mg/g，纯度达 20.30％。

（3）分离纯化萜类成分

采用 PEG 与（NH₄）₂SO₄ 双水相系统分离人参根中的人参皂苷，研究了 PEG 分子量、PEG/（NH₄）₂SO₄ 质量分数、pH 和温度等因素对人参皂苷萃取的影响。结果发现，当 PEG 分子量为 3350、质量分数为 12％、（NH₄）₂SO₄ 质量分数为 16％、pH＝7.0、温度为 60℃时，人参皂苷的回收率高达 88.94％。

（4）分离纯化多酚及酚酸类成分

采用丙酮和柠檬酸三铵双水相系统辅以微波萃取葡萄籽中的多酚类化合物，考察不同比例双水相体系的萃取效果，发现 32％丙酮和 16％柠檬酸三铵的双水相系统的萃取效果最好，总多酚、黄酮和原花青素的得率分别可达 8.27％、5.26％ 和 3.07％，回收率分别为 97.1％、97.9％和 99.3％，其效果优于单纯使用索氏提取、回流提取和双水相萃取。

用乙醇/硫酸铵双水相系统萃取丹参粗提液中丹酚酸 B 的研究表明，采用质量分数为 29％的乙醇和质量分数为 20％的硫酸铵，在提取液 pH＝2.0、温度为 30℃的条件下，丹酚酸 B 的分配系数为 58.7，回收率可达 97.3％。在上相中加入乙醇脱除硫酸铵，测得丹酚酸 B 的纯度为 57.4％。规模放大 40 倍后，其分配系数、回收率和纯度与小试相比均无显著差异。

（5）其他中药活性成分的分离纯化

除了上述几种中药有效成分外，双水相系统还可用于蒽醌类、色素、木脂素以及香豆素等中药有效成分的分离纯化。

12.2.6.2　双水相萃取技术在其他生物技术中的应用

（1）蛋白质（酶）的分离纯化

采用 PEG/（NH₄）₂SO₄ 双水相系统从 α-淀粉酶发酵液中分离 α-淀粉酶和蛋白酶，萃取条件为 PEG1000（15％）-（NH₄）₂SO₄（20％）、pH＝8，经一次萃取，α-淀粉酶收率可达 90％，分配系数为 19.6，蛋白酶的分离系数可达 15.1，在水相中的收率大于 60％，比活率比原发酵液提高 1.5 倍。

（2）抗生素的分离

采用 PEG/Na₂HPO₄ 双水相系统直接萃取发酵液，将丙酰螺旋霉素与菌体分离，可实现全发酵液萃取操作。最佳萃取条件：pH 为 8.0～8.5，PEG2000（14％）-Na₂HPO₄（18％）。小试收率可达 69.2％，高于乙酸丁酯萃取工艺的收率（53.4％）。不同分子量的 PEG 对双水相萃取丙酰螺旋霉素的影响不同，分子量小的 PEG 有利于抗生素的分离，可能与其可减小高聚物分子之间的排斥作用和降低体系黏度有关。

（3）胞内酶的萃取

采用 PEG/DEX 系统从细胞匀浆液中萃取目的产物，同时除去核酸和细胞碎片。在 PEG/Dex 系统中，上相富含 PEG，下相富含 DEX。在系统里加入 0.1mol/L NaCl 时，胞内酶可分配于上相，分配系数为 0.1～1.0，核酸和细胞碎片可分配于下相。当 NaCl 浓度增大到 2～5mol/L 时，蛋白质和酶基本都可以分配于上相，而核酸分配于下相。将富含蛋白质和酶的上相收集后透析，然后加入 PEG/硫酸铵双水相系统中，进行第二步萃取，胞内酶则转移到下相，通过进一步的纯化即可获得纯度较高的酶。

（4）核酸的萃取

核酸的萃取也符合一般生物大分子的分配规律。在 PEG/DEX 双水相系统中，通过改变离子组分，可使核酸在两相间的分配发生改变。如单链和双链 DNA 的分配系数不同，可通过一步或多步萃取获得分离纯化。另外，从含有大量变性 DNA 的样品中，采用一步萃取成功地分离出了不可逆的交联变形 DNA 分子。采用 PGD/DEX 双水相系统，可将环状质粒 DNA 从澄清的大肠杆菌酶解液中分离出来。

12.2.7　双水相萃取技术的发展趋势

新型双水相系统的开发主要集中在两个方向：一是廉价的双水相系统的开发；二是开发新型功能的双水相系统。

（1）廉价的双水相系统

旨在寻找一些廉价的高聚物，以取代现有的较为昂贵的高聚物，使得该系统更为经济，更适合用于工业化生产中。如用变性淀粉、糊精、麦芽糖糊精、乙基羟乙基纤维素等有机物替代价格较为昂贵的葡聚糖，用羟基纤维素、聚乙烯醇、聚乙烯吡咯烷酮等有机物替代 PEG，并已取得了阶段性的成果。

（2）新型功能双水相系统

是指高聚物易于回收，或操作简便的双水相系统。如 UCON（乙烯基氧与丙烯基氧的共聚物）和 PEG 可形成温敏性双水相系统。常温时，UCON、PEG 和水相混合后成为均相体系，而加热至 40℃时，可形成两相体系，上相为 UCON 和 PEG，下相为水。该体系可实现 UCON 和 PEG 的循环利用。

（3）热分离双水相体系

热分离双水相体系是近年来研究开发的一种新型双水相体系，该体系由热分离聚合物和水组成。在高于某一临界温度时热分离聚合物的水溶液会分离成两相，该温度点称为浑浊点。大部分水溶性热分离聚合物为环氧乙烷（EO）和环氧丙烷（PO）的随机共聚物（简称 EOPO 聚合物）。水-EOPO 热分离两相体系的上相富含纯水，下相富含聚合物。

（4）正负离子混合表面活性剂双水相系统

其是由十二烷基硫酸钠等正离子表面活性剂和十六烷基三甲基溴化铵等负离子表面活性剂所组成的混合水溶液，在一定的条件下可形成两相，达到平衡的两相均为很稀的水溶液。该双水相系统的开发为生物活性物质的分离纯化提供了一个新方法。与高聚物组成的双水相系统和非离子型表面活性剂组成的双水相系统相比，该系统具有含水量高（质量分数可达 99%）、两相易分离、表面活性剂用量小且可循环利用等优点。

12.3　反胶束萃取技术

12.3.1　概述

传统的液液萃取技术已广泛应用于中药有效成分以及生物活性物质的纯化中，并显示出其优良的分离性能。但在萃取蛋白质等生物大分子时，易出现溶解度低、有机溶剂易使产物变性失活等问题，而反胶束萃取技术可有效解决这一问题。

12.3.1.1　基本概念

（1）胶束

将表面活性剂溶于水中，当其浓度大于临界胶束浓度时，表面活性剂在水溶液中发生聚集而形成聚集体，这种水溶液中的聚集体称为胶束（micelle）。

（2）反胶束

将表面活性剂分散于有机溶剂中，当其浓度大于临界胶束浓度（CMC）时，表面活性剂在有机溶剂中会自发聚集而形成纳米尺度的聚集体，这种有机溶剂中的聚集体称为反胶束

（reversed micelle，RM）。

在形成反胶束的过程中，表面活性剂分子在连续有机相中自发进行排列，非极性基团在外与有机溶剂相接触，而极性基团在内形成一个极性的核心。此极性核溶解于水后形成"水池"，其对极性物质有较强的溶解能力。当含有反胶束的有机溶剂与蛋白质水溶液相接触后，蛋白质及其他亲水性物质可通过螯合作用进入"水池"。在"水池"中，在周围的水层和极性基团的保护作用下，可保护蛋白质的天然构型及活性不被破坏。

（3）临界胶束浓度

临界胶束浓度（critical micelle concentration，CMC）是形成胶束（或反胶束）所需表面活性剂的最低浓度，属于体系特性，主要与表面活性剂的化学结构、所用溶剂、操作温度和压力等有关。

12.3.1.2　反胶束萃取的特点

反胶束萃取在生物产品的分离纯化中显示出独特的优势，为蛋白质等生物产品的分离纯化开辟了一条具有发展前景的新途径。

① 可避免外源蛋白的降解，可解决生物产品（蛋白质或胞内酶等）在非细胞环境中变性失活的问题。

② 可直接从完整细胞中提取蛋白质和胞内酶。这是由于反胶束主要由表面活性剂构成，而表面活性剂往往具有溶解细胞的能力。

③ 反胶束萃取的萃取率和反萃取率都较高，且溶剂可回收反复使用，因此成本较低。

12.3.1.3　构成反胶束的表面活性剂种类

表面活性剂是由亲水性的极性基团和亲脂性的非极性基团所组成的两性分子。可分为阴离子型表面活性剂、阳离子型表面活性剂、非离子型表面活性剂和两性离子型表面活性剂。

在反胶束萃取蛋白的研究中，用得最多的是阴离子型表面活性剂，如丁二酸-2-乙基己基酯磺酸钠（AerosolOT，　AOT）。这种表面活性剂具有双链和较小的极性基团，形成反胶束时不需要加入助表面活性剂。而阳离子型表面活性剂在形成反胶束时，需要加入助表面活性剂。

12.3.2　反胶束萃取蛋白质的基本原理

12.3.2.1　水壳模型

反胶束萃取过程中，蛋白质类物质在反胶束中的溶解情况，可用水壳模型进行解释。蛋白质类物质进入表面活性剂极性头部所形成的"水池"中，其表面的水化层将其与反胶束的内表面分隔开，从而使蛋白质类生物大分子不与有机溶剂直接接触。在反胶束萃取蛋白质的模型中，水壳模型能很好地解释蛋白质在反胶束内的存在状态，且水壳模型证据最多，所以最为常用。

12.3.2.2　蛋白质进入反胶束的推动力

蛋白质进入反胶束溶液中的推动力主要有：静电作用力和位阻效应，即表面活性剂分子和蛋白质之间的静电作用和空间位阻效应。

（1）静电作用力

在反胶束萃取体系中，由于构成反胶束的表面活性剂分子有阴离子型和阳离子型的，即可带负电荷或正电荷；待萃取的蛋白质在一定的 pH 条件下也可成为带电分子。因此，表面活性剂和蛋白质之间的静电相互作用是反胶束萃取过程中的一种推动力，当表面活性剂所带电荷与蛋白质分子所带电荷相反时，蛋白质类分子可在静电作用的推动下进入反胶束。可见，在反胶束萃取过程中，pH 是一个重要的影响因素，它可影响蛋白质带电基团的离解速率以及蛋白质所带的净电荷，即 pH 不同，被萃取的蛋白质所带电荷的性质和多少不同。

（2）位阻效应

蛋白质、核酸及氨基酸等亲水性物质，都可在反胶束萃取中通过进入反胶束的"水池"中，而完成萃取的过程，达到分离纯化的目的。可见，反胶束中的"水池"是反胶束萃取的关键，其大小、形状等物理性能以及其中水的活度，可用增溶水量（W_0）的变化来调节，这将会影响蛋白质等大分子物质的增溶或排斥，这就是所谓的位阻效应。

W_0 和表面活性剂的 HLB 有关，另外，还和离子型表面活性剂的极性头所处环境的介电常数有关。降低介电常数，将使解离平衡常数减小，此时的离子型表面活性剂疏水性增强，即 HLB 变小。因此，可通过调节水相或有机相的介电常数，从而改变表面活性剂的 HLB 值，进而改变 W_0 的大小。

12.3.3　反胶束萃取蛋白质的操作

12.3.3.1　基本过程

反胶束萃取是蛋白质类分子从水相转移到连续有机相中的微水相的过程。在反胶束萃取操作完成后，常需要进行反萃取。通过实验研究选择合适的萃取和反萃取条件，有效地控制和强化萃取和反萃取的过程，才能更好地实现蛋白质的分离纯化。

在反胶束萃取过程中，蛋白质在互不相溶的两相间的传递可分为三步：①蛋白质从主体水溶液扩散到两相界面；②在两相界面形成包含蛋白质的反胶束；③含有蛋白质的反胶束离开界面扩散至有机相。

反萃取过程则刚好相反，含有蛋白质的反胶束从连续有机相扩散到两相界面；含有蛋白质的反胶束在两相界面崩裂；蛋白质从界面扩散到主体水溶液。

12.3.3.2　操作方法

（1）注入法

将含有蛋白质的缓冲液直接注入含有表面活性剂的有机溶剂中，使蛋白质进入反胶束。

（2）液固萃取法

将含有表面活性剂的有机溶剂与蛋白质固体粉末接触，使蛋白质进入反胶束。该法主要适用于疏水性较强的非水溶性蛋白质，但萃取所需时间较长。

（3）液液萃取法

将含有蛋白质的水溶液与含有表面活性剂的有机相相接触，使蛋白质转移到反胶束中。该方法相对较慢，形成最终体系稳定，它是反胶束技术用于生物分离的基础，是今后研究的重点。

12.3.3.3　反胶束萃取蛋白质的影响因素

蛋白质进入反胶束的推动力主要与蛋白质和表面活性剂之间的静电作用和空间位阻效应有关，因此，凡是影响蛋白质的表面电荷、反胶束内表面所带电荷以及反胶束大小的因素，都可影响反胶束萃取。主要的影响因素如下。

（1）水相 pH

水相的 pH 主要是影响蛋白质表面的带电状态，从而影响蛋白质进入反胶束的静电作用力。只有当表面活性剂的极性基团所带电荷与蛋白质的表面电荷相反时，在静电引力的作用下，才可推动蛋白质进入反胶束。因此，对于阳离子型表面活性剂，欲使蛋白质顺利进入反胶束，则水相的 pH 应大于蛋白质的 pI；而对于阴离子表面活性剂，水相的 pH 应小于蛋白质的 pI，这时蛋白质才能顺利被萃取。pH 不宜过高或过低，否则易引起蛋白质变性而降低萃取率。

（2）蛋白质分子量

水相 pH 对萃取的影响因蛋白质分子量的不同而有差异性。当蛋白质的分子量增大时，欲使蛋白质仍能被顺利萃取，必须增大 （pH－pI）的绝对值。蛋白质的分子量与 （pH－pI）的绝对值呈线性关系，对于阴离子型及阳离子型表面活性剂形成的反胶束体系均适用。

（3）离子

① 离子种类　阳离子的种类（如 Mg^{2+}、Na^+、Ca^{2+}、K^+ 等）主要是通过改变反胶束内表面的电荷密度而影响萃取率的。反胶束内表面的电荷密度越大，所形成的反胶束也越大。同一离子强度下，反胶束内表面的电荷密度按 K^+、Ca^{2+}、Na^+、Mg^{2+} 的顺序逐渐增大。

② 离子强度　离子强度主要是通过离子对表面电荷的屏蔽作用而影响萃取率的，离子强度对萃取率的影响主要体现在以下几个方面：增大离子强度，可使反胶束内表面的双电层变薄，从而减弱反胶束内表面与蛋白质分子间的静电引力，导致蛋白质的溶解度和萃取率降低；表面活性剂极性基团间的斥力随反胶束内表面的双电层变薄而减弱，导致反胶束变小而使蛋白质不易进入；随着离子强度的增大，离子向反胶束"水池"的迁移增多，进而取代其中的蛋白质，而使蛋白质易从反胶束中被盐析出来；盐可与蛋白质或表面活性剂发生相互作用，从而改变溶解性能，盐的浓度越高，影响就越大。

（4）表面活性剂

表面活性剂的影响包括表面活性剂的类型、浓度及助表面活性剂的影响。

① 表面活性剂类型　选择有利于增强反胶束内表面电荷与蛋白质表面电荷之间的静电作用，以及有利于增加反胶束大小的表面活性剂。另外，选择表面活性剂时，还要考虑形成反胶束所需能量的大小、反胶束内表面的电荷密度等因素。

② 助表面活性剂　对于阳离子型表面活性剂，如 CTAB，将其加入有机溶剂中形成反胶束时，还需加入助表面活性剂。助表面活性剂将影响到所形成的反胶束的 W_0 和萃取率。

③ 表面活性剂浓度　表面活性剂的浓度增大，可使反胶束的数量增加，从而增大其对蛋白质的溶解能力。但如果表面活性剂浓度过高时，可能会在溶液中形成复杂的聚集体，从而使反胶束的尺寸减小，空间阻力增大。因此，应选择一个最佳的表面活性剂浓度，使蛋白质的萃取率最大。

12.3.4　反胶束萃取的主要应用

12.3.4.1　中药有效成分的分离纯化

（1）多糖

罗光宏等采用阳离子表面活性剂氯化三辛基甲铵（TOMAC）/氯仿/正丁醇反胶束体系萃取地木耳中的多糖成分。结果发现，向 0.5mg/mL 多糖粗提液中加入 0.06mol/L NaCl 和 10mmol/L 盐酸胍（GuHCl），与等体积的 25mmol/L TOMAC/氯仿-正丁醇（体积比为 3∶1）的反胶束体系混合，地木耳多糖的萃取率为 53.21%；向水相中加入 0.14mol/L 的 NaCl 和 0.6mol/L 的盐酸胍进行反萃取，反萃取率高达 93.2%。

（2）生物碱

刘小琴等采用阴离子表面活性剂十二烷基苯磺酸钠（SDBS）与异辛烷和助溶剂正辛醇形成反胶束体系萃取苦参生物碱，结果表明，最佳萃取条件为：pH＝5.0，室温，增溶水量 W_0＝25，采用 0.05mol/L 的 SDBS、0.05mol/L KCl，萃取 5min，反萃取 20min。在此条件下，氧化槐果碱、氧化苦参碱、苦参碱、槐定碱、槐果碱 5 种生物碱及总生物碱的萃取率在 74.1%～87.2%。

12.3.4.2　蛋白质的萃取分离

（1）萃取植物蛋白质

如采用 AOT-异辛烷反胶束体系萃取花生蛋白和花生油，蛋白质进入反胶束的极性核心中，油被萃取进入有机相，通过反萃取得到未变性的蛋白质。

（2）纯化和分离蛋白质

如采用二烷基磷酸盐-异辛烷反胶束溶液萃取分离溶菌酶（pI＝11.1）和肌红蛋白（pI＝6.8）的混合溶液，通过调节 pH＝9.0，则溶菌酶可转移到有机相中，而肌红蛋白留在水相中。

（3）从发酵液中提取胞外酶

如采用 250mol/m³ 的 AOT-异辛烷反胶束体系，从发酵液中提取碱性蛋白酶，通过工艺条件的优化，可使酶的提取率达 50%。

（4）直接提取胞内酶

如采用反胶束萃取从料液中提取和纯化棕色固氮菌的胞内脱氢酶，在表面活性剂的作用下，菌体细胞先被破碎，胞内酶释放并进入反胶束中，再通过合适的反萃取条件回收高浓度的活性酶。

（5）蛋白质复性

如用 AOT-异辛烷反胶束体系萃取变性的核糖核酸酶，将负载有机相连续与水接触，去除变性剂盐酸胍，然后用谷胱甘肽的混合物氧化二硫键，恢复酶的活性，再由反萃取液回收复性的核糖核酸酶，总收率可达 50%。

12.3.4.3　酶的固定化

反胶束体系能够较好地模拟酶的天然环境，因此，大部分酶能在反胶束体系中保持较好的活性和稳定性，甚至表现出"超活性"，因此，反胶束体系可能会成为生物转化的通用介质。反胶束酶系统主要应用在油脂的水解和合成、肽和氨基酸的合成、有害物质的降解、高分子材料的合成及药物的合成等方面。

12.3.5　反胶束萃取技术研究新进展

12.3.5.1　新型反胶束体系的设计和开发

萃取体系开发的目的在于提高萃取的容量和萃取的选择性，以提高萃取收率和纯度。在反胶束萃取中，不同的表面活性剂所形成的反胶束的含水量和性能有着很大的差别，在表面活性剂的选择上，通常希望选择能够形成具有较大极性核心的反胶束的表面活性剂，以利于大分子量蛋白质的萃取。另外，反胶束与蛋白质的作用不宜太强，防止蛋白质的变性失活。如通过合成得到的一系列双油基磷酸型表面活性剂［磷酸二癸酯（DOLPA）、二氯化 N，N，N'，N'-四甲基-N，N'-双十六烷基-2-丙醇-1,3-铵（DTDPA）］，因其具有较强的疏水性，可与蛋白质的疏水部位作用，从而提高蛋白质的萃取率。通过向单一反胶束体系中加入助表面活性剂等方法形成复合反胶束体系，如 AOT-TOA（长链烷基胺）混合体系等，可提高蛋白质的萃取率和选择性。

12.3.5.2 反胶束酶系统的研究

近年对反胶束中酶的定位和特征、酶的催化活性和稳定性等进行了深入研究，这些对于反胶束酶系统在生化反应中的应用具有重大的意义。

12.3.5.3 反胶束萃取技术与其他技术相结合

（1）与超临界流体萃取技术的结合

表面活性剂在 CO_2 等超临界流体中可聚集成反胶束，该超临界反胶束溶液可增强超临界流体萃取极性物质的能力。

（2）作为蛋白质核磁共振光谱分析的介质

采用乙烷、丙烷、丁烷等低黏度、低凝固点的短链脂肪烷烃，在一定的压力条件下，形成 AOT 反胶束体系，以增溶待测蛋白质，解决了核磁共振光谱分析分子量大（35kDa）的蛋白质时存在的问题。

思考题

1. 根据参与萃取过程的基本要素，结合物质的物理化学性质，分析萃取过程中各因素的影响。

2. 试从萃取过程、溶剂用量、萃取收率等方面比较液液萃取主要工艺流程的特点。

3. 与传统的有机溶剂相比较，双水相萃取和反胶束萃取的主要特点有哪些？

4. 欲提高双水相萃取的萃取收率，可采取哪些措施？

5. 欲提高反胶束萃取的萃取收率，可采取哪些措施？

参考文献

[1] Jiang X M，Lu Y M，Tan C P，et al. Combination of aqueous two-phase extraction and cation-exchange chromatography：new strategies for separation and purification of alliin from garlic powder [J]. Journal of Chromatography B Analytical Technologies in the Biomedical & Life Sciences，2014，957：60.

[2] Liu F，Wang D，Liu W，et al. Ionic liquid-based ultrahigh pressure extraction of five tanshinones from Salvia miltiorrhiza Bunge [J]. Separation & Purification Technology，2013，110（23）：86-92.

[3] 郭立玮. 制药分离工程 [M]. 北京：人民卫生出版社，2014.

[4] 李彩霞，高海宁，张喜峰，等. 超声辅助双水相体系提取国槐叶黄酮 [J]. 天然产物研究与开发，2013，25（10）：1387-1391.

[5] 李小芳. 中药提取工艺学 [M]. 北京：人民卫生出版社，2014.

[6] 刘小琴，范华均，佘旭辉，等. 十二烷基苯磺酸钠-异辛烷-正辛醇反胶束萃取苦参生物碱的研究 [J]. 分析化学，2012，40（2）：208-212.

[7] 罗光宏，张斌，张喜峰. 氯化三辛基甲胺/氯仿/正丁醇反胶束萃取地木耳多糖 [J]. 天然产物研究与开发，2017，（2）：206-211.

[8] 罗凯文，戚雪勇，戈延茹，等. 回流辅助的双水相体系提取防己中粉防己碱 [J]. 江苏大学学报（医学版），2013，23（4）：332-336.

[9] 罗永明. 中药化学成分提取分离技术与方法 [M]. 上海：上海科学技术出版社，2016.

[10] 孙彦. 生物分离工程 [M]. 北京：化学工业出版社，2005.

[11] 严希康. 生物物质分离工程 [M]. 北京：化学工业出版社，2010.

[12] 张儒，张变玲，谢涛，等. 双水相体系萃取人参根中人参皂苷的研究 [J]. 天然产物研究与开发，2012，24（11）：1610-1613.

[13] 赵余庆. 中药及天然产物提取制备关键技术 [M]. 北京：中国医药科技出版社，2012.

[14] 钟玲，张越非，李小菊，等. 乙醇/无机盐双水相体系分离纯化黄芪总黄酮的研究 [J]. 中国中药杂志，2012，37（22）：3395-3399.

第13章　色谱分离技术

13.1　概论

色谱分离技术又称为层析分离技术或色层分离技术，是一种分离复杂混合物中各个组分的有效方法。由于不同物质在固定相和流动相构成的体系中具有不同的分配系数，当两相作相对运动时，这些物质随流动相一起移动，并在两相间进行反复多次的分配，从而使各物质实现分离。

在色谱分离过程中，通常使用外力使样品随流动相（气体、液体或超临界流体）通过一个固定于柱或平板上、与流动相互不相溶的固定相表面，处于柱顶端或平板起始端的样品中各组分与两相进行不同程度的作用：与固定相作用强的组分随流动相流出的速度慢，而与固定相作用弱的组分随流动相流出的速度快。流出速度的差异使得样品混合组分最终形成各个组分的"带（band）"或"区（zone）"，对依次流出的各个物质组分可分别进行定性、定量分析。

色谱分离技术种类众多，按照分类依据的不同，可进行以下分类。

① 依据分离过程中相系统的形式和特征，可分为柱色谱法（填充柱色谱法、毛细管色谱法）和平板色谱法（纸色谱法、薄层色谱法）。

② 依据流动相的物态，可分为气相色谱法、液相色谱法。气相色谱法按固定相物态的不同又可分为气固色谱法、气液色谱法；液相色谱法按流动相物态的不同又可分为液固色谱法、液液色谱法。

③ 依据色谱动力学过程，可分为洗脱色谱、顶替色谱、迎头色谱。

④ 按组分在固定相、流动相上分离的物理化学原理，分为吸附色谱、分配色谱、离子交换色谱、凝胶色谱。

色谱分离法是中药化学成分分离中最常应用的方法，其优点在于：分离效率高，尤其适合分离复杂的混合物样品；可以检测出 $10^{-11}\sim10^{-13}$ g 的物质量，灵敏度高；设备简单，操作方便，分析速度快，一般在几分钟或几十分钟内可以完成一个试样的分析；应用范围广；选择性强。

中药化学成分色谱分离方法的选择主要依据目标组分的分子结构、物理化学性质及分子量；主要杂质特别是分子结构、大小和理化特性与目标组分相近的杂质的成分与含量；目标组分在色谱分离过程中生理活性的稳定性等来进行。

① 黄酮类、醌类等含有酚羟基的化合物可采用聚酰胺色谱进行分离。有机酸、氨基酸等含有羧基或氨基类的化合物通常可选用离子交换色谱或分配色谱进行分离。

② 挥发油、甾体、萜类、萜类内酯（成苷者除外）等往往首选硅胶及氧化铝色谱。

③ 生物碱的分离通常可选用硅胶或氧化铝色谱，极性较强的生物碱可选用分配色谱，碱性较强的生物碱可选用离子交换色谱，水溶性生物碱如季铵型、氮氧化物类生物碱等也可选用分配色谱或离子交换色谱。

④ 苷类化合物中水溶性较大者如皂苷、强心苷等通常采用分配色谱分离，对于水溶性较小的苷则可采用吸附色谱分离。

⑤ 大分子化合物如多肽、多糖、蛋白质以及极性较大的化合物常采用凝胶色谱进行分离。

13.2 常用色谱分离技术

柱色谱是色谱法中最常见的一种，它的突出优点是分离效率比经典的化学分离方法高得多，不需要昂贵的仪器设备，更换流动相和吸附剂方便，消耗材料少，成本低，适合分离取样量从克到微克级范围很宽的各种样品。

13.2.1 吸附柱色谱

吸附色谱利用固定相（吸附剂）对不同组分吸附力的差异来分离。吸附剂与被分离物质之间的作用主要有物理和化学作用两种，前者来自吸附剂表面与溶质分子之间的范德华力，吸附强弱顺序大体遵循"相似者易于吸附"的规律，后者主要是吸附剂表面的硅羟基与待分离物质之间的氢键缔合。

吸附色谱所用的吸附剂有极性与非极性之分。常用的极性吸附剂有硅胶、氧化铝，此时被分离物质极性越大，吸附力越强，越难洗脱。溶剂极性越弱，洗脱能力也越弱。活性炭是常用的非极性吸附剂，它对非极性物质具有较强的亲和力，在水中对溶质表现出强的吸附能力。从活性炭上洗脱被吸附的物质时，溶剂的极性越小，洗脱能力越强。

13.2.1.1 硅胶、氧化铝吸附柱色谱

吸附色谱中以硅胶和氧化铝吸附色谱较为常用，其操作涉及色谱柱的选择、吸附剂的用量、装柱方法、上样、洗脱剂的选择以及洗脱等。

（1）色谱柱的选择

色谱柱的种类众多，下端一般带有玻璃塞或垂熔筛板。由于吸附色谱所用的洗脱剂均为有机溶剂，可溶解凡士林，故对玻璃塞的密封和润滑需要用淀粉甘油糊。柱的内径与柱长之比通常为（1∶10）～（1∶20），对于复杂样品常先使用短而粗的柱子进行粗分，然后将经过粗分、成分相对简单的样品再用细而长的柱子进一步细分。

（2）吸附剂的用量

硅胶或氧化铝吸附剂的用量根据被分离样品的组成及其组分是否容易被分开而定。吸附剂用量一般为样品量的 20～50 倍。若样品中所含成分的性质很相似，则需增加吸附剂的用量，可增至 100 倍或以上。

（3）装柱方法

装柱时首先将色谱柱垂直地固定在支架上，在柱的下端塞少许棉花，使棉花成为一个表面平整的薄层，用干法或湿法装柱。

（4）上样

样品的加入可采用湿法上样或干法上样。湿法上样是先将样品溶解于用作首次洗脱的洗脱剂中，再加在色谱柱的顶端，这种方式虽然具有吸附剂对样品的死吸附较少和样品回收率较高等优点，但因所用溶剂较难选择、样品谱带较宽以及较难获得均匀的样品谱带等缺点，故较少使用。干法加样是先将样品溶解在易溶的有机溶剂中，然后慢慢加入吸附剂（用量为色谱柱中吸附剂量的 10%～15%）中，边加边搅拌，待吸附剂完全被样品溶液湿润后，蒸除溶剂，重复上述步骤直到加完为止。最后将吸附有样品的吸附剂小心地加到柱子的顶层，

均匀地铺在吸附剂上。

（5）洗脱剂的选择

上样完毕后，需用合适的洗脱剂不断冲洗，依据物质组分的颜色收集洗脱液；如物质组分无颜色，在分段定量收集的同时进行薄层检测，根据结果合并组分相同的流分。色谱分离过程中洗脱剂的选择，对组分分离效果的影响极大。

选用洗脱剂时，应从低极性开始，然后逐步增大洗脱剂的极性，使吸附在吸附剂上的成分逐个被洗脱下来，从而达到分离的目的。如果样品极性小，可选用石油醚或（环）己烷作为起始溶剂，如果样品极性较大则可选用氯仿或苯或乙酸乙酯等作为起始溶剂。在洗脱实际工作中一般采用二元、三元或多元溶剂系统，在进行洗脱之前通过薄层色谱的方法寻找和确定柱色谱的洗脱剂。

（6）洗脱

洗脱时，为避免加入洗脱溶剂时冲起吸附剂，可在柱面上加入少许石英砂，或放入直径与色谱柱内径相同的并扎有许多小孔的滤纸片。洗脱出的流分既可按色谱带收集；也可分段、定量、连续收集，依据薄层色谱或纸色谱的结果，合并成分相同的洗脱液。如果每一流分仍是几种成分的混合物，则还需进行进一步的分离。

13.2.1.2　活性炭柱色谱

活性炭属于非极性吸附剂，其吸附性主要由范德华力所引起，属于物理吸附，特点是对非极性物质和芳香族化合物吸附性较强，它可以在水等强极性溶剂中，吸附弱极性的有机化合物。此外，活性炭还具有分子筛的性能。

活性炭主要用于色素的脱除和水溶性成分如氨基酸、糖类及苷类的分离。活性炭柱色谱的特点是原料来源容易、价格便宜、载样量大、分离效果好，适合于大量制备分离。但是由于活性炭的生产原料不同，制备方法及规格各异，其吸附力不像硅胶、氧化铝那样易控制，这限制了活性炭柱色谱的广泛应用。

活性炭柱色谱的操作主要包括活性炭的预处理、装柱、加样、洗脱等。

（1）活性炭的预处理

活性炭有着发达的孔隙结构和大的比表面积，是一种强吸附剂，对气体的吸附力及吸附量都很大。当气体分子占据活性炭的吸附表面时，会造成所谓的活性炭"中毒"，使活力降低；同时，一些被吸附气体可引起某些副反应，如氧气可引起色谱物质的氧化。因此在使用活性炭之前，必须除去被吸附的大部分气体。除去的方法是在使用前 150℃ 干燥 4～5h，或者用麻黄碱或硫化氢的饱和水溶液处理。后一种处理方法过于繁杂，故不太常用，实际一般使用乙酸处理法或高温处理法等较简单的操作。

（2）装柱

活性炭在水中的吸附力最强，故通常是在水中装柱。先将活性炭用蒸馏水浸泡 1h，浸泡过程中不断搅拌除去活性炭中的气泡。在色谱柱中先加入少量蒸馏水，再以玻璃纤维塞住其底部，然后将除去气泡的活性炭倒入色谱柱中，让其自然沉降，装至所需体积，备用。

粉末状活性炭因流速太慢，须与硅藻土（1∶1）混合后，再用蒸馏水调成糊状装柱。待样品上柱后，为解决流速太慢的问题，须在色谱柱顶端连一个有自动控制的加压泵或在色谱柱下端连一个减压泵，以提高流速。

（3）加样

样品多以水为溶剂溶解，浓度控制在 25%～50%。通常活性炭色谱的上样量较大，样品上样量和样品浓度可根据具体情况作适当调整。不能在水中溶解的样品，可加入适量的甲醇、乙醇、丙酮等溶剂使其溶解。但样品液体积不可过大，而且样品的上样量也应减少，否则影响分离效果。

（4）洗脱

洗脱溶剂通常采用水、不同浓度的乙醇等。也有采用丙酮水溶液、2％～5％乙酸的水溶液、1％～5％苯酚的水溶液、7％～15％苯酚的乙醇溶液、吡啶的水溶液等洗脱的，但不常用。最常用的是用水和浓度由低到高的乙醇水溶液进行梯度洗脱。若仍有部分物质没有被洗脱下来，可用适当的有机溶剂或 3.5％的氨水溶液洗脱。当一种溶剂的洗脱物很少时（蒸干后残留物很少），可改用下一种溶剂。各种洗脱液分别收集，分别浓缩，浓缩液用薄层色谱或纸色谱检查，相同者合并。

13.2.2　硅胶分配色谱

吸附色谱主要适用于极性较弱的成分的分离，分配色谱由此应运而生，以分离强极性的、亲水性的化学物质。

分配色谱是将固定相溶剂涂布在支持剂的表面，采用另一种单一溶剂或混合溶剂进行洗脱，样品中各物质组分在两相液体中进行分配，最终实现分离，故分配色谱的全称实为液液分配色谱。分配色谱有较好的重现性，洗脱峰一般为对称峰，较少出现拖尾现象，在大多数情况下，均能找到合适的溶剂来分离各种类别的化合物。

分配色谱的基本操作与吸附色谱大体相同，也包括装柱、上样、溶剂系统的选择、洗脱等，但也有其特殊性，运用时要引起注意，否则会直接影响分离效果。

（1）装柱

装柱前要先将支持剂与一定量的固定相搅拌混合均匀，然后将混有固定相的支持剂倒入盛有流动相溶剂的柱中，按一般湿法装柱方法进行操作。

（2）上样

样品上柱有三种方法：如样品能溶于流动相溶剂，可用少量流动相溶剂溶解，加于柱顶再行展开；如样品难溶于流动相而易溶于固定相时，则可用少量固定相溶剂溶解，再用支持剂（硅胶）吸着，装于柱顶再行展开；如果样品在两相溶剂中的溶解度均不大，则可另选其他有机溶剂溶解后，加干燥支持剂拌匀，待溶剂挥发除尽后，加 0.5～1.0 倍量固定相溶剂拌匀，再装于柱顶。

（3）溶剂系统的选择

主要根据有效成分和杂质的溶解度来选择适当的溶剂系统，也可借助硅胶分配薄层色谱或纸色谱的结果来摸索分离条件。一般而言，当分离亲水性和中等极性物质时，可考虑选用水及各种酸、碱、盐、缓冲溶液作为固定液相，酯、卤代烷、苯等弱极性溶剂作为流动液相；当分离中等及弱极性物质时，可考虑选用亲水性有机溶剂（如甲醇、甲酰胺、乙二胺等）作为固定液相，用非极性溶剂作为流动液相。以上固定液相的极性大于流动液相，属于正相分配色谱。在分离亲脂性物质时，可选用非极性溶剂作为固定液相，用亲水性溶剂作为流动液相，此时流动液相的极性大于固定液相，属于反相分配色谱。中药中一些化合物进行硅胶分配色谱时常用的固定相和流动相如表 13-1 所示。

因分配色谱是使用不互溶的两种溶剂，所以必须预先使两相溶剂相互饱和，即将两相溶剂放在一起振摇，待分层后再分别取出使用，或者至少流动相应先用固定相饱和后再使用。否则在色谱洗脱过程中，当通过大量流动相溶剂时，会把支持剂中的固定相溶剂溶解出来，最后只剩下了支持剂，也就不成为分配色谱了，并有可能导致整个分离的失败。

表 13-1 硅胶分配色谱常用的固定相和流动相

表 13-1 硅胶分配色谱常用的固定相和流动相

分离化合物	固定相	流动相
水溶性生物碱	水或缓冲溶液	丁醇、乙酸乙酯
苷类	水	氯仿、乙酸乙酯、含 0.5％甲醇的乙酸乙酯
酚性化合物	水	环己烷
有机酸	0.025mol/L 或 0.25mol/L 硫酸；磷酸缓冲溶液	环己烷：氯仿（3：1）；石油醚（或苯、乙醚、氯仿：乙醚（或环己烷）（1：1）
甾体化合物	水 甲醇 乙醇 甲酰胺	石油醚 环己烷 甲苯 异丙醚

（4）洗脱

加样完毕后，用流动相溶剂进行洗脱，分别收集各流分，回收溶剂，用薄层色谱等方法检查，相同者合并，所用的流动相溶剂常为固定相溶剂的 5～10 倍。

13.2.3 凝胶色谱

凝胶色谱又称为分子筛色谱、凝胶过滤，是根据被分离物质的分子大小不同来进行分离的色谱学方法。色谱柱中的填料多为交联的聚糖（如葡聚糖或琼脂糖）类物质，小分子物质能进入其内部，而大分子物质却被排除在外部。当混合溶液通过凝胶过滤色谱柱时，溶液中的物质按不同分子量筛分开。凝胶色谱突出的优点是色谱所用的凝胶属于惰性载体，操作条件比较温和，可在相当广的温度范围下进行，不需要有机溶剂，对分离成分理化性质的保持有独到之处，而且对于高分子物质有很好的分离效果。

凝胶色谱的操作主要包括凝胶的选择、装柱、上样、洗脱、收集和检出等。

（1）凝胶的选择

在凝胶色谱中，凝胶网状结构的孔隙大小及构成网状结构的物质的性质对分离效果起着决定性作用，常用凝胶的种类和性质如下。

交联葡聚糖凝胶：最为常用的凝胶，由葡聚糖和甘油基（交联剂）通过醚桥相交联而成。商品名为 Sephadex，葡聚糖用英文字母 G 表示，G 后面的阿拉伯数值为凝胶吸水量的 10 倍。交联葡聚糖凝胶的种类有 G-10、G-15、G-25、G-50、G-75、G-100、G-150 和 G-200，阿拉伯数值的大小也反映了凝胶的交联程度、膨胀程度及分布范围。Sephadex LH-20 是在 Sephadex G-25 凝胶结构中引入羟丙基基团，既具有亲水性，又有亲脂性，可以在多种溶剂中膨胀后应用，适用于分离黄酮、蒽醌等中药化学成分。

聚丙烯酰胺凝胶：商品名为生物胶-P（Bio-Gel P），为人工合成，是化学上最惰性的凝胶。它以丙烯酰胺为单位、亚甲基二丙烯酰胺交联，再经干燥粉碎或加工成型制成粒状。控制交联剂的用量可制成各种型号的凝胶，交联剂比例越大，孔隙越小。

琼脂糖凝胶：生产厂家较多，其商品名常见的有 Sepharose（瑞典，pharmacia）、Bio-Gel-A（美国 Bio-Rad）等。琼脂糖凝胶是乳糖的聚合体，依靠糖链之间的次级链如氢键来维持网状结构，网状结构的疏密依靠琼脂糖的浓度调节。一般情况下，其结构稳定，可以在许多条件下使用（如水、pH＝4～9 范围内的盐溶液），但在 40℃ 以上开始熔化，故不能高压消毒，可经化学灭菌处理。

聚苯乙烯凝胶：商品名为 Styrogel，具有大网孔结构，可分离分子量 1600～40000000 的有机大分子，适用于有机多聚物分子量的测定和亲脂性天然化合物的分级。此类凝胶的机械强度好，耐高压，选择性好。

交联葡聚糖、交联聚丙烯酰胺和琼脂糖凝胶都是三维空间网状结构的大分子聚合物，它们对混合物的分离主要与凝胶颗粒内部微孔的孔径和被分离物质分子量（空间体积）的分布范围有关。通常微孔孔径的大小与凝胶物质在凝胶相中的浓度的平方根成反比，与凝胶分子的平均直径成正比。

凝胶的交联度决定了其孔径的大小，交联度越大，孔径越小。小分子化合物的分离宜用交联度较高的凝胶，大分子化合物的分离则宜用交联度较小的凝胶分离。如对低分子量物质的脱盐可采用 Sephadex G-10、Sephadex G-15，对分子量再大一些物质的脱盐可采用 Sephadex G-25。

（2）装柱

交联葡聚糖和交联聚丙烯酰胺凝胶的商品通常为干燥的颗粒，使用前必须经过充分溶胀。将所需量的干凝胶浸入相当于其吸水量 10 倍的洗脱剂中，缓缓搅拌使其分散在溶液中，防止结块。装柱前凝胶需进行彻底溶胀。

一般制备用凝胶柱，直径大于 2cm，但在加样时应将样品均匀分布于凝胶柱床面上。此外，直径加大，洗脱液体积增大，样品稀释度大。分离度取决于柱高，分离度与柱高的平方根成正比，为分离不同组分，凝胶柱床必须有适宜的高度，但由于软凝胶柱过高会挤压变形阻塞，故一般不超过 1m。样品粗分时用短柱，一般凝胶柱长 20～30cm，柱高与直径的比为（5∶1）～（10∶1），凝胶床体积为样品溶液体积的 4～10 倍。粗分时柱高与直径之比为（20∶1）～（100∶1），常用凝胶柱有 50cm×25cm、10cm×25cm。色谱柱滤板下的死体积应尽可能小，如果滤板下的死体积大，被分离组分之间重新混合的可能性就大，其结果是影响洗脱峰形、出现拖尾、降低分离度。在精确分离时，死体积不能超过总床体积的 1/1000。

色谱柱装填得是否均匀对分离效果影响很大，因此在使用前必须检查装柱的质量。最简单的方法是用肉眼观察色谱床有没有气泡或纹路，较精细地检查色谱柱床是否均匀的方法，是用完全被凝胶排阻的标准有色物质来检查，如蓝色葡聚糖（blue dextran 2000）、细胞色素 C（cytochrome C）等。

（3）上样

样品溶液在上柱前如有沉淀，应过滤或离心除去。具体的加样量与凝胶的吸水量有关，吸水量越大，可加入样品的量就越大。当为制备性分离时，样品体积可大一些，最多的可用到总床体积的 25%。

（4）洗脱

对于水溶性物质的洗脱，常以水或不同离子强度的酸、碱、盐的水溶液或缓冲溶液作为洗脱剂，洗脱剂的 pH 与被分离物质的酸碱性有关。通常在酸性洗脱剂中碱性物质容易洗脱，在碱性洗脱剂中酸性物质容易洗脱。多糖类物质以水溶液洗脱最佳。有时为了增加样品的溶解度，可使用含盐的洗脱剂，在洗脱剂中加入盐类的另一个作用是盐类可以抑制交联葡聚糖和琼脂糖凝胶的吸附性质。

（5）收集和检出

凝胶色谱的流速较慢，每份的体积较小，收集的流分较多，最好能与流分收集器相连。依据样品组分的性质，可收集相应颜色的条带或采用紫外检测器检出，回收溶剂时最好在低温下进行，以减少成分的破坏。

13.2.4 离子交换色谱

离子交换色谱法出现在 20 世纪 70 年代，它利用被分离组分与固定相之间发生离子交换的能力差异来实现离子或可离解化合物的分离。离子交换色谱的固定相为离子交换树脂，树脂分子结构中存在许多可以电离的活性中心，待分离样品组分中的离子会与这些活性中心发生交换，形成离子交换平衡，从而在流动相与固定相之间形成分配。固定相的固有离子与待分离组分中的离子之间相互争夺固定相中的离子交换中心，并随着流动相而运动，最终实现分离。如果有两种以上的离子时，还可以利用离子交换能力的差异把各成分分别洗脱。

13.2.4.1　离子交换树脂

离子交换树脂是带有官能团（有交换离子的活性基团）、具有网状立体结构、不溶性的高分子聚合物。

（1）离子交换树脂的类型

离子交换树脂在其网状结构上引入了不同的可被交换的基团，根据活性基团的不同及所交换离子的电荷种类可分为阳离子交换树脂和阴离子交换树脂。

① 阳离子交换树脂　此类树脂中含有酸性基团，能交换阳离子。整个分子由两大部分组成，一部分是高聚物的骨架，另一部分是可解离的酸性基团，如磺酸基（$-SO_3H$）、羧基（$-COOH$）和酚羟基等。由于各种酸性基团的解离度不同，其酸性强弱也就不同，故可将其分为强酸型和弱酸型阳离子交换树脂。

a.强酸型阳离子交换树脂。最常用的是以由苯乙烯和二乙烯苯为原料聚合而成的苯乙烯聚合体为骨架，然后再在芳环上引入磺酸基的强酸型阳离子交换树脂，这类树脂称为苯乙烯强酸型树脂，其结构见图13-1。

国产树脂中强酸型 1×7（上海树脂厂 732[#]）、强酸型 1[#]（南开大学树脂厂）和国外产品 Amberlite IR-120、Dowex 50、Lewatit S100、Permutit Q、Wofatit K、Zeo Karb 225 等均属于

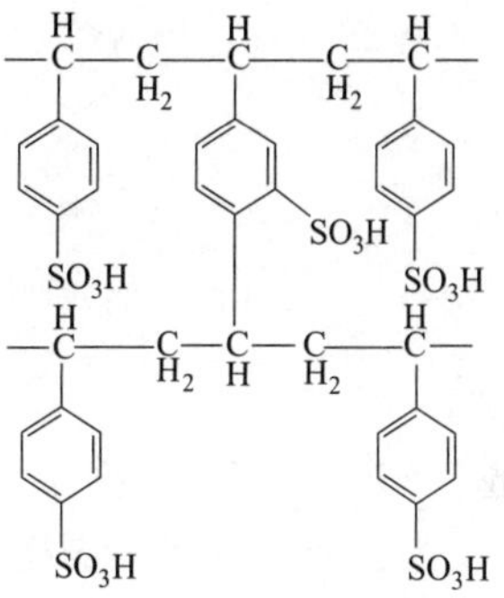

图 13-1　苯乙烯强酸型树脂的结构

此类树脂。此类树脂一般为褐色，稳定性好，不溶于水和一般有机溶剂，耐热性也比其他树脂好，对于酸、碱等各类试剂也较稳定，如将其较长时间浸泡在 5% 氢氧化钠、0.1% 高锰酸钾、过氧化氢水溶液、0.1mol/L 硝酸溶液中也不会改变其性能。

b. 弱酸型阳离子交换树脂。有芳香族和脂肪族两种，脂肪族的骨架多由甲基丙烯酸和二乙烯基苯聚合而成，芳香族的多由二羟基苯酸和甲醛聚合而成，交换基团均是羧基，其结构见图13-2。国产树脂中弱酸型 101×128（上海树脂厂 724[#]）、弱酸型 101[#]（南开大学树脂厂）和国外产品 Amberlite IRC-50、Wofatit C、Zerolit 226 等都属于这类树脂。

② 阴离子交换树脂

a.强碱型阴离子交换树脂。骨架与苯乙烯强酸型树脂相同，只是交换基团由季铵基替代了磺酸基，其结构见图13-3。国产树脂中强碱型 201[#]（南开大学树脂厂）、强碱型 201×7

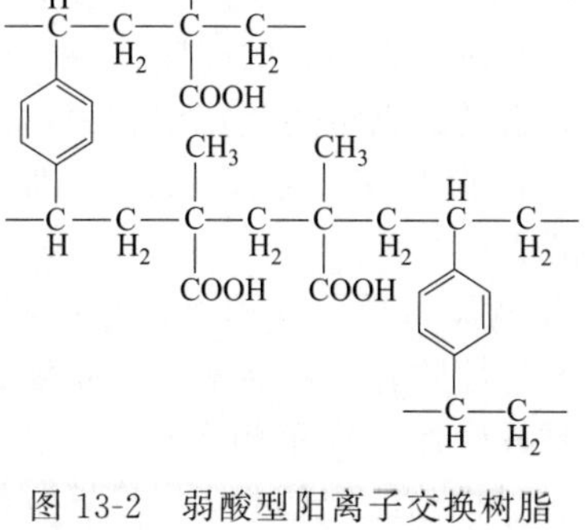

图 13-2　弱酸型阳离子交换树脂

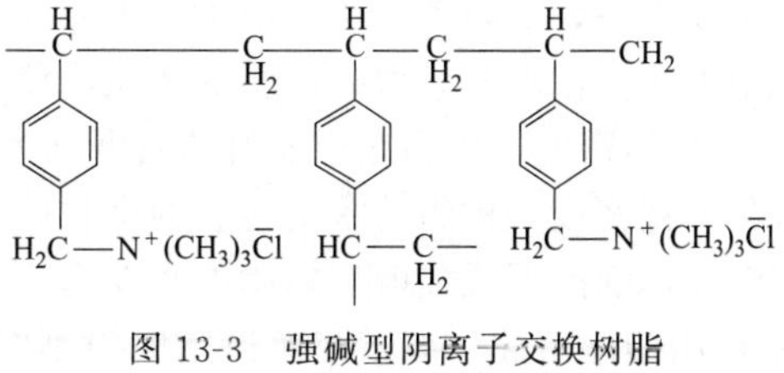

图 13-3　强碱型阴离子交换树脂

（上海树脂厂 717#）和国外成品 Amberlite XE-98、Amberlite IRA-400、Amberlite IRA-410、Dowex 1、Dowex 2、Lewatit MII、Nalcite SAR、Permutit SI、Permutit SII、Zerolit FF 等都属于这一类树脂。此类树脂对酸、碱和有机溶剂都较稳定，但对浓硝酸不稳定。由于游离型（OH 型）的耐热性一般比盐型（如 Cl 型）的差，且超过 40～45℃就不稳定，故通常商品都为氯型。

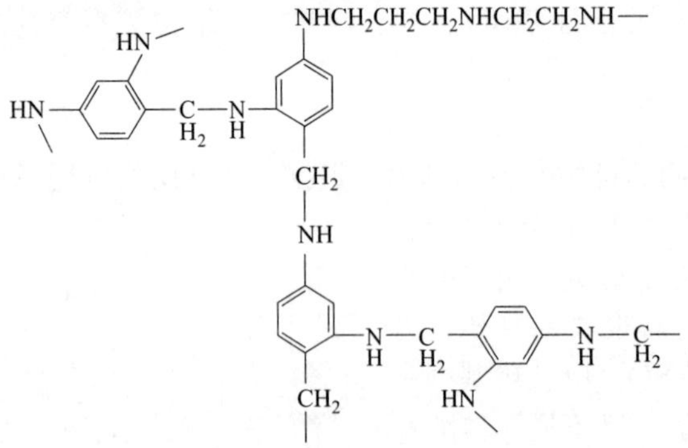

图 13-4　弱碱型阴离子交换树脂

b. 弱碱型阴离子交换树脂。弱碱型阴离子交换树脂的交换基团是伯氨基、仲氨基、叔氨基等，含有叔胺基团的碱性最强，含有伯氨基、仲氨基的碱性较弱，其结构见图 13-4。国产树脂中弱碱型 330（上海树脂厂 701#）、弱碱型 311×2（上海树脂厂 704#）、华东弱碱阴 321、弱碱型 301#（南开大学树脂厂）、弱碱型 330#（南开大学树脂厂）和国外产品 Amberlite IR-4B、Dowex 3、Lewatit M、Permutit W、Wofatit M、Wofatit N 等都属于此类树脂。

（2）离子交换树脂的选择

当选择某种离子交换树脂进行色谱分离时，应综合考虑树脂的粒度大小、机械强度、密度、溶胀特性、交换容量和交联度等因素。

① 粒度　柱色谱用的离子交换树脂一般为 60～120 目。颗粒越细，达到交换平衡的速度就越快。但若颗粒过细，会明显增大流体通过的阻力，降低流量和生产能力，故颗粒的细度应根据被分离物质的性质和实际情况来决定。

② 交联度　交联度是指离子交换树脂中交联剂的含量，通常以质量分数表示。高交联度的树脂网状结构紧密，网眼小，溶胀较小，选择性好，刚性较强，能承受一定的压力，但交换速度慢，不利于溶液中的离子进入树脂的内部。低交联度的树脂虽有较好的渗透性，但存在着易变形和耐压差等缺点。一般用途阳离子交换树脂以 8％交联度为宜，阴离子交换树脂以 4％交联度为宜。

③ 交换容量　离子交换树脂进行离子交换反应的性能，表现在它的"离子交换容量"，即每克干树脂或每毫升湿树脂所能交换的离子的毫摩尔数，通常树脂的交换容量为 3～6mmol/g。离子交换树脂的交换容量不仅与树脂内所含的酸、碱性基团数目的多少有关，还与溶液的 pH、交联度和分离对象等因素有关：弱酸型或弱碱型树脂的交换容量受溶液 pH 的影响很大。交联度越大的树脂，对大体积离子的交换容量就越小。

④ 溶胀　树脂内存在大量的极性基团，具有很强的吸湿性。当干树脂浸入水中时，大量水进入树脂内部，引起树脂膨胀，此现象称为溶胀。一般而言，溶胀的程度取决于交联度的高低，交联度低，树脂的溶胀较大。溶胀的程度也与树脂是游离型还是盐型有关，当树脂中的离子变换时，如阳离子树脂由 H^+ 转为 Na^+，阴离子树脂由 Cl^- 转为 OH^-，都因离子直径的增大而发生膨胀，增大树脂的体积，使树脂大大溶胀。

⑤ 树脂的密度　树脂在干燥时的密度称为真密度。湿树脂每单位体积（连颗粒间空隙）的质量称为视密度。树脂的密度与它的交联度和交换基团的性质有关。通常，交联度高的树脂密度较高，强酸型或强碱型树脂的密度高于弱酸型或弱碱型者。

⑥ 树脂的溶解性　离子交换树脂应为不溶性物质，但树脂在合成过程中夹杂的聚合度

较低的物质及树脂分解生成的物质，会在工作运行时溶解出来。交联度较低和含活性基团多的树脂，溶解倾向较大。

（3）影响离子交换的因素

① 溶液的 pH　一般强酸型阳离子交换树脂交换液的 pH 不应小于 2，弱酸型树脂交换液的 pH 应在 6 以上。强碱型阴离子交换树脂交换液的 pH 应在 12 以下，弱碱型的则应在 7 以下。

② 被交换物质在溶液中的浓度　低浓度时离子交换树脂对被分离物质交换的选择性较大，高浓度时不仅被分离物质的离解度会降低，而且也会影响到离子交换树脂对被分离物交换的选择性和交换顺序。同时，浓度过高，亦会引起离子交换树脂表面及内部交联网孔的收缩，影响离子进入网孔。所以，在进行离子交换色谱时所用的溶液浓度应较低，这样有利于被分离物质的分离纯化。

③ 离子交换树脂对于被分离物质的交换能力　主要与被分离物质的离解度、溶液的酸碱性、离解离子的半径和离解离子的电荷等有关。酸碱性越强，离解度越大，越容易被离子交换树脂交换，但洗脱起来也越难。离解离子的化合价越高，电荷越多，离子交换树脂对它的交换力越强，就越易被吸附在树脂上。对于碱金属、碱土金属及稀土元素，其交换能力还与它们的原子序数有关。碱金属和碱土金属的原子序数越大，则越有利于交换；稀土元素则与此正好相反，原子序数越小越有利于交换。

④ 温度的影响　低浓度时温度对离子交换树脂的交换性能影响不大。但当浓度在 0.1mol/L 以上时，温度升高会使水合倾向大的离子的交换能力增强，也会增大离子的活性系数，影响弱酸、弱碱离子交换树脂的交换率。通常温度升高，离子交换速度加快，在洗脱时亦可提高洗脱能力。

⑤ 溶剂的影响　因为溶剂的极性对被分离物的离解度有影响，故在水溶液或含水的极性溶剂中离子交换都可进行，但在极性小的溶剂中难以进行交换或不进行交换。

⑥ 其他影响因素　树脂的交联度越大，结构中的网眼就越小，大离子就越不容易进入，反之亦然，故交联度的大小可以增加离子交换树脂对被分离物质的选择性。树脂颗粒的大小也会影响交换速率，颗粒越小，表面积就越大，就越有利于树脂与溶液中的离子接触，从而加快交换速度。此外，强酸型、强碱型离子交换树脂的交换基团的离解能力强，容易与溶液中的离子交换。

13.2.4.2　离子交换柱色谱的操作

（1）离子交换树脂的预选

在进行离子交换柱色谱之前，离子交换树脂需要进行干燥、粉碎、过筛或利用浮选法进行选择。

① 干燥　干燥时，要注意不要超过所选树脂的临界温度。通常盐型的树脂耐热性比游离型强，阳离子交换树脂的耐热性较阴离子交换树脂强。干燥方法通常是在烘箱中控制一定的温度进行干燥，也可用五氧化二磷、氯化钙或浓硫酸等干燥剂进行脱水干燥。

② 粉碎和过筛　取少量干燥的树脂置于球磨机（或研钵）中，粉碎后放入标准筛中过筛。在粉碎过程中不宜一次将其粉碎到需要的粒度后再过筛。

（2）离子交换树脂的预处理

新树脂中通常都含有合成时混入的小分子有机物和铁、钙等杂质，而且也多以比较稳定的、但不适合于作离子交换的钠型或氯型存在，所以在进行离子交换以前都要进行预处理，以去除杂质，并将钠型或氯型转为 H 型或 OH 型。处理时首先用蒸馏水将新树脂浸泡 1～2

天，充分溶胀后，将其装在色谱柱中按下法处理。

① 阳离子交换树脂的预处理　此类新树脂通常是钠型。先用树脂体积 20 倍量的 4%～10% 的盐酸将其转为 H 型，用水洗至洗脱液呈中性。再用树脂体积 10 倍的 4%NaOH 溶液（或食盐）进行交换，转为钠型后，用水洗至洗脱液中不含钠离子（灼烧时无黄色火焰出现）。再重复一次上述操作，最后以树脂体积 10 倍量的 4% 盐酸溶液将其转为 H 型，并用蒸馏水洗至流出液呈中性。

② 阴离子交换树脂的预处理　此类新树脂通常是氯型。先用树脂体积 20 倍量的 4% 氢氧化钠水溶液将其转变成 OH 型，并用树脂体积 10 倍量的水进行洗涤。再用 10 倍量的 4% 盐酸将其转变为氯型，并用蒸馏水将其洗至流出液呈中性。再重复一次上述操作，最后再用 10 倍量的 4%NaOH 溶液将其转成 OH 型。因 OH 型树脂在放置过程中易吸收空气中的二氧化碳，故保存时要注意，多数是临用时才将其由 Cl 型转变成 OH 型。

（3）装柱

将离子交换树脂置于烧杯中，加水后充分搅拌，赶尽气泡。放置几分钟待大部分树脂沉降后，倾去上面的泥状微粒。反复上述操作直到上层液透明为止。在上述准备好的树脂中加入少量的水，搅拌后一次性将树脂倒入保持垂直的色谱柱中，使树脂沉降，让水流出。在装柱过程中不要让气泡进入色谱柱，以免样品溶液与树脂的接触不均匀，影响分离效果。

（4）样品的交换吸附

将中药提取物或所需分离的样品配制成适当浓度的水溶液，以适当的流速通过离子交换树脂柱。然后用蒸馏水洗脱，除去附在树脂柱上的杂质。

（5）样品的洗脱

当溶液通过离子交换树脂柱时，亲和力强的离子先被交换而被吸附在色谱柱的上部，亲和力弱的离子后被交换而被吸附在色谱柱的下部，不被交换的物质通过树脂而从柱中流出。当用一种洗脱剂进行洗脱时，则亲和力弱的、被交换在色谱柱下部的离子先被洗脱下来。为了获得最佳的交换和洗脱，常需采用有竞争力的溶剂离子，并同时保持稳定的 pH，所以常选用各种不同离子浓度的含水缓冲液作为洗脱剂。

在洗脱过程中，可选用几种洗脱能力逐步增强的洗脱液相继洗脱，称为阶段洗脱法，适用于各组分对交换剂亲和力比较悬殊的样品；也可选用离子强度和 pH 呈连续梯度变化的洗脱液进行洗脱，使洗脱能力持续增强，称为梯度洗脱法，适用于各组分与交换剂亲和力相近的样品。

离子交换色谱中样品组分的保留行为和选择性受被分离离子、离子交换剂、流动相性质等因素的影响。

① 溶质离子的电荷和水合离子半径　电荷高、水合离子半径小的离子，其选择性系数大，亲和力强。

② 离子交换树脂的交联度和交换容量　在一定范围内，离子交换树脂的交联度越高，交换容量越大，组分的保留时间越长。

③ 流动相的组成和 pH　交换能力强、选择系数大的离子组成的流动相具有更强的洗脱能力，增加流动相的离子强度也能增加洗脱能力。调节 pH 的作用主要体现在对弱电解质离解的控制，溶质的离解受到抑制，则保留时间变短。

13.2.5　制备型高效液相色谱

制备型高效液相色谱（preparative high performance liquid chromatography，Prep-HPLC）是近十几年来中药化学研究中应用最普遍、最有效和发展最快的分离纯化方法。它通过高负载、高分离度的制备柱来实现高纯度的分离，其特点在于：分离效率高；应用范围广，对极性和非极性、离子型和非离子型、小分子和大分子、热稳定性和热不稳定性化合物均具有较好的分离效果，在药物研究领域具有不可替代的地位；处理量大；根据分离化合物的性质可配备不同类型的检测器，如紫外检测器、蒸发光散射检测器、二极管阵列检测器；具有重现性好、毒性小、经济环保等优点。

制备型 HPLC 在分析型 HPLC 的基础上发展起来，按照制备规模分有 3 种类型。①半制备级色谱：其柱内径为 $1\sim2\text{cm}$，长度为 $15\sim50\text{cm}$，一般用 $10\mu\text{m}$ 或 $20\sim30\mu\text{m}$ 粒度的填料，是一种放大的分析分离。②克级制备色谱：当分离的样品量较大时，使用 50mm 左右内径、$20\sim70\text{cm}$ 长度的色谱柱，填料粒度 $40\sim60\mu\text{m}$，可装 $200\sim500\text{g}$ 固定相，在超载条件下操作。③工业用制备色谱：色谱柱尺寸及填料粒径更大。表 13-2 列出了制备型高效液相色谱柱的级别和处理量。

表 13-2　制备型高效液相色谱柱的级别和处理量

级别	色谱柱规格参数			处理量/g	应用
	柱内径/cm	柱长/cm	填料粒度/μm		
半制备级	$1\sim2$	$15\sim50$	$10\sim30$	$0.01\sim0.05$	实验室
克级	5	$20\sim70$	$40\sim60$	$0.1\sim1$	实验室或企业
工业级	$10\sim50$	$50\sim100$	$40\sim60$	20	企业

13.3　色谱分离技术在中药制药工程中的应用

13.3.1　活性炭柱色谱法分离纯化姜黄素

姜黄素是中药材姜黄的有效成分之一，含量为 $3\%\sim6\%$。姜黄素微溶于水，易溶于碱性乙醇等有机溶剂，用乙醇等有机溶剂从姜黄中提取姜黄素是目前国内外普遍采用的工艺，但姜黄浸膏是姜黄素及脂类等杂质的混合物，其中姜黄素含量很低，而且难以干燥。利用活性炭柱色谱精制姜黄素提取物的主要目的是去掉其中的脂类物质，从而使姜黄素产品纯度升高且易于干燥。活性炭在 75% 的乙醇中不仅可以有效地吸附姜黄素，而且对提取液中的姜黄素和脂类等杂质的吸附力还有较大差别。

先用 75% 的乙醇从姜黄原料中提取姜黄素，按液料比 10∶1 的比例，室温下浸提 24h，间歇搅动，然后 5000g 离心提取液，提取率约为 91.37%。取姜黄素提取液 420mL（含姜黄素 1.33g）直接流经活性炭色谱柱，流速为 2mL/min，于色谱柱下部出口处分步接收流出液（10mL/管），测得活性炭对姜黄素的吸附容量约为 8%，分别利用碱性水、碱性乙醇和碱性丙酮洗脱被吸附的姜黄素，发现碱性丙酮的洗脱效果明显优于其余两种洗脱剂（$P<0.01$），其分离出姜黄素的纯度可达 92.12%。

13.3.2　凝胶色谱法初步分离丹参水溶性色素

中药丹参主要含脂溶性和水溶性成分，水溶性成分如丹酚酸 B、迷迭香酸、紫草酸、丹酚酸 Y 等酚酸类成分，其中丹酚酸 B 含量最高。现代药理学研究表明丹酚酸类成分具有改善脑缺血再灌注损伤、血液流变学及血小板功能等活性，在心脑血管疾病等方面疗效显著。采用凝胶色谱法可分离纯化丹参中的水溶性色素，具体操作如下。

称取 200g 丹参饮片，纯化水加热回流提取三次，一煎 8 倍水提取 1h，二煎、三煎均为

6 倍水，各提取 0.5h。合并煎液，过滤。滤液过预处理过的 AB-8 大孔吸附树脂，依次用 2BV 水洗，弃去水洗脱液，2BV 95％乙醇洗，收集乙醇洗脱液。减压浓缩，冻干即得丹参药材提取物。

取 50mL 预处理过的 Sephadex LH-20 凝胶填料湿法装于玻璃色谱柱（1.5cm×24cm）中，沉降过夜。称取 72.0mg 上述制备的丹参药材提取物，用 0.6mL 纯化水溶解，上样。洗脱剂经反复优化选择为 75％乙醇-水-0.2％甲酸，流速调节为 8～12 滴/min；收集第一条色带及其之前的流出液，流出液经浓缩至无醇味后冻干得深棕色粉末，即丹参水溶性色素部分。

13.3.3　工业制备高效液相色谱法制备淫羊藿黄酮

中药淫羊藿具有补肾阳、强筋骨、祛风湿的功效，其活性成分为黄酮类化合物，包括淫羊藿苷和朝藿定 A、朝藿定 B、朝藿定 C 等。采用制备型反相高效液相色谱法，在 35min 的分离时间内完成淫羊藿中 4 种黄酮类对照品的分离，制备获得了纯度大于 98％的淫羊藿苷和朝藿定 A、朝藿定 B、朝藿定 C 对照品。

（1）制备柱的装填

借助 Varian Load & Lock 动态轴向加压装柱系统装填制备柱。在 550g、10μm 的 Chromatorex C_{18} 填料中加入甲醇配制成 300g/L 的匀浆液，超声脱气 2 次，每次 10min，脱气过程中摇动匀浆液避免填料沉降。将处理好的匀浆液倒入预先安装好柱头压缩活塞的柱管中，迅速安装柱尾密封后压缩，即获得制备柱。

（2）样品粗分离

将 300g 淫羊藿提取物（总黄酮类含量为 20％）用乙醇溶解后，上样至 HPD-100 大孔吸附树脂柱（850mm×80mm）进行样品粗分离，依次用水、30％乙醇水溶液、40％乙醇水溶液、50％乙醇水溶液洗脱；分别收集 40％乙醇水溶液和 50％乙醇水溶液的洗脱液，减压浓缩，获得组分Ⅰ和组分Ⅱ。将两组分分别用甲醇溶解配制成质量浓度为 30g/L 的溶液，经 0.45μm 微孔滤膜过滤后用于样品的精分离。

（3）样品的精分离

组分Ⅰ的色谱制备条件：自装填的 Chromatorex C_{18} 柱（220mm×77mm）；流动相为乙腈-水（26∶74）；流速为 160mL/min；检测波长 270nm；进样量 10mL。组分Ⅱ的色谱制备条件：流动相为乙腈-水（30∶70）；其他色谱条件同组分Ⅰ的制备。

多次进样，收集目标化合物所在流分，减压浓缩后，置于烘箱内干燥，获得目标化合物。通过连续进样，从 300g 淫羊藿提取物中共获得淫羊藿苷 33g、朝藿定 C 4.6g、朝藿定 B 3.7g 和朝藿定 A 0.6g。

思考题

1. 按照分类依据的不同，色谱分离技术可如何进行分类？

2. 在中药化学成分分离中，色谱分离法有何优点和缺点？

3. 中药化学成分色谱分离方法选择的主要依据是什么？

4. 硅胶、氧化铝吸附柱色谱的基本操作流程是什么？

5. 硅胶分配色谱的溶剂系统如何选择？

6. 凝胶色谱常用凝胶的种类和性质如何？

7. 离子交换树脂根据活性基团的不同，可以分为哪些类型？

参考文献

［1］ 王贤纯. 活性炭柱色谱法分离姜黄素 [J]. 生物学杂志，2000，17（6）：8-10.

［2］ 王雨华，苏小琴，李德坤，等. 丹参提取物水溶性色素性质初步研究 [J]. 现代中药研究与实践，2017，31（1）：61-65，86.

［3］ 高明哲，王莉，彭杰，等. 工业制备高效液相色谱法制备淫羊藿中的黄酮系列对照品 [J]. 色谱，2011，29（9）：932-936.

第14章 晶析分离技术

14.1 概述

结晶是从液态（溶液或熔融物）或气态原料中析出晶体物质的过程。通过结晶可以自混合物中获得纯度较高的物质，因此该过程被作为常规分离技术用于化学物质的分离纯化，即晶析分离技术。结晶分离过程是一种同时进行的多相非均相传热与传质的复杂过程。目前，85%以上的药物都是以结晶产品出现的。

制药工业常用到的是从溶液中析出晶体的方法，其原理是混合物中各成分在同一种溶剂里溶解度不同或在冷热差异下溶解度产生显著差异，从而使得其中某种成分在特定条件下能够结晶析出。结晶过程具有成本低、能耗低、设备简单、操作方便的特点。晶体外观好，适合商品化及包装，同时能够满足纯度要求。

14.1.1 溶液结晶

一般按结晶相变的特征，工业结晶主要可分为溶液结晶、熔融液结晶、蒸气直接结晶和沉淀四大类。在制药工业中最常用的方法属于溶液结晶的范畴。溶液结晶是通过改变操作条件或添加晶种使溶液体系中关键成分的溶解度发生变化，使体系由稳定状态向非稳定状态转变，促使新相的生成，达到结晶物质与体系中其他物质分离目的的结晶方法。溶液结晶主要分为七种基本类型。

① 冷却结晶 通过降低温度来产生过饱和度。
② 蒸发结晶 通过溶剂的蒸发来产生过饱和度。
③ 真空结晶 通过溶剂的闪蒸与蒸发来产生过饱和度。
④ 反应结晶 由于放热效应移去溶剂产生过饱和度。
⑤ 沉淀结晶 通过外加物质以降低溶解度而产生过饱和度，包括盐析结晶、萃取结晶、乳化结晶、加合结晶等不同工艺路线。
⑥ 加压结晶 通过改变压力，降低溶解度来产生过饱和度。
⑦ 等电点结晶 通过控制 pH，降低溶解度来产生过饱和度。

在实际结晶过程中，必须考虑杂质或其他共存物质对溶解度曲线的影响，以决定采用何种结晶方法，或加何种添加物改变溶解度，提高产率。

14.1.2 溶液结晶过程的原理

结晶过程是从溶液中制备一定纯度、晶型、晶习及粒度的晶体物质的过程，伴随着复杂的相变传热、传质过程，遵循一定的热力学规律。结晶器的设计和结晶操作方式的选择常以结晶过程的热力学性质为重要依据。结晶热力学性质主要是通过溶质的溶解度、超溶解度、介稳区、溶解焓、溶解熵等热力学数据来反映溶液中固、液两相分子之间的热运动。通过对反映结晶过程的热力学数据的测定及分析，可以优化结晶过程操作条件，提高结晶收率。

14.1.2.1　溶液的溶解度与过饱和溶液

任何固体物质与其溶液相接触时，若溶液尚未饱和，则固体溶解；若溶液恰好达到饱和，则固体溶解与析出的量相等，此时固体与其溶液已达到相平衡。固、液相平衡时，单位质量的溶剂所能溶解的固体的质量称为溶解度。溶质溶解度与温度、溶质分散度（晶体大小）、溶质及溶剂的性质、温度及压强有关。了解物质的溶解度特性有助于结晶方法的选择。溶质的溶解度特征，既表现在溶解度的大小，也表现在溶解度随温度的变化：有些物质的溶解度随温度的升高而增大，称为正溶解；有些物质的溶解度随温度的升高而降低，称为逆溶解。溶解度的大小可采用在一定质量（如 1000g）的溶剂中溶解的无水溶质的质量或物质的量来表示。

溶液结晶的推动力是过冷或者过饱和。过饱和溶液是指溶液的实际浓度超过理论平衡浓度即溶解度。溶液浓度超过的实际部分即为过饱和度。结晶过程一般要经过下列步骤：①不饱和溶液；②饱和溶液；③过饱和溶液；④晶核的发生；⑤晶体生长等。

结晶过程和晶体的质量都与溶液的过饱和程度有关，溶液的过饱和程度可用过饱和度表示。溶液的过饱和度的定义是同一温度下，过饱和溶液与饱和溶液的浓度差。将一个完全纯净的溶液在不受任何扰动（无搅拌、无振荡）及任何刺激（无超声波等作用）的条件下，缓慢降温，就可以得到过饱和溶液。但超过一定限度后，澄清的过饱和溶液就会开始自发析出晶核。过饱和溶液是含有超过饱和量的溶质的溶液。超过饱和点的溶质迟早要从溶液中沉淀出来。要使溶质从溶液中结晶出来，须首先使溶液成为过饱和状态，即必须设法产生一定的过饱和度作为推动力。过饱和度 s（%）的计算公式为：

$$s = \frac{c}{c'} \times 100\%$$
(14-1)

式中　c——过饱和溶液的浓度，g 溶质/100g 溶剂；

　　　c'——饱和溶液的浓度，g 溶质/100g 溶剂。

晶体析出时首先形成晶核，微小的晶核具有较大的溶解度。实质上，在饱和溶液中，晶核是处于一种"形成-溶解-再形成"的动态平衡之中，只有达到一定的过饱和度以后，晶核才能够稳定存在。结晶也是一个质量与能量的传递过程，它与体系温度的关系十分密切。溶解度与温度的关系可以用饱和曲线和过饱和曲线表示。其中饱和曲线是固定的，不饱和曲线受搅拌、搅拌强度、晶种、晶种大小和多少、产生过饱和度的速度（冷却和蒸发速度）等因素的影响。图 14-1 中曲线 SS 表示某物质的溶解度曲线，TT 为超溶解度曲线，溶解度曲线与超溶解度曲线将溶液浓度-温度相图分割为三个区域，分别为稳定区、亚稳区（介稳区）和不稳区。在温度-浓度关系图中，SS 曲线下方为稳定区，在该区域任意一点溶液均是稳定的；而在 SS 曲线和 TT 曲线之间的区域为亚稳区，此刻如不采取一定的手段（如加入晶核），溶液可长时间保持稳定；加入晶核后，溶质在晶核周围聚集、排列，溶质浓度降低，并降至 SS 线；介于饱和溶解度曲线和过饱和溶解度曲线之间的区域，可以进一步划分养晶区和刺激结晶区。TT 曲线上半部的区域称为不稳定区，在该区域任意一点溶液均能自发形成结晶，溶液中溶质浓度迅速降低至 SS 线（饱和）。因此，工业生产中通常采用加入晶种，并将溶质浓度控制在养晶区，以利于大而整齐的晶体形成。图 14-1 中 B 点表示未达饱和时的溶液，使这种溶液变成过饱和溶液，从而析出晶体的方法有三种。

① 蒸发结晶　恒温蒸发，使溶剂的量减少。

② 冷却结晶　溶剂的量保持不变，使溶液的温度降低。

③ 真空结晶　使溶液在真空下闪急蒸发而绝热冷却，实质上是同时依靠浓缩与冷却来产生过饱和度而结晶。

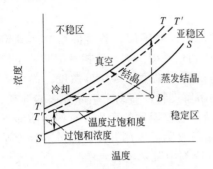

图 14-1　饱和曲线和过饱和曲线

图 14-1 中 A 点为过饱和溶液。

14.1.2.2　晶核的产生

晶核是过饱和溶液中新生成的微小晶体粒子，是晶体生长过程的核心。在晶核形成之初，快速运动的溶质质点相互碰撞结合成的线体单元称为晶胚，是线体单元增大到一定限度后的粒子，晶胚极不稳定。晶胚生长到足够大，能与溶液建立热力学平衡时称之为晶核。影响结晶过程的最关键因素为成核速率和生长速率。成核速率是决定产品分布粒度的首要动力学因素。成核速率是单位时间内在单位体积溶液中生成新核的数目。工业结晶要求有一定的成核速率。只有大于临界粒径的晶核才能生存并继续生长，小于此值的粒子则会溶解消失。

14.1.2.3　晶体的成长

在过饱和溶液中已有晶核形成或加入晶种后，以过饱和度为推动力，溶质分子或离子会继续一层层排列上去，晶核或晶种将长大，这种现象称为晶体的生长。晶体大小取决于晶体生长的速度和晶核形成的速度之间的对比关系。

14.2　晶析分离操作

结晶是一个比较复杂的单元操作过程，结晶过程涉及多组分、多相的传质、传热过程，受到多种因素影响，其中最关键的是饱和溶液的形成与成核速度。

14.2.1　晶析分离操作方式

依据结晶操作过程的重复性可将结晶技术分为一次结晶、重结晶和分级结晶。按照结晶操作过程的连续性程度，结晶方法分为分批结晶和连续结晶。

14.2.1.1　分批结晶

选用合适的结晶设备，用孤立的方式，在全过程中进行特殊的操作，并且这个操作仅仅间接地与前面和后面的操作有关，这样的结晶操作称为分批结晶。具体操作步骤为：①结晶器的清洁；②加入固料或液料到结晶器中；③用任何合适的方法产生过饱和度；④成核和晶体生长；⑤晶体的排除。分批结晶操作最主要的优点是能通过控制传热，生产出满足质量要求的合格晶体，其缺点是操作成本比较高，产品质量的稳定性较差。

14.2.1.2　连续结晶

生产规模较大时，为提高生产效率，往往采用连续结晶。连续结晶过程可以使用多种形式的结晶器。优点包括：①操作费用低，经济性好；生产周期短，节约劳动力费用；操作参数相对稳定，易于实现自动化控制。②结晶设备的生产能力可比分批操作提高数倍甚至数十倍；设备的寿命较长。③有多变的生产能力。④结晶工艺简化，相对容易保证质量，晶体粒度大小及其分布可控。⑤有较好的冷却和加热装置。⑥产品稳定并使损耗减少到最小程度等。但换热面和器壁上容易产生晶垢；产品平均粒度较小；且操作控制上比分批结晶困难，要求严格。

14.2.1.3　重结晶

经过一次粗结晶后，得到的晶体通常会含有一定量的杂质。此时工业上常常需要采用重结晶的方式进行精制。杂质产生的原因主要包括：①某些杂质与产物的溶解度相近，产生共结晶现象；②有些杂质会被结合到产品的晶格中；③因洗涤不完全，而使晶体上带有母液和杂质，因此需要重结晶，以提高产品的纯度。重结晶是利用杂质和结晶物质在不同溶剂和不同温度下的溶解度不同，将晶体用合适的溶剂再次结晶，以获得高纯度的晶体的操作。重结晶的操作过程分为六步：①选择合适的溶剂；②将经过粗结晶的物质加入少量的热溶剂中，并使之溶解；③热过滤以除去不溶性杂质（包括脱色）；④冷却使之再次结晶，使晶体大小适度；⑤分离母液；⑥洗涤干燥以除去附着的母液和溶剂。根据化合物的性质选择适当的干燥方法，常用的干燥方法有：晾干、加热干燥、红外线干燥、干燥器干燥、减压恒温干燥等。

14.2.1.4　起晶的方法

生产上，使溶液产生晶核，就叫起晶，也称成核。起晶的方法有三种：自然起晶法、刺激起晶法、晶种起晶法。自然起晶法是将溶液用蒸发浓缩的方法除去大量溶剂，使溶液浓度进入过饱和不稳定区，溶液即自然起晶。刺激起晶法是将溶液用蒸发浓缩的方法排除部分溶剂，使溶液浓度进入过饱和不稳定区，然后将溶液放出，使溶液受到突然冷却，进入不稳定区，而自然自行结晶生成晶核。这两种方法因不易控制，现各行业已较少采用。晶种起晶法也称加晶种的控制结晶法，是将溶液浓缩到介稳定区的饱和浓度后，加入一定大小和数量的晶种，同时均匀搅拌，使晶体长大。晶种起晶法是目前各行业普遍采用的方法，此法人工操作容易掌握，也利于电脑自动操作控制。晶种的质量可以决定成品的质量，因此投加的晶种必须整齐、大小均匀并且不含碎粒、粉尘和杂物。

14.2.2　溶液结晶分离操作方法与设备

根据过饱和度的产生方式分类，目前最常用的溶液结晶工艺有冷却结晶、蒸发结晶和真空结晶。在工业上得以应用或正在推广的有盐析结晶、反应结晶、冷冻结晶、等电点结晶、加压结晶、萃取结晶、升华、衍生物结晶等。

用于进行结晶操作的设备是结晶器。按溶液获得过饱和状态的方法可分蒸发结晶器和冷却结晶器；按流动方式可分母液循环结晶器和晶浆循环结晶器；按操作方式可分连续结晶器和间歇结晶器。通常结晶设备应有搅拌装置，使结晶颗粒保持悬浮于溶液中，并同溶液有一个相对运动，以减薄晶体外部晶界膜的厚度，提高溶质点的扩散速度，以加速晶体长大。一般煮晶锅多采用锚式搅拌，配合溶液在沸腾时的自然循环，可使晶体悬浮，立式结晶箱多采用框式搅拌器，卧式结晶箱多采用螺条式搅拌器。搅拌器的形式与速度要视溶液的性质和晶体大小而定。

14.2.2.1　冷却结晶及结晶器

溶液冷却结晶分离技术因其能耗小、设备简单及操作容易而被广泛应用。冷却结晶主要是通过冷却降温使溶液变成过饱和的结晶方法，基本上不去除溶剂，适用于溶解度随温度的降低而显著下降的物系。常用的冷却方式有自然冷却、间壁换热冷却与直接接触冷却。自然冷却法是指将热的结晶溶液置于无搅拌的，有时甚至是敞口的结晶釜中，靠自然冷却降温结晶。此法所得产品纯度较低，粒度分布不均，容易发生结块现象。设备所占空间大，生产能力较低。间壁换热冷却结晶是制药及化工过程中应用广泛的结晶方法，冷却结晶过程所需的冷量由夹套或外冷器传递。间壁换热冷却结晶过程的主要困难在于冷却表面上常会有晶体结出，称为晶疤或晶垢，使冷却效果下降，需要定期清除疤垢。通常对结晶器壳程和管程的流体进行再循环，以减少热阻。直接接触冷却结晶依靠结晶母液与冷却介质直接混合制冷。

14.2.2.2 蒸发结晶及结晶器

蒸发结晶法和真空结晶法属于移除部分溶剂的结晶方法，适用于溶解度随温度降低而变化不大或具有逆溶解度特性的物系。蒸发结晶是使溶液在常压或减压下蒸发浓缩而达到过饱和的结晶过程，它是使结晶母液在加压、常压或减压下加热蒸发、浓缩而产生过饱和度的方法。蒸发结晶器常在真空度不高的减压下操作。可以通过降低操作温度，使热敏性产品稳定，并减少热能损耗。蒸发式结晶器是一类通过蒸发溶剂使溶液浓缩并析出晶体的结晶设备，最常用的一种是蒸发式Krystal-Oslo生长型结晶器。蒸发式Krystal-Oslo生长型结晶器（见图14-2）的结构主要由结晶室、蒸发室及加热室组成。工作时，原料液由进料口加入，经循环泵输送至加热器加热，加热后的料液进入蒸发室，部分溶剂被蒸发，形成的二次蒸汽由蒸发室顶部排出，浓缩后的料液经中央管下行至结晶室底部，然后向上流动并析出晶体。其中结

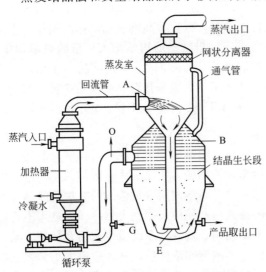

图14-2 蒸发式Krystal-Oslo生长型结晶器
A—闪蒸区入口；B—介稳区入口；E—床层区入口；
O—循环管；G—结晶母液进料口

晶室呈锥形，自下而上截面积逐渐增大，因而固液混合物在结晶室内自下而上流动时，流速逐渐减小。粒度较大的晶体将富集于结晶室底部，可与过饱和溶液相接触，故粒度将越来越大。而粒度较小的晶体则处于结晶室的上层，只能与过饱和度较小的溶液相接触，故粒度只能缓慢增长。因此结晶室中的晶体被自动分级，这是该结晶器的一个突出优点。Krystal-Oslo生长型结晶器的操作性能优异，缺点是结构复杂、投资成本较高。比较先进的蒸发式结晶器还有DTB蒸发式结晶器（见图14-4）。

14.2.2.3 真空结晶及结晶器

真空式结晶器与蒸发式结晶器的区别是前者真空度更高，要求操作温度下的饱和蒸汽压（绝对）与该温度下溶液的总蒸汽分压相等。操作温度一般都要低于大气温度或者最高是接近气温。真空结晶操作是将常压下未饱和的溶液，在绝热条件下减压闪蒸，由于部分溶剂的汽化而使溶液浓缩、降温并很快达到过饱和状态而析出晶体。工作时把热浓溶液送入密闭而绝热的容器中，器内维持较高的真空度，使器内溶液的沸点较进料温度为低，于是此热溶液势必闪急蒸发而绝热冷却到与器内压力对应的平衡温度。

真空结晶器既有冷却作用又有少量的浓缩作用。由溶液冷却所释放的显热及溶质的结晶热来提供溶剂蒸发所消耗的汽化潜热，溶液受到冷却而无须与冷却面接触，溶剂被蒸发而又不需要使溶液与加热面接触，故而在器内根本不需设置换热面，主要应用的有间歇式真空结晶器、Krystal-Oslo真空结晶器（见图14-3）和DTB真空式结晶器（见图14-5）。等。

14.2.3 晶析分离操作特性及质量控制

晶体质量包括三个方面的内容：晶体大小、形状和纯度。一般晶形整齐和色泽洁白的固体产品，具有较高的纯度。工业上常希望得到粗大而均匀的晶体，易过滤、洗涤，在贮存中也不易结块。结晶后的产品还需经过固液分离、晶体的洗涤或重结晶、干燥等一系列操作，其中晶体的分离与洗涤对产品质量的影响很大，晶体的纯度、溶解速率、晶习等会影响药物

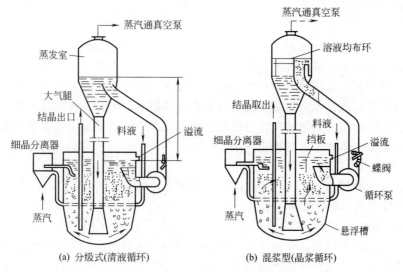

图 14-3　Krystal-Oslo 真空结晶器

(a) 分级式(清液循环)　　(b) 混浆型(晶浆循环)

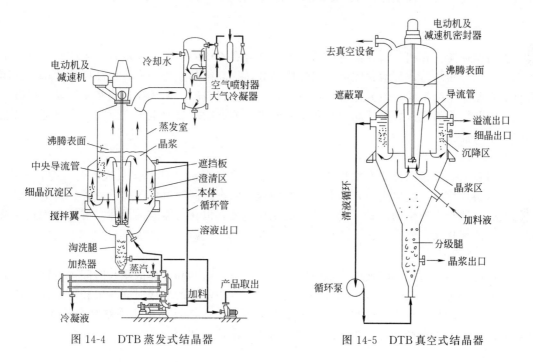

图 14-4　DTB 蒸发式结晶器　　　　图 14-5　DTB 真空式结晶器

的生物利用度。

14.2.3.1　影响结晶操作的因素

（1）过饱和度

增大溶液过饱和度可提高成核速率和生长速率，有利于提高结晶生产能力，但同时会引起溶液黏度增大，结晶受阻。过饱和度过大会出现以下问题：成核速率过快，产生大量微小晶体，结晶难以长大；结晶生长速率过快，影响结晶质量；结晶器壁容易产生晶垢。

（2）冷却（蒸发）速度

快速的冷却或蒸发将使溶液很快地达到过饱和状态，甚至直接穿过介稳区，达到较高的

217

过饱和度而得到大量的细小晶体；反之，缓慢冷却或蒸发，常得到很大的晶体。

（3）晶种

加入晶种时应注意控制温度，如果溶液温度过高，加入的晶种有可能部分或全部熔化，而不能起到诱导成核的作用；温度较低，溶液中已自发产生大量细小晶体时，再加入晶种已不能起作用。通常在加入晶种时要轻微地搅动，使其均匀地分布在溶液中，以得到高质量的结晶产品。应注意的是对于溶液黏度较高的物系，晶核很难产生，而在高过饱和度下，一旦产生晶核，就会同时出现大量晶核，容易发生聚晶现象，产品质量不易控制，因此高黏度物系必须用在介稳区内添加晶种的操作方法。

（4）溶剂与pH

应选择合适的溶剂与pH以使目标产物的溶解度较低，从而提高结晶的收率。另外，溶剂的种类和pH对晶型也有影响。

（5）晶浆浓度

晶浆是在结晶器中结晶出来的晶体和剩余的溶液（或熔融液）所构成的混悬物。提高晶浆浓度，促进溶液中溶质分子间的相互碰撞聚集，可获得较高的结晶速率和结晶收率。但相应杂质的浓度及溶液黏度也增大，因此，晶浆浓度应在保证晶体质量的前提下尽可能取较大值。

（6）流速

提高循环流速有利于消除设备内的过饱和度分布不均的现象，使设备内的结晶成核速率及生长速率分布均匀；可增大固液表面传质系数，提高结晶生长速率；提高换热效率，抑制换热器表面晶垢的生成。但流速过高会造成晶体的磨损破碎。循环流速应在无结晶磨损破碎的范围内取较大的值。如果结晶器具备结晶分级功能，循环流速也不宜过高，应保证分级功能的正常发挥。

（7）搅拌

大多数结晶设备中都配有搅拌装置，搅拌能促进扩散和加速晶体生成，增大搅拌速度，可提高成核速率。工业生产中，为获得较好的混合状态，同时避免晶体的破碎，一般通过大量的实验，选择搅拌桨的形式，确定适宜的搅拌速度，以获得需要的晶体。可以采用直径及叶片较大的搅拌桨，降低转速，或采用气体混合方式，以防止晶体破碎。

（8）结晶时间

结晶时间包括过饱和溶液的形成时间、晶核的形成时间和晶体的生长时间。过饱和溶液的形成时间与方法有关，方法不同时间长短不同。其中晶核的形成时间一般较短，而晶体的生长时间一般较长。在生长过程中，晶体不仅逐渐长大，而且还可达到整晶和养晶的目的。结晶时间一般要根据产品的性质、晶体质量的要求来选择和控制。

（9）杂质

存在某些微量杂质可影响结晶产品的质量。溶液中存在的杂质一般对晶核的形成有控制作用，对晶体生长速率的影响较为复杂，有的杂质能抑制晶体的生长，有的能促进晶体的生长。

（10）分离和洗涤

母液在晶体表面的吸藏常常需通过洗涤或重结晶来降低，上述方法还可除去杂质，从而改善结晶成品的颜色，并可提高晶体纯度。洗涤常用的方法有真空过滤和离心过滤。母液在晶簇中的包藏，用洗涤的方法不能除去，只能通过重结晶来除去。洗涤的关键是确定合适的洗涤剂和洗涤方法。

（11）结晶系统的晶垢

结晶器壁及循环系统中产生晶垢，将影响结晶过程效率。为防止晶垢的产生，或除去已形成的晶垢，一般可采用下述方法：①器壁内表面采用有机涂料，保持壁面光滑，可防止在器壁上进行二次成核而产生晶垢；②提高结晶系统中各部位的流体流速，并使流速分布均匀，消除低流速区内晶体沉积结垢；③外循环液体为过饱和溶液，应使溶液中含有悬浮的晶种，防止溶质在器壁上析出结晶；④控制过饱和形成的速率和过饱和程度，可采用夹套保温方式防止壁面附近过饱和度过高而结垢；⑤增设晶垢铲除装置，或定期添加污垢溶解剂，除去已产生的晶垢。蒸发室壁面极易产生晶垢，可采用喷淋溶剂的方式溶解晶垢。

（12）晶体结块

晶体结块现象是一种导致结晶产品品质劣化的现象。防止晶体结块的方法通常是加入惰性型防结块剂、加入表面活性剂型防结块剂或者惰性型与表面活性剂型防结块剂联合使用。

总之，为了控制晶体的生长，获得粒度较均匀的产品，必须尽一切可能防止不需要的晶核生成。维持稳定的过饱和度，防止结晶器在局部范围内产生过饱和度的波动，限制晶体的生长速率，即不以盲目提高过饱和度的方法，达到提高产量的目的。尽可能降低晶体的机械碰撞能量及概率，长桨叶、慢搅拌是常用的方法。对溶液进行加热、过滤等预处理，以消除溶液中可能成为晶核的微粒。使符合要求的晶粒得以及时排出，而不使其在器内继续参与循环。将含有过量细晶的母液取出后加热或稀释，使细晶溶解（细消），然后送回结晶器。调节原料溶液的 pH 或加入某些具有选择性的添加剂，以改变成核速率。

14.2.3.2　结晶纯度的判断

每种化合物的结晶都有一定的形状、色泽和熔点，可以作为初步鉴定的依据，并结合薄层色谱或纸色谱，经三种以上不同展开系统展层，均显示的单一斑点来判断结晶的纯度。

14.3　晶析分离技术在中药制药工程中的应用

在中药制药生产中，晶析分离主要用于中药活性成分纯品的制备。中药成分中大多是固体化合物，且具有结晶的通性，可以根据其溶解度的不同用结晶法来达到分离精制的目的，如穿心莲内酯、苦参碱等。有时中药中某一成分含量特别高，找到合适的溶剂进行提取，提取液放冷或稍浓缩，便可得到结晶。晶析分离技术还用在中药活性成分的进一步分离纯化，目的是便于进行化学鉴定及结构测定工作。通常，能结晶的大部分是比较纯的化合物，但不一定是单体化合物，有时它仍然是混合物，需要进一步纯化。此外，有些物质即使达到了很纯的程度，仍不能结晶，只呈不定形粉末状，如某些植物中的游离生物碱、皂苷、多糖等。

对于某些不易形成结晶的化合物，可以先制备其结晶性的衍生物或盐，然后用化学方法处理得到原来的化合物，从而达到分离纯化的目的。如生物碱，通常通过成盐来达到纯化，常用的有盐酸盐、氢溴酸盐、氢碘酸盐、过氯酸盐和苦味酸盐等。此外，也可利用某些化合物与某种溶剂形成复合物或加成物而结晶，如穿心莲内酯亚硫酸钠加成物在稀丙酮中容易结晶。但有些结晶性化合物在用不同溶剂结晶时也可形成溶剂加成物，如汉防己乙素能和丙酮形成结晶的加成物结晶。因此，在选择结晶溶剂时要注意化合物是否和溶剂生成加成物或是含有结晶溶剂的化合物。

14.3.1　穿心莲内酯晶析分离技术

穿心莲内酯（andrographolide）又称穿心莲乙素，分子式 $C_{20}H_{30}O_5$，分子量 350.44，是中药穿心莲的主要有效成分，在穿心莲叶中含量高达 1.84%，具有祛热解毒、消炎止痛之功效，对细菌性与病毒性上呼吸道感染及痢疾有特殊疗效，被誉为天然抗生素药物。

穿心莲内酯为二萜内酯类化合物，结构复杂，人工合成困难，目前生产所用均为从植物中提取。具体方法为：取穿心莲茎叶以 95％乙醇提取，提取液中加入活性炭，于 75℃加热脱色两次，趁热抽滤后将滤液浓缩至呈微黄色液体，稍微浑浊，自然冷却，静置 48h 析晶，若无晶体析出或是析出晶体较少，可继续静置析晶，过滤取晶体（淡黄色，有较多杂质），得到穿心莲内酯粗品（淡黄色晶体）。穿心莲内酯粗品于 75℃经乙酸乙酯溶解，过滤取滤液，自然冷却，于冰箱中静置 48h 析晶（析出白色晶体），过滤得到白色晶体。

14.3.2　苦参中苦参碱和氧化苦参碱的结晶

苦参生物碱（matrine，MT）是我国常用中草药苦参的主要有效成分，也广泛存在于豆科植物苦豆子、广豆根等中，具有抗病毒、抗癌、抗炎、免疫调节、保肝、抗心律失常、抗菌、杀虫等药理活性。苦参生物碱的成分众多，其中苦参碱是苦参类生物碱的代表，在水、甲醇、乙醇、氯仿、丙酮和乙醚中溶解。苦参碱的常用纯化方法为色谱法与结晶法，由于结晶纯化方法处理量较大，且成本较低，有应用于实际生产的潜力。

苦参总碱的提取工艺已有较多报道，渗漉法、煎煮法、微波提取法、阳离子交换树脂法等，其提取工艺比较成熟，提取率均能达到 95％以上，得到的总碱经结晶或重结晶得到苦参碱或氧化苦参碱纯品。具体结晶方法如下。

（1）苦参碱在石油醚中的结晶方法

将苦参总碱溶解于石油醚加热至 50℃左右完全溶解，冷却后生成无色透明的针状结晶，针形较长，晶形良好；若加热至 65℃左右完全溶解，冷却后虽生成白色块状结晶，但表面有毛刺，晶形不规则。以石油醚作为溶剂的结晶最优条件为：料液比 1：28.78，温度59.19℃，时间 30min，苦参碱结晶的收率最大值为 97.16％。

（2）苦参碱在水中的结晶方法

以 3：20 的料液比加水并加热溶解、放冷。溶液用氢氧化钠试液调节 pH＝10，静置过夜，观察结晶析出。水中析出的结晶用石油醚（30～60℃）加热溶解，溶液趁热过滤，浓缩后放冷，静置过夜，得到结晶。苦参碱水中结晶物的熔点为 70℃，经石油醚重结晶测得熔点 76℃，苦参碱水中结晶熔点测定较低，可能在水中结晶含有水分所致，用石油醚重结晶，熔点提高。

14.3.3　丹皮酚的结晶

丹皮酚是中药牡丹皮和徐长卿的主要活性成分之一，具有镇痛、抗炎、解热和抑制变态反应的作用。除用于医疗制剂原料外，还可作为牙膏、美容、护肤等日化品中的添加剂。丹皮酚结晶是分离制备固体丹皮酚产品的重要方法，目前已被广泛应用于丹皮酚工业生产领域。工业上常用的方法是冷却结晶法，也有对溶析结晶法的尝试。

（1）冷却结晶法制备丹皮酚晶体

丹皮酚的提取方法最常用的是水蒸气蒸馏法。将水蒸气蒸馏法得到的馏出液滤液温度冷却到 20℃左右，放入冷藏室内 4℃静置 12h 结晶，过滤得到丹皮酚粗品。得到的丹皮酚粗品用 95％的乙醇按 2 倍量溶解，加热到 45℃使其完全溶解。在溶液中加入适量活性炭，吸附杂质后过滤，等待滤液冷却后，加入 4 倍量蒸馏水，使溶液呈乳白色，静置 24h，即析出白色针状晶体。将针状晶体放在离心机中，4000r/min 离心脱出溶剂，25℃真空干燥机内干燥，得到纯化的丹皮酚晶体，丹皮酚的纯度为 95.21％。

（2）溶析结晶法制备丹皮酚晶体

丹皮酚溶析结晶的最佳工艺条件为：丹皮酚母液：75％乙醇溶液：溶析剂（水）为5：2：3，以 75％乙醇溶液为底料，加入 60℃左右的丹皮酚母液，以 2mL/min 的速率滴加水，并在常温下以搅拌速率为 100r/min 持续搅拌 3.25h，得到的粗结晶产品收率可达到 78.2%。得到的粗结晶产品只需采用饱和丹皮酚 75% 乙醇溶液进行一次洗涤，就可以得到符合生产标准的丹皮酚产品。由于杂质在洗液中溶解度较大，洗后的滤液可以通过结晶的方式再次析出。

14.3.4　以溶剂结晶方法精制天然冰片

天然冰片（d-Borneol）又称右旋龙脑、梅片，是名贵中药材之一。化学名为莰醇，分子式为 $C_{10}H_{18}O$，为白色半透明晶体，能升华。具有通诸窍、散郁火、去翳明目、消肿止痛、消热解毒等功效，广泛应用于医药和日用品。粗提工艺源自龙脑樟植物制取天然冰片，主要是采用蒸汽蒸馏法，得到的龙脑含量一般在 80% 左右，含量较低，其主要副产品为樟脑，两者外观均为白色粉末状晶体。采用溶剂结晶法提纯龙脑，效果较理想，二次结晶后其纯度可达 95% 以上。龙脑溶于乙醇、乙醚、乙酸乙酯，微溶于水。选 120♯汽油为溶剂结晶的冰片产品晶型好，得率及纯度都较高；最佳精制工艺条件为：结晶时间 6d，结晶温度 9℃，结晶固液配比为 1∶1。结晶产品的纯度可达 95% 以上，得率可达 90% 以上。提高产品纯度采取的措施是增大固液比，提高产品得率所采取的措施是减小溶剂量和逐步降低结晶温度以及增加结晶时间。

14.3.5　中药蛋白质的结晶

蛋白质类活性物质分子量大，结构复杂，易失活，多数蛋白保持完整的三维结构才有活性，因此在中药中此类物质研究较少。但是随着对中药中活性蛋白的认识增多，其独特的毒性或活性逐渐引起大家的兴趣。蛋白质的结晶是利用 X 射线衍射方法研究其三维结构必须进行的工作，某些蛋白具有比较好的结晶特性，也可用于生产上得到较纯的蛋白。

天花粉蛋白（trichosanthin，TCS）是从葫芦科栝楼属植物栝楼的根块中提取出来的一种碱性蛋白，属于 I 型核糖体失活蛋白（ribosome inactivating proteins，RIPs），为我国传统中药"天花粉"的有效成分。有益胃生津、抗肿瘤、抗病毒、抗真菌活性，可抑制艾滋病病毒在感染的细胞内的复制繁衍，能起到调节免疫功能的作用。TCS 是一种单链蛋白，其分子量为 27141，等电点为 9.4，属碱性蛋白，不含半胱氨酸和磷，不含二硫键、糖基侧链，也没有磷酸化位点等。

天花粉蛋白纯化流程主要分为原材料的处理、粗提取、纯化三个阶段，其中纯化常用的方法有结晶法、色谱法。制备工艺为新鲜天花粉经压榨过滤后，在 10℃ 以下用 HCl 调 pH 至 4 后，加冷丙酮分级沉淀，首先加 0.8 倍体积的冷丙酮沉淀，取上清液，再以 0.4 倍体积的冷丙酮沉淀，取上清液再加入 0.5 倍体积的冷丙酮沉淀，得到的沉淀用蒸馏水溶解后透析，冷冻干燥后即得到天花粉蛋白粗品。上述干粉以 1∶10 质量体积比溶于蒸馏水，离心后的上清液在冰箱（5~10℃）中对巴比妥缓冲液透析，一周左右有结晶生长，得结晶天花粉蛋白。进一步对天花粉蛋白重结晶：将结晶天花粉蛋白溶于 8mol/L 尿素蒸馏水溶液中，离心除去不溶物，清液在冰箱中对巴比妥缓冲液透析，更换新缓冲液 2~3 次，一周左右得高纯度天花粉蛋白。

思考题

1. 请简述制药工业常用的晶析分离原理。
2. 什么是溶解度？请简述如何利用物质的溶解度进行晶析分离。
3. 溶液结晶的基本类型有哪些？请阐述溶液结晶的过程和原理。

4.晶析分离操作方式常用的有哪几种？各有什么特点？

5.溶液结晶分离操作设备常用的有哪几种？各有什么特点？

6.影响结晶操作的因素有哪些？

参考文献

[1]　郭安.苦参碱和氧化苦参碱提取纯化工艺研究［J］.西南林学院学报，2006，（02）：37-39.

[2]　杭方学，丘泰球.超声对穿心莲内酯溶析结晶的影响［J］.高校化学工程学报，2008，（04）：585-590.

[3]　何洪城，崔琳，陈茜文，邓腊云.天然冰片的精制工艺优化研究［J］.湖南林业科技，2013，40（3）：14-17.

[4]　胡艳丽，郭丽，贾晓红.苦参总碱分离纯化方法的研究［J］.食品科学，2007，（01）：32-36.

[5]　刘文婷，顾丽莉，万红焱，代文阳，郭晓涛.结晶技术的发展及应用现状［J］.化工科技，2013，（05）：53-58.

[6]　欧叶涛.牡丹皮有效成分丹皮酚的提取及其药理作用的研究［D］.秦皇岛：燕山大学，2015.

[7]　王飞，丁玉，陈明达，鞠明里，尹瑞卿.天花粉蛋白的纯化技术进展及其药理概况［J］.安徽农业科学，2010，（01）：29-30，41.

[8]　武首香，高红.工业结晶过程中结晶动力学模型探讨［J］.广东化工，2012，39（8）：144-145.

[9]　徐铭泽.苦参生物碱分离纯化工艺研究［D］.哈尔滨：哈尔滨商业大学，2015.

[10]　闫一夫.丹皮酚结晶过程监测及其溶解度研究［D］.柳州：广西科技大学，2015.

[11]　叶铁林.化工结晶过程原理及应用［M］.北京：北京工业大学出版社，2012.

[12]　张素萍.中药制药生产技术［M］.第2版.北京：化学工业出版社，2011.

[13]　祝经平，罗峰，王鲁萍.苦参碱在水中结晶的方法［J］.中成药，2007，（04）：598-599.

第15章 其他分离纯化技术

中药治疗疾病的物质基础是其含有的有效化学成分，中药成分十分复杂且很多有效成分含量很低，因此有效成分的提取与分离纯化是中药开发中的关键工序。传统的提取分离方法存在有效成分提取率不高、杂质清除率低等问题。近年来将泡沫分离技术、分离耦合技术等应用于中药有效成分的提取分离和纯化，可以提高中药有效成分的提取效率，取得了显著效益。

15.1 泡沫分离技术

早在古代时期，人们就开始利用物质的表面特性从矿物里面分离出金属金。20世纪初人们开始利用泡沫浮选技术浮选矿物中的金属。到了20世纪50年代，利用泡沫分离方法对离子、分子、胶体及沉淀等物质进行分离逐渐引起了学者们的关注，开始将其作为一种单元操作加以研究。

泡沫分离技术（foam fractionation），又称泡沫吸附分离技术（adsorptive bubble separation technique），是一种基于溶液中溶质（或颗粒）间表面活性的差异进行分离的方法，表面活性强的物质优先吸附于分散相与连续相的界面处，被气泡带出连续相而达到浓缩。被浓缩的物质可以是具有表面活性的物质，也可以是能与表面活性物质相结合的任何物质。泡沫分离具有操作简单、耗能低尤其适用于较低浓度情况下的分离等优点，已被广泛地应用于环境保护、生物工程、冶金工业以及医药卫生等领域。中药中含有多种具有表面活性的物质，如蛋白质类大分子物质以及皂苷类小分子物质等，因此可以采用泡沫分离的方法来进行这些成分的分离、浓缩。

泡沫分离技术具有以下特点：①设备简单、易于操作，更加适合于稀浓度产品的分离；②分辨率高，对于组分之间表面活性差异大的物质，采用泡沫分离技术分离可以得到较高的富集比；③不需要大量有机溶剂洗脱液和提取液，成本低、环境污染小，利于工业化生产；④在常温或低温下操作，适用于热敏性和化学性质不稳定的成分的分离。

15.1.1 泡沫分离技术的分类

泡沫分离技术主要分为泡沫分离和非泡沫分离，具体如图15-1所示。

15.1.1.1 泡沫分离

泡沫分离按分离对象是真溶液还是含有固体粒子的悬浮液、胶体溶液而分成泡沫分馏法和泡沫浮选法。泡沫分馏法用于分离能溶解的物质，它们可以是表面活性剂，或者是可与表面活性剂结合的物质，当料液鼓泡时能进入液层上方的泡沫层而与液相主体分离。泡沫浮选法用于分离不能溶解的物质，按照被分离对象又可分为矿物浮选法、粗粒子浮选法、细粒子浮选法、沉淀浮选法、离子浮选法、分子浮选法和吸附胶体浮选。

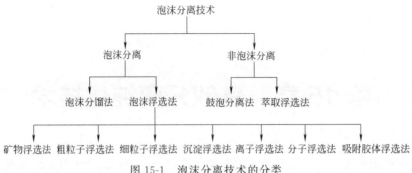

图 15-1　泡沫分离技术的分类

15.1.1.2　非泡沫分离

非泡沫分离可分为鼓泡分离法和萃取浮选法。鼓泡分离法从塔式设备底部鼓入气体，所形成的气泡富集了溶液中的表面活性物质，并上升至塔顶和液相主体分离，液相主体得以净化，溶质得以浓缩。萃取浮选法又称溶剂消去法，将一种与溶液相互不溶的溶剂置于溶液的顶部，用来萃取或富集溶液内的表面活性物质。该表面活性物质由容器底部所设置的鼓泡装置中所鼓出的气泡吸附作用带到溶剂层。

15.1.2　泡沫分离技术的原理

泡沫分离技术是利用表面活性剂在气-液界面的性质来进行溶质分离的。表面活性剂的分子结构由亲水基和亲油基（或疏水基）两部分组成，当它们溶入水中后即在水溶液表面聚集，亲水基留在水中，亲油基伸向气相，借助鼓泡使溶液中的表面活性物质聚集在气-液界面，随气泡上浮至溶液主体上方，形成泡沫层，将泡沫和液相主体分开，从而达到浓缩表面活性物质（在泡沫层）、净化液相主体的目的。从液相主体中浓缩分离的既可以是表面活性物质，也可以是能与表面活性物质相互亲和的任何溶质，比如金属阳离子、蛋白质、酶、染料等。另外，一些固体粒子（沉淀微粒或矿石小颗粒）也可以被表面活性物质吸附，从溶液中分离出来。如果要除去非表面活性组分，可通过加入适当的表面活性剂，以把这类组分吸附到气泡表面上，吸附作用可以通过形成整合、静电吸引或分子间力等来产生。

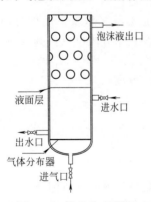

图 15-2　泡沫分离装置

泡沫分离塔为泡沫分离的设备，基本装置可由一个简单的圆柱体表示。如图 15-2 所示，输入的液体由泵从进样口抽入分离塔中，气体由底部进入经气体分布器均匀扩散，迅速在液体中形成许多形状、大小均一的气泡，气泡在上升过程中吸附并聚集溶质，到达液面时形成泡沫，泡沫不断形成直至形成泡沫层，泡沫层缓慢移动，最后被新产生的泡沫由泡沫液出口处推入泡沫收集器中，泡沫液可自然消泡亦可进行搅拌消泡，若需加快消泡速度，可加入适量的消泡剂；待气泡不再产生时，经泡沫分离后的料液由出样口排出。

泡沫分离必须具备两个基本条件。首先，所需分离的溶质应该是表面活性物质，或者是可以和某些活性物质相络合的物质，它们都可以吸附在气-液界面上；其次，富集质在分离过程中借助气泡与液相主体分离，并在塔顶富集。因此，它的传质过程在鼓泡区中在液相主体和气泡表面之间进行，在泡沫区中在气泡表面和间隙液之间进行。所以，表面化学和泡沫本身的结构与特征是泡沫分离的基础。

15.1.2.1　表面活性剂的结构特征

表面活性剂的化学结构一般由非极性基团（亲油性）和极性基团（亲水性）两部分组成，溶于水后亲水基团受到水分子的吸引，亲油基团受到水分子的排斥，从而形成亲水基团留在水中，亲油基团伸向气相的定向单分子排列。

表面活性物质的这种排列方式使空气和水的接触面减少，表面张力下降。多余的分子在溶液内部形成分子状态的聚集体——胶束。当表面活性剂的浓度超过形成胶束的最低浓度后，溶液表面张力不再降低。但在相界面上，由于上述定向排列的单分子层的作用，具有选择性的定向吸附作用。这一特性会显著地改变原溶液的界面性质，造成各种界面作用，泡沫分离就是充分利用表面活性剂的界面作用而发展起来的一种新型分离方法。

15.1.2.2　表面活性物质在界面上的吸附

1878 年吉布斯用热力学方法推导出描述气-液界面上吸附的一般关系式即等温吸附方程：

$$d\sigma = -RT \sum \Gamma_i \, \mathrm{d}\ln a_i$$

当一种非离子型表面活性溶质以非常低的浓度溶解于纯溶剂（如水）中时，上式可简化为：

$$\Gamma = -\frac{1}{RT}\frac{\mathrm{d}\sigma}{\mathrm{d}\ln c}$$

式中，Γ 为吸附溶质的表面过剩，即单位面积上吸附溶质的摩尔数与主体溶液浓度之差，对于稀溶液即为溶质的表面浓度，$\mathrm{mol/m^2}$，可通过 σ（溶液的表面张力，$\mathrm{N/m}$）与浓度 c（溶质在主体溶液中的平衡浓度，$\mathrm{mol/L}$）来求得；R 为气体常数，$\mathrm{J/(mol \cdot K)}$；T 为热力学温度，K。

如果溶液中含离子型表面活性剂，则应对上式进行如下修改：

$$\Gamma = -\frac{1}{nRT}\frac{\mathrm{d}\sigma}{\mathrm{d}\ln c}$$

式中，n 为与离子型表面活性剂的类型有关的常数。例如，完全电离的电解质类型 $n=2$，在电解质类型中还添加过量无机盐时 $n=1$。

当溶液中表面活性剂的浓度达到临界胶束浓度（此值一般为 $0.001 \sim 0.02\mathrm{mol/L}$）后，溶液饱和，多余的表面活性剂分子开始在溶液内部形成胶束，故分离最好在低于临界胶束浓度下进行。对于非离子型表面活性剂，更接近 Langmuir 等温方程：

$$\Gamma = \frac{Kc}{1+K'c}$$

其中，K 和 K' 均为常数。在饱和时，$K'c \gg 1$，$\Gamma = K/K'$。所以在溶液中表面活性剂的量超过临界胶束浓度（CMC）后，表面过剩值 Γ 恒定不变，许多表面活性剂的 Γ 值在 $3 \times 10^{-10}\mathrm{mol/cm^2}$ 左右。

15.1.2.3　泡沫的形成与性质

泡沫是由不溶性或微溶性的气体分散于液体中所形成的一种特殊的胶体分散体系。泡沫的形成和稳定与否直接影响着物质的纯化效率。

（1）泡沫的形成

气体在含表面活性剂的水溶液中发泡时，气体首先在液体内部形成被包裹的气泡。在此瞬时，溶液中表面活性剂分子立即在气泡表面排成亲油基团指向气泡内部，亲水基团指向溶液呈单分子膜，该气泡会借浮力上升冲击溶液表面的单分子膜。在某种情况下，气泡也可从表面跳出。此时，在该气泡表面的水膜外层上，形成与上述单分子膜的分子排列完全相反的单分子膜。从而构成了较为稳定的双分子层气泡体，在气相空间形成接近于球体的单个气泡。许多气泡聚集成大小不同的球状气泡集合体，更多的集合体集聚在一起形成泡沫。

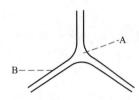

图 15-3　Plateau 边界示意

通常情况下，各个被液膜包围的气泡为保持压力的平衡而变形成为多面体，它们由单个的球体泡沫充分排液后形成。多面体泡沫为保持力学上的稳定，总是按照一定的方式相交，例如三个气泡相交时互成 120°，最为稳定，其交界处如图 15-3 中 A 处所示，称为 Plateau 边界。该处压力小于液膜（平膜）B 处，造成液膜中液体向 A 处流动，结果液膜逐渐变薄，泡沫排液。液膜变薄至一定程度，则导致膜的破裂、泡沫破坏。能形成稳定的泡沫的液体至少必须有两个以上组分，纯液体不能形成稳定的泡沫。表面活性剂水溶液是典型的易产生泡沫的体系，蛋白质以及其他一些水溶性高分子液也容易产生稳定持久的泡沫。

（2）泡沫的不稳定性

原因主要是液膜的排液、膜的破裂及气体的扩散。由于气体的密度比液体的小得多，最初向溶液中吹气得到的泡沫总是浮在溶液之上，刚形成的泡沫带有较厚的液膜，但在重力作用下厚膜很快变薄。同时，因 Plateau 边界处曲率较大，液膜在该处的压力小于它周围平膜处的压力。因此液体将自平膜处流向 Plateau 边界，这种毛细抽吸作用也促使液膜变薄。如果膜的楔压不足以对抗膜的变薄，则膜厚度降低到一临界值时就会破裂。

泡沫的薄液膜表面的能量很高，因而泡沫是热力学不稳定的体系，它有自发破裂降低体系能量的趋势。在液膜不破裂的情况下，泡沫还会因气体的扩散而破坏。由于曲面内、外的压差与气泡半径的倒数成正比，因此小气泡内的压力大于大气泡内的。这种压差的存在，会使气体自动由小气泡渗透过液膜进入大气泡。在泡沫静置的过程中常常会发现小气泡越变越小，最后消失，而留下的皆是较大的气泡，这种现象就是气体扩散的结果。

（3）泡沫的稳定性

泡沫虽是不稳定的体系，但有合适的稳定剂，并在不受外界干扰的情况下，有的泡沫也能存在数天、数月。

15.1.3　泡沫分离技术的影响参数

15.1.3.1　操作参数的影响

（1）气流速度

增加气流速度可以缩短分离时间，降低残留液相浓度，增加表面活性物质的回收率，但同时也会夹带更多的液体，降低富集比。

（2）泡沫层高度

随泡沫层高度的增加，泡沫停留时间延长，增加了泡沫破碎排水，这样收集到的泡沫数量减少，泡沫含水量降低，泡沫干燥，因此富集比增大，但表面活性物质的回收率降低。

（3）液相高度

理论上讲，液相高度增加，泡沫在液池中停留的时间延长，有利于表面活性物质在气-液薄层达到吸附平衡。但实验发现，液相高度对一些表面活性剂没有明显影响，如十二烷基硫酸钠（SDS）、双烷基二苯醚二磺酸盐（DADS）。

（4）温度

温度首先应达到表面活性剂的起泡温度，保持泡沫的稳定性，其次根据吸附平衡的类型来选择温度的高低。

15.1.3.2　料液体系性质的影响

（1）进料浓度

增大进料浓度，富集比下降，而回收率相应增大。其原因可能是浓度影响了泡沫的大小，小泡沫也可以形成稳定结构从溶液中漂浮上来，另一个可能是高浓度使泡沫排水困难，因此增加了泡沫的含水量，使富集比下降，但随着浓度的增大，产生泡沫的量也增加，回收率也相应增大。

（2）溶液 pH

对于天然表面活性物质，如泡沫分离蛋白质时，在等电点时效率最高，因为这时表面张力-浓度曲线的斜率最大；对于金属离子等非表面活性物质，应控制在某 pH 下使表面过剩和溶液浓度的比值 Γ/c 最大，这样可从离子混合物中分离出个别离子。

（3）溶液离子强度

增大离子强度，可以改善蛋白质在气-液界面处的吸附，提高泡沫排液，增加泡沫的稳定性，加大泡沫产量。同时，增大离子浓度，会增加泡沫含水量，降低富集比，并且相同电荷离子的竞争吸附可能导致分离效率很快下降。

15.1.3.3　分离设备的影响

气体分布器上的气孔孔径越小，产生的泡沫也就越小，泡沫含水量增加，降低了富集比，但产生的泡沫总体积增大，扩大了表面活性剂的接触面积，提高了回收率，因此气体分布器的孔径越小，回收率越高。

其他如分离柱内径、柱高、构造等参数也具有影响作用，通过对分离设备的改进，可提高分离效率。

15.1.4　泡沫分离技术的应用

泡沫浮选分离技术在工业领域中应用广泛，环保工业上可用于废水处理，降低化学品消耗量、回收有机化合物等，也可以富集各种金属离子；医药和生物工程上可用于蛋白质、酶的分离纯化，生物活体中金属含量的检验以及病毒的浓缩分离等。

（1）分离全细胞

泡沫分离法可以从待分离基质中分离出全细胞。用月桂酸、硬脂酰胺或辛胺作为表面活性剂，对初始细胞浓度为 $7.2\times10^8\,\mathrm{cfu/cm^3}$ 的大肠杆菌进行细胞分离，结果 1min 内能除去 90% 的细胞，10min 能去除 99% 的细胞。此外，泡沫分离还可用于酵母细胞、小球藻、衣藻等的分离。

（2）分离富集蛋白质体系

蛋白质和糖类表面活性具有较大差异，可以利用泡沫分离技术来实现蛋白质和糖的初级分离，因而从植物和微生物中提取糖时，采用泡沫分离技术可以满足初步去除蛋白质的需要，大大降低后续纯化工作的负荷。利用环流泡沫分离技术对牛血清白蛋白、葡萄糖、蔗糖和葡聚糖的混合体系进行分离时，在接近牛血清白蛋白等电点处（pH＝4.0）。蛋白质与糖特别是与多糖混合体系的泡沫分离效果很好，可实现 92% 的蛋白回收率。

（3）分离皂苷类有效成分

中药皂苷类成分具有亲水性的糖体和疏水性的皂苷元，是一种优良的天然非离子型表面活性成分，并且具有良好的起泡性，在搅拌时能产生稳定的泡沫，因此可用泡沫分离技术从中药中提取皂苷。

【例 15-1】 泡沫分离法分离桔梗皂苷

中药桔梗中含有皂苷、多糖、黄酮、氨基酸、酚类、不饱和脂肪酸等多种活性化学成分，其中桔梗皂苷具有抗炎止痛、保肝、镇咳祛痰、降血糖、抗癌、扩张血管及增强人体免疫力等药理作用。采用间歇式泡沫分离法对桔梗提取液中的桔梗皂苷予以分离，工艺环保节能，设备简单，操作简便，优势显著。

① 原料液的制备　将桔梗干燥至恒重，粉碎，过 20 目筛，称取 100g 桔梗粉末，加 10 倍量水微沸提取 3 次，每次 2h，过滤，合并滤液，即得原料液。

② 泡沫分离的流程　泡沫分离装置由泡沫分离柱、控温装置、供气系统、进料系统、泡沫收集系统组成。将原料液通过进料口注入塔内，改变水浴锅内水温以控制气体分布器内溶液的温度，利用真空泵向泡沫分离塔内鼓气，通过调节流量控制阀控制空气流量的大小。随着气泡的上升，在泡沫分离柱内形成连续的泡沫层，泡沫通过与泡沫出口连接的泡沫导出管，在管口处通过消泡装置进行消泡处理，收集泡沫液。测量泡沫液的体积，取样，于紫外分光光度计上测定其吸光度，计算浓度。

③ 工艺条件优化　以富集比、回收率以及带液率为指标衡量分离效果，在单因素实验的基础上，通过正交实验法，获得桔梗皂苷的最佳分离条件：进料浓度 0.014mg/mL，气体流速 700mL/min，温度 30℃，表面活性剂用量（0.505mg/mL）30mL。回收率为 77.58%，富集比为 2.50，带液率为 21.67%，因此泡沫分离桔梗皂苷是一种简单、有效、可行的分离方法。

15.2　分离耦合技术

在中药现代化的进程中，传统的分离方法面临着新的挑战和机遇。以中药药效物质精制为目标的分离体系，原料液浓度低，组分复杂，回收率要求较高，而现有的化工分离技术如蒸馏、萃取、结晶、吸附和离子交换等，是以浓度差为传质推动力实现待分离组分由高浓度向低浓度扩散的，往往难以满足上述分离体系的要求。从现代分离技术的研究发展趋势来看，针对上述问题，除了研究适用于中药药效物质分离的新技术外，利用已有的和新开发的分离技术进行有效组合，或者把两种以上的分离技术合成为一种更有效的分离技术，即多种技术的耦合，有可能达到提高产品选择性和收率、实现过程优化的目的，耦合技术因此成为中药制药工程中一个崭新的研究领域。

15.2.1　膜耦合技术

膜耦合技术就是将膜分离技术与其他分离方法或反应过程有机地结合在一起，以充分发挥各个操作单元的特点。具体来说，膜耦合技术可以分为两类：一类是膜分离与反应的耦合，其目的是部分或全部地移出反应产物，提高反应选择性和平衡转化率，或移去对反应有毒性作用的组分，保持较高的反应速度；另一类是膜分离过程与其他分离方法的耦合，可提高目的产物的分离选择性系数并简化工艺流程。

膜分离与反应的耦合又可以分为两种情况：一是膜只具有分离功能，包括分离膜反应器和膜作为独立的分离单元与反应耦联两种形式；二是膜作为反应器壁同时具有催化与分离的功能，称为催化膜反应器。

膜分离与反应的耦合中，反应产物不断在线移出，消除平衡对转化率的限制，从而最大限度地提高反应转化率；提高反应选择性，可省去全部或部分产物分离和未反应物的循环过程，从而简化工艺流程。近年来，膜分离与其他分离方法的耦合如膜萃取技术、膜蒸馏技术、亲和膜技术等的研究也取得了积极的进展。

（1）膜萃取技术

膜萃取是膜过程与液液萃取相结合形成的一种新型传质分离技术，自 K. K. Sirkar 提出膜萃取的概念后，其独特的优势已显示出了巨大的应用潜力。

膜萃取具体过程为：原料液相和萃取相溶液分别在膜两侧流动，其中一相会润湿膜并渗透进入膜孔，在膜表面上与另一相形成固定界面层。由于在两相中存在溶解度差异，溶质会从一相中扩散到两相界面，先进入膜中的萃取相，再通过膜孔扩散进入萃取相主体。其传质过程是在分隔料原液相和萃取相的膜微孔表面进行的，不存在通常萃取过程中液滴的分散和聚合现象。当使用疏水性膜时，有机相将优先浸润膜并进入膜孔，当水相的压力等于或大于有机相的压力时，在膜孔的水相侧形成有机相与水相的固定界面，溶质通过固定相界面从一相传递到另一相，扩散进入接受相主体，完成膜萃取过程；当采用亲水性微孔膜时，水相将优先浸润膜并进入膜孔；若采用一侧亲水，另一侧疏水的复合膜，则亲水-疏水复合膜的界面处就是水和有机相的界面。

在膜萃取分离过程中，萃取相和被萃取的物料液相分别处在分离膜的两侧，其传质过程是在分隔物料液相和萃取相的膜表面进行的，这样避免了物料液相与萃取相的直接接触。与传统液液接触萃取过程相比，膜萃取过程具有如下优点。①由于无两相间的分散和聚结过程，减少了萃取剂的夹带损失；并放宽了对萃取剂密度、黏度、界面张力等物性要求，扩大了萃取剂应用范围。②料液相和萃取相各自在膜两侧流动，流体流速独立控制，可避免"返混"的影响，突破"液泛"条件的限制。③不仅可节省庞大的澄清设备，简化操作流程，还能实现传统液液萃取无法轻易实现的同级萃取-反萃过程，提高过程的传质效率。

与传统的萃取过程相比，膜萃取虽然存在膜阻，使总传质系数减小，但由于中空纤维等膜器具有很大的传质表面积，可使总体积传质系数呈数量级增大，所以从理论上讲，几乎所有采用传统萃取的分散相体系都可用膜萃取取代。

（2）膜蒸馏技术

膜蒸馏技术是膜技术与蒸馏过程相结合的膜分离过程，它以疏水微孔膜为介质，在膜两侧蒸气压差的作用下，料液中挥发性组分以蒸气形式透过膜孔，从而实现分离的目的。作为一种新型的高效分离技术，与传统的蒸馏以及反渗透过程相比，膜蒸馏技术具有许多优点，因此，自 1963 年被首次提出以来，一直受到许多学者的关注。近几十年，膜蒸馏技术的研究取得了巨大的进展，相关的理论和应用研究也较为深入。

膜蒸馏技术是一种非等温的物理分离技术，以疏水性多孔膜两侧的蒸气压差为推动力，使热侧蒸气分子穿过膜孔后在冷侧冷凝富集，可看作是膜过程与蒸馏过程的结合。膜蒸馏分离的传质过程主要由三个阶段组成：①水分在膜的热料液侧蒸发；②水蒸气穿过膜孔的迁移过程；③水蒸气在膜的另一侧冷凝。与之相关的传热过程则主要包括四个方面：①热量由料液主体通过边界层转移至膜表面；②蒸发形式的潜热传递；③热量由热侧膜表面通过膜主体和膜孔传递到透过侧膜表面；④由透过侧膜表面穿过边界层转移到气相主体。

膜蒸馏技术有很多优点：①膜蒸馏过程几乎是在常压下进行的，设备简单、操作方便，在技术力量较薄弱的地区也有实现的可能性；②在非挥发性溶质水溶液的膜蒸馏过程中，因为只有水蒸气能透过膜孔，所以对不挥发性组分有 100% 的理论截留率，蒸馏液十分纯净，可望成为大规模、低成本制备超纯水的有效手段；③该过程可以处理极高浓度的水溶液，如果溶质是容易结晶的物质，可以把溶液浓缩到过饱和状态而出现膜蒸馏结晶现象，是目前唯一能从溶液中直接分离出结晶产物的膜过程；④膜蒸馏组件很容易设计成潜热回收形式，并具有以高效的小型膜组件构成大规模生产体系的灵活性；⑤在该过程中无须把溶液加热到沸点，只要膜两侧维持适当的温差，该过程就可以进行，有可能利用太阳能、地热、温泉、工厂的余热和温热的工业废水等廉价能源。

不同膜蒸馏技术装置的区别主要在于蒸汽穿过疏水膜后冷凝回收方式的不同，又分为直接接触式膜蒸馏（DCMD）、气隙式膜蒸馏（AGMD）、气扫式膜蒸馏（SGMD）、真空膜蒸馏（VMD）。

膜蒸馏过程是传质与传热同时进行的过程，衡量这两种过程效果的相应参数分别是膜通量与热效率。而对二者影响较大的主要是过程的操作参数以及膜的特性参数，前者主要有进料温度、浓度、进料流量、真空度、气体流速等影响参数，后者主要包括膜的孔隙率、孔径大小及分布、曲折因子以及膜厚度等，这些也是膜蒸馏过程机理研究时重点考察的部分。

膜蒸馏技术常应用于食品工业、海水淡化与纯水制备以及废水处理等方面，在中药行业，与传统中药浓缩方法相比，膜蒸馏技术特别是真空膜蒸馏具有操作条件温和、成分损失低、设备简单等优势，而且由于 VMD 较其他膜蒸馏形式具有更大的膜通量，故而在中药水提液的分离纯化上有较好的优势。

【例 15-2】 黄芪多糖的真空膜蒸馏浓缩

以聚丙烯疏水微孔膜作为膜材料，对黄芪水提液进行真空膜蒸馏浓缩，运行工艺流程见图 15-4。在正常工作状态下，关闭阀门 3、4，原料液从阀门 1 进入膜组件内，透过膜而被浓缩，剩余的料液由阀门 2 流回料液槽，完成膜蒸馏过程。在清洗时，关闭阀门 1、2，打开阀门 3、4，进行反向清洗。实验结果证实：经过离心处理后，黄芪提取液与未经处理的原料液对膜的污染程度减弱；此外，提高膜蒸馏过程的进料流量可以减轻膜污染程度。

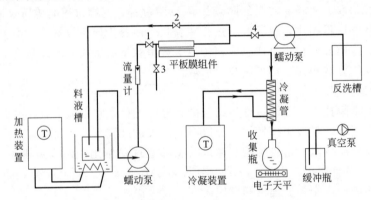

图 15-4　真空膜蒸馏浓缩黄芪多糖实验装置
1～4—阀门

（3）亲和膜技术

亲和膜分离技术是膜分离技术和亲和色谱技术的有机结合，兼有两者的优势。亲和膜技术是载体分子经活化加上亲和配基之后形成的具有特异亲和性的分离介质与需要滞留的具有亲和性的物质分子（亲和体）发生特异性亲和作用，形成大分子复合物超过了膜孔径从而被截留下来，不具有亲和性的其他物质分子则通过膜孔径而被滤掉。之后再使用适当的洗脱液对结合形成的大分子复合物进行洗脱，使目标分子与亲和介质分离，透过滤膜，从而达到分离的目的。

亲和膜过滤技术克服了亲和色谱的某些固有限制，具有传质阻力小、达到吸附平衡的时间短、配基利用率高、设备体积小等优点，已用于单抗、多抗、胰蛋白酶抑制剂的分离以及抗原、抗体、重组蛋白、胰蛋白酶、胰凝乳蛋白酶、干扰素等的纯化，但膜污染等导致吸附效率低、膜寿命下降是其主要问题。

亲和膜技术的分离过程包括亲和吸附、洗脱、亲和膜再生等步骤。多采用错流方式，达到分离与浓缩的双重目的。该技术的关键是制备适宜的亲和膜。亲和膜与生物分子的作用是基于固定在膜上的配基与生物分子之间的特异性作用力。亲和膜的制备主要包括两步。①活化载体，即通过适当的化学反应，在膜表面接上可反应的官能团或者是一定长度的间隔臂。常用的亲和膜载体材料有：脂族烃类（聚乙烯、聚丙烯）、芳香族共聚物（聚碳酸酯、聚砜、聚醚砜）、脂族聚酰胺（尼龙 6、尼龙 66），以及一些特殊的聚合物，如聚乙烯醇、纤维素。②偶联配基，常用的配基可以分为特异性配基（如抗原-抗体、酶和底物等）和非特异性配基（活性染粒、氨基酸、金属离子）。配基与底物常用的结合方法有：溴化氢法、环氧法、羰基二咪唑法、高碘酸盐法、碳二亚胺法、金属螯合法等。连接上的配基用于亲和膜分离时，主要的操作方式有亲和微滤和亲和超滤，这种方式既具有分离目标生物分子的作用，又可以去除部分溶剂，达到浓缩的目的。

此外，基于上述亲和膜技术原理，近年来提出了一种新的生物亲和色谱法——细胞膜色谱法（cell membrane chromatography，CMC）。在这种能模仿药物与靶体相互作用的色谱系统中，药物与细胞膜的作用及膜受体间疏水性、电荷、氢键等，可以用色谱的各种表征参数定量表征。被分离成分如果与特定的细胞膜受体有特异性结合，则可在 CMC 模型中反映出来，从而直接在该模型上完成筛选过程。目前该方法已用于淫羊藿、当归、川芎等中药中活性成分的筛选。

15.2.2　超临界流体耦合技术

超临界流体萃取技术（SFE）在中药有效成分提取与分离等众多领域得到了广泛的应用，它以超临界流体作为萃取剂从溶液中提取被溶解的物质，具有萃取操作温度低、能力强、效率高、无污染的优势。但 SFE 自身也存在不足，如目前最常用的超临界流体 CO_2，在萃取方面存在着压力高、时间长、传质效率低和萃取产率低等缺点，同时因超临界流体 CO_2 非极性和低分子量的特点，在目前的技术水平下只适合于替代传统有机溶剂的提取和水蒸气蒸馏法，来萃取原料中的脂溶性成分（如油脂类、挥发油），而对原来采用浓醇提取的生物碱、内酯、黄酮等物质，需加入一定比例的夹带剂或在很高的压力下进行萃取，这给其工业化带来了一定难度。对于许多强极性和高分子量的物质（如多糖类、皂苷类、蛋白质），则更难进行有效提取，必须与其他方法结合使用。

耦合技术运用于超临界流体，可很好地解决单纯用超临界流体萃取技术存在的问题。目前主要有超临界流体色谱技术、超临界流体结晶技术、超临界流体膜分离技术、超临界 CO_2 分子蒸馏耦合技术、超临界流体蒸馏技术、超临界流体络合萃取技术等。

（1）超临界流体色谱技术（SFC）

以超（亚）临界流体为流动相，分配系数小的物质首先离开色谱柱，分配系数大的物质较晚离开色谱柱。它兼容了气相色谱（GC）的高速，高效液相色谱（HPLC）的选择性强、分离效果好等特点。目前在 GC 和 HPLC 中广泛使用的手性选择剂也可用于 SFC，而 SFC 的高传质速率和低毒使它比 GC、HPLC 更有应用潜力。SFC 具备了效率高、成本低的优点，在科研和实际生产中得到广泛应用，已经涉及精细化工、石油化工、制药、环境保护、天然产物合成与分离、各种检测等许多领域，如运用超临界流体色谱技术成功分离了夏天无中的原阿片碱和延胡索乙素。

（2）超临界流体结晶技术

可用于超细颗粒材料制备，其最大的优点是产品纯度高、形状规则、光泽度好、制造工艺简单、操作温度比较低、适用材料范围广。利用超临界流体制备细粉的具体方法主要有 3 种。

①　快速膨胀法（RESS）　　RESS 过程系首先将目的物溶解在超临界流体中，然后快速

降压，使目的物快速成核，从而得到高度分散的材料，目前主要应用于难以粉碎的无机物、陶瓷材料和难以研磨的高分子材料。在中药材方面，应用该方法可制成石菖蒲的有效药理成分 6C-细辛醚的微细颗粒。

RESS 结晶技术研究已涉及聚合物、无机材料、生物物质、药物、染料中间体、催化剂等领域。以超临界水、氨、戊烷及异丙烷作溶剂，可成功地对聚苯乙烯、聚丙烯、氧化硅及氧化锗进行结晶，可获得均匀的有机-无机物混合颗粒、纤维和薄膜。

② 抗溶剂法（SAS）　　SAS 又称气体抗溶剂结晶法（GAS），是指以 SCF 为抗溶剂与溶液相混合，使溶液膨胀形成微滴，在较短的时间内形成较高的过饱和度，溶质结晶析出，得到粒度分布均匀的晶体颗粒。

SAS 过程是利用超临界流体对极性液体溶剂的溶胀作用，使体积快速膨胀，降低溶解能力，从而形成沉淀或结晶。SAS 主要应用于制备爆炸性物质、不能溶解于单一超临界流体的有机物（如高分子和有机染料）。现在国内外已由此方法制备出炸药、有机物、聚合物、生化药物、发酵液、酶和天然产物等的微细颗粒。如利用二氧化碳压力对柠檬酸丙酮溶液的溶解度的影响，用 SAS 制备柠檬酸微细颗粒。

③ 压缩抗溶剂法（PCA）　　PCA 与 SAS 类似，是将含有某种溶质的溶液喷入超临界流体中，溶剂与超临界流体互溶后，其溶解溶质的能力降低，则喷射后会产生多孔性颗粒。此技术已成功地应用于微球制备及多微孔纤维和空心纤维的制备，以及药物分子与聚合物共沉淀等方面，取得了良好的效果。

（3）超临界流体膜分离技术

超临界流体萃取技术与膜分离技术的耦合。例如，将超临界 CO_2 萃取装置与平板超滤器联合处理质量分数为 10%～14% 的银杏黄酮粗品，结果得到黄酮质量分数大于 30%、内酯为 6%～8% 的产品，经高效液相色谱仪、原子吸收仪及微生物检验等测试，产品中的烷基酚、重金属、农药残留、细菌等指标均能达到国际质量标准。

（4）超临界 CO_2 分子蒸馏耦合技术

超临界 CO_2 萃取技术和分子蒸馏技术具有许多相同的优点：低温下操作、无有机溶剂残留、提取分离效率高等。超临界 CO_2 萃取物在分子蒸馏前、后的成分大部分相同，但相对含量却有较大的改变，分子蒸馏可使超临界 CO_2 萃取后的挥发油中的分子量较小的成分相对含量大大提高，通过优化蒸馏条件，可将分子蒸馏用于分子量较小的成分的提纯分离。所以将超临界 CO_2 萃取和分子蒸馏联合应用能取长补短，特别适合对中药中所含热敏性化学成分的提取、分离和纯化。如超临界 CO_2 萃取技术从香附药材中提取有效成分，再用分子蒸馏技术对香附超临界提取物进行纯化，能保留挥发油和香附酮等有效成分，去除脂肪酸类等无效成分。

15.2.3　结晶耦合技术

（1）减压精馏-熔融结晶耦合技术

精馏是分离有机混合物最常用的方法之一，但当需分离的有机混合物为热敏性物质或为沸点接近的物质（或共沸物）时，采用精馏的方法来分离常常不能达到预期的效果。而熔融结晶技术作为一种高效低能耗、低污染的分离技术，近年来受到国际工业界与科学界广泛的关注。减压精馏与熔融结晶两种方法有机地结合在一起，取长补短，可用来分离易结晶、熔点差大、沸点接近的物质。人造麝香 DDHI（1,1-二甲基-5,7-二异丙基羟基茚满）是一种高熔点、高沸点且易氧化的有机物，提纯此类物质时，一般经过减压精馏及重结晶两道工序。

首先，在减压精馏提纯时，产品因容易结晶而造成管路堵塞；其次，还需溶剂回收装置，存在重结晶效率低、溶剂消耗大、成本高、易氧化等问题。通过采用一体化结构的减压精馏-熔融结晶耦合装置，总收率可达 60% 以上，比原工艺提高 13%，且可防止产品氧化，节省大量能源，由于不需要溶剂，还减少了对环境的污染。

（2）螯形包结-结晶耦合技术

是建立在一种被称为螯形主体分子的物质具有良好的包结性能，并可对某类成分（客体）进行选择性识别的原理基础上的。如 1,1,6,6-四苯基-2,4-己二炔-1,6-二醇（diyne-diol，DD）的主体分子，可与许多有机小分子如醇、醚、环氧化合物、醛、酮、酯、内酯等形成包结物晶体。采用此项技术还以反式-1,2-二苯基-1,2-苊二醇为螯形主体分子，选择性地识别藁本挥发油中的肉豆蔻醚，并以包结物晶体形式析出，其化学纯度接近 100%，产率为 4.5%。表明此法分离挥发油化学组分具有选择性高、速度快、方法简便等优点。

15.2.4　耦合技术的研究前景

中药多元化的药效物质基础以及多靶点的作用机制，使其成为一个具有大量的非线性、多变量、变量相关等数据特征的复杂体系。在中药制药研究领域引进既可体现分离产物的多元性，又便于产业化操作的现代分离技术，并构筑多种高新分离技术的集成与耦合，是"中药药效物质分离系统工程"面临的三大问题之一。耦合技术作为中药制药工程中一个崭新的研究领域日益受到人们的关注，在工业生产中，将各种分离纯化技术进行在线或不在线的耦合联用，可大大提高分离纯化的高效性和实用性，是一项非常有前途的新技术。但目前大多数关于耦合技术的研究只停留在实验室阶段，还未能实现大规模工业化生产。将开发中遇到的共性问题综合、归纳，采用复杂过程的分解实验和数学模拟结合的研究方法，从流体力学、传递学、反应动力学、反应热力学及化学计量学等学科结合的角度，对耦合技术开展系统的基础研究，不断完善工艺设备，解决相应的工程问题，可以形成一个新的研究领域。相信随着科学技术的发展，耦合技术必将在中药及其他生物制药工业中发挥重大作用。

思考题

1.何谓泡沫分离技术？其分离的原理和特点是什么？该技术目前主要用于中药中哪类成分的富集分离？影响泡沫分离技术的参数有哪些？

2.膜耦合技术具体可以与其他哪些分离方法耦合？

3.膜萃取技术和膜蒸馏技术各有何优点？

4.超临界流体耦合技术目前包括哪些类型？

参考文献

[1]　赵悦，史攀恒，杨飞.泡沫分离法分离桔梗皂苷的工艺研究 [J].广东化工，2016，43（15）：51-53，59.

[2]　柳扬，郭立玮.耦合技术及其在中药精制分离领域的应用 [J].中草药，2006，37（9）：1289-1292.

[3]　袁丽娜，张蕾，韩怀远，等.黄芪多糖提取工艺及真空膜蒸馏浓缩提取液的研究 [J].天津科技大学学报，2014，29（3）：53-57.

[4]　刘伟，高书宝，吴丹.膜萃取分离技术及应用进展 [J].盐业与化工，2013，42（11）：26-31.

[5]　申龙，高瑞昶.膜蒸馏技术最新研究应用进展 [J].化工进展，2013，33（2）：289-297.

[6]　吴伯刚.膜亲和过滤技术研究进展 [J].价值工程，2012，31（10）：301.

[7]　郭清泉，吴宏川，谢文娇.超临界流体耦合技术的现状及发展 [J].现代化工，2008，28（10）：87-89.

第 16 章　干燥技术

16.1　概述

干燥是中药生产中的重要环节之一，它直接影响到产品的性能、形态、质量以及过程的能耗。干燥是一种高能耗的操作，在各种工业部门总能耗中，干燥能耗从 4％（化学工业）到 35％（造纸工业）。我国的干燥技术，可以远溯到 6000 年前原始陶器制造及沿海晒盐等的干燥过程中。自 20 世纪 70 年代以来，国内干燥技术的研究开发、设备制造及生产应用有了很大进展。随着中药现代化的进展，干燥技术在中药制药领域的应用也越来越广泛。

干燥是指利用固体物料中的湿分在加热或者降温过程中产生相变的物理原理将其除去的单元操作，是一种常用的去除湿分（水或有机溶剂）的方法。湿分以松散的化学结合形式或以液态溶液存在于固体中，或积聚在固体的毛细微结构中。根据除去的难易程度，物料中的水分划分为非结合水和结合水。非结合水包括存在于物料表面的吸附水分和空隙水分。这种水分与物料纯属机械结合，附着于固体表面或颗粒堆积层中，与物料的结合强度极小，因此干燥过程除去的水分主要为非结合水。结合水包括物料细胞或者纤维管壁内的水分、物料内可溶性固体物溶液的水分以及物料毛细管中的水分等。根据水分与物料结合的强弱，结合水可分为几种形式，当固体表面具有吸附性时，其所含的水分是因吸附作用而结合在固体中；当固体物料为多孔性或为粉状、颗粒状时，其水分因受毛细管力的作用存在于细孔中；当固体物料为晶体结构时，其中含有一定量的结晶水分。结合水分主要是属于物理化学结合方式，结合力强，用干燥方法除去比较困难。物料中的水分，根据物料在一定干燥条件下能否用干燥的方法除去又划分为平衡水分和自由水分，后者是指物料中所含的大于平衡水分的那一部分水分，即在该空气状态下能用干燥的方法除去的水分，包括全部非结合水和部分结合水。

脱除物料中的水分可以用机械脱水（如过滤、离心甩干等）、吸湿剂除水（如用生石灰、硅胶等）、热能干燥等方法。机械脱水只能将水分的大部分从物料中除去，在工业生产上往往作为热能干燥的辅助手段。吸湿剂除水要消耗大量的吸湿剂，成本较高，在产量小、含水量少的特殊场合下有所应用。加热使水分汽化在工业上应用最广，通常工业上采用先机械脱水后热能干燥的方法。

16.2　干燥技术操作

针对不同的物料和要求，需要选择不同的干燥器。

16.2.1　干燥器的分类和选择

可根据不同准则对干燥器进行分类。第一种分类是以传热方法为基础的，分为四类：①传导加热；②对流加热；③辐射加热；④微波和介电加热。冷冻干燥可认为是传导加热的一种特殊情况。第二种分类的依据是干燥容器的类型，如托盘、转鼓、流化床、气流或喷雾。也可按原料的物理形状来分类。

用于连续操作的干燥器主要是：喷雾、流化床、连续带式循环、气流、连续回转圆筒干燥器等。

如果原料中含有细颗粒，间接传热方式通常更好。颗粒尺寸$<300\mu m$的湿粉、膏状物可采用带垂直回转架的干燥器；颗粒尺寸$>300\mu m$的结晶物料，通常采用直接加热回转干燥器，用这种形式的干燥器时结晶的破碎是一个问题，但这可由适宜的翻动结构予以克服。对于大于25目的颗粒，可采用带移动皮带或振动多孔板的穿透循环干燥器。

16.2.2 常用干燥技术及设备

中药材及饮片常用干燥方法有阴干、晒干、热风干燥机烘干等传统方法和远红外加热、微波干燥、微波真空干燥、真空冷冻干燥、高压电场干燥、太阳能干燥等新型干燥技术。中药浸膏干燥常用技术有厢式干燥、冷冻干燥、喷雾干燥、真空带式干燥及组合干燥等，用于中药制剂的干燥方法较多，有烘干法、微波干燥法、带式干燥法、红外干燥法、沸腾干燥法、喷雾干燥法、冷冻干燥法、真空减压干燥法等。在中药生产中使用频率较高的是真空干燥、气流干燥、喷雾干燥、流化干燥、冷冻干燥、微波干燥和红外干燥，其中微波干燥和红外干燥参见第5章内容。

16.2.2.1 真空干燥

真空干燥是一种将物料置于负压条件下，并适当通过加热达到负压状态下的沸点或者通过降温使得物料凝固后通过熔点来干燥物料的干燥方式。真空干燥由于处于负压状态下隔绝空气使得部分在干燥过程中容易发生氧化等化学变化的物料更好地保持原有的特性，也可以通过注入惰性气体后抽真空的方式更好地保护物料。

真空干燥设备的种类很多，大多数能够在常压下进行密闭干燥的干燥室都能实现真空干燥工艺。按照操作方式，真空干燥设备分为间歇式和连续式。间歇式包括箱式干燥设备和旋转型真空干燥设备。连续式包括连续带式干燥和真空振动干燥设备。中药生产常用真空干燥设备主要有双锥回转真空干燥机、真空中药浸膏干燥机、圆筒真空干燥机、真空耙式干燥器和真空箱式干燥器等。

以双锥回转型真空干燥设备为例说明真空干燥设备的基本结构，如图16-1所示。双锥回转型真空干燥设备，主要由双锥回转型真空干燥机、冷凝器、除尘器、真空抽气系统、加热系统、冷却系统、净化系统、电控系统等组成。以主机而言，由回转筒体、真空抽气管路、左右回转轴、传动装置与机架等组成。双锥回转型真空干燥机为双锥形的回转罐体，属动态干燥机。干燥器中间为圆筒形，两端为圆锥形，外有加热夹套。整个容器是密闭的，被干燥的物料置于容器内，夹套内通入加热蒸汽（或热水）。干燥器两侧分别连接空心转轴，一侧的空心轴内通入蒸汽并排出冷凝水，另一侧的空心轴连接真空系统。抽真空管直插入容器内，使容器内保持设定的真空度。同时，在动力驱动下，回转筒体作缓慢旋转，筒体内物料不断混合，从而达到强化干燥的目的。在筒体回转过程中，物料随筒体上升到某一高度后沿着筒壁下滑，物料在下滑过程中得到充分混合，从而提高了物料的均匀性和传热速度。物料的充填率以干燥容器全容积的$30\%\sim50\%$为宜。

16.2.2.2 气流干燥

气流干燥是对流传热干燥的一种，也称"瞬间干燥"，是利用高速热气流将物料在流态

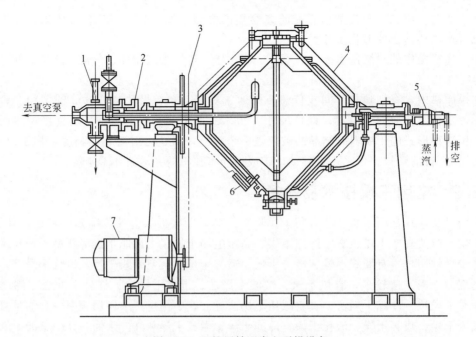

图 16-1　双锥回转型真空干燥设备
1,6—温度计；2—密封装置；3—安全罩；4—保温层；5—旋转接头；7—电机减速机

化输送过程进行干燥的操作。在气流干燥过程中，物料在加热气体中分散，同时完成输送和干燥两种功能。由于干燥物料均匀悬浮于流体中，因而两相接触面积大，强化了传热与传质过程。

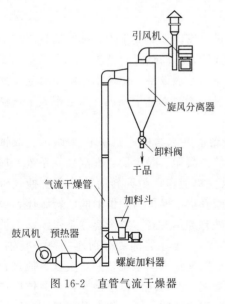

图 16-2　直管气流干燥器

现有的干燥设备中，最多的是气流传热干燥。气流干燥器是连续式常压干燥器的一种，主要有直管式、变径式、倒锥式、脉冲式、旋风式、套管式、喷动式、旋转闪蒸式、环形干燥式、文丘里管式、涡旋流式等。

气流干燥器一般由空气滤清器、热交换器、干燥管、加料管、旋风分离器、出料器及除尘器等组成。直管气流干燥器为最普遍的一种，见图 16-2。

它的工作原理是：物料通过给料器从干燥管的下端进入后，被下方送来的热空气向上吹起，热空气和物料在向上运动中进行充分接触并作剧烈的相对运动，进行传热和传质，从而达到干燥的目的。干燥后的产品从干燥管顶部送出，经旋风分离器回收夹带的粉末产品，而废气便经排气管排入大气中。为了使制品的含水量均匀以及供料连续均匀，在干燥管的出口处常装有测定温度的装置。

16.2.2.3　喷雾干燥

喷雾干燥是将原料通过液用雾化器分散成雾滴，并用热空气（或其他气体）与雾滴直接接触的方式而获得粉粒状产品的一种干燥过程。中药配方颗粒主要采用喷雾干燥技术将单味中药饮片水提液喷雾干燥成浸膏颗粒。中药制药企业如江苏天江药业、连云港康缘药业、扬子江药业、苏中药业等国内大型制药企业几乎都采用喷雾干燥技术制备中药固体粉末及相关剂型。

（1）喷雾干燥的基本流程

一般喷雾干燥包括四个阶段：料液雾化，用料浆泵将浆料送到塔顶，通过雾化器，喷成雾滴分散在热气流中，该过程是喷雾干燥技术的关键；物料与热干燥介质的接触混合，有并流、逆流及混合流方式，目前多采用并流方式；物料的干燥，分为等速阶段和减速阶段两个部分进行；干燥产品与干燥介质分离。

（2）喷雾干燥设备的基本结构

喷雾干燥装置如图 16-3 所示，主要包括空气加热系统、干燥系统（包括塔身和雾化器）干粉收集及气固分离系统。图 16-3 中，空气通过空气过滤器和加热装置后，以切线方向进入干燥室顶部的热风分配器，通过热风分配器的热空气均匀地、螺旋式地进入干燥室，同时将料液罐中的料液通过输出料泵送到干燥室顶部的离心喷雾头，料液被雾化成极小的雾状液滴，使料液和热空气接触的表面积大大增加，雾滴与热空气接触后迅速汽化，干燥为粉末或颗粒产品，干燥后的粉末或颗粒产品落到干燥室的锥体及四壁并滑行至锥底经负压抽吸进入积料筒，少量细粉随空气进入旋风分离器进行分离，最后废气进入湿式除尘器后排出。ZLPG 中药浸膏喷雾干燥机完全可以适应高含糖量特别是多糖、高蛋白的中药品种的生产，适应吸湿快、黏度高的中药品种的生产。

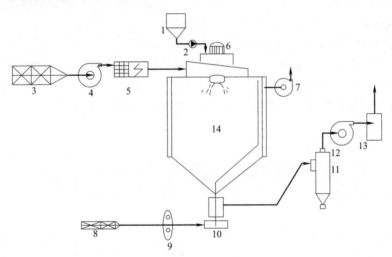

图 16-3　ZLPG 中药浸膏喷雾干燥机系统流程示意

1—料液罐；2—送料泵；3,8—初、中效空气过滤器；4—送风机；5—蒸汽加热；6—雾化器；7—冷风机；
9—风泵；10—气扫装置；11—旋风分离器；12—引风机；13—水沫除尘器；14—干燥塔

（引自：张素萍.中药制药生产技术［M］第 3 版.北京：化学工业出版社，2015.）

根据热空气与料液接触方式不同，喷雾干燥设备有并流型、逆流型和混流型三种。料液雾化器常用的有气流喷嘴式雾化、压力式喷嘴雾化、旋转式雾化三类，其中压力式使用较多。

（3）离心喷雾干燥机

在中药干燥工艺中用的最多的是离心喷雾干燥机。如图 16-4 所示，该流程由供料泵、雾化装置；送风机、加热装置；干燥室、热风分配装置；干燥室排风装置、旋风分离器、排风机等构成。再加上控制以上各种机器的仪表就组成了一般流程的离心喷雾干燥机。

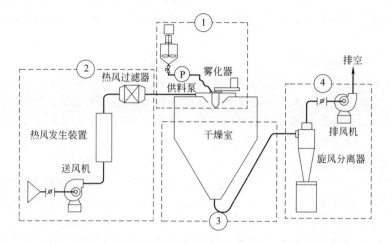

图 16-4　离心喷雾干燥机

1—供料泵、雾化装置；2—送风机、加热装置；3—干燥室、热风分配装置；

4—干燥室排风装置、旋风分离器、排风机

（引自：潘永康，王喜忠.现代干燥技术［M］.北京：化学工业出版，2007.）

以上流程只适合于干燥特性好的中药提取浓缩液的干燥，如黄柏浸膏、小柴胡汤、葛根汤等。对于喷雾干燥特性差、吸湿性强、含软化点低的多糖等中药提取浓缩液的干燥困难的问题，只有用在喷雾干燥前添加辅料的方法来解决。

（4）专用于中药提取浓缩液干燥的离心喷雾干燥机

中药材品种繁多，提取成分复杂，一般的喷雾干燥设备难以满足要求。为了使喷雾干燥设备更适合于中药提取浓缩液的喷雾干燥，减少辅料添加，一种针对中药提取浓缩液干燥的新的离心喷雾干燥机被设计出来，该离心喷雾干燥机的流程见图 16-5。

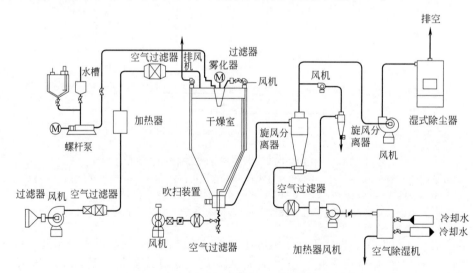

图 16-5　中药提取浓缩液干燥的离心喷雾干燥机

（引自：潘永康，王喜忠.现代干燥技术［M］.北京：化学工业出版，2007.）

该流程与一般流程的不同处在于：增加了干燥室壁空气吹扫装置；增加了干燥室壁夹套空气冷却装置；增加了主旋风分离器下粉料的除湿空气风送冷却装置；根据《药品生产质量管理规范》即 GMP 的要求，凡与物料接触的空气均设置了高效的空气过滤器，使空气的净化等级优于十万级；为达到环保排放要求，设置了湿式除尘装置。因中药提取物大部分均有吸湿性，袋式除尘器在中药提取浓缩液喷雾干燥机中不适用。

16.2.2.4　流化干燥

单程流化干燥流程如图 16-6 所示。散粒状湿物料加到料斗中，然后由加料器连续或间接地加入流化床干燥器内。空气经过空气滤器后由鼓风机吸入，通过加热器后自干燥器底部进入，向上穿过多孔板与床层内的湿颗粒物料接触，使物料扬起，其状态犹如液体沸腾一样，形成流态化，进行气、固相的传质和热量交换。物料干燥后由排料口卸出。尾气由流化床顶部排出，经旋风分离器回收细粉（细粉由灰斗经星形卸料器进入料斗），然后由引风机排入大气。

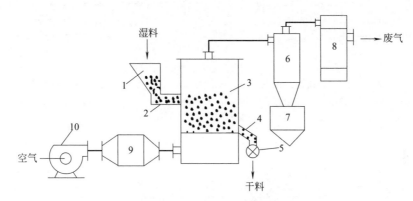

图 16-6　单程流化干燥流程
1,7—料斗；2—螺旋加料器；3—干燥室；4—卸料管；5—星形卸料器；
6—旋风分离器；8—袋滤器；9—加热器；10—风机

流化床干燥器的形式很多，根据通过干燥器的物流形式，有活塞流型（槽型）和完全混合型（筒型）。根据供热方式，可分为对流型、接触型远红外及介电等。

16.2.2.5　冷冻干燥

冷冻干燥（freeze-drying），简称冻干（FD），也称真空冷冻干燥（vacuum freeze-drying），它是将物料冻结到共熔点温度以下，使物料中的水分变成固态的冰，在真空环境下加热，使物料中的水分直接升华除去，从而使物料脱水获得冻干制品的技术。真空冷冻干燥技术是一门跨学科的综合技术，它的发展需要真空、制冷、加热、自动控制等技术的支持，它是交叉学科发展的产物，它的发展又推动着交叉学科的进步。

真空冷冻干燥设备简称冻干机，是一种充分利用新型箱体结构空间存放物料而进行干燥的综合系统，包括冻干箱、真空系统、制冷系统、加热系统、液压系统、控制系统、气动系统、清洗系统和消毒灭菌系统等，如图 16-7 所示。

干燥箱是冻干机的主要部分，需要冻干的产品放在箱内分层的金属板层上进行冷冻，并在真空下加温，使产品内的水分升华而干燥。冻干箱是一个能够制冷到 −55℃ 左右，又能够加热到 80℃ 左右的高低温箱。

冻干过程分为预冻、升华干燥（一级干燥）和解析干燥（二级干燥）三个阶段，低温下将药品溶液冻结，进而在真空条件下进行升华干燥，同时除去在这一环节中所产生的冰晶，再通过解析干燥除去药品中的部分结合水，最终得到干燥成品。冻干工艺流程阶段示意见图 16-8。

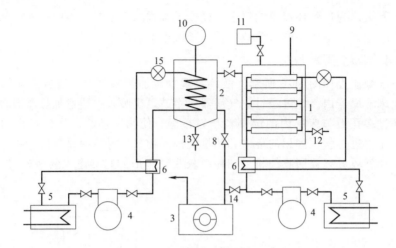

图 16-7　真空冷冻干燥设备示意

1—冻干箱；2—冷凝器；3—真空泵；4—制冷压缩机；5—水冷却器；6—热交换器；

7—冻干箱冷凝器阀门；8—冷凝器真空泵阀门；9—板温指示；10—冷凝温度指示；11—真空计；

12—冻干箱放气阀门；13—冷凝器放气口；14—真空泵放气口；15—膨胀阀

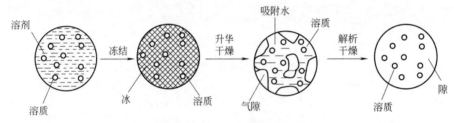

图 16-8　冻干工艺流程阶段示意

16.3　干燥技术在中药生产中的应用

16.3.1　中药材和中药饮片的干燥

干燥是中药材初加工过程中的重要环节，除少数需要鲜用的植物类药材和矿物类药材外，所有新采的药材在除去泥沙、腐烂部分及非药用部位后，都需要经过干燥才能成为合格的商品药材。经干燥的中药材可保持一定的药用成分以及不易腐败变质，既利于调运和贮存，又便于药厂的切制、炮制和粉碎，是中药材加工中一个必不可少的工艺过程。中药材和中药饮片的干燥方法详见第5章。

16.3.2　中药颗粒饮片生产过程中的干燥

中药颗粒饮片（也称免煎中药饮片、配方颗粒、中药浓缩颗粒）是将中药饮片经煎煮提取有效成分，经低温浓缩、瞬间干燥后制成颗粒状，具有免煎煮、直接冲服、剂量准确、用量少、安全卫生、易贮藏、方便携带、标准统一、易于调剂等优点。中药颗粒饮片的生产过程是将传统饮片，经过提取、浓缩、干燥、制粒、干燥、灭菌、检测、包装等十余道工序制成一定粒度的颗粒，干燥方法多采用喷雾干燥。目前喷雾干燥技术已应用于600多种单味中药颗粒饮片的制备，生产效率高、工艺流程短、产品质量优，优越性得到了充分体现。利用其所得产物干浸膏粉，不加或少加辅料可直接采用干式制粒制成颗粒。中药颗粒饮片的喷雾干燥工艺有其独特性。

① 相当一部分中药提取液的喷雾干燥需要加入辅料来防止粘连管道　药液的黏度是流体内部摩擦力的表现，不同的药液有着不同的黏度。药液黏度是其所含成分的性质所决定的，含糖类、黏液质、果胶类成分较多的中药的药液黏度较大。其水提取浓缩液较难直接喷雾干燥成粉，易产生粘壁结块现象。遇此情况，喷雾干燥前可在浓缩液中加入适量的辅料，则浸膏粉不易软化结块，有利于浸膏粉的收集。

② 调整适宜的药液相对密度和温度　相对密度反映药液含固量的多少，相对密度大，可减少汽化溶剂的量，提高喷雾干燥效率，但可能影响药液的均匀流动，造成雾化不匀，热交换不充分，甚至出现粘壁现象。但相对密度小，汽化溶剂量大，则干燥效率低；且药液含固量太低，干燥所得的浸膏粉太细，容易随湿空气排出，影响喷雾收率。药液的温度对其黏度及干燥效率有影响，一方面，温度高，药液黏度低，易雾化，有利于干燥；另一方面，可减少雾滴汽化所需的热量，提高了干燥效率。温度低，则反之。药液的相对密度与其黏度成正比关系。为保证喷雾干燥顺利进行，并提高其效率，应根据药液的性质制定适宜的相对密度，一般药液浓缩后控制在 1.05～1.22（60℃）为宜。对于黏性物料，相对密度应控制低一些，并提高药液温度以降低其黏度，利于药液雾化。对富含淀粉的中药，如山药、白芷、板蓝根等，因淀粉易凝固结冻，不利于雾化，所以其药液的相对密度不宜太高。

③ 调整进出风温度和药液流量　进风温度高，雾滴中的水分蒸发速度就快，干燥效率就高。但是高温对药品质量不利，产品色泽变深，甚至变焦，对热敏性物料尤其不利。温度低，干燥效率就低，还可能出现雾滴干燥不充分，产品水分达不到要求，甚至粘壁等现象。出风温度取决于药液流量，流量大，出风温度就低，进出风温差大，热交换效率高。流量太大，雾滴得不到充分干燥，就可能出现粘壁现象。进出风温度及药液流量与产品质量、生产效率有着密切的关系，进出风温度根据喷雾物料的具体性质决定，一般进风温度控制在160～190℃，出风温度控制在 80～90℃。

④ 控制其他因素　a.生产环境应控制在 10 万级以下，由于浸膏粉极易吸湿，因此环境相对湿度应严格控制在 55％以下，以保证产品质量。b.气候对喷雾干燥也有较大影响，空气湿度大则热空气与药液雾滴热交换效率低，雾滴不能得到充分干燥。c.干燥前应对喷雾干燥机内壁进行预热和充分干燥。

总之，影响喷雾干燥操作的因素是多方面的，各因素之间也是相互联系的，往往一个因素的改变导致其他几个因素的变化，为保证生产作业的顺利进行，保证产品质量，提高生产效率，应统筹兼顾。

16.3.3　中药浸膏干燥

中药浸膏的干燥是中药制药过程中的关键环节，直接影响着药品的质量。干燥过程中物料的黏性、热敏性和温度等是影响中药浸膏干燥的因素。目前，喷雾干燥、真空冷冻干燥和真空带式干燥等新型干燥技术在中药浸膏的干燥过程中已有一定的推广应用。国内开发应用了多种类型的中药浸膏干燥设备，包括厢式干燥器、喷雾干燥机、带式干燥机、微波真空干燥机等。除了上述几种常用干燥设备之外，还有其他多种干燥设备适用于膏状物料的干燥，如气流干燥机、流态化干燥机、旋转闪蒸干燥机、双锥回转干燥机、多功能干燥机等。

（1）厢式干燥

厢式干燥是较早采用且简单的干燥方法，目前依然普遍采用。厢体两侧有加热排管，料盘放在箱内搁架上，或直接放在由蒸汽排管做成的搁架上，顶部有通风孔或装排气扇排出湿分。真空干燥箱内被加热板分成若干层。加热板中通入热水或低压蒸汽作为加热介质，将铺有待干燥药品的料盘放在加热板上，箱内用真空泵抽成真空。加热板在加热介质的循环流动中将药品加热到指定温度，使物料的水分蒸发并随抽真空抽走。厢式干燥的特点是简单易行，适用性强，对黏性、易氧化、小批量的物料一般都可使用。所含湿分为有毒、有机溶剂等时，可以冷凝回收，干燥过程中无扬尘，浸膏不易被污染。但是厢式干燥劳动强度大，热量消耗大，热效率较低，而且干燥时间长，造成一些热敏性成分的降解。干燥过程中物料也容易结成块，难于粉碎。

（2）喷雾干燥

喷雾干燥可以将中药提取液的浓缩、干燥、粉碎等操作一步完成，大大简化了从中药提取液到成品或半成品的生产工艺，缩短了干燥时间，提高了中药的生产效率和产品质量。喷雾干燥广泛用于中药提取的干燥，对不同中药提取物的喷雾干燥工艺研究较多。

（3）冷冻干燥

将中药浸膏在低于浸膏共晶点温度的低温环境中进行冻结，然后将其置于高真空环境中，使物料中的水分以冰晶状态直接升华为气体从而将物料中的水分除去。

采用真空冷冻干燥的方法对七叶一枝花提取物进行干燥，制备的治疗蛇伤的七叶一枝花冻干粉，具有重量轻、携带方便、配药灵活、使用快捷、不受药材的季节性限制等特点。冻干得到的枸杞多糖质地疏松、色泽美观、便于制剂，解决了多糖在高温干燥过程中易降解而失去药性的问题。相较于常压干燥、减压干燥和微波干燥，冷冻干燥法制备得到的白芷醇提物中欧前胡素和异欧前胡素的损失最小。

（4）真空带式干燥

真空带式干燥是在干燥温度和效率方面介于冷冻干燥和喷雾干燥之间的比较适中的干燥方式，虽然开发的时间不长但受业内人士的高度关注和用户的较高评价。中药浸膏的真空带式干燥过程见图 16-9。浸膏在进料罐预热至设定温度后由进料泵按预先设定的进料速率进料，经布料器均匀地平铺在输送带上，输送带按设定的速率运行，在真空条件下，依次移经各加热区，最后通过冷却区。干燥后的产品从输送带上剥落，经铡断后落入粉碎装置，粉碎后的干燥产品通过气闸式出料器出料。真空带式干燥技术的特点：干燥温度低，适合干燥热敏性、易氧化、高浓度、高黏性的中药浸膏；产品溶解性能好，均匀分布在输送带上的浸膏

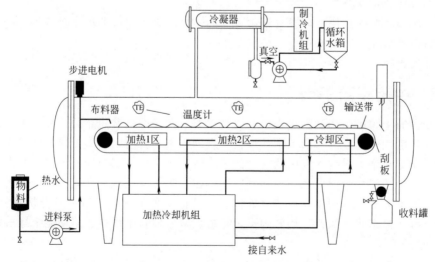

图 16-9　真空带式干燥过程

（引自：邱志芳、陈勇、王龙虎、瞿海斌、程翼宇、刘雪松.中药浸膏干燥技术研究进展［J］.世界科学技术——中医药现代化，2008，（02）：122-126.）

被加热干燥后可形成多孔性结构的物料层，产品的溶解性能得到显著的改善；可连续运行，适用于大规模的生产。目前，真空带式干燥技术在中药浸膏的干燥生产中已有一定的应用，浙江大学药学院开发研制了系列真空带式干燥装置，将工业控制技术和计算机仿真技术应用于该设备，并建成了工业规模的真空带式干燥生产线，大大地提高了国产真空带式干燥装置的水平。用真空带式干燥机干燥丹参浸膏，获得了较好的干燥效果。

（5）组合干燥

在工业生产中，由于物料的多样性及其性质的复杂性，有时用单一形式的干燥设备来干燥物料，往往达不到最终产品的质量要求。如果把两种或两种以上形式的干燥设备组合起来就可以达到单一干燥设备所不能达到的目的，这种干燥方式称为组合干燥。组合干燥可以干燥某些一种干燥方法难以干燥的物料。组合干燥的应用不仅可以节约能源，而且可以较好地控制整个干燥过程，有助于获得高质量的产品。常用的组合干燥器有喷雾-流化床组合干燥、喷雾-带式组合干燥、微波真空干燥、喷雾冷冻干燥等。这些组合干燥技术现在大多应用于食品、蔬菜等的干燥，在中药浸膏干燥中的应用还有待于推广。组合干燥是中药浸膏干燥技术未来的发展方向之一。

（6）中药浸膏干燥设备的选择

中药浸膏除含有效成分外，还含有一定量的鞣质、蛋白、胶类、糖类和树脂等杂质，需对干燥设备各自的特点、适应性、工艺和技术成熟度加以了解。

① 对于小批量、多品种的中药浸膏的干燥，可选用常用的厢式干燥器。②如果中药浸膏中含热敏性成分，干燥物的物料要求流动性好、松散度好的，可选用喷雾干燥设备。③对于产能大、高浓度、高黏性、容易结团、热敏性、易氧化的中药浸膏，可选用真空带式干燥机。④在中药浸膏生产中，由于物料的多样性及成分的复杂性，有时用单一形式的干燥设备来干燥物料，可能达不到质量要求。因此，可以考虑采用两种干燥设备组合对浸膏进行干燥，目前常用的组合干燥方式有喷雾-流化床干燥、喷雾-冷冻干燥等组合方式。

16.3.4　中药制剂过程中的干燥

不同的干燥工艺对制剂产生的影响各不相同，它不仅会影响制剂的用药量、临床用药的安全性，还会间接影响到制剂的生产成本。目前应用于中药制剂的干燥方法较多，有烘干法、微波干燥法、带式干燥法、红外干燥法、沸腾干燥法、喷雾干燥法、冷冻干燥法等，与之对应的干燥设备种类繁多。

干燥工艺多数是通过影响中药提取物的药剂学性质，进一步影响到制剂的药剂学性质。

① 形态学　中药制剂的干燥工艺改变，极易改变制剂的颜色和质地。在自然光下观察到不同干燥条件的大黄水提物样品颜色的深浅程度为：常压干燥＞（真空干燥、微波干燥、冷冻干燥）＞喷雾干燥；质地的硬度：常压干燥＞（真空干燥、微波干燥）＞冷冻干燥＞喷雾干燥。

② 对粉体学性质的影响

a.流动性。在电镜下扫描不同干燥工艺葛根提取物的外观发现，微波干燥产物较真空干燥物颗粒更圆整，均匀性更好，喷雾干燥颗粒表面光滑，圆滑性较好，但颗粒之间有一定的粘连，分散性不如微波干燥产物与真空干燥产物，显示真空干燥物料具有较好的流动性。

b.吸湿性。喷雾干燥产物平衡吸湿量高、吸湿性强，微波干燥产物平衡吸湿量低、吸湿性小。决明子提取物经不同干燥工艺所制得粉末或颗粒的吸湿难易顺序为：喷雾干燥、真空干燥、冷冻干燥；溶解难易顺序为：真空干燥、冷冻干燥、喷雾干燥。

c.黏性。不同的干燥工艺对中药提取物的吸湿性改变不同，从而对物料的黏性影响也不同。喷雾干燥由于颗粒的粒径较小，粉体比表面积大，孔容比较大，故对于吸湿性强的中药提取物，极易发生颗粒与颗粒之间、颗粒与器壁等的粘连，影响后续颗粒剂、胶囊剂、片剂等的成型。

d.崩溃角。崩溃角是考察粉体喷流性能的一个重要指标，崩溃角越小，流化性能越好，喷雾干燥产物的崩溃角最小，说明其喷流性能良好。

e.压缩成形性。提取物的含水量、松密度及黏度等性质的差异会对片剂的压缩成形性产生不同程度的影响。片剂抗张强度与颗粒堆密度呈负相关关系，而与含水量呈正相关。由于喷雾干燥产物含水量低且粒子疏松多孔、堆密度大，故其抗张强度最差，而抗张强度的优劣顺序为：微波干燥、真空干燥、冷冻干燥。

（1）干燥工艺在颗粒剂生产上的应用

颗粒剂的生产较多采用喷雾干燥工艺，温度过高易使物料焦化或者药物的性质发生变化，温度过低会使粉末因含水量较大而粘连。需要通过实验确定最佳喷雾干燥工艺。骨炎宁颗粒制备过程中的喷雾干燥进风温度宜选用 $90\sim100℃$，出口温度选 $50\sim60℃$，在此温度下，可提高干燥效率，同时绿原酸损失很少，进而改善了产品质量。

（2）干燥工艺在片剂生产上的应用

片剂生产所需的颗粒需根据药物的各种性质选择适宜的干燥方法进行处理。如果采用较高温度的烘干法干燥，容易导致颗粒表面的水分蒸发很快，颗粒内部的水还没来得及扩散到表面，表面就干了，即会出现"干壳"的现象，这样的颗粒制成的片剂会影响制剂的外观、硬度、溶解性、扩散系数等。传统的片剂制作过程是混合、制粒、干燥依次进行，因流化床干燥技术具有使小颗粒物料呈沸腾状态的特性，可使物料均匀混合，而喷雾干燥技术具有干燥与制粒的双重作用，故流化床喷雾制粒可将这 3 个步骤融为一体。在中药制剂生产过程的制粒中，通常需要加入大量的赋形剂，导致中药服用剂量过大。如果采用流化床喷雾制粒，则可以有效减少中药的服用剂量，而且提高了产品的质量。

（3）干燥工艺在胶囊剂生产上的应用

胶囊剂的内容物可以是颗粒、粉末或者液体，对于经喷雾干燥工艺的颗粒制成的胶囊剂，性质差异同颗粒制剂类似，而以液体为内容物制成的软胶囊因干燥工艺的不同而造成的影响很大。胶囊壳和软胶囊的制备不适宜高温干燥，并且很大一部分药物经温度较高的干燥工艺处理后会变性，所以工业生产上常将不同干燥工艺同真空干燥相结合，在保证干燥效率不变的情况下降低干燥温度。如微波真空干燥是微波技术与真空技术相结合的一种新型干燥技术。

（4）干燥工艺在丸剂生产上的应用

丸剂是中药的传统剂型，对中药丸剂干燥工艺的要求是每一粒药丸都能均匀干燥。目前广泛使用的是热风干燥箱、翻板式干燥机、网带式干燥机、流化床干燥机、螺旋振动干燥机及微波干燥机等。不同干燥工艺不仅影响药品的有效成分，而且对中药丸的服用特性——崩解度指标也有很大的影响。

（5）干燥工艺在粉针剂生产上的应用

许多药物由于在溶液状态下稳定性差，需制成粉针剂。对于粉针剂的生产，较常采用冷冻干燥法和喷雾干燥法。对光、热不稳定的药物，采用冷冻干燥技术可防止其成分降解变质，特别适用于需要静脉注射但在水溶液中不稳定的复方或单体中药制剂。

综上所述，现代中药产业离不开现代化的干燥设备，但由于中药产品的特殊性，在选用现代干燥设备时，必须对所生产的产品的干燥特性进行系统的研究，掌握干燥过程中温度、湿度、压力以及气流速度对中药性质与特性的影响规律，因此有必要对采用现代干燥设备与采用传统生产方式所获得的中药材产品的有效成分进行比较分析，在保证中药有效成分基本不损失的前提下，选择先进的干燥设备。未来可以通过发明新的干燥工艺或通过进一步优化干燥工艺而最终达到提高药物的稳定性、减少药物的使用剂量、减少不良反应及提高药物使用安全性以及降低生产成本的目的。

思考题

1. 干燥技术已经应用于中药生产的哪些环节？
2. 常用干燥技术有哪些？其中哪些最常用于中药生产？
3. 用于中药颗粒饮片制备的干燥设备是什么？请阐述其原理和结构。
4. 常用于中药浸膏干燥的技术和设备有哪些？干燥时中药浸膏的独特性体现在哪些方面？如何解决相关问题？
5. 在中药制剂中应用的干燥技术有哪些？不同干燥工艺对中药提取物药剂学性质的影响有哪些？

参考文献

[1] 国家药典委员会.中华人民共和国药典（2015）[M].北京：中国医药科技出版社，2015.
[2] 曹光明.中药制药工程学 [M].北京：化学工业出版，2004：117-138.
[3] 邓剑壕，许佳楠，周泽琴，蔡延渠，朱盛山.中药固体制剂干燥问题分析 [J].广州中医药大学学报，2016，33（05）：746-748.
[4] 龚行楚，瞿海斌.微波干燥在中药制药中的应用进展 [J].世界科学技术（中医药现代化），2011，13（02）：374-378.
[5] 刘苗苗，叶利春，陈立军，黄文芳，石召华.真空冷冻干燥技术在中药研究中的应用 [J].中药材，2014，37（05）：909-911.
[6] 钱丽萍，陈雪萍，阙慧卿，林绥，郭舜民.不同干燥工艺对制剂影响的研究进展 [J].药物评价研究，2012，35（04）：299-303.
[7] 邱志芳，陈勇，王龙虎，瞿海斌，程翼宇，刘雪松.中药浸膏干燥技术研究进展 [J].世界科学技术——中医药现代化，2008，（02）：122-126.
[8] 田晓亮，孙晖，王兆俊.对中药干燥工艺与设备的研究与探讨 [J].机电信息，2006，（23）：10-12.
[9] 魏伟耿.中药浸膏干燥设备及其选型要点 [J].机电信息，2016，（20）：26-29.
[10] 詹娟娟，伍振峰，王雅琪，吴司琪，王学成，岳鹏飞，杨明.中药材及制剂干燥工艺与装备现状及问题分析 [J].中国中药杂志，2015，（23）：4715-4720.
[11] 张家春，林绍霞，罗文敏，张清海，何腾兵，林昌虎.中药材干燥技术现状及发展趋势 [J].贵州科学，2013，31（02）：89-93，96.
[12] 张素萍.中药制药生产技术 [M].第 3 版.北京：化学工业出版，2015：143-251.
[13] 赵昌友.中药材干燥设备技术研究及发展趋势 [J].牡丹江师范学院学报（自然科学版），2015，（02）：18-20.
[13] 潘永康，王喜忠.现代干燥技术 [M].北京：化学工业出版社，2007.

第17章 中药制药工程厂房设计与规划

17.1 中药制药企业厂房的总体规划设计

总图设计涉及厂区各区域的划分与布局、车间与其他设施的组成与布局、运输系统的布局、厂区管线（物料、电网）的布局、绿化布局、远期发展布局规划等。对于新建药厂，总图设计是关键性的步骤；在老厂的扩建、新车间的建设、老车间（工段或工序）的技术改造中，总图设计将是维护工厂总体设计思想、确保企业全局合理性的重要保证。

17.1.1 厂区区域划分

现行版（2010年修订）GMP规定，"药品生产企业必须有整洁的生产环境；厂区的地面、路面及运输等不应对药品的生产造成污染；生产、行政、生活和辅助区的总体布局应合理，不得互相妨碍。""厂房应按生产工艺流程及所要求的空气洁净级别进行合理布局。同一厂房内以及相邻厂房之间的生产操作不得相互妨碍。""中药材的前处理、提取、浓缩以及动物脏器、组织的洗涤或处理等生产操作，必须与其制剂生产严格分开。中药材的蒸、炒、炙、煅等炮制操作应有良好的通风、除尘、降温设施。筛选、切片、粉碎等操作应有有效的除尘、排风设施。""质量管理部门根据需要设置的检验、中药标本、留样观察以及其他各类实验室应与药品生产区分开，其设计建造应符合国家有关规定。"

17.1.2 药厂总图布局的原则及内容

17.1.2.1 药厂总图布局的原则

进行总平面布置时，必须依据国家的各项方针政策，结合厂区的具体条件和药品生产的特点及工艺要求，做到工艺流程合理，总体布置紧凑，厂区环境整洁，能满足制药生产的要求。为此，药厂总平面布局的原则如下。

① 生产性质相近的车间或生产联系较为密切的车间，要相互靠近布置或集中布置。

② 主要生产区应布置在厂区中心，辅助车间布置在其附近。

③ 动力设施应接近负荷中心或负荷量大的车间，锅炉房及对环境有污染的车间宜布置在下风地带。

④ 布置生产厂房时，应避免生产时污染，原料药生产区应布置在下风地带。

⑤ 运输量大的车间、库房等，宜布置在主干道和货运出入口附近，尽量避免人流和物流交叉。

⑥ 行政、生活区域应处于主导风向的上风地带，并与生产区保持一段距离。

⑦ 危险品应布置在厂区的安全地带。动物房应布置在僻静处，并有专用的排污及空调设备。

⑧ 质量标准中有热原或细菌内毒素等检验项目，厂房的设计应特别注意防止微生物污

染，根据预定用途、工艺要求等采取相应的控制措施。

⑨ 质控实验室区域通常应与生产区分开。当生产操作对检验结果的准确性无不利影响，且检验操作对生产也无不利影响时，中间控制实验室可设在生产区内。

⑩ 在原料车间布置中，除精烘包工序要严格按照 GMP 布置外，前面的合成分离工序也要考虑 GMP 的要求，即合成反应也应该设置相对独立的原辅料存放区、反应中间体的干燥存放区等，以避免物料的交叉污染。

17.1.2.2　总图设计的内容

① 厂区平面布置规划。

② 厂内、外运输系统的合理组织，包括运输方式、运输系统的布置、人、物和物流的组织和协调。

③ 厂区的立面布置，设计最优化场地（最少土方量和美观的建筑群），厂区防洪与排水等。

④ 厂区总管线的平、立面布置布局。

⑤ 厂区绿化、美化，厂容和厂貌的环境卫生要与 GMP 的要求相一致，绿化应以灌木和草坪为主，不宜种植有花粉、落叶的植物。

在既定的设计任务下，总图设计人员通过创造性劳动，设计出一个布局合理、运作有序、环境优美的中药厂，一个最佳的总图设计将为工程的建设、生产的运行、企业的发展、员工的精神面貌创造出良好的氛围，设计总图是设计过程中带有先导性的关键步骤。

17.1.3　建筑物及构筑物的布置

生产厂房内部的平面布置首先根据生产车间的生产性质、生产工艺流程顺序、各功能间洁净和防爆等因素进行区域划分，再根据各个区域功能间大小、数量、工艺流程、人、物流路线确定各主要功能间组合方式，然后根据各区域工艺逻辑关系、人物流关系、管理要求等组合各区，最后考虑建筑造型和厂区总平面布置要求后确定厂房内部平面布局。

建筑物和构筑物的集中紧凑布置不仅可以节约土地资源，而且有可能减少人流与物流的往返交叉、缩短行程。对于分期建设的企业则实行"近期集中、远期外围、由近及远"的布置原则，今后的发展用地可建临时建筑物或构筑物和绿化带。

厂房集中布置或合并是提高建筑系数及利用率，减少投资的有效措施之一。如生产性质相类似的针剂车间及大输液车间对卫生、防火、防水等要求相近似，故可合并在一幢楼内分层生产。在厂房集中或合并时，要注意 GMP 的要求，考虑药品生产的特点，防止相互交叉污染。进行厂房合并时，应注意下列几点要求：①应满足生产工艺要求，并考虑扩建和工艺改革的可能性；②要有消除生产上相互影响的有效措施；③不能影响卫生、安全、通风、采光等要求；④能适应建筑结构、设备基础及施工的要求；⑤应充分考虑在一个车间内更换品种轮换生产的可能性。

厂房的合并布置一般有几种形式：一是水平方向合并，即将多个生产性质相近的车间、工序合并或串联。如中药提取、蒸发浓缩等过程就可组成流畅的生产线，这样按照工艺流程组成的联合车间对减少生产中的交叉往返及节约土地都有积极的作用。二是垂直方向合并，即采取单层改向合并，即单层与多层合并。另外，也可与相邻工厂展开厂际协作，如合建锅炉、变电所等，这样可节约用地，减少管理人员，减低成本。

17.1.4　建筑物的安全间距

当建筑物的相对位置确定后，就要进一步确定各建筑物、构筑物之间的间距。决定建筑物之间间距的因素很多，在中药制药厂中，主要是防火、防爆、防毒、防尘等安全因素和通风采光等卫生要求。此外，地形、地质条件，交通运输、管线布置等因素也应予以考虑。

生产的火灾危险性分类（GB 50016—2014）将工厂火灾危险性分为甲、乙、丙、丁、戊五类；该标准中又将工厂建筑物构件的耐火等级分为一～四级，以一级的耐火要求最高。设备与设备、设备与建筑物之间的安全距离见表 17-1。

表 17-1　设备与设备、设备与建筑物之间的安全距离

项目		安全距离/m
往复运动的机械，其运动部分离墙的距离	≥	1.5
回转运动的机械与墙之间的距离	≥	0.8～1.0
回转机械相互间的距离	≥	0.8～1.2
泵的间距	≥	1.0
泵列与泵列间的距离	≥	1.5
被吊车吊动的物品与设备最高点的间距	≥	0.4
贮槽与贮槽之间的距离	≥	0.4～0.6
计量槽与计量槽之间的距离	≥	0.4～0.6
反应设备盖上传动装置离天花板的距离（如搅拌轴拆装有困难时，距离还须加大）	≥	0.8
通廊，操作台通行部分最小净空	≥	2.0
不常通行的地方，最小净高	≥	1.9
设备与墙之间有一人操作	≥	1.0
设备与墙之间无人操作	≥	0.5
两设备间有两人背对背操作，有小车通过	≥	3.1
两设备间有一人操作，且有小车通过	≥	1.9
两设备间有两人背对背操作，偶尔有人通过	≥	1.8
两设备间有两人背对背操作，且经常有人通过	≥	2.4
两设备间有一人操作，且偶尔有人通过	≥	1.2
操作台楼梯坡度	≥	45°

建筑物的布置除了要满足生产工艺要求，卫生、安全要求和经济成本要求外，还要考虑整体的组合及外部造型。要使之能反映制药生产的特征，即简洁、整齐、实用、明朗等形象。要使整个工厂的外形美观、大方，排列整齐、统一。

在厂区总平面布置时，运输方面需要考虑到运输路程短、运输畅通，而且要考虑人行路线，便于行人行走的安全。人流与物流的方向最好相反布置，将物流运输口与人行出口分开，以减少物流与人流交叉的安全隐患。在厂区内应结合厂内各车间和行政建筑的布置，应统一考虑布置。

17.1.5　运输系统布置

运输系统的布置主要考虑的问题是价格和规模，以运价、服务质量、快捷方便为基本原则，同时根据工厂的货运数量、货物流向、货物性质、货物（包括超限、超重的设备）的单件重量和尺寸，以及工厂所在地区的交通运输条件等因素决定。

① 运输方式　具备水运条件的地区应考虑采用水路运输。对于大宗原料、燃料和成品运输，以及有超限、超重单件设备的情况时，水运具有投资少、运价便宜和运输便利等优点。工厂运输一般采用公路运输较为方便。目前国内公路系统较为完善，高速公路建成通车里程快速增长，中药厂生产批量一般不大，采用公路运输较为合理。铁路运输一般适合于货物量大的场合，目前我国铁路网建设较快，车速也有了较大的提高，经营也越来越灵活。必要时可在厂内设铁路专用线路，以提高厂内运输能力。航空运输也是一种选择，其特点是快速但运费高，对于应急的情况（如抗震救灾等）非常适合。

② 厂内道路　一般设计车速为 15km/h，路面宽度一般主干道为 7～9m、次干道为 3.4～4.5m，厂内单路最小曲率半径为 15m。厂内道路最大纵坡一般主干道 6%、次干道 8%，支道及车间引道 9%；如有大量自行车通行需求，厂内道路纵坡一般应小于 2%，最大纵坡不应大于 4%，厂内沿主干道设置的人行道宽度一般为 1.5m。

17.1.6　厂区管线布置

中药厂的厂区中，除生产上所需的各种主辅物流、能量流管线外，还有给排水管线、电力电缆线等工程管线，由此构成了厂内庞大复杂的管线系统。合理的管线布置，有利于企业的正常生产与管理。

厂内各建筑物、构筑物内所需要的各种工程管线总体布置时要综合考虑，应尽量使管线布置与建筑物间内部的平面和立面上相互协调。要考虑方便使用、施工、检修及安全生产的要求。埋设在地下的管线，成本较高，但有利于药厂的环境，特别是洁净生产区；布置于地面上的管线成本较低且便于施工和检修，对多数场合比较合适。

（1）管线布置一般原则

① 管线宜直线设置，宜与道路、建筑物的轴线相平行或垂直，主干管线应布置在主要用户及支路较多的一边。②多种管线可集中布置，水平或垂直排列；要注意各种管线的相对位置安排，如蒸汽与冷冻盐水不应紧邻，且蒸汽管应在上面。③尽量减少管线间以及管线与道路的交叉，当必须交叉时，一般宜成直角交叉。④管线铺设应避开露天堆场及建筑扩建用地。⑤架空管经跨越道路时，离地面应有足够的垂直距离，不能影响行人和运输，其中 π 形弯曲有很好的热补偿作用；引入厂内的高压电线，应尽可能沿厂内边缘布置并尽量缩短其长度。⑥可燃气体、液体管道不得穿越可燃材料和可燃、易燃材料堆场。⑦各类管线综合布置发生矛盾时，一般遵循临时让永久，管径小让管径大，可弯曲让不可弯曲，有压力让自流，施工量小的让施工量大的，新的让原有的等原则。

（2）地下管线的布置原则

①根据各种管线不同的埋设深度，由建筑物基础外缘至道路中心由浅入深地依次布置。一般情况下按照弱电电缆、管沟、给水管、雨水管、污水管的顺序布置。②将检查次数较小的雨水管、污水管埋设在道路下面。③小管让大管，压力管让重力管，软管让硬管，短时管让永久管。④电力电缆不应与直埋的热力管道平行，如遇交叉，电缆应在下方穿过或采取保护措施。⑤能散发可燃气体的管线，应避免靠近通行管沟和地下室。⑥大管径压力较高的给水管应避免靠近建筑物。⑦地下管线埋设应留有适当余量，以备未来扩建和发展需要。

按照上述原则进行管线布置，能达到合理、经济、安全的要求。

（3）管线种类及铺设方式

厂区的主要管线如下。

①上下水道：生产和生活用上水，回水及回收蒸汽冷凝水、污水和雨水用下水。②电缆、电线：动力、照明、通信、广播线路等。③热力管道：蒸汽、热水等管路。④燃气管

道：生产、生活用燃气输送管道。⑤动力管道：真空、压缩等管路。⑥物料管道：主辅料流通管道。

根据各种管线的性质，按照管线铺设原则，选用适当的管线铺设方式：①直接埋入地下；②设置在地下综合管沟内；③管线架空。

17.2 厂址的选择

厂址选择是根据拟建工程项目所必须具备的条件，结合制药工业的特点，在拟建地区范围内，进行详尽的调查和勘测，并通过多方案比较，提出推荐方案，编制厂址选择报告，经上级主管部门批准后，方可确定厂址的具体位置。

厂址选择涉及许多部门，往往矛盾较多，是一项政策性和科学性很强的综合性任务。厂址选择的合理性直接影响到工程项目的建设速度、建设投资和建设质量，而且关系到项目建成后的经济效益、社会效益和环境效益，并对国家和地区的工业布局和城市规划有着深远的影响。制药厂址的选择，关系到"三废"治理，如果不妥善处理，从而被迫关停或限期停产治理或限期搬移的例子很多，其结果是造成人力、物力和财力的严重损失。因此，在厂址选择时，必须采取科学、慎重的态度，认真调查研究，确定适宜的厂址。

17.2.1 厂址选择的基本原则

（1）贯彻执行国家的方针政策

选择厂址时，必须贯彻执行国家的方针、政策，遵守国家的法律、法规。厂址的选择要符合国家的长远规划及工业布局、国土开发整治规划和城镇发展规划。

（2）正确处理各种关系

从全局出发，考虑城市化建设与乡村的可持续性发展、生产与生态环境保护、工业与农业、生产与生活、需求与可能、近期与远期关系要统筹等关系。企业办小社会的思想与我国现阶段发展的实际情况不相吻合，应当最大程度地利用好城镇已有的设施，避免大量建设生活设施，增加企业的不必要负担。从方便生产、有利于未来的发展来看，中药厂建在大中城市还是弊小利大。

（3）注意药厂对厂址选择的特定要求

药品是一种防治人类疾病、增强人民体质的特殊产品，其质量的好坏直接关系到人体健康、药效和安全。为保证药品质量，药品必须符合《药品生产质量管理规范》（简称 GMP）的规定，在严格控制的洁净环境中生产。由于厂址对药厂环境的影响具有先天性，因此，选择厂址时必须充分考虑药厂对环境因素的特殊要求。在众多的影响药品质量的因素中，厂区的周边环境显得十分重要，其影响将是深远的和先天的。工业区一般设在城市的下风位置，而重要厂因要求洁净的环境，应当放在工业区的上风位置，应当不受产尘工业区的影响，也要远离车站、码头等人流、物流比较密集的区域。

（4）充分考虑环境保护和综合利用

保护生态环境是我国的一项基本国策，企业必须对所产生的污染进行综合治理，不得造成环境污染。制药生产中的废弃物很多，从排放的废弃物中回收有价值的资源，开展综合利用，是保护环境的一项积极措施。

（5）节约用地

考虑本国的实际地貌，山地多、平原少、人口多，人均可用耕地面积远远低于世界平均水平，在选择厂址时要尽量利用荒地、坡地及低产地，少占或不占良田、林地。厂区的面积、形状和其他条件既要满足生产工艺合理布局的要求又要留有一定的发展余地。

（6）具备基本的生产条件

厂址的交通运输应方便、畅通、快捷，水、电、汽、原材料和燃料的供应要方便。厂址的地下水位不能过高，地质条件应符合建筑施工的要求，地耐力宜在 150kN/m^2 以上。厂址的自然地形应整齐、平坦，这样既有利于工厂的总平面布置，又有利于场地排水和厂内的交通运输。此外，厂址不能选在风景名胜区、自然保护区、文物古迹区等特殊区域。

以上是厂址选择的一些基本原则。实际运用中，要选择一个理想完美的厂址是非常困难的。因此，选择厂址时，应根据厂址的具体特点和要求，结合当地的法律法规和政策，抓主要矛盾，首先满足对药厂的生存和发展有重要影响的因素，再考虑其他条件，尽量多地满足其他次要条件，选择适宜的厂址。

17.2.2　厂址选择程序

厂址选择程序一般包括准备、现场调查和编制厂址选择报告三个步骤。

（1）准备阶段

① 组织准备　一般按项目的隶属关系，由主管部门组织勘察、设计、城市建设、环境保护、交通运输、水文地质等单位的人员以及当地有关部门的人员，共同组成选址工作组。选址工作组成员的专业配备应视工程项目的性质和内容不同而有所侧重。

② 技术准备　选址人员根据拟建项目的设计任务书以及审批机关对拟建项目选址的指标和要求，制定选址工作计划、编制厂址选择指标和收集资料提纲。厂址选择指标包括总投资、占地面积、建筑面积、职工总数、原材料及能源消耗、协作关系、环保设施和施工条件等。收集资料提纲包括地形、地势、地质、水文、气象、地震、资源、动力、交通运输、给排水、公用设施和施工条件等。在此基础上，对拟建项目进行初步的分析研究，确定工厂组成，估算厂区外形和占地面积，绘制出总平面布置示意图，并在图中注明各部分的特点和要求，作为选择厂址的初步指标。

（2）现场调查阶段

现场调查是厂址选择的关键环节，其目的是按照厂址选择指标，深入现场调查研究，收集相关资料，确定若干个具备建厂条件的厂址方案，以供比较。

现场调查前，选址工作组应首先向当地有关部门说明选址工作计划，汇报拟建厂的性质、规模和厂址选择指标，并根据地方有关部门的推荐，初步选择若干个需要进行现场调查的可能厂址方案。

现场调查的重点是按照准备阶段编制的收集资料提纲，收集相关重要资料，并按照厂址的选择指标分析建厂的可行性和现实性。在现场调查过程中，不仅要收集厂址的地形、地势、地貌、水文、气象、面积等自然条件，而且要收集厂址周围的环境状况、动力资源、交通运输情况、给排水、公共设施等技术经济条件。收集资料的完备、准确直接关系到厂址方案的有效性和科学性。

（3）编制厂址选择报告阶段

编制厂址选择报告是厂址选择工作的最后阶段，根据准备阶段和现场调查阶段所取得的资料，对备选厂址方案进行综合的分析和比较，权衡优劣、利弊，确定选址工作组对厂址的推荐方案，编制出厂址选择推荐报告，报上级相关部门审批。

17.2.3 厂址选择报告

厂址选择报告一般由工程项目的主管部门会同建设单位和设计单位共同编制，其主要内容如下。

（1）概述

说明选址的目的与依据、选址工作组成员及工作过程。

（2）主要技术经济指标

根据工程项目的类型、工艺技术特点和要求等情况，列出选择厂址应具有的主要技术经济指标，如项目总投资、占地面积、建筑面积、职工总数、原材料及能源消耗、协作关系、环保设施和施工条件等。

（3）厂址条件

根据准备阶段和现场阶段收集的资料，按照厂址选择指标，确定若干个具备建厂条件的厂址，分别说明其地理位置、地形、地势、地质、水文、气象、面积等自然条件以及土地征用与拆迁、原材料供应、动力资源、交通运输、给排水，环保工程和公用设施等技术经济条件。

（4）厂址方案比较

根据厂址选择的基本原则，对拟定的若干个厂址选择方案进行综合分析和比较，厂址方案比较侧重于厂址的自然条件、建设费用和经营费用三个主要方面的综合分析与比较。其中自然条件的比较应包括对厂址的位置、面积、地形、地势、地质、水文、气象、交通运输、公用工程、协作关系、移民和拆迁等因素的比较；建设投资的比较应包括土地补偿和拆迁费用、土石方工程量以及给水、排水、动力工程等设施建设费用的比较。

（5）厂址方案推荐

对各厂址方案的优劣和取舍进行综合论证，并结合当地政府及有关部门对厂址选择的意见与建议，提出选址工作组对选址方案比较后的推荐方案。

（6）结论和建议

论述推荐方案的优缺点，并对存在的问题提出建议。最终，对厂址选择给出初步的结论与意见。

（7）主要支撑材料

①各备选厂址区域位置图和地形图。②各备选厂址的地址、水文、气象、地震等勘察资料。③各备选厂址的总平面布置示意图。④各备选厂址的环境资料及工程项目对环境的影响评价报告。⑤各备选厂址的有关协议文件、证明材料和厂址讨论会议纪要等。

17.2.4 厂址选择报告的审批

大、中、小型工程项目，如编制设计任务书时已经选定了厂址，则有关厂址选择报告的内容可与设计任务书一起上报审批。在设计任务书批准后选址的，大型工程项目的厂址选择报告需经国家城乡建设环境保护部门审批；中、小型工程项目，应按项目的隶属关系，由国家主管部门或省、市、自治区的相关部门审批。

17.3 车间布置设计

车间布置设计的目的是对厂房的配置和设备的排列做出合理的安排。车间布置设计是车间工艺设计的两个重要环节之一，它还是工艺专业向其他非工艺专业提供的开展车间设计的基础资料之一。有效的车间布置将会使车间内的人、设备和物料在空间上实现最合理的组合，以降低劳动成本，减少事故发生，增加地面可用空间，提高材料利用率，改善工作条件，促进生产发展。

17.3.1　车间组成

车间一般由生产部分（一般生产区与洁净区）、辅助生产部分和行政、生活部分组成。

辅助生产部分包括物料净化用室、原辅料外包装清洁室、包装材料清洁室、灭菌室；称量室、配料室、设备容器具清洁室、清洁工具洗涤存放室、洁净工作服洗涤干燥室；动力室（真空泵和压缩机室）、配电室、分析化验室、维修保养室、通风空调室、冷冻机室、原料仓库、辅料仓库和成品仓库等。

行政、生活部分由办公室、会议室、厕所、淋浴室与休息室、保健室和吸烟室等组成。

17.3.2　车间布置设计的内容和步骤

车间布置设计的内容：第一是确定车间的火灾危险类别、爆炸与火灾危险性场所等级及卫生标准；第二是确定车间建筑（构筑）物和露天场所的主要尺寸，并对车间的生产、辅助生产和行政生活区域位置作出安排；第三是确定全部工艺设备的空间位置。

17.3.2.1　初步设计阶段

车间布置设计是在工艺流程设计、物料衡算、热量衡算和工艺设备设计之后进行的。

（1）布置设计需要的条件和资料

① 直接资料　包括车间外部资料和车间内部资料。

车间外部资料：设计任务书或用户需求；设计基础资料，如气象、水文和地质资料；车间与其他生产车间和辅助车间等之间的关系；工厂总平面图和厂内交通运输等。

车间内部资料：生产工艺流程图；物料计算资料，包括原料、半成品、成品的数量和性质，废水、废物的数量和性质等资料；设备设计资料，包括设备简图及其操作条件、设备一览表、物料流程图和动力消耗等材料；工艺设计说明书和工艺操作规程；劳动保护、安全技术和防火防爆等资料；车间人员表；其他资料。

② 设计规范和规定　车间布置设计应遵守国家有关劳动保护、安全和卫生等规定，这些规定以国家或主管业务部制定的规范和规定形式颁布执行，定期修改和完善。车间布置设计的主要设计依据为《药品生产质量管理规范》(2010 修订)、《医药工业洁净厂房设计规范》(GB 50457—2017)、《洁净厂房设计规范》(GB 50073—2013)、《建筑设计防火规范》(GB 50016—2014) 等。它们是国家技术政策和法令、法规的具体体现，设计者必须熟悉并理解其含义，严格遵守和执行，不能任意解释，更不能违背。若违背造成事故，设计者应负技术责任，甚至会被追究法律责任。

（2）设计内容

① 根据生产过程中使用、产生和贮存位置的火灾危险性，按《建筑设计防火规范》和《石油化工企业设计防火规范》确定车间的火灾危险性类别（即确定属于甲、乙、丙、丁或戊类）。按照生产类别、层数和防火分区内的占地面积确定厂房的耐火等级（一～四级）。

② 按 GMP 要求确定车间各工序的洁净等级。

③ 在满足生产工艺、厂房建筑、设备安装和检修、安全和卫生等项要求的原则下，确定生产、辅助生产、生活和行政部分的布局；决定车间场地与建筑（构筑）物的平面尺寸和高度；确定工艺设备的平、立面布置；决定人流和管理通道、物流和设备运输通道；安排管

道电力照明线路、自控电缆廊道等。

（3）设计成果

车间布置设计的最终成果是车间布置图和布置说明。车间布置图作为初步设计说明书的附图，包括下列各项：各层平面布置图、各部分剖面图、附加的文字说明、图框、图签。布置说明作为初步设计说明书正文的一章（或一节）。

车间布置图和设备一览表还要提供给建筑、结构、设备安装、采暖通风、给排水、电气、自控和工艺管道等设计专业作为设计条件。

17.3.2.2 施工图设计阶段

初步设计阶段经审查通过后，需对初步设计进行修改和深化，进行施工图设计。它与初步设计的不同之处如下。

① 施工图设计的车间布置图表示内容更深，不仅要表示设备的空间位置，还要表示设备的管口以及操作台和支架。

② 施工设计的车间布置图只作为条件图纸提供给设备安装及其他设计专业，不编入设计正式文件。由设备安装专业完成的安装设计，才编入正式设计文件。设备安装设计包括：设备安装平、立面图；局部安装详图；设备支架和操作台施工详图；设备一览表；地脚螺钉表；设备保温及刷漆说明；综合材料表；施工说明书。

车间布置设计涉及面广，它是以工艺专业为主导，在非工艺专业（如总图、建筑、结构、设备及管道安装、电气、给排水、采暖通风、自控仪和外管等专业）密切配合下由工艺人员完成。因此，在进行车间布置设计时，工艺设计人员要集思广益，采取多方案比较、优选，经过认真分析，选取最佳方案。

17.3.3 车间的总体布置

车间布置设计既要考虑车间内部的生产、辅助生产、管理和生活的协调，又要考虑车间与厂区供水、供电、供热和管理部分的呼应，使之成为一个有机整体。

制药车间的总体布置要满足新版 GMP 和 EHS（环境 environment、健康 health、安全 safety）的要求。药厂主要设施包括：厂区建筑物实体（含门、窗）、道路、绿化草坪、围护结构、生产厂房附属公用设施。厂房设施的合理设计和实施，是规避生产质量风险及 EHS 风险的最重要的前提。其中包括合适的空间设计、合理的人流、物流设计、恰当的隔离设计以及合适的建筑装修材料的使用。概况来讲，合适的空间应满足主生产设备、生产支持系统以及物料暂存、贮存的需要。除此之外，对生产中设备清洁方式和日常维护因素，在设计中也要给予充分的考虑。人流、物流设计要兼顾 GMP 要求、生产效率、产品过程控制和必要的隔离技术的采用。隔离方式有：在 GMP 区域和非 GMP 区域之间，应用气锁、气闸、更衣室、洁净走廊和非洁净走廊设计等。GMP 法规和 EHS 规范下，产品的特性也会影响到车间的总体布置，产品特性对车间的总体布置影响一览表见表 17-2。

表 17-2　产品特性对车间的总体布置影响一览表

产品特性	风险	平面设计方案优化
爆炸性	系统/设备爆炸,引起财产损失或人员伤亡	遵守国家防爆设计规范和施工规范。通过抑制和围堵技术,降低风险
光/紫外线的敏感度	物料、产品特性改变	合适的自然采光和照明设计
吸湿性	物料、产品特性改变	采用缓冲间等隔离设施,抑制水汽进入生产区

续表

产品特性	风险	平面设计方案优化
流动性	物料传输工艺	垂直传料和水平传料的选择；层高
可清洁性	产品交叉污染；房间清洁周期	房间装修材料能够忍耐频繁清洗的冲刷
化学反应能力	侵蚀房间装修材料，频繁维护或更新	房间装修材料能够忍耐化学物的侵蚀
EHS 高风险	对人员造成伤害；受控物料流失；环境污染	采取缓冲间隔离设计；安全监控和门禁系统设置；对废物处理控制和排风捕捉工艺设计

17.3.3.1　厂房形式

（1）厂房组成形式

根据生产规模特点、厂区面积、地形和地质等条件考虑厂房的整体布置。厂房组成形式有集中式和单体式。集中式是指组成车间的生产、辅助生产和生活、行政部分集中安排在一栋厂房中。单体式是指组成车间的一部分或几部分相互分离并分散布置在几栋厂房中。生产规模较小，车间中各工段联系紧密，生产特点（主要指防火、防爆等级和生产毒害程度等）无显著差异，厂区面积小、地势平坦，在符合建筑设计防火规范和工业企业设计卫生标准的前提下，可采取集中式。生产规模较大，车间各工段生产特点差异显著，厂区平坦地形面积较小，可采取单体式。

（2）厂房层数

工业厂房有单层、双层或单层和多层结合的形式，主要根据工艺流程的需要综合考虑占地和工程造价来进行选用。

厂房的高度主要取决于工艺设备布置、安装和检修要求，同时考虑通风、采光和安全要求。一般框架或混合结构的多层厂房，层高根据生产工艺及布局需要多采用 5.1m、6m、7.5m 等，最低不宜低于 4.5m；每层高度尽量相同，不宜变化过多。层高可采用 300mm 的模数。

在不同标高的楼层里进行生产，各层间除水平方向的联系外，还可进行竖向的生产联系，可较多地利用自然采光及辅助间、生活间的自然通风。厂房多层布局可使屋顶面积较小，屋面构造简单，利于排除雨雪并有利于隔热和保温处理。此外，厂房占地面积较小可提高土地利用率，降低基础工程量，缩短厂区道路、管线、围墙等长度，提高绿化覆盖率。厂房平面布局时应考虑生产工艺流程、工序组合、人流物流路线、自然采光和通风的利用等因素。厂房柱网的选择应满足生产要求，同时还应具有最大限度的灵活性和尽可能满足建筑模数要求。生产车间目前多采用钢结构和钢筋混凝土结构。多层医药洁净厂房以现浇钢筋混凝土结构居多。单层医药洁净厂房常采用轻钢结构，轻钢结构厂房可采用大宽度布局，其灵活性和通用性较强，加之施工周期短，造价相对较低，而在医药工程单层厂房中广泛使用。选择厂房结构方案时主要考虑生产流程要求和建筑场地的大小，同时考虑自然地质状况和地震烈度等相关要求。

（3）厂房平面和建筑模数制

厂房的平面形状和长宽尺寸，既要满足工艺要求，力求简单，又要考虑土建施工的可能性和合理性。因此，车间的形状常常会使工艺设备的布置具有很多可变性和灵活性，通常采用长方形、L 形、T 形、M 形和 U 形，尤其以长方形居多。从工艺要求上看，有利于设备布置，能缩短管线，便于安装，有较多可供自然采光和通风的墙面；从土建上看，较节约用地，有利于设计规范化、构件定型化和施工机械化。

厂房的宽度、长度和柱距，除非特殊要求，单层厂房应尽可能符合建筑模数制（modular system of construction）的要求，这样可利用建筑上的标准预制构件，节约建筑设计和施工力量，可加速设计和施工的进度。

工业建筑模数制的基本内容是：我国采用的基本模数 $MO=100mm$，同时根据建筑设计中建筑部位、构件尺寸、构造节点以及断面、缝隙等尺寸的不同要求，还分别采用分模数和扩大模数。分模数包括 $1/2MO(50mm)$、$1/5MO(20mm)$、$1/10MO(10mm)$，其中 $1/10MO$ 数列按 10mm 进阶，幅度 $10 \sim 150mm$。分模数 $1/2MO$（50mm）、$1/5MO$（20mm）、$1/10MO$（10mm）适用于成材的厚度、直径、缝隙、构造的细小尺寸以及建筑制品的公偏差等。基本模数 $1MO$ 和扩大模数 $3MO$（300mm）、$6MO$（600mm）等适用于门窗、构配件、建筑制品及建筑物的跨度（进深）、柱距（开间）和层高的尺寸等。扩大模数 $15MO$（1500mm）、$30MO$（3000mm）、$60MO$（6000mm）等适用于大型建筑物的跨度（进深）、柱距（开间）、层高及构配件的尺寸等。

药厂建筑常用的建筑模数制如下：①门、窗尺寸为 300mm 的倍数，单门宽一般 900mm，双门宽有 1200mm、1500mm、1800mm，窗宽一般为 3000mm；②一般多层厂房采用 6m 柱距，若柱距因生产及设备要求必须加大时，一般不应超过 12m；③厂房的层高为 300mm 的倍数，一般为 5100mm、6000mm；④较常用的原料药车间厂房跨度有 6m、9m、12m、15m、18m、24m、30m 等数种。

对于制剂车间来说，主要生产过程均为封闭空调环境，受到自然采光和通风的限制较少，故其厂房占地面积和跨度可根据生产要求设计，但必须满足《建筑设计防火规范》等对厂房占地面积、建筑面积、防火分区面积、人员疏散距离等方面的规定。

17.3.3.2　厂房平面布置

生产厂房内部平面布置首先根据生产车间的生产性质、生产工艺流程顺序、各功能间洁净及防爆等因素进行区域划分，再根据各个区域功能间的大小、数量、工艺流程、人物流路线确定各主要功能间的组合方式，然后根据各区域工艺逻辑关系、人物流关系、管理要求等组合各区，最后考虑建筑造型和厂区总平面布置要求后确定厂房内部平面布局。实际设计过程中，生产厂房面积、形状、柱网、层数等大致方案往往可以参照以往设计经验或根据厂区总平面布置要求进行确定，内部分区和详细布局根据车间和生产线实际需要由浅入深逐步调整布局，经过设计各专业内部讨论后提交业主或第三方讨论确认。

典型的原料药车间的平面布置又分为："一"形布置，"L"形布置，"U"形布置，详见图 17-1、图 17-2 和图 17-3。三种平面布置均按工艺流程顺序及人、物明确分流的原则设计，每种布置都按照上述设计要点设置了功能区域，但各有特点和优势。

"一"形的平面布置，车间外观比较整齐，但车间外有突出的溶剂暂存区域及污水收集系统，对厂区的总体规划有一定影响，而且合成反应区域的宽度通常不宜太宽，太宽不利于区域的防爆泄爆处理及人员的安全疏散。为满足生产需要，车间设计必然会变成细长形，对厂区的要求较高。

"L"形布置和"U"形布置可解决上述不利影响，但车间的外观有一定的局限，而且"L"形和"U"形在平面设计车间的公用系统及辅助部分会设置在"L"字及"U"字的突出端，距离使用点较远，增加了系统的管路长度。因此，在具体设计中应综合考虑不同的影响因素选用不同的布置形式，甚至可将不同的形式加以融合。但无论采用何种布局，都应该考虑原料药车间的设计要点，以满足生产及规范的要求，达到优化设计的目标。

17.3.3.3　厂房立面布置

在高温及有毒害性气体的厂房中，要适当加高建筑物的层高或设置避风式气楼，以利于自

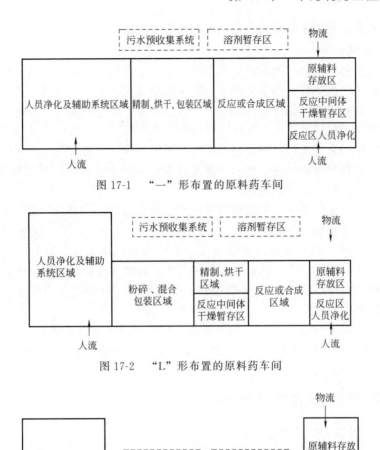

图 17-1 "一"形布置的原料药车间

图 17-2 "L"形布置的原料药车间

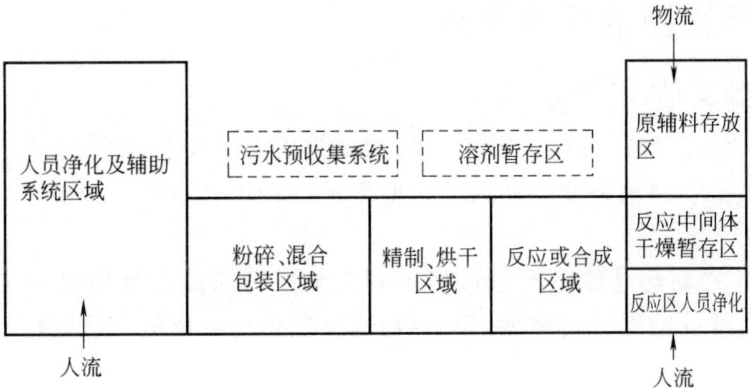

图 17-3 "U"形布置的原料药车间

然通风、散热。气楼中可布置多段蒸汽喷射泵、高位槽、冷凝器等，以充分利用厂房空间。

有爆炸危险的车间宜采用单层，其内设置多层操作台，以满足工艺设备位差的要求。如必须设在多层厂房内，则应布置在厂房顶层。单层或多层厂房内有多个局部防爆区时，每个防爆区泄爆面积、疏散距离等均应满足规范要求。如整个厂房均有爆炸危险，则在每层楼板上设置一定面积的泄爆孔。这类厂房还应设置必要的轻质屋面和外墙及门窗的泄压面积。泄压面积与厂房体积的比值一般采用 $0.05\sim0.1m^2/m^3$。防爆区内泄压面应布置合理，不应面对人员集中的场所和主要交通道路。车间内防爆区与非防爆区（生活、辅助及控制室等）间应设防爆墙分隔。如两个区域需要互通时，中间应设防爆门斗。上、下层防爆墙应尽可能设在同一轴线处，如布置有困难，防爆区上层不布置非防爆区。有爆炸危险的车间宜采用封闭式楼梯间。

17.3.3.4 车间公用及辅助设施的布置

（1）车间公用设施

车间除了生产工段外，必须对真空泵房、空压制氮站、冷冻水、热水制备间、配电间、控制间、纯化水和注射用水制备间等公用设施作出合理的安排。

（2）车间辅助设施

车间辅助设施包括与生产配套的更衣系统、生产管理系统、生产维修、车间清洁等。车间辅助设施根据工艺生产特点和车间总体布置采用单独式、毗连式或插入式，毗连式最为普遍。原料药企业在设置清洁及盥洗设施时，应特别注意一般生产区工作服的清洁、干燥、存放等需要，同时考虑保护产品不受人员或服装的污染和保护人员健康不受各种化学品或原料药影响的需求。应综合考虑物料和产品的性质及预定用途、人员数量、合理的清洗频次，确定适当的程序、设施设备和空间。更衣室和盥洗室应方便人员进出，并与使用人数相适应。盥洗室不得与生产区和仓储区直接相通。

在甲、乙、丙类生产厂房内布置辅助房间及生活设施时必须遵循《建筑设计防火规范》等的规定，特别要注意如下方面的内容。

① 甲、乙类生产厂房的布置（包括仓库）不应设置在地下或半地下，厂房内不应设置办公室、休息室等。当办公室、休息室等必须与本厂房毗邻建造时，其耐火等级不应低于二级，并应采用耐火等级不低于3h的不燃烧体防爆墙隔开，设置独立的安全出口；甲、乙类仓库内严禁设置办公室、休息室等，并且不应毗邻建造。

② 在丙类厂房内设置的办公室、休息室等，应采用耐火等级不低于2.5h的不燃烧体隔墙和不低于1h的楼板与厂房隔开，并至少设置1个独立的安全出口。如隔墙上需开设相互连通的门时，应采用乙级防火门。

17.3.4　设备布置的基本要求

17.3.4.1　满足 GMP 要求

① 设备的设计、选型、布局、安装、改造和维护必须符合预定用途，应当尽可能降低产生污染、交叉污染、混淆和差错的风险，便于生产操作、清洁、维护，以及必要时进行的消毒或灭菌。

② 生产设备不得对药品质量产生任何不利影响。与药品直接接触的生产设备表面应当平整、光洁、易清洗或消毒、耐腐蚀，不得与药品发生化学反应、吸附药品或向药品中释放物质。

③ 洁净车间设备布置及操作台设置应考虑有利于洁净环境的保持和空调系统的有效运行。

④ 纯化水、注射用水制备、贮存和分配应防止微生物滋生和污染，贮罐和输送管道所用材料应当无毒、耐腐蚀，并定期清洗、灭菌。贮罐的通气口应当安装不脱落纤维的疏水性除菌滤器，管道的设计和安装应当避免死角、盲管。注射用水贮存于80℃以上保温、70℃以上保温循环或4℃以下存放。

⑤ 设备布置时需考虑设备安装和维修路线、载荷及对洁净区的影响。

⑥ 设备的维护和维修不得影响产品质量。应当制定设备的预防性维护计划和操作规程，设备的维护和维修应当有相应的记录。经改造或重大维修的设备应当进行再确认，符合要求后方可用于生产。

⑦ 生产、检验设备均应有使用、维修、保养记录，并由专人管理。生产车间或装置应有设备维修仪器、仪表检定等功能间。

17.3.4.2　满足工艺要求

① 必须满足生产工艺要求时设备布置的基本原则，即车间内部的设备布置尽量与工艺

流程一致,并尽可能利用工艺过程使物料自动流送,避免中间体和产品有交叉往返的现象。为此,一般采用三层式布置,即将计量设备布置在上层,主要设备(如反应器)布置在中层,贮槽及重型设备布置在下层。

② 在操作中相互有联系的设备应布置得彼此靠近,并保持必要的间距。这里除了要照顾到合理的操作通道和活动空间、行人的方便、物料的输送外,还应考虑在设备周围留出堆存一定数量原料、半成品、成品的空地,必要时可作一般的检修场地。如附近有经常需要更换的设备,更需要考虑设备搬运通道应该具备的最小宽度,同时还应留有车间扩建的位置。

③ 设备的布置应尽可能对称,在布置相同或相似设备时应集中布置,并考虑相互调换使用的可能性和方便性,以充分发挥设备的潜力。

④ 设备布置时必须保证管理方便和安全。设备与墙壁之间的距离、设备之间的距离、运送设备的通道和人行道的标准都有一定的规范,设计时应予以遵守。

17.3.4.3　满足建筑要求

① 在可能的情况下,将那些在操作上可以露天化的设备尽量布置在厂房外面,这样就有可能大大节约建筑物的面积和体积,减少设计和施工的工作量,这对节约基建投资是有很大意义的。但是,设备的露天化必须考虑该地区自然条件和生产操作的可能性。

② 在不影响工艺流程的原则下,将较高的设备集中布置,可简化厂房的立体布置,避免由于设备高低悬殊造成建筑体积的浪费。

③ 十分笨重的设备,或在生产中能产生很大震动的设备,如压缩机、离心机等,尽可能布置在厂房的地面层,设备基础的重量等于机组毛重的三倍,以减少厂房的荷载和震动,同时设备基础应与建筑物基础脱开。震动较大的设备应避免设置于钢操作台上,如设备需在操作台上操作,设备基础可单独设置钢筋混凝土基础。大震动的设备在个别场合必须布置在二三楼时,设备基础可单独设置钢筋混凝土基础,并采取有效的减震措施。

④ 设备穿孔必须避开主梁。

⑤ 操作台必须统一考虑,避免平台支柱零乱重复,以节约厂房类构筑物所占用的面积。

⑥ 厂房出入口、交通道路、楼梯位置都要精心安排,一般厂房大门宽度要比所通过的设备宽度大 0.2m 左右,比满载的运输设备宽度大 0.6～1.0m。

17.3.4.4　满足安装和检修要求

① 由于制药厂的物料腐蚀性大,因此需要经常对设备进行维护、检修和更换,在设备布置时,必须考虑设备的安装、检修和拆卸的可能性及方法。

② 必须考虑设备运入和运出车间的方法及经过的通道。一般厂房内的大门宽度要比需要通过的设备宽 0.2m 左右,当设备运入厂房后,很少需要再整体搬出时,则可在外墙预留孔道,待设备运入后再砌封。

③ 设备通过楼层或安装在二层楼以上时,可在楼板上设置安装孔。安装孔分有盖与无盖两种,后者需沿其四周设置可拆卸的栏杆。对于需穿越楼板安装的设备(如反应器、塔设备等),可直接通过楼板上预留的安装孔来吊装。对于体积庞大而又不需经常更换的设备,可在厂房外墙设置一个安装洞,待设备进入厂房后,再行封砌。也可按设备尺寸设置安装门。

④ 厂房中要有一定的供设备检修及拆卸用的面积和空间,设备的起吊运输高度应大于在运输线上的最高设备高度。

⑤ 必须考虑设备的检修、拆卸以及运送物料的起重运输装置,若无永久性起重运输装

置，应考虑安装临时起重运输装置的位置。

17.3.4.5　满足安全和卫生要求

① 要创造良好的采光条件，设备布置时尽可能做到工人背光操作，高大设备避免靠窗设置，以免影响采光。

② 对于高温及有毒气体的厂房，要适当加高建筑物的层高，以利于通风散热。

③ 必须根据生产过程中有毒物质、易燃易爆气体的逸出量及其在空气中的允许浓度和爆炸极限，确定厂房每小时通风次数，采取加强自然对流及机械通风的措施。对产生大量热量的车间，也需作同样的考虑。在厂房楼板上设置中央通风孔，可加强自然对流通风和解决厂房中央采光不足的问题。

④ 对有一定量有毒气体逸出的设备，即使设有排风装置，亦应将此设备布置在下风的位置；对特别有毒的岗位，应设置隔离的小间（单独排风）；处理大量可燃性物料的岗位，特别是在二楼、三楼，应设置消防设备及紧急疏散等安全设施。

⑤ 对防爆车间，工艺上必须尽可能采用单层厂房，避免车间内有死角，防止爆炸性气体及粉尘的积累。建筑物的泄压面积根据生产物质类别按规范设计，一般为 $0.05\mathrm{m}^2/\mathrm{m}^3$。若用多层厂房，楼板上必须留出泄压孔，以利于屋顶泄爆，也可采用各层侧泄爆。防爆厂房与其他厂房连接时，必须用防爆墙（防火墙）隔开。加强车间通风，保证易燃易爆物质在空气中的浓度不大于允许极限浓度；采取防止引起静电现象及着火的措施。

⑥ 对于接触腐蚀性介质的设备，除设备本身的基础须加防护外，对于设备附近的墙、柱等建筑物，也必须采取防护措施，必要时可加大设备与墙、柱间的距离。

17.3.4.6　设备的露天布置

设备露天或半露天（如无墙有屋顶的框架构筑物）布置是大型制药企业发展的方向。它的优点是节约建筑面积和土建工程量；缺点是受气候影响大，操作条件差，设备护养要求高，自控要求高。对于制药车间，应结合生产工艺的可能和地区的气候条件具体考虑。

（1）凡属下列情况的设备，可以考虑露天布置

① 生产中不需要经常看管的设备，其贮存或处理的物料不会因气温的变化而发生冻结和沸腾，如吸收塔、低位水流泵、贮槽、气柜、真空缓冲罐、压缩空气贮罐等。

② 直径较大、高度很大的塔类设备。

③ 需要大气来调节温度、湿度的设备，如凉水塔、空气冷却器、直接冷却器和喷淋冷却器等。

（2）凡属下列情况的设备，一般不能露天布置

① 不能受大气影响、不允许有显著温度变化的设备，如反应器（特别是间歇操作的反应器和液相过程的反应器）、使用冷冻剂的设备。

② 各种有机械传动的设备和机器，如空压机、冷冻机、往复泵等。

③ 生产控制和操作台。

17.4　中药洁净室的设计

为满足药厂洁净室洁净生产的要求，必须综合运用多项洁净技术。在洁净厂房的设计中要紧紧围绕不同的洁净度要求考虑出最佳方案；在其施工过程中则要以质量为本，保证达到设计要求；在生产运行中要严格遵守各项操作规程及制度以确保药品生产必须的洁净环境。

17.4.1　洁净厂房的环境控制要求

医药工业洁净厂房环境控制的主要目的是防止污染或交叉污染等任何危及药品质量的情况发生。药厂洁净室的关键技术主要在控制尘埃和微生物。作为污染物质，微生物是药厂洁净室环境控制的重中之重。药厂洁净区设计的总则是：合理平面布置，严格划分区域，空气净化处理，防止交叉污染，方便生产操作。

（1）洁净室的环境控制要求

洁净度的要求：洁净室等级是洁净设计的一个重要的技术参数。在现行的《药品生产质量管理规范》（2010）及其附录中规定了药品洁净室划为 A 级、B 级、C 级、D 级四个洁净级别；规定了中药药剂各种剂型、中药浸润生产浸膏的不同生产工序的洁净厂房等级，对洁净区的悬浮粒子和微生物水平作了详细的规定，如表 17-3 所示。

表 17-3　洁净室空气洁净度级别对悬浮粒子的要求

洁净度级别	悬浮粒子最大允许数/m³			
	静态		动态[③]	
	≥0.5μm	≥5.0μm[②]	≥0.5μm	≥5.0μm
A 级[①]	3520	20	3520	20
B 级	3520	29	352000	2900
C 级	352000	2900	3520000	29000
D 级	3520000	29000	不作规定	不作规定

① 为确认 A 级洁净区的级别，每个采样点的采样量不得少于 1m³。A 级洁净区空气悬浮粒子的级别为 ISO 4.8，以 ≥5.0μm 的悬浮粒子为限度标准。B 级洁净区（静态）的空气悬浮粒子的级别为 ISO 5，同时包括表中两种粒径的悬浮粒子。对于 C 级洁净区（静态与动态），空气悬浮粒子的级别分别为 ISO 7 和 ISO 8。对于 D 级洁净区（静态），空气悬浮粒子的级别为 ISO 8。测试方法可参照 ISO 14644-1。

② 在确认级别时，应当使用采样管较短的便携式尘埃粒子计数器，避免 ≥5.0μm 的悬浮粒子在远程采样系统的长采样管中沉降。在单向流系统中，应当采用等动力学的取样头。

③ 动态测试可在常规操作、培养基模拟灌装过程中进行，证明达到动态的洁净度级别，但培养基模拟灌装实验要求在"最差状况"下进行动态测试。静态是指全部安装完成并已运行但没有操作人员在场的状态。动态是指生产设施按预定的工艺模式运行并有规定数量的操作人员进行现场操作的状态。

依据 GMP 规定，应当按以下要求对洁净区的悬浮粒子进行动态监测：

① 根据洁净度级别和空气净化系统确认的结果及风险评估，确定取样点的位置并进行日常动态监控。

② 在关键操作的全过程中，包括设备组装操作，应当对 A 级洁净区进行悬浮粒子监测。生产过程中的污染（如活生物、放射危害）可能损坏尘埃粒子计数器时，应当在设备调试操作和模拟操作期间进行测试。A 级洁净区监测的频率及取样量，应能及时发现所有人为干预、偶发事件及任何系统的损坏。灌装或分装时，由于产品本身产生粒子或液滴，允许灌装点 ≥5.0μm 悬浮粒子出现不符合标准的情况。

③ 在 B 级洁净区可采用与 A 级洁净区相似的检测系统。可根据 B 级洁净区对相邻 A 级洁净区的影响程度，调整采样频率和采样量。

④ 悬浮粒子的监测系统应当考虑采样管的长度和弯管的半径对测试结果的影响。

⑤ 日常监测的采样量可与洁净度级别和空气净化系统确认时的空气采样量不同。

⑥ 在 A 级和 B 级洁净区，连续或有规律地出现少量 ≥5.0μm 的悬浮粒子时，应进行调查。

⑦ 生产操作全部结束，操作人员撤出生产现场并经 15～20min（指导值）自净后，洁净区的悬浮粒子应当达到表中的"静态"标准。

⑧ 应当按照质量风险管理的原则对 C 级和 D 级洁净区（必要时）进行动态监测。监控要求以及警戒限度、纠偏限度可根据操作的性质确定，但自净时间应当达到规定要求。

⑨ 应当根据产品及操作的性质制定温度、相对湿度等参数，这些参数不应对规定的洁净度造成不良影响。

⑩ 应当制定适当的悬浮粒子监测警戒限度和纠偏限度。操作规程中应当详细说明结果超标时需采取的纠偏措施。

（2）压差要求

压差控制是维持洁净室洁净度等级、减少外部污染、防止交叉污染的最重要、最有效的手段。洁净室静压具有如下作用：

① 洁净室门窗关闭时，防止周围环境的污染由门窗缝隙渗入洁净室内。

② 洁净室门窗开启时，保证足够的气流速度，尽量减少门窗开启和人员进入造成的瞬时进入洁净室的气流，保证气流方向，以便把进入的污染减小到最低程度。

洁净室内一般应保持正压，当洁净室内工艺生产或活动使得室内空气中含高危险性的物质，如青霉素等高致敏性药物、高传染性高危险的病毒及细菌等，洁净室压差需保持相对负压。

在医药工业洁净室的设计过程中，为保证药品生产安全和防止交叉污染，医药工业洁净室不同等级的洁净室以及洁净区与非洁净区之间需保持 10～15Pa（12.5Pa 居多）的压差，洁净区与室外的压差应不小于 15Pa。必要时，相同洁净度级别的不同功能区域（操作间）之间也应当保持适当的 5Pa 的压差梯度。一般可接受的压差为 5～20Pa。

关键工艺性房间与相邻同级别房间、不同级别相邻房间之间应设置压差表或压差传感器，压差值应被记录，并设置报警系统。

（3）温度和湿度的要求

洁净室（区）的温度和相对湿度应与药品生产工艺相适应，满足产品工艺的要求，并满足人体舒适的要求。除有特殊要求外，B 级、C 级洁净室（区）温度一般应为 20～24℃，相对湿度一般为 45%～60%；D 级洁净室（区）温度一般为 18～26℃，相对湿度一般应为 45%～60%。温度夏天取高值，冬天取低值（温度范围：A/B 级 22℃±2℃；C/D 级 24℃±2℃）。

生产工艺对温度和相对湿度有特殊要求时，应根据工艺要求确定。如血液制品在生产过程中有时需要低温分离提纯操作。疫苗类产品在培养阶段需要保持较高的培养温度，且要求温度恒定；培养之后的冷胚阶段又需要较低的控制温度，一般为 2～8℃。冻干粉针产品在冻干后需要维持房间较低的相对湿度，一般要求≤30%。软胶囊存放对相对湿度条件要求较高，过低的相对湿度会使胶囊壳干掉，不利于保存。片剂、硬胶囊等产品在生产过程中要求较低的相对湿度，以避免黏结。

（4）新风量的要求

医药工业洁净室（区）内应提供一定的新鲜空气量，应取下列最大值：

① 主要工作室照明的照度值宜为 200lx。

② 辅助工作室、走廊、气闸室、人员净化和物料净化用室的照度值不宜低于 150lx。

③ 对照度有特殊要求的生产部位可设置局部照明。

（5）噪声的要求

非单向流医药洁净室（区）的噪声级（区）的噪声级（空态）不应大于 60dB（A），单向流和混合流医药洁净室（区）的噪声级（区）的噪声（空态）不应大于 65dB（A）。

（6）其他特殊要求

避孕药品生产厂房应与其他药品生产厂房分开，并装有独立的专用空气净化系统。生产激素类、抗肿瘤化学药品应避免与其他药品使用同一设备和空气净化系统；不可避免时，应采用有效防护措施和必要验证。放射性药品的生产、包装和贮存应符合国家关于辐射防护的规定，使用专用、安全的设备，生产区排出的空气不应循环使用，排气中应避免含有放射性微粒。

17.4.2　净化空调系统的空气处理

送入洁净室的空气，不但有洁净度的要求，还有温度和湿度的要求，所以除了对空气过滤净化外，还需要加热或冷却、加湿等各种处理。这套用于净化区的空气处理系统称为净化空调系统。

洁净室内的污染源按来源分为内部污染源和外部污染源。净化空调系统就是要通过各种技术手段消除污染源或降低其水平，而过滤技术是最主要的技术手段。常用的空调净化过滤器，按国内规范分为粗效（初效）过滤器、中效过滤器、高中效过滤器、亚高效过滤器、高效过滤器五类，如表 17-4 所示。

表 17-4　空气过滤器的分类（国内标准）

类别	额定风量下的效率 $\eta/\%$	额定风量下的初阻力/Pa	类别	额定风量下的效率 $\eta/\%$	额定风量下的初阻力/Pa
粗效	人工尘计重 $\eta \geq 10$ 以及粒径 $\geq 2\mu m$ $\eta \geq 20$	≤ 50	高效 B 类	粒径 $\geq 0.5\mu m$ $99.99 \leq \eta < 99.999$	≤ 220
中效	粒径 $\geq 0.5\mu m$ $20 \leq \eta < 70$	≤ 80	高效 C 类	粒径 $\geq 0.5\mu m$ $\eta \geq 99.99$	≤ 250
高中效	粒径 $\geq 0.5\mu m$ $70 \leq \eta < 95$	≤ 100	高效 D 类	粒径 $\geq 0.1\mu m$ $99.999 \leq \eta < 99.9999$	≤ 250
亚高效	粒径 $\geq 0.5\mu m$ $95 \leq \eta < 99.9$	≤ 120	高效 E 类	粒径 $\geq 0.1\mu m$ $99.9999 \leq \eta < 99.99999$	≤ 250
高效 A 类	粒径 $\geq 0.5\mu m$ $99.9 \leq \eta < 99.99$	≤ 190	高效 F 类	粒径 $\geq 0.1\mu m$ $\eta \geq 99.99999$	≤ 250

注：除注明外，效率为大气尘计数效率。A、B、C 三类效率为钠焰法效率；D、E、F 三类效率为计数效率。D、E、F 类出厂要检漏。

思考题

1. 简述车间的布置形式。
2. 简述制药洁净车间布置的一般要求和区域划分。
3. 简述进入控制区或洁净区的物料净化程序。

参考文献

[1]　王志祥.制药工程学［M］.第 2 版.北京：化学工业出版社，2008.
[2]　张素萍.中药制药生产技术［M］.第 2 版.北京：化学工业出版社，2011.
[3]　曹光明.中药制药工程［M］.北京：化学工业出版社，2004.

第18章 中药制药工程的设备
与工艺流程设计

生产工艺及装置设计是中药工程设计的核心，一切非工艺专业的工程设计都要服务于生产工艺与装置设计。在生产工艺及装置设计中，既要确定产品生产方法、生产工艺路线，又要进行必要的工艺计算，并以图解的形式表示生产中所用设备和物料、能量发生的变化与其流向，选择、设计符合工艺要求的设备、机器并加以空间布置，进行管道配置与空间布置等。

由于中药厂一般都是综合性中成药生产厂，从原药前处理、提取、蒸发、干燥，直至各种制剂生产以及包装出厂，具有全过程生产的特点。而中成药品种繁多，一般药厂生产品种为20~30种左右，有的甚至多达200种以上。且就剂型而言，从传统的丸、散、膏、丹到现代的片剂、冲剂、药酒、口服液、针剂直至缓释、控释、透皮、靶向给药体系无所不包。因此，中药生产工艺及装置设计的内容较为广泛，在设计时，必须根据具体生产情况及特点进行合理设计。

18.1 中药厂工艺与装置设计

18.1.1 基本要求

工艺与装置设计师必须牢牢树立质量、生产、经济三大观念。

（1）质量观念

药品用于防病、治病，药品的质量关系到患者的身体健康，药品质量的优劣首先是设计、生产出来的。工艺设计师在设计过程中首先应当关心的是工艺与装置设计能确保投产后药品的生产质量。

（2）生产观念

工艺与装置设计是否有利于生产的组织与运行是工艺与装置设计师又一个需要认真考虑的问题。从设计一开始就将方便生产、确保生产过程的顺利进行作为要达到的目标加以考虑。

（3）经济观念

经济效益是企业的生命源泉，没有经济效益企业将难以生存。好的经济效益必须有优质产品和较低成本。工艺路线、装置的多个方案比较、选择往往最终体现为较低的生产成本与较高的经济效益。

综上所述，中药生产工艺与装置设计师应当对上述三大观念有很好的统一。每一项中药工程设计都是工艺、装置、土建、给排水、采暖通风、洁净空调、电气照明、仪表等专业设计的综合。工程设计中的"最佳化"，就是在保证药品生产质量的前提下，实现产品的最大经济效益。药品生产工艺与装置设计的最佳方案体现了优质、方便生产、经济三者的统一。

18.1.2　基本内容

中药生产工艺及装置设计按顺序有如下内容：①生产工艺的选择与方框流程图的确立；②物料衡算；③能量衡算；④设备的工艺设计与选型，设备一览表的编制；⑤生产工艺流程设计；⑥设备平面、立面布置设计；⑦工艺管路平、立面布置设计；⑧非工艺项目条件的提出；⑨编制概算书；⑩设计文件、设计说明书的编制。

18.2　中药生产工艺流程设计

18.2.1　流程草图的设计

（1）生产工艺的选择

一般来说，中药生产以药材或饮片作原料，通过粉碎、过筛、提取、过滤、蒸发、浓缩等单元过程的组合，得到提取液、浸膏或药材粉末。根据生产的需要，如制取液体药剂，便可进行配液、灌封等工艺过程；如制备固体药剂，则应再经过制粒、干燥等工序，然后按不同剂型进行成型制备工艺过程。同一种药材选择不同生产工艺时，对制剂原料和成品的状态和纯度影响也不同，工艺设计方法也相应改变。如，从黄芩中提取黄芩素，一般采用水煮、过滤，然后往滤液中加入饱和的明矾水溶液，使之生成黄芩素铝螯合物沉淀；经干燥后，再制作成牛黄解毒片剂，供口服用药。而采用水煮酸沉法，再经反复水溶加醇、过滤、酸沉法精制成纯度较高的黄芩素后，才能供配制成银黄注射液或清开灵注射液，作为注射剂，供肌肉注射或静脉点滴。

由于产品生产的工艺路线和生产方法是否先进、合理，对产品的质量和成本起着决定性的作用，因此，不论是设计已经大规模生产的产品，还是试生产或国内外首次生产的产品，在进行生产方法的选择时，都应进行广泛的调查研究，收集第一手资料，以了解国内外生产现状及发展趋势。对各种生产工艺，一定要作全面的分析比较，不仅要求技术上先进，还要经济合理。要考虑原料来源易得，产品质量稳定，流程简单，机械化水平高，便于生产控制，能量消耗少，"三废"治理措施落实，投资少，成本低等因素。对于工艺与装置设计师来讲，可行性工艺论证已在设计前期完成，因此可以认为工艺路线的选择已经完成。

（2）生产工艺方框图

方框流程图由物流与单元过程组合而成，若以每个方框内标示单元过程，则必有各股输入物流指向过程方框，而又有若干股产出物流过程从方框引出。一个中药产品的方框流程图总是由若干个顺序的单元过程所组成的，各个方框之间由物流线相联系，前一方框的输出物流可能是后一方框的输入物流。

许多情况下方框流程图的绘制可用实验室规模的实验操作方法为依据，如葛根总黄酮的提取方法（见图18-1）：取经过粉碎的葛根粗粉置于逆流渗漉浸出器中，以70%稀乙醇逆流渗漉出高浓度的逆流浸出液，输入到真空浓缩罐中。回收乙醇后的浓缩水溶液过滤除去水不溶物，再从水不溶物中洗出黏附的黄酮化合物。于滤液中加入饱和碱性乙酸铅水溶液直到沉淀完全为止，过滤出沉淀物低温干燥。将干燥后的沉淀物悬浮于乙醇中以硫化氢脱铅，至无黑色沉淀为止。过滤并向滤液中加入氢氧化铵调 pH 至 6.5～7.0，减压浓缩或喷雾干燥得总黄酮。流程的设计应考虑实验与生产间的差异，以适应工业化生产的要求。涉及工艺过程的一切物流，包括废水、废气、废料，都应在方框图上标明，不得遗漏。

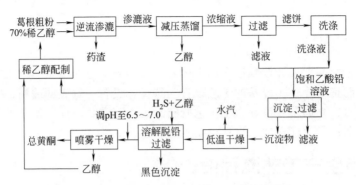

图 18-1　葛根粗粉提取葛根总黄酮的方框工艺流程

（3）生产工艺流程草图

表示一组相关设备以及设备间管路连接的相互关系，表示一个生产工艺过程的物流、能量流、控制点等的具体组织。这里"草图"的提法，主要是因为尚未进行物料与热量衡算，因此设备的设计还不能进行，至多可以考虑形式但不能确定尺寸，因此图上设备不代表实际尺寸。

18.2.2　物料与热量衡算

18.2.2.1　衡算原理

质量、能量守恒定律是自然科学的两个基本定律。物料、热量衡算就是以质量、能量守恒定律为依据的基础工程计算是一种基本方法。在中药生产单元操作中，物料、热量衡算往往用来导出单元过程基本理论从而成为过程设计的基本工具；在生产中，物料、热量衡算又是生产、技术管理，寻找存在问题，进而提出对策的最基本的方法；在工艺设计中它们则是进行物流、能量流平衡，设备设计，经济核算的根据，是工程设计的基础。

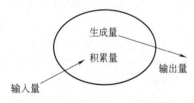

图 18-2　体系的物料、热量衡算示意

（1）物料、热量衡算基本方程

对于进行物料、热量衡算的体系，可能涉及的物流或热量流有：输入、输出、化学反应引起的物质或热量生成，体系收支不平衡时的积累。因此物料、热量衡算基本方程可写成（见图 18-2）：

$$输入量＋生成量＝积累量＋输出量 \qquad (18\text{-}1)$$

当体系无化学反应时，生成量为 0；单元操作都是无化学变化的物理过程，于是式（18-1）要写成：

$$输入量＝输出量＋积累量 \qquad (18\text{-}2)$$

如为连续稳定过程，体系内不应有热量的积累，于是物料、热量衡算式可简化为：

$$输入量＝输出量 \qquad (18\text{-}3)$$

（2）物料、热量衡算的步骤

物料、热量衡算可概括为：划定范围、确定基准、列出方程和求解方程四个步骤。

① 划定范围。确定物料、热量衡算所包括或涉及的范围，一般可用封闭线将需要衡算的设备或设备的局部、一组设备、一个工序等划定出来，范围之内的体系就是要进行衡算的对象。进、出体系的物料、热量流均用带箭头的物（热）流线标明，物（热）流线一定与范围线相交。

② 确定基准。对于间歇操作，可以规定以一批物料为衡算基准；对于连续操作，一般

以 1h 作为基准，必要时也可以用 1 天、1 个月、1 年作为基准。对具有数值相对性的热量，还需要人为规定一个能量值为 0 的基准状态，一般规定 273K 液态物质的热焓量为 0。

③ 列出方程。可以列整个物料衡算方程，也可列某组分的衡算方程。所列方程应包含已知条件和所求的量，对于有 n 个未知量的衡算问题，需要列出 n 个互相独立的衡算方程。例如列出一个设备的总物料平衡方程或各组分的物料平衡方程。

18.2.2.2 "三效逆流罐组提取工艺"衡算实例

【例 18-1】 某复方中药制剂，其各味原药材采用三级逆流罐组水提取工艺（见图 18-3），每级提取罐每批拟投中药材总重 100kg，药材在罐内预先用水润湿，据测定每 1kg 干药材可吸水 1kg。已知三级水提取的总出液系数为 8.04kg 提取液/kg 药材；提取液中固溶物含量 0.578%；三级套提后得到的浓浸提液密度为 1020kg/m³；蒸汽蒸馏得挥发油 0.001kg 挥发油/kg 药材（复方混合后），馏出时的组成 0.3%。试对三级提取系统作物料衡算。

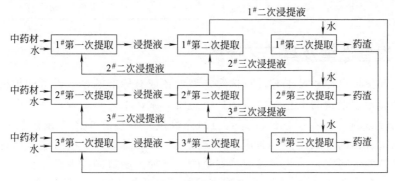

图 18-3　三级逆流罐组提取工艺方框流程

解　在物料衡算时将三级提取罐看作一个体系，即将其作为衡算的范围，将体系内部的物流（如 2# 三次浸提液由 2# 罐输出到 1# 罐加入）略去不计入，简化后的物料衡算如图 18-4 所示。

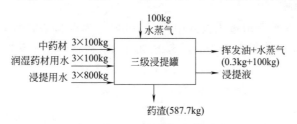

图 18-4　三级提取罐物料衡算示意

① 挥发油产量及水汽用量　挥发油的量为：0.001kg 挥发油/kg 药材×300kg 药材 = 0.3kg 挥发油；按照水蒸气馏出物的组成，馏出物中水的量应为：0.3kg/0.003 = 100kg 水。

② 产出浓浸提液量　8.04kg 浓浸提液/kg 药材×300kg 药材 = 2412kg 浓浸提液；其中总固溶物量：2412kg 浓浸提液×0.578% = 13.94kg 固溶物。

③ 废弃药渣量　3100 - 100.3 - 2412 = 587.7（kg），其中药渣中含水量应为：2800 - 2398.06 - 100 = 301.94（kg）。

工艺设计中物料衡算往往比较复杂，稍不留心就导致差错，为此列出一个物料衡算表是比较好的方法（见表 18-1）

表 18-1 中输入、输出两栏中的总量和各分量（或浸出物、挥发油、净药渣、水等）的合计数都是相等的。如果有哪一项不相等，就要进行仔细的复查，直至平衡为止。本例题实际上还假设：经三级逆流萃取后可浸出物在药渣中的残留量可以忽略。

内含物	输入					输出				
物流名称	总量	可浸出物	挥发油	净药渣	水	总量	可浸出物	挥发油	净药渣	水
投入中药材	300	13.94	0.3	285.76						
润湿药材用水	300				300					
浸提用水	2400				2400					
水汽蒸馏直接蒸汽	100				100					
挥发油馏出物						100.3		0.3		100
浓浸提液						2412	13.94			2398.06
药渣						587.7			285.76	301.94
合计	3100	13.94	0.3	285.76	2800	3100	13.94	0.3	285.76	2800

表 18-1 物料衡算表　　　　　　　　　　　　　　　　　　单位：kg

18.2.3 设备选型及其工艺计算

工艺与装置设计可先通过工艺计算选定定型设备或有标准的系列设备的规格，也可通过工艺计算设计非定型设备的工艺参数。例如，一台贮罐，工艺与装置设计师应确定贮罐的实际容积，选用合适的公称容积、公称直径与筒体高度，然后在草图中确定接管的数量、形态、位置，确定容器的形式、传热面积、介质温度与压力等参数。所有这些信息的提供都是为了机械设计师能进行符合工艺要求的、安全的、能加工制造的设备设计。

【例 18-2】 请对例 18-1 的三级逆流萃取罐组进行设备选型及工艺计算。

解 三级逆流萃取罐组包括三台萃取罐、一套共用的挥发油蒸汽蒸馏装置、三台分过滤器、三台离心泵、一台总过滤器及三台提取液中间贮罐。

18.2.3.1 萃取罐

由表 18-1 可知，每台萃取罐内投入中药材 100kg、润湿与萃取用水 900kg。因为药材的视密度未知，900kg 水的体积为 $0.9m^3$，考虑到 100kg 药材体积，萃取罐内物料体积：

$$V_{物料}=1.1\times0.9=0.99(m^3)$$

再考虑罐内一定的空隙，装料系数取 0.7，罐的实际体积：

$$V=0.99/0.7=1.41(m^3)$$

自 GB/T 17115—1997 强制外循环式提取罐（机组）的系列，选取 W 式（直筒式），公称容积 $V_g=2m^3$、$D_g=1000mm$。取直边高度 25mm 的不锈钢椭圆封头，自附录查得下封头体积 $0.15m^3$，则筒体部分的体积为：

$$2-0.15=1.85(m^3)$$

筒体高：

$$H=1.85/[(\pi/4)\times1^2]=2.36(m)（圆整为 2300mm）$$

例 18-1 已求得夹套水蒸气总用量 $M'=507.69kg/批$。每台萃取罐每次提取的用蒸汽量：

$$m'=507.69\div3\div3=56.41(kg)$$

因为三次提取分别为 2h、1h 和 0.5h，且进入物料的热状态不同，在计算萃取罐所需传热面积时应以三次中传热速率最大的一次为准。如图 18-5 所示，设第一次萃取时进料套提液与出料浓提液基本上为 100℃，需加热的是 100kg 药材与 100kg 润湿水，要迅速自 25℃加热到 100℃；第二次萃取时所有物料认为都已保持在 100℃；第三次萃取时则有 800kg 水需从 25℃加热至 100℃。比较一次与三次：

第一次萃取　$100×1.50×（100-25）+100×4.18×（100-25）=42600$（kJ）

第三次萃取　$800×4.18×（100-25）=250800$（kJ）

显然第三次萃取的加热量远大于第一、二次，若需在 15min 中完成加热，则热流速率：

$$Q=250800/（15×60）=278.67（kW）$$

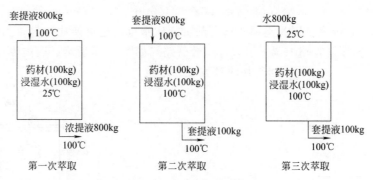

图 18-5　三次萃取示意

取筒体下部的 2m 设置夹套，则传热面积：

$$S=2×1×\pi+1.21=6.28+1.21=7.49（m^2）$$

其中 $D_g=1000mm$，直边高 25mm、壁厚 8mm 的椭圆封头的外表面积从手册查得为 1.21m²。设夹套蒸汽温度 121℃，则：

$$K_{计算}=\frac{278.67×10^3}{7.49×（121-100）}=1772[W/（m^2·K）]$$

查经验 K 值与之对比，$K_{计算}$ 大出 $K_{经验}$ 约一倍，说明加入 800kg 萃取水后加温到 100℃ 约需增加为 0.5h。

18.2.3.2　蒸汽蒸馏装置

该装置主要是一台冷却冷凝器（见图 18-6）和一台油水分离器（见图 18-7）。如图 18-7 所示，因蒸出的挥发油含量极低，近似认为挥发油的相变热与水相比可以忽略，则冷凝器传热量：

$$100×（2677.2-418.68）=225852（kJ）$$

若在 1h 内将热量传走，传热速率为：

$$Q=225852/3600=62.74（kW）$$

查得水-蒸汽在管壳式换热器中的经验值 $K=1200W/（m^2·K）$，则换热器：

$$\Delta t_m=\frac{（100-30）-（100-37）}{\ln\dfrac{100-30}{100-37}}=\frac{7}{\ln\dfrac{70}{63}}=66.44（℃）$$

则需传热面积：

$$S=62740/（1200×66.67）=0.784（m^2）$$

自 GB 151—1999 选取 $D_g=150mm$、单管程、换热管长 2000mm、传热面积 1.3m² 的标准管壳式换热器。因为传热面积极小，选用时作了放大，选用后不再进行 K 值及流动阻力的核算。

油水分离器的尺寸确定主要考虑物料有足够的停留时间以保证分离。1000kg/h 的水相当于 1m³/h，若物料停留时间为 20min，则分离器体积：

$$V_{\text{分}}=0.1\times1200/3600=0.033(\text{m}^3)$$

设分离器 $h/d=2.5$，则：

$$V_{\text{分}}=(\pi/4)d^2h=(\pi/4)\times2.5d^3$$

故

$$d=(0.51V_{\text{分}})^{1/3}=0.01683^{1/3}=0.256(\text{m})(\text{圆整为}D_{\text{g}}=250\text{mm})$$

而

$$h=2.5d=640\text{mm}$$

分离器选用 $60°$ 锥底。因为不同的挥发油可能比水重，也可能比水轻，为方便将分出的水送回萃取罐，在接管管路配置上可设计双套管路，如图 18-7 所示。阀门 1、$1'$ 为一组，用于挥发油比水轻；2、$2'$ 为另一组，用于挥发油比水重。

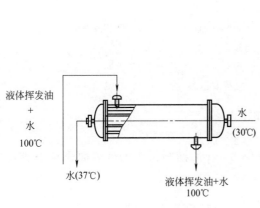

图 18-6　冷却冷凝器示意

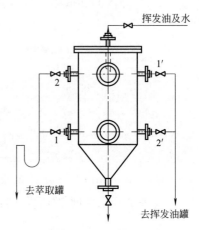

图 18-7　油水分离器示意

18.2.3.3　贮罐

本设计采用的三级逆流萃取工艺最大的优点是节约萃取用水，从而也减少后续的水蒸发量；但是一个罐三次萃取中的第一、二两次提取可以分别套用本罐上一批或其他两罐某一批的第一、二两次萃出液，这就意味着上批罐放出的萃取液与下批罐的投料（萃取剂）有必然的联系。中间贮罐用作物料流暂存。中间贮罐的工艺设计主要指它的台数与体积，确定台数与体积的原则是"够用"，在允许料液混合的情况下以体积大些、台数少些为合适，因为将一台贮罐分为相等总体积的两台贮罐时后者的造价会高些。本设计考虑到每 8h 产出 2400kg 浓提液，并有相应蒸发能力的三效蒸发器与之相配合，拟配置 3m³ 浓提液贮罐一台。为应付生产过程中可能发生的情况，多配置一台 3m³ 贮罐备用，共为 4 台。贮罐用不锈钢材料，立式碟底盖；4 台贮罐配置 3 台专用不锈钢离心泵，要求流量 6m³/h（每次输送 1m³ 料液仅用 10min），配置管路使每台泵均能为任意一台贮罐的进、出料所用，一般有 2 台泵可能同时工作，第 3 台备用。由于使用 3 台泵，贮罐可在常压下工作。为了节约热量，贮罐设保温层保温。3m³ 立式碟底盖贮罐的工艺参数：

公称直径 D_{g}　　1400mm

筒体高 H　　1600mm

公称体积 V_{g}　　3m³

工作压力 p_{g}　　0MPa（表压力）

工作温度　　$>80℃$

考虑到过滤器的阻力，选用 IHG40-125 型管道离心泵，其性能：单级单吸，流量

$6.3\text{m}^3/\text{h}$，扬程 20m，2900r/min，效率 46%，功率 1.1kW。

18.2.4　生产工艺流程图的构成

这里的生产工艺流程图指施工工艺流程图，与后面的设备布置图、管道布置图一起构成了一整套工艺施工图纸，而前者是设备、管道布置图的基础，可以说是一项工程的灵魂。所谓工艺流程图是在图纸上具体反映设备的实际情况。施工工艺流程图是绘制其他非工艺工种施工图的基本依据。一般工艺流程图的图纸只有一张。流程图的基本构成如下。

（1）设备主视图

反映设备主要特征，需要按比例画出代表设备特征的主视图轮廓线，除封头、筒体外对减速机及搅拌器、夹套等传热设备均以视图的轮廓表示。一般生产工艺流程图上设备间的高度方向代表真实情况，而水平方向不代表实际，因此在保持设备标高的前提下，允许设备在水平方向任意移动。设备轮廓在生产工艺流程图中用细实线表示。

（2）工艺与动力管线

包括各种气、液物料，蒸汽，废水，排气等管线；管线上的各种阀门、管件、仪表等。这些都是工艺流程图的主题，如工艺物料管线要用粗实线绘制，动力管线用中粗实线绘制等。阀门、管件、仪表等在图纸上的标高应反映实情。管线与设备的某一个接管口相连接。支管向总管的连接可用两种方法表示：第一种是在图纸的上、下方各画出一组平行线，表示各种工艺、动力管线的总管线，设备上的各种支管可直接引垂直线与总管线相交连接；第二种方法是用断开符号"～"将支管切断，以表示与相应总管线的连接，这种方法在图纸上显得简单清楚，总管线的尺寸规格可在车间各平、立面管道布置图上读取。

编制工艺设计施工图应遵循《化工工艺设计施工图内容和深度统一规定　第 1 部分：一般要求》（HG/T 20519.1—2009）。常见机器设备、管路、阀门图例如表 18-2 所示。

表 18-2　常见机器设备、管路、阀门图例

名称	图例	备注	名称	图例	备注
物料管道		粗实线	闸阀		
物料管道		中粗线	截止阀		
引线、设备、管件、阀门、仪表等图例		细实线	旋塞阀		
原有管道		管线宽度与其相接的新管线宽度相同	升降式止回阀		
可拆管道			旋启式止回阀		
夹套管			减压网		
柔性管			角式弹簧安全阀		阀出口管为水平方向
管道相连			角式重锤安全阀		阀出口管为水平方向
管道交叉（不相连）			疏水阀		
地面			阻火器		
流向箭头			视镜、视钟		
坡度	$i=$				

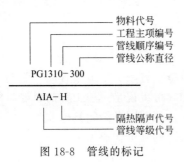

图 18-8　管线的标记

（3）设备、管线的标注

设备的标注是设备编号、名称两项。管线的标注则包括管线编号、物流名称、材质、规格等，具体方法参见图 18-8。

（4）仪表及控制

在工艺流程图上所绘制的仪表符号、文字表示仪表种类、指示及控制方式、仪表的安装标高等。工业自动化仪表的文字代号见表 18-3，图形符号的表示方法见表 18-4。

表 18-3　工业自动化仪表的文字代号

字母	首位字母		后继字母	字母	首位字母		后继字母
	被测变量	修饰词			被测变量	修饰词	
A	分析		报警	L	物位		信号
C	电导率		控制	M	水分或湿度		
D	密度	差		P	压力或真空		实验点（接头）
F	流量	比（分数）		Q	数量或件数	积分积算	积分、积算
G	长度		玻璃	R	放射性		记录或打印
H	手动（人工触发）			S	速度与频率	安全	
I	电流		指示	T	温度		传递

表 18-4　图形符号的表示方法

	主要位置操作员监视用	现场安装正常情况下操作员不监视	辅助位置操作员监视用
离散仪表	（1）⊖	（2）◯	（3）⊖
共用显示共用控制	（4）	（5）	（6）
计算功能	（7）⬡	（8）⬡	（9）⬡
可编程序逻辑控制功能	（10）	（11）	（12）

（5）标高

工艺流程图只在高度方向是真实的，图纸上一般不标注尺寸。对于设置有操作平台的部位，应画出操作平台的水平线并标示标高。

（6）图例

阀门、管件、仪表等以图例的形式标注在标题栏的上方。

（7）标题栏

包括项目名称、图纸名称、比例、设计单位、日期等内容。

18.3　中药厂车间设备与管路布置

车间布置设计目的是对厂房的配置、洁净区域的划分和设备的排列作出合理的安排。车间布置设计对经济效益及是否能正常安全生产等影响极大。不合适的布置会给整个生产及管理带来困难，例如给设备的安装与检修带来困难；不符合 GMP 的要求，造成人流、物流的混乱；增加输送物料所用能量的消耗；容易引起安全、卫生、环境问题；增加建筑和安装费用等。因此，车间布置设计必须充分掌握有关生产、安全、卫生等资料，以取得一个最佳布置方案。

18.3.1　车间布置设计总则

车间布置设计和建筑设计关系最为密切，车间布置设计时，必须考虑下列问题：①本车间和其他车间的关系以及在总平面图上的位置；②车间布置是为生产服务，必须满足 GMP 与生产工艺的要求；③车间布置设计除考虑工艺本身的要求外，同时必须兼顾其他非工艺因素的要求；④有效利用车间的建筑面积和土地，在允许的情况下，可考虑设备的露天布置；⑤考虑车间今后发展的可能性，留有厂房扩建或增添设备的余地；⑥考虑车间中劳动保护、安全卫生和防腐蚀措施。

根据上述考虑的问题，设备布置应遵守的主要原则包括：工艺流程顺畅原则、不同洁净度等级厂房各自集中原则、下风原则、集中整齐排列原则、经济原则、方便操作与维修原则等。

18.3.2　车间设备布置要求

车间布置设计是在选定了设备，确定了工艺流程图之后，一般按照厂房建筑、生产工艺、设备安装、车间辅助室配置、安全技术等几方面进行布置。

18.3.2.1　建筑要求

生产车间厂房的平、立面应该力求简单，以方便建筑能定型化和机械化施工，便于工艺设备的合理布置，以利于建成后的顺利投产。厂房平面通常有矩形、L 形和 T 形等形式，其中矩形是工厂设计中最常用的一种形式，它便于设备的平面布置，占地面积小，便于安排通道和出入口，且能提供较多的自然采光和自然通风的墙面。

① 厂房柱网结构，一般为 5m×5m、6m×6m、9m×9m 等。

② 厂房层高主要取决于设备的高低、安装的位置、安全施工与生产条件等。一般生产厂房每层高度采用 4～6m，最低层高不得低于 3.5m。由地面到顶棚凸出构成底面的高度不得低于 2.6m。

③ 设计的经济性，一般尽可能将可以露天使用操作的设备（如贮罐）布置在厂房外面，以节约建筑面积，减少设计、施工工作量。

④ 笨重设备以及生产中产生较大震动的设备，如压缩机、离心机等尽可能布置在厂房的地面层，以减少厂房的荷载和震动。

⑤ 操作平台在整个布置中统一考虑和设计。

⑥ 厂房出入口、交通道路、楼梯位置。一般厂房大门宽度要比所通过的设备宽 0.2m 左右，要比满载的运输工具宽 0.6～1.0m。大型设备可从柱网间运入，然后再砌非承重墙；检修、更新大型设备时则反之，拆墙—更换设备—砌墙。

18.3.2.2 生产工艺要求

① 车间内部的设备布置尽可能按照工艺流程顺序进行，即设备布置遵从工艺流程顺畅原则。要做到上下左右相衔接，保证工艺流程在水平方向和垂直方向的连续性。设备间的管线及物料输送距离应尽可能短，避免产生物流交叉往返现象。因而在设计时，一般将计量设备布置于最高处，主要设备布置在中层，贮槽及重型设备布置在低处。在生产中，相互有联系的设备应布置在一起。

② 应考虑方便操作、维修，相同或相似设备布置时要考虑到相互调换使用的可能性和方便性，充分发挥设备的潜在能力。同样功用的设备一般排列在一起。

原材料投入量大的工序及成品包装的房间应布置在靠近车间通道或电梯间附近，以减少物料输送的距离和影响生产的组织与管理。

设备间、设备与墙间应保持适当的距离。设备之间的距离、通道的宽度根据具体情况而定，一般建议采用下列安全距离：运动的机械其运动部分离墙不小于 1.5m，回转运动的机械与墙之间的距离不应小于 0.8～1.0m，泵之间的距离应不小于 1.0m，贮槽之间的距离应不小于 0.4～0.6m，通廊、操作台通行部分最小净空高度不小于 2.0m，设备与墙之间有一人操作时应不小于 1.0m，无人操作时不小于 0.5m 等。

③ 同一单元过程的各设备应相对集中，主要设备可排列在一条或两条轴线上，以方便操作，达到整齐美观，更方便管路的布置。

④ 工厂总平面布置的下风原则在厂房设备布置时依然适用。

⑤ 按照 GMP 的要求，各等级洁净区应相对集中，以保证"人、物流分开"的要求。

18.3.2.3 设备安装、检修要求

在进行设备布置时，必须考虑到设备安装、检修和拆卸的可能性，要有一定的面积和空间供设备检修及拆卸用。

① 要考虑设备运输车间的方法和通道。

② 设备安装在二层及以上或跨楼层时，可在楼板上设置较大面积的吊装孔；也可直接从设备本身在楼层上的安装孔吊装。

③ 应考虑设备检修、拆卸、安装时起重运输装置的空间。

18.3.2.4 辅助室配置要求

车间除了生产工段外，尚需设置辅助用室如内动控制室、机械动力室、变电和配电室、机修室等，以及生活室如车间办公室、化验室、休息室、更衣室等，要对它们综合考虑，合理布置于车间内。

设置辅助用室时，一般先考虑设于厂房外相邻处，并尽量采用民用建筑结构。自动控制室一般设在生产厂房内，对于防爆车间则需单独设置。

生活用室与生产厂房间的相对布局，可采用单独式、毗连式或插入式，其中以毗连式最为普遍。

18.3.2.5 安全技术要求

① 高温及有害气体的厂房，要适当加高建筑物的层高，以利于通风散热。设备布置时做到工人处于上风位置。高大设备避免靠窗位置，以免影响通风采光。

② 应根据生产过程中有毒物质，易燃、易爆气体逸出量及其在空气中的允许浓度和爆炸极限确定厂房换风次数，一般需采取机械通风措施。对存在有毒气体逸出的设备，即使装有排风装置，也应该将其布置在下风的位置，且应安置于相对隔离的小间之内。

③ 对于防爆车间，工艺上必须考虑尽量采用单层厂房，必要时内部可设操作平台。避免车间内有死角，防止爆炸性气体及粉尘的积累。防爆厂房与其他厂房连接时，必须用防爆墙隔开。加强通风，防止泄漏，保证易燃、易爆物在空气中的浓度不处于爆炸极限浓度之内。若用于多层厂房，楼面上必须留出泄压面积。

④ 对于接触腐蚀性介质的设备，除设备本身的基础需加防护外，设备附近的墙、柱等建筑物也必须采取防护措施。

18.3.3　车间布置设计方法和步骤

① 工艺工程师根据生产工艺流程、生产性质、各专业的要求与车间在总平面图中的位置，初步划分生产、辅助生产和生活区的分隔与位置，提出厂房柱距和宽度。

② 根据建筑工程师设计的方案在坐标纸上绘制厂房建筑平、立面轮廓图。

③ 根据工艺流程划分生产工段，把同一工段的设备尽量布置在相对集中的区域之中。

④ 把设备按比例，用塑料片制成图案（或用二维模型），在画有建筑平、立面轮廓图的坐标纸上布置设备，制成车间平、立面布置草图。'

⑤ 安排辅助室和生活室，一般将这些房间集中在规定区域中；不得在车间内任意隔置，防止厂房零乱不整和影响厂房通风条件。

⑥ 车间平、立面布置草图可考虑一个以上的方案，完成后要广泛征求有关专业设计人员的意见，从各个方面比较，选择得出一个较为理想的方案。根据讨论意见作必要的修改，调整后提交建筑设计人员设计建筑图。

⑦ 根据布置草图，绘制正式的车间各平、立面设备布置图。

18.3.4　厂房设备布置图

18.3.4.1　建筑构件表示方法

（1）柱网

厂房建筑由于设备、管线、物料的自重较大，加上振动等因素，一般采用柱承重结构。建筑负荷通过梁传递到各个柱，然后再传到地基，一般可采用 5m×5m、6m×6m、9m×9m 等的柱网，即由每 4 根相距 5m 或 6m、9m 的柱组成一个厂房的方形面积，在绘图时先用点画线、柱的平立面基本投影、柱在柱网中的编号等表示出厂房的柱网结构，如图 18-9 所示。

（2）砖墙

俯视图中的砖墙用两条实线和一条表示中心的点画线构成，实线间的距离按比例表示砖墙的厚。主视、侧视图前面的墙体已被剖去，后面的墙体则可不画，两侧的墙也是两条实线和一条中心点画线来表示，另外要画出柱的投影线。

（3）门窗

在俯视图上门用直线加 90°圆弧表示，双开门则用两个 90°圆弧表示，这种方法明确了门开闭时所占的厂房空间，对合理布置设备、管路很有好处。考虑安全原因药厂的门应向外开以便疏散，门的主、侧视图表示方法则为投影的主轮廓线。窗的主视图一般用主轮廓线表示。

（4）孔、洞

厂房的孔洞的表示方法如图 18-9 所示。

（5）楼梯

正式的建筑物楼梯往往是双向的，而安全梯、操作平台楼梯常用单向楼梯。无论是单、

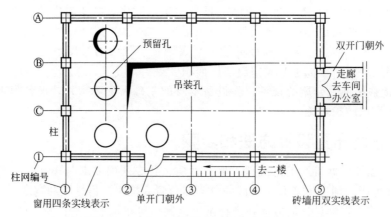

图 18-9　厂房土建结构在图纸上的表示方法

双向楼梯，其主视图取其主要的特征轮廓；而俯视图的画法原则是所表示该层楼梯所在厂房的天花板被剖切，画出主轮廓再辅以箭头表明上、下方向。厂房的每个工序都应有两个以上的通道，方便人员撤离。

18.3.4.2　厂房设备布置图的基本构成

厂房设备布置图由多组平、立面布置图组成。一般平面布置是在最上方将顶板剖切而作的俯视图，表达厂房某层设备的相对平面位置的布置情况。立面布置一般绘制剖视图，即假想用一平面将厂房建筑物沿垂直方向剖开后投影得到的立面剖视图，表达设备沿高度方向的布置情况。

（1）厂房建筑结构

柱、墙、门、窗、操作台、楼梯等除已经剖切的外，一般均用细实线表示。厂房基本尺寸及构成包括总长、宽、高，层数、各层高，柱间距与柱网构成，厂房内墙分割，操作台位置及尺寸，门、窗及其位置，楼梯的数量、形式等；对中药制剂厂房还有各等级洁净区划分等。

（2）设备

设备轮廓线应用粗实线表示，设备布置图应标注设备编号、名称、定位尺寸以及设备接管的位置与定位尺寸。

（3）尺寸标注

设备布置图应标注定位尺寸，定形尺寸无须标注，如柱网的柱间中心距离，设备与墙体、地面、顶面距离或设备与设备间距离。定位尺寸的标注应考虑施工安装时方便测量，如设备中心至墙的中心线的距离，已先砌墙的情况则可标注设备中心至内墙面的尺寸。设备的操作台的有关尺寸应该标注。

（4）柱网编号

两个方向的柱网编号分别顺序使用 1、2、3、…和 A、B、C、…。

（5）标题栏

当设备布置图包括多组平、立面视图，阶梯剖时要在标题栏中详细表明剖面位置和方向，以便于对照读图。

（6）检查和修改

结合生产工艺流程图，在设备平、立面布置图上检查车间、工段、工序在各个操作阶段人、物流的行进是否合理，操作是否方便等。此外，安全通道、防爆防火隔断设施、厂房空间利用率、通风方案等通过设备布置图的复审加以检查和修改。图 18-10 给出了逆流萃取的设备平、立面布置。

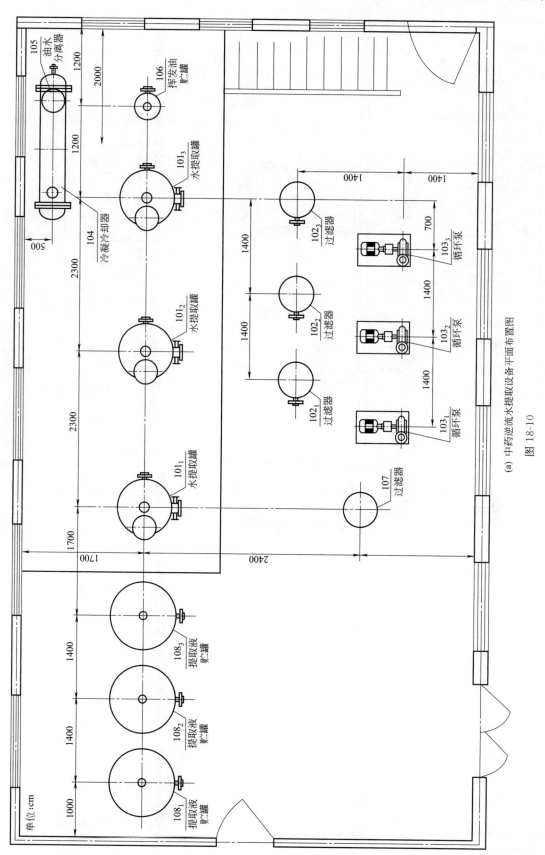

(a) 中药逆流水提取设备平面布置图

图 18-10

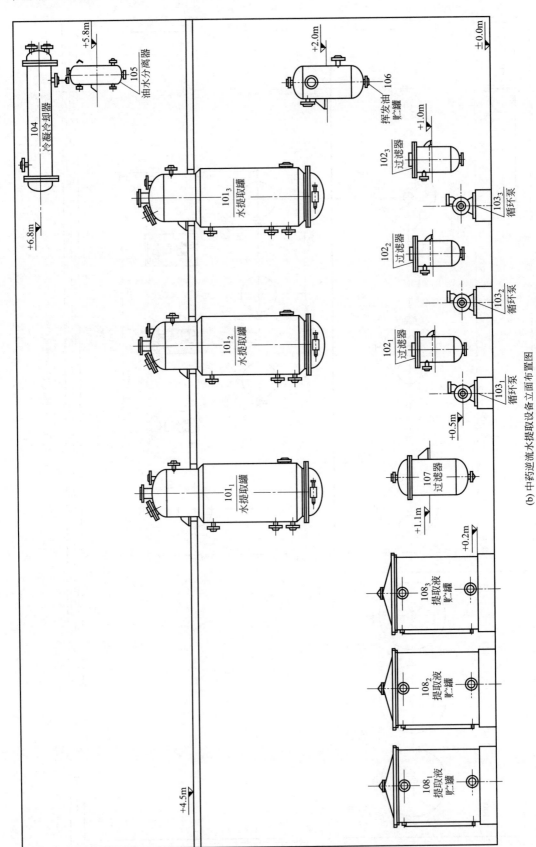

(b) 中药逆流水提取设备立面布置图

图 18-10　逆流苯取的设备平、立面布置图

18.3.5　车间管路布置

管路是制药生产中必不可少的生产设施之一。水、气以及各种流体物料都要用管道来输送，设备与设备之间的连接也要用到管道。因此，正确地设计、布置和安装管道，对工厂的基建和今后的正常操作、生产起着很重要的作用。一般车间用来输送物料的管路设计属于工艺设计部分，由工艺设计人员进行设计。水、气、冷冻等公用工程管道属于非工艺部分，接到车间总管的部分由相关专业设计人员进行设计，下水系统也是如此。

18.3.5.1　管路设计的基础资料

在进行管路布置设计时，必须有下列各种资料：①施工工艺流程图；②设备平面布置图和立面布置图；③设备安装施工图；④物料衡算和热量衡算资料；⑤工厂所在地地质情况；⑥与配管图相关的各专业施工图样；⑦蒸汽及水等动力总管路的走向和压力等。

18.3.5.2　管路设计的内容和方法

管路是用来输送生产所需的主、辅物料及水、气等的输送设备，是中药厂生产必不可少的网络。管路设计首先要根据管道所输送的物料性质和操作条件，选择合适的管道材料，以防物料腐蚀管道而发生泄漏事故或物料与管材发生作用而影响产品质量。管径和管子壁厚的计算与选择也是管路设计中的一个重要内容，要根据管内所流动物料的情况，合理、经济地进行计算或选择。一般要求在一定条件下，使管径尽可能小，且输送所耗能量也不大。

除了进行管材选择，管径、管壁厚计算或选择外，还有许多问题需要解决，如管件、阀门的选择，管道涂色，图纸绘制，管道施工说明等问题。

（1）管道材料的选择

要根据管内物料的性质和操作条件进行选择，要求管材耐腐蚀，且不与管内物料发生作用。常用管材有：①金属管材（不锈钢等）；②耐腐蚀管材（胶管、塑料管或塑料涂层管、搪瓷管等）。

一般按照经济合理性，生产、冷却用水等输送管道可采用黑铁管；压强大于 981kPa 时用无缝钢管；盐水管道直径小于 150mm 可采用黑铁管；真空管道如果抽吸的气体不对铁产生腐蚀作用，也可采用黑铁管；中药物料采用不锈钢管等。

（2）管径的计算和选择

管径的计算、选择要考虑管道的原始投资费用与克服管道阻力的动力费用之间的关系。

按预先选取的介质流速计算管径时，可由式（18-4）或式（18-5）确定：

$$d = \left(\frac{4W}{\pi u \rho}\right)^{0.5} \tag{18-4}$$

$$d = \left(\frac{4V}{\pi u}\right)^{0.5} \tag{18-5}$$

式中　d——管道内径，m；

　　　W——介质质量流量，kg/s；

　　　V——介质体积流量，m³/s；

　　　ρ——介质密度，kg/m³；

　　　u——介质在管内的平均流速，m/s。

18.3.5.3　管道壁厚的选择

通常不必计算，可根据管子的操作压力和公称直径在有关手册中查到。

18.3.5.4 阀件的选择

根据阀体的类别、结构形式、驱动方式、连接方式、密封面或衬里、标准公称压力等，结合工艺过程、操作与控制方式查找专门的手册、标准。

18.3.5.5 管件的选择

管件为管与管之间的连接部件，它主要用来改变管道方向、连接支管、改变管径及堵塞管道等。根据管线设计的需要查找相应标准选用管件。

18.3.5.6 管道保温、热膨胀及补偿

（1）管道保温

进行管道保温必须选择合适的保温材料，才能达到保温要求。一般要求保温材料应具有下列条件：①密度小、热导率低；②富有弹性及多孔性；③能耐热或耐冷，易于施工并具有足够的机械强度；④不侵害金属管道。管道保温形式按其不同的温度要求，可分为两种：一是在管道外直接包上保温层，如蒸汽管道、冷冻盐水管道等；二是采用蒸汽套管保温，防止温度下降使物料冻结引起管道堵塞等。套管保温即将套管直接焊在法兰上或管道壁上，焊接焊缝离法兰面越近越好，否则管道易堵塞。在较长的管路上，蒸汽分数段引入，冷凝液也分数段引出。

（2）管道热膨胀及补偿

因管道的安装温度（室温）和操作温度不同，其长度 l 由于温度变化（Δt）而引起的伸长（或缩短）Δl 为：

$$\Delta l = \alpha l \Delta t \qquad (18\text{-}6)$$

式中　Δl——管长的变化量，m；

　　　α——管道材料的线膨胀系数，钢为 1.2×10^{-5} m/（m·℃），铜为 1.65×10^{-5} m/（m·℃），铝为 2.4×10^{-5} m/（m·℃），聚氯乙烯为 7×10^{-5} m/（m·℃）；

　　　l——管道的原长度，m；

　　　Δt——管路的温度变化，℃。

若管道的两端固定，则管道受到拉伸应力（或压缩应力）。当钢管受到 32℃ 以上的温度变化时为防止变形或破坏就要考虑膨胀的补偿问题。但对挠性较大的管道，如聚氯乙烯管，即使有 60～80℃ 的温度变化，也不需要特殊的补偿装置。热膨胀的补偿采用补偿器，其种类有自动补偿器、回折管补偿器、波纹式补偿器、填料函式补偿器等。

18.3.6　管道布置及安装要求

管道的布置和安装设计首先应保证安全，正常生产及便于操作、检修，其次应节约材料，尽可能使管道排列得整齐、美观。

（1）铺设方式

管道铺设方式有明线和暗线两种，车间管道多采用明线铺设，以便安装、检修和操作管理。而洁净度要求高的房间如制剂车间，必须将管线暗设或明暗兼顾。此外，进行管道布置时，应按所输送物料的性质铺设管道。冷、热管路分开布置，一般热管路在上，冷管路在下；输送腐蚀性介质的管路应布置在垂直下方或平行的外侧，以防止因渗漏而腐蚀其他管路。易燃、易爆、有毒和腐蚀性管路不应铺设在生活间、楼梯和通道等处。

（2）方位安排

管子一般应平行铺设，尽量沿厂房墙壁 X、Y、Z 三个方向安装，不挡门窗、不妨碍操

作。应尽量减少埋地或埋墙长度，以减轻日后检修的困难。

（3）管件与阀门配置

并列管道上的管件与阀件，应错开安装，以便于启闭，不易混错。管道上应适当配置一些法兰或活接头，以便于管路的安装和拆卸、检修。

（4）铺设坡度

根据物料性质的不同，管路布置应有一定的坡度。坡度方向一般均为顺介质流动方向。输送含固体或黏度较大液体的管路，其坡度应大些。

（5）管路间距

管路间距以便于安装、检修管子与阀门并考虑保温层厚度为原则；一般管路的最突出部分距离墙或柱边的净空不小于 0.1m，距管架横梁端部不小于 0.1m，距管架支柱也不小于 0.1m。

两管路的最突出部分间的净空，中低压管路为 0.046～0.06m，高压管路为 0.07～0.09m。并排管路上并排安装用手轮操作的阀门时，手轮间净距约 0.1m。

（6）离地高度

管道离地高度以便于检修为准。但通过人行道时，最低点离地不得小于 2m；通过公路时，不得小于 4.5m；与铁路轨面净距不得小于 6m；通过工厂主要交通干线一般标高为 5m。

阀件及仪表的安装高度应考虑操作的方便和安全。一般高度阀门 1.2m，安全阀 2.2m，温度计 1.5m，压力计 1.6m。

（7）管道过墙

过墙时，墙上应开预留孔，套管与管子间的环隙应充满填料。穿过墙壁或楼板的一段管道应避免有焊缝。管道穿房外时管顶需设防雨罩。

（8）管道连接

英制管可采用螺纹连接，成本较低，但螺纹处易渗漏，在适当部位需增加活接头以便于装、拆。压力较高或管径较大时采用法兰连接，虽成本高些，但密封性能好，方便装、拆。

（9）安全性

为确保管路布置安全，管道应避免经过电机或配电板的上空周围。凡属易燃、易爆物料，其贮罐的排空管均应设置阻火器，进料管道应延至贮罐液面以下；室内易燃、易爆物料的排空管应接至室外，弯头向下；其他设备的排空管如接至室外时，也应弯头向下。管道穿越防爆区时，管子与隔板的空隙应用水泥、沥青等封固，如不能固定封位，可采用填料函式的结构。管路系统应充分接地。

（10）排液、膨胀器、真空管等要求

真空一般最好由本车间内装置真空泵产生，以缩短真空管道，采用法兰接合可保证真空管路的密封性。长距离输送液化气体的管道，应装垂直向上的膨胀器；输送蒸汽的管道，应安装分水器，以排出冷凝水。陶瓷管的脆性大，应埋设于地内 0.5m 以下。架空管道在靠近墙转弯地点均应设置管架；靠墙设置的管道，其支架可固定于墙上。于架空靠墙安装的蒸汽管道及输送高温物料的管道，其支架可采用滑动式，以解决管路热膨胀问题。

（11）油漆及颜色

彻底除锈后裸管涂红丹底漆二道，油漆一道；保温管道在未保温前涂红丹底漆二道，保温后再在外表面上油漆一道；埋地管道先涂沥青冷底油一道，再涂沥青一道，然后填土；不锈钢管、塑料管均不涂漆。管道油漆颜色见表 18-5。

表 18-5 管道油漆颜色

介质	颜色	介质	颜色	介质	颜色
一次用水	深绿色	冷凝水	白色	真空	黄色
二次用水	浅绿色	软水	翠绿色	物料	深灰色
滑下水	淡蓝色	污下水	黑色	排气	黄色
酸性下水	黑色	冷冻盐水	银灰色	油管	橙黄色
蒸汽	白底红圈色	压缩空气	深蓝色	生活污水	黑色

（12）管道验收

管道安装完毕后，应作强度（水压）及严（气）密性实验。对强度小于 68.7kPa 表压的气体管道，先将空气压力升到工作压力，用肥皂水检验其是否漏气，然后升到实验压力维持一定时间测定下降值是否在规定值以下；在真空下操作的液体、气体管道及 68.7kPa 以下的液体管道水压实验的压力分别为 98.1kPa（表压）和 196.2kPa（表压），要求保持 0.5h 压力不变；高于 196.2kPa 表压的管道，水压实验的压力为工作压力的 1.5 倍。

18.3.7 管道布置图

厂房设备布置图是管道布置图的基础。如果设备布置已经确定，各设备的接管口位置表达准确，还需将这组设备布置图的设备轮廓线改成细实线，然后将其复制；最后在图纸上画出各种总管线，将设备-设备、设备-总管之间连接必要的管线，并作必要的标注。因此厂房管道布置图也是多个平、立面布置图的组合。

18.3.7.1 管路的图示方法

总管线采用集中布置原则。集中布置有利于各个工序、设备引出支线，这种布置方法在图纸上经常出现几根管子的重叠，出现多重剖切的表示方法，如图 18-11 所示。此外，各种总管集中布置时应考虑其相互影响，如蒸汽管应放在最上方，冷盐水管则应放在最下方。管线中物流流向的表示如图 18-12 所示。

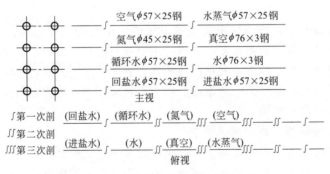

图 18-11 总管线的多重剖切表示方法

18.3.7.2 管线布置原则

（1）两点间非直线联结原则

管线联结一般是贴墙、贴顶、贴地，沿 X、Y、Z 三个坐标配置管线，即两点间非直线联结原则。这样做所用管线材料将大大增加，但不至于影响操作与维修，使车间内变得有序。注意沿地面走的管路只能靠墙，不得成为操作者的事故隐患；实在需要时可在低于地平的管道沟内穿行。

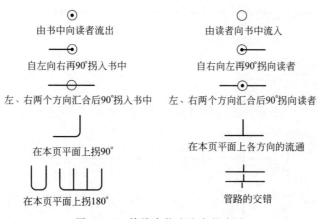

图 18-12　管线中物流流向的表示

（2）操作点集中原则

一台化工设备常常有许多接管口，连接有许多不同的管线，而且它们分布于不同层次的空间。总管线一般采用集中布置原则。各操作点管线可根据管路走向的变化将位于同一轴线各管路的操作点集中布置在一个平面上，即操作点集中原则。这样不但布置美观，而且方便操作。

（3）方便生产原则

除将操作点集中外，管路配置还需坚持方便生产原则。如从总管引出的支管应当有双阀门，以便于维修更换；流量计、汽水分离器应配置侧线以利于更换；U 形管的底部应当配置放料阀门，以便维修时使用等。此外，两台以上相同贮罐，每个贮罐应配置应急管路。

18.3.7.3　管道布置图的基本构成

（1）基本图纸

将设备平、立面布置图中的设备轮廓线改为细实线，将设备定位尺寸去掉，形成相应的基本图纸。

（2）管线

在管道布置图中突出管线，用粗实线表达。每一根管线的绘画都应结合空间的走向同时在相应的平、立面图上进行，管线中包括阀门、其他管件、仪表等，管线的标注与工艺流程图相同。

（3）尺寸标注

管道布置图除厂房的总长、宽、高，柱间距等基本尺寸外主要是管道的定位尺寸（设备的定位尺寸在这里都要删去），管道高度的标注通常用标高来表示，可在管线标注的后面写明；前后、左右的定位尺寸则可用尺寸标注来表示。

（4）标题栏

与设备布置图一样，每张图纸的标题栏必须清楚地标明：车间、工段或工序，楼层，某某平面或立面；同时在图纸上标明剖切的位置与视图的方向。

管道布置图主要包含了所有管线的详细信息，如管子规格与材质、管线走向、阀门、管件及仪表、管线的定位尺寸等。管路布置图不仅是进行设计、施工时必须参照的资料，也是编制精确的管材预算时的计算根据。图 18-13 给出了逆流萃取罐的平、立面管路布置图。

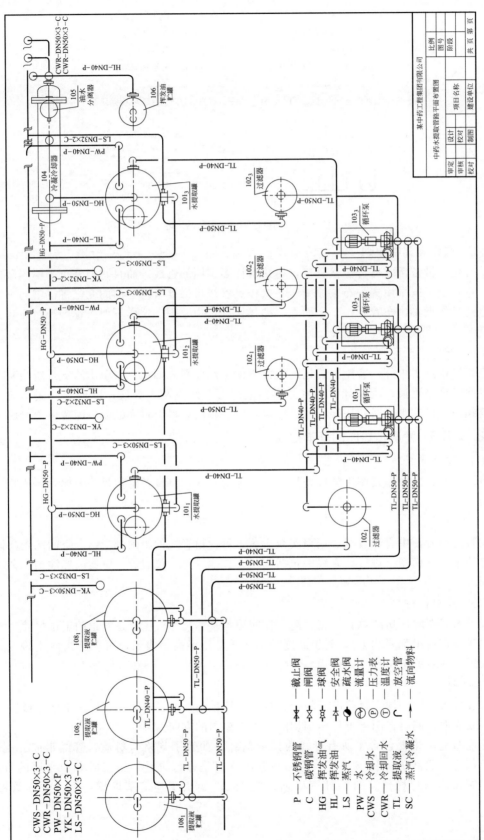

(a) 逆流萃取管路平面布置图

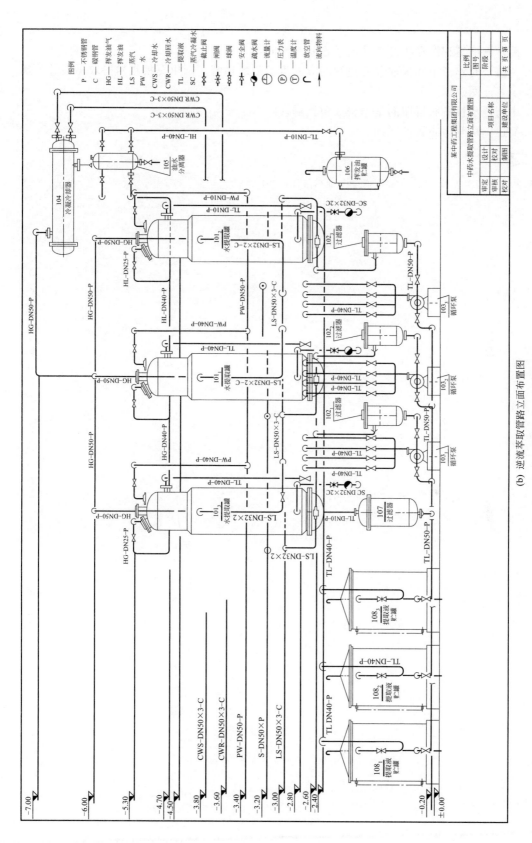

图 18-13　逆流苯取罐的平、立面管路布置图

(b) 逆流苯取管路立面图

285

思考题

1.简述方框流程图和生产工艺流图之间的异同点。

2.请结合对本章中药提取单元过程的方框流程图的理解，画出葛根粗粉提取葛根总黄酮的方框工艺流图。

3.中药厂房设备布置图的基本构成包括哪些？

4.简述厂房管道布置的原则。

参考文献

曹光明.中药制药工程学［M］.北京：化学工业出版社，2011.

第19章　中药制药生产洁净技术与GMP验证

19.1　概述

中药材的质量控制在中药制剂生产过程中起决定性作用。为了保证我国中药制药企业生产出质量合格的中药产品，近年来，我国陆续修订、颁布实施了新版《药品生产质量管理规范》（GMP）、中药材生产质量管理规范（GAP）、《中国药典》《中医药法》，从多个方面加强了对中药质量安全法律制度予以规范。

19.1.1　药品洁净技术的发展概况

洁净技术是为产品生产或科学研究创造所必需的洁净环境的新兴技术，对生产环境中的尘粒浓度与微生物数量加以控制，以达到一定的洁净度，防止尘粒、细菌对生产环境的污染，提高产品质量，改善生产及卫生条件，并为操作人员创造一个干净、舒适的工作环境。

在中药制药过程中引入洁净生产技术，加强质量风险管理、评估是目前中药制剂生产企业质量管理通过 GMP 验证与认证，保证药品的生产质量的重要环节。洁净技术是适应实验研究与产品加工的精密化、微型化、高纯度、高质量和高可靠性等方面要求而诞生的一门新兴技术。20 世纪 70 年代初洁净技术的应用由电子、精密机械等行业转向医疗、制药、食品及生化等行业。90 年代初以来，洁净技术在制药工厂贯彻实施 GMP 过程中得到了普及，全国几千家制药厂以及生产药用原材料、包装材料等非药企业，陆续进行了技术改造。其规模之大、范围之宽都是空前的。1992 年中国制药工业公司、中国化学制药工业协会对 1985 年颁发的《药品生产管理规范（GMP）实施指南》进行了修订，颁发了新的实施指南。随后在 1998 年、2010 年颁发了进一步与国际接轨的、由国家药品监督局组织修订的《药品生产质量管理规范》，即中国 1998GMP（1999 年 8 月 1 日起实施）、2010GMP（2010 年 3 月 1 日起实施），为加大 GMP 的推行力度、在制药全行业实施认证体制进一步奠定了基础。近十年来，我国的洁净技术行业日益与国际接轨，反映在相关规范的内容、洁净室设计思路与方案、施工技术与管理、检测手段与技术等方面。新版 GMP 硬件部分参照欧盟相关标准，软件部分参照美国 FDA 相关标准，并结合我国实际情况形成，对药品的质量标准和要求近乎苛刻，堪称"史上最严格 GMP"。其中规定以中药和中药饮片为代表的其他类别药品的生产企业均应在 2015 年 12 月 31 日前达到新版 GMP 要求，未在规定期限内通过 GMP 认证的企业（车间），不得继续生产药品。

药品 GMP 是药品生产全过程实施质量管理、保证生产出优质药品的一整套系统、科学的管理规范，是药品生产和质量管理的基本准则。洁净技术正是这种生产质量保证体系中的重要组成部分，也是 GMP 验证与认证的重要内容之一。中药制药厂房的空气净化系统提供的空气质量将直接影响在该环境中生产药品的微粒和微生物污染的水平，从而影响药品生产的质量。

19.1.2　药品生产洁净室等级

洁净技术的运用与控制对象是洁净室。洁净室指一类密闭性能良好，对各项空气参数（洁净度、温度、湿度、静压等）进行有效控制并符合一定的洁净等级的生产厂房、实验室或其他空间。按是否对微生物浓度进行控制又可分为两大类：工业洁净室——以控制非生物微粒的污染为主要任务；生物洁净室——以控制生物微粒的污染为主要任务。

药物被微粒污染的程度取决于对环境的控制。洁净技术的主要任务是控制工作环境中的含尘粒及微生物的浓度，使生产环境经过净化达到一定的洁净度。而空气净化的主要内容是研究环境、人和设备产生的灰尘量和污染源，以及空气净化系统的特点和功能。制药工业的洁净技术主要指系统、全面地考虑各种影响因素，用一定的方法、装备达到必需的生产净化环境要求的技术。

①　空气的洁净度　在药品生产过程中有一些工序、药品及包装材料暴露于空气中，就有可能会受到污染，影响到药品的质量。大气中含有污染源的成分很复杂，有尘埃、微生物、无机性非金属微粒、金属微粒、有机性微粒等（表 19-1）。花粉、纤维、皮屑是有机尘粒的重要来源。此外，中药生产中应严防大气尘中重金属的污染。

表 19-1　大气尘的一般组成

组成	含有率/%	组成	含有率/%
矿物碎片、燃烧物的渣滓	10~90	腐败植物、皮屑	0~10
烟、花粉	0~20	金属	0~0.5
棉等植物纤维	5~40	微生物（藻类、菌类、病毒）	极微
煤、炭、水泥、混凝土等细粉	0~40		

②　洁净室等级　洁净室是一个相对封闭的区域，无论是何等级的洁净区（包括一般生产区）都是用厂房的隔断（外墙或内墙、地面、顶棚）围绕封闭而成。洁净室内洁净区的人物流、容器、包装材料、工具等采取净化措施，以防止将尘粒、微生物带入洁净区。按洁净室内气流的形成分为常规洁净室和单向流洁净室，后者又有垂直层流、水平单向流和局部单向流之分。

洁净室等级是洁净设计的一个重要的技术参数。在现行的《药品生产质量管理规范》（2010）及其附录中对无菌药品、原料药、生物制品、血液制品、中药制剂五种药品生产洁净厂房等级分别作了规定。其中无菌药品生产洁净区分 A、B、C、D 四个洁净级别，如表 17-3 和表 19-2 所示。

表 19-2　各级洁净区微生物监测的动态标准

洁净度级别	浮游菌/(CFU/m³)	沉降菌(ϕ90mm)/(CFU/4h)	表面微生物	
			接触(ϕ55mm)/(CFU/碟)	5 指手套/(CFU/手套)
A 级	<1	<1	<1	<1
B 级	10	5	5	5
C 级	100	50	25	—
D 级	200	100	50	—

注：1. 表中各数值均为平均值。

2. 单个沉降碟的暴露时间可以少于 4h，同一位置可使用多个沉降碟连续进行监测并累积计数。

洁净度控制尘粒、微生物的最大允许数量，其中$\geqslant 0.5\mu m$ 主要控制微尘，$\geqslant 5\mu m$ 则因为此级别微尘与微生物直径等价而用于微生物控制。微生物最大允许数的单位是 CFU 即菌落形成单元数。浮游菌与沉降菌是两种可等同的测量方法，浮游菌法对空气取样，收集其中的生物性粒子，用培养基培养后计数；沉降菌法是用暴露法收集降落于培养皿表面的生物性粒子，培养后计数。

19.2　中药厂洁净技术

中药厂洁净技术包括洁净单元及其空气洁净度测定、洁净区隔断、空气的净化、空调系统、灭菌技术等。

19.2.1　中药厂洁净技术运用原则

（1）洁净技术分区运用原则

对一条中药生产线的不同生产工序提出不同的洁净要求，从而将不同等级的洁净技术、装备合理地应用于不同的部位，大大降低了基建投入与运行成本，做到高效低耗。

（2）洁净区的封闭原则

首先，严实洁净区厂房围护结构；其次，洁净区相对于外环境或者高等级洁净区相对于低等级洁净区的大气压应高些，防止外部粉尘、微生物进入洁净区；再次，人、物流进入高一级洁净区时必须进行净化等。此外，改善外部环境也是洁净设计的主要要求之一，包括合理地选择厂址，正确地进行药厂总图设计，正确地进行厂区的绿化工程设计等。

（3）最大程度减少洁净区内部粉尘、微生物产生的原则

洁净等级越高的区域，进入的操作者人数、物流量应越少。进入 1 万级或 1 万级局部100 级厂房的操作人员要穿全密封的隔离服，工作服在阻隔人体对环境的污染上起着巨大的作用。洁净厂房通常只安排两班以下的生产作业，以留出足够的时间对洁净厂房、设备、器具进行灭菌消毒。

（4）洁净区规范操作原则

符合洁净生产要求的一系列的岗位操作规程、清洗灭菌流程、检验规程等等，从操作步骤、方法、时间等方面都要作事事具细的明确规定。

以上四条原则是洁净生产设计者在设计过程中把握的最基本的设计思想，用好这些原则可以达到集洁净要求、药品质量、经济、方便生产等诸方面的最佳效果统一。

19.2.2　空气洁净度测定

洁净室及其空调净化系统称为洁净单元系统，后面的各种洁净技术综合的效果体现在洁净单元的空气洁净度测定。

（1）洁净室内微粒大小与数量的测定

一般采用尘埃粒子计数器法或滤膜显微镜计数法两种。前者的优点是操作简便，灵敏度高，能迅速得到测试结果，但主要缺点是不能显示出尘埃的物理性质与组成。后者的测定方法则能弥补前者的不足，可直接观察到尘粒的大小、形状及色泽等物理性质与组成，其缺点是取样计数过程复杂、时间长，特别是对洁净度要求较高时更为突出，操作人员必须经过专门训练。

（2）尘埃粒子计数器法

根据尘埃颗粒在光照射下其散射光通量与颗粒直径大小成一定比例关系的原理设计而

成。光源经聚光透镜投影到散射腔内形成了光亮均匀的小光区，当含有尘埃颗粒的高速气流进入散射腔并通过小光区时，所含尘埃颗粒会发出散射光。该散射光由集光透镜组聚集，再投射到光电倍增管阴极上，输出电信号，电信号经两级放大后，最后进行模-数转换，由数码管显示，当采样气体流量与计数时间固定后，便能测出尘埃颗粒总数。这类仪器的技术特性是：能测出的最小粒径为 $0.3\mu m$，粒径的选择分档 $0.3\sim5\mu m$，可测尘埃浓度范围为 $3\sim30000$ 级，计数时间选择 $10s\sim10min$，数字显示位数 5 位。悬浮尘粒的粒径等于与标准粒子等光散射量的球的当量直径。

（3）滤膜显微镜计数法

测定时将空气中的尘埃通过过滤收集在薄膜过滤器上，用光学显微镜计算出 $2\mu m$ 以上的尘粒数，$2\mu m$ 以下的尘埃可用电子显微镜来计算。此法不仅可测出尘粒的数量，而且可直接观察到尘埃的形状、大小、色泽等物理性质及其组成。

19.2.3　洁净区微生物的测定

微生物测定的目的是确定空气中飘浮的生物微粒浓度及其沉降密度，通常分为浮游菌测定及沉降菌测定两种。测定的原理是将它们采集或沉降到培养基中培养，此时一个或数个集聚在一起的细菌将繁殖成一肉眼可见的菌落，只要数一数菌落数（或菌落形成单元数，CFU）即可。浮游菌计数浓度与沉降菌的沉降浓度的关系是：

$$N_g=NU_tS\tau \tag{19-1}$$

式中　N_g——在 S 面积上的细菌沉降数，CFU；

　　　N——空气中浮游菌浓度，CFU/m^3；

　　　U_t——含菌粒子沉降速度，m/s；

　　　S——沉降面积，m^2；

　　　τ——沉降时间，s。

式 (19-1) 可以在缺少检测浮游菌浓度仪器的情况下，通过测定沉降菌的 CFU 数来间接测得浮游菌浓度。沉降菌测定常用含肉汤琼脂培养基的培养皿。

19.2.4　洁净区的隔断技术

一个洁净单元与相邻的低一级洁净区、一般性生产区或外环境之间的隔断，是该洁净单元保持相应的洁净程度的重要手段之一。洁净单元与周围的隔断包括地面、顶面及四周侧面，在同一等级的洁净区内为方便操作、有利于管理等也往往形成一些隔断。

隔断后的洁净单元应当具有最小的体积，以减少空调机组的送风量，降低日常操作费用。隔断所构成的洁净单元，其内部所包容的装备、管路等应当是最少的，以利于对整个洁净单元进行经常性的清洗、灭菌，保持洁净状态。特别是对顶面隔断的处理上，药厂往往需要在洁净单元顶面之上与上一层楼板之下，保留一个称为"技术夹层"的空间，在这个夹层中穿行物料、空气或能源管线，只在需要的部位引支管垂直下行穿过顶面进入洁净单元。隔断的严密性是设置隔断的最主要目标。但是洁净单元与低一级别洁净区、一般生产区域外环境总会有人员、物料、工具等的流动。如何在必需的流动前提下保证不引起污染，有如下的措施可以采用。

（1）杜绝一切非必要的流动

如洁净室（区）仅限于该区域生产操作人员和经批准的人员进入；洁净室（区）内安装的水池、地漏不得对药品产生污染等。

（2）设置不同等级洁净区间、洁净区与外环境间的空气压差

一般讲高洁净区与相邻低洁净区之间的空气压差应大于 5Pa，洁净区与外环境的空气压差应大于 10Pa。

（3）对人、物、工具的净化以及穿越不同区域时设置缓冲室或传递窗

缓冲室或传递窗设置在两个区域之间，加上两道设于两个区域间的门（构成缓冲间），这两道门不同时开启，只能开启其中的一道。

洁净单元的四周侧面隔断若为建筑物的外墙，可以有两种处理方法：一是外墙不开窗，其好处是严密，缺点是没有自然采光，需要日夜进行人工采光；二是外墙上开窗，其严密性只能依靠双层不能开启的钢、铝、塑钢窗来解决，好处是可以自然采光，附带的不便是窗玻璃的清洁，对多层建筑尤其如此。

19.2.5　空气的净化系统

空气的净化指在空调机组中将吸入的新风与循环回风通过水洗或过滤达到规定洁净度的过程，通过水幕的洗涤是一种初步的净化过程，此时也可以与空气的加湿同时完成。根据净化的程度，分成低效、中效、亚高效或高效四个等级。为达到高洁净度的要求常采用不同等级过滤器的组合，即在高效或亚高效过滤器的前面，串联低效及中效过滤器。

19.2.6　空气过滤设备的分类

空气过滤器的性能要满足效率高、阻力低和容尘量大的要求。根据我国《洁净厂房设计规范》（GB 50073）中对空气过滤器分类和性能的国家标准《空气过滤器》（GB/T 14295）和《高效空气过滤器》（GB/T 13354）的规定，把空气过滤器按性能和指标划分为四类，见表 19-3。

表 19-3　空气过滤器的分类

名称	计数效率（对粒径为 $0.3\mu m$ 的尘埃）/%	初阻力/mmH$_2$O[①]
初效过滤器	<20	≤3
中效过滤器	20～90	≤10
亚高效过滤器	90～99.9	≤15
高效过滤器	≤99.97	≤25

① 1mmH$_2$O＝9.8Pa。

表中的"初阻力"是指没有尘埃吸附在滤器上时所测的数据，在设计时应将其放宽到表中数字的 2 倍，以考虑过滤器被尘埃堆积到快要堵塞时的阻力。

19.2.6.1　初效空气过滤器

（1）用途

初效空气过滤器是空调、净化系统中的第一级空气过滤器（预过滤器，pre-fil-ter），主要是过滤大的灰尘颗粒（粒径≥$10\mu m$）和各种异物，对中高效过滤器起保护性作用。单独使用时作为普通空调系统的进风过滤器。

（2）滤料

最常使用的滤料有涤纶无纺布、丙纶无纺布、粗孔泡沫塑料、中孔泡沫塑料。无纺布容尘量大、阻力小、滤材均匀、便于清洗，不像泡沫塑料那样容易老化。

（3）种类

初效过滤器按其形状分为楔形平板式、袋式及自动卷绕式等多种，可以更换，也可以用洗涤剂（肥皂或 10% 碱液）浸泡清洗、晾干，重复使用。M 形空气过滤器和卷绕式空气过滤器的外形及结构见图 19-1 和图 19-2。

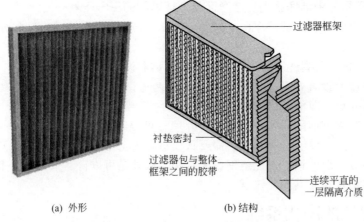

(a) 外形   (b) 结构

图 19-1　M 形空气过滤器外形及结构

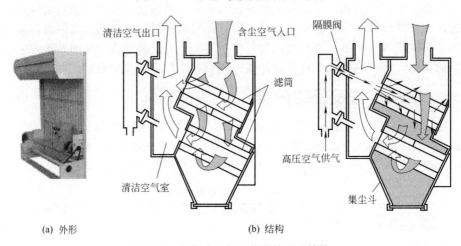

(a) 外形   (b) 结构

图 19-2　卷绕式空气过滤器外形及结构

（4）检测

空气过滤器的阻力检测是将过滤器安装在检测系统的管路中，过滤器前、后各设个测压点，测压点上、下游管道均需有一定长度的直管段。在额定风量下用压差计测量空气过滤器前、后的静压差。过滤器的容尘量通常是指过滤器的终阻力达到初阻力的两倍时，过滤器上所积累的灰尘质量，一般用称重法测量空气过滤器的容尘量。

19.2.6.2　中效空气过滤器

（1）用途

常用在初效空气过滤器的后面，以提高净化效率。用在高效空气过滤器前面，称为前置式过滤器，以延长高效空气过滤器的使用寿命。它的过滤对象是 $1\sim10\mu m$ 的尘粒。适用于 $(1\sim6)\times10^{-7}kg/m^3$ 的空气，其容尘量为 $0.3\sim0.8kg/m^3$。

（2）滤料

主要有涤纶无纺布（毡）、丙纶无纺布（毡）、中孔泡沫塑料、细孔泡沫塑料以及中效玻璃纤维滤料。

（3）种类

最常见的有楔形板式、袋式、动卷绕式、分隔板式、静电式等多种。静电式空气过滤器一般分为电离段、集尘段、除尘段。

（4）检测

其性能检测内容和方法与初效空气过滤器基本相同。

19.2.6.3　亚高效空气过滤器

（1）用途

亚高效空气过滤器主要用于空气洁净度级别在 10 万级或低于 10 万级的，对除尘、灭菌环境净化有较高要求的场所以及高级舒适性空调房间，也可以用于自净器、洁净棚、新风机组等局部净化设备。亚高效空气过滤器阻力低，价格便宜，投资少，运行噪声小，运行能耗低。

（2）滤料

主要有亚高效玻璃纤维滤纸、过氯乙烯纤维滤布、聚丙烯纤维滤布。亚高效空气过滤器的种类很多，常见的有分隔板式、管式、袋式三种。

19.2.6.4　高效空气过滤器

（1）用途

高效空气过滤器是一般洁净厂房和局部净化设备的最后一级过滤器，过滤的对象主要是 $0.3 \sim 1.0 \mu m$ 的尘粒。

（2）滤料

目前国内外高效空气过滤器的滤料主要是超细玻璃纤维滤纸和超细过氯乙烯纤维滤布。超细玻璃纤维滤纸分为有隔板高效空气过滤纸和无隔板高效空气过滤纸两类。

（3）分类

国内经常使用的有 GB-01 型和 GB-03 型及其长度增为 1.5 倍和 2 倍大小的高效空气过滤器。GB 系列高效空气过滤器主要由外框、滤料、隔板、密封胶四部分组成。外框可以用多层板或木板、镀锌铁皮、冷轧板喷涂塑料、不锈钢板等多种材料制成。高效过滤器的特点是效力高、阻力大、不能再生，一般 2 ~ 3 年更换一次，安装时正、反方向不能装错。

19.2.6.5　超高效空气过滤器

（1）用途

对粒径 $\geqslant 0.12 \mu m$ 尘粒的计数效率 $\geqslant 99.999\%$ 的高效空气过滤器叫作超高效空气过滤器，主要用于超大规模集成电路等生产环境的送风过滤系统。目前超高效过滤器属于高效过滤器范畴，我国《高效空气过滤器》（GB/T 13354—2008）规定，高效空气过滤器组装车间的空气洁净度为国际标准 ISO 8 级，超高效空气过滤器组装车间的空气洁净度为国际标准 ISO 7 级。

（2）滤料

主要是超细玻璃纤维。

（3）种类

国内已生产 $0.1 \mu m$ 超高效空气过滤器。它的制作、使用和高效空气过滤器基本相同，其滤材使用 $0.1 \mu m$ 超高效空气过滤纸，波纹板一般用铝箔，边框板的处理要求更严格。密封胶一般为环氧树脂。

19.2.7　空气过滤器的性能与检测

19.2.7.1　空气过滤器的性能指标

（1）过滤效率

在额定风量下：

$$\eta = \frac{C_1 - C_2}{C_1} \times 100\%$$

（19-2）

式中　C_1——空气过滤器前的空气含尘浓度，mg/m^3

$\quad\quad C_2$——空气过滤器后的空气含尘浓度，mg/m^3

$\quad\quad \eta$——空气过滤器的过滤效率。

（2）穿透率

穿透率表示为：

$$K = \frac{C_2}{C_1} \times 100\% \tag{19-3}$$

式中　K——空气过滤器的穿透率，$K = 100\% - \eta$。

对于高效过滤器，当 η 相差无几时（如两台过滤器 $\eta_1 = 99.99\%$ 和 $\eta_2 = 99.98\%$），注意它们的穿透率 $K_1 = 0.01\%$ 和 $K_2 = 0.02\%$，相差一倍。

（3）阻力

额定风量下的阻力（Pa），注意初阻力与终阻力的数值有差异。

（4）容尘量

额定风量下达到终阻力时，空气过滤器的积尘量（g）。

19.2.7.2　高效过滤器的检漏实验

高效过滤器是保证空气达到规定洁净度的关键设备。高效过滤器所选用的过滤介质完全能满足滤尘、除菌的要求，但是当安装不当时，尘粒、微生物从过滤器与顶棚间等的泄漏就可能发生。高效过滤器检漏的目的是检测其泄漏程度，以控制泄漏量在允许值以下，合格后方能投入运行。最常用的检查方法是 DOP 检漏法，DOP 是一种人工尘粒（指示物料），检测时将其混在过滤介质的上游侧。

19.2.7.3　过滤器的更换

一般讲过滤器的终阻力为初阻力的 2 倍时，过滤器处于超容尘量服役，此时继续运行不但不能除尘，而且还是新的产尘源，因此要经常检查和更换，过滤器更换周期见表 19-4。

表 19-4　过滤器更换周期

类别	检查内容	更换周期
新风入口过滤网	网眼是否一半以上已堵	1 周左右清扫 1 次,多风沙地区周期更短
粗效过滤器	阻力已超过额定初阻力 60Pa,或等于 2×设计或运行初阻力	1~2 个月
中效过滤器	阻力已超过额定初阻力 80Pa,或等于 2×设计或运行初阻力	2~4 个月
亚高效过滤器	阻力已超过额定初阻力 100Pa,或等于 2×设计或运行初阻力	1 年以上
高效过滤器	阻力已超过额定初阻力 160Pa,或等于 2×设计或运行初阻力	3 年以上

19.2.8　空气调节系统

19.2.8.1　室内热（冷）、湿负荷的来源

制药洁净厂房的空调系统用于调节洁净单元内的空气温度、湿度、气流速度和洁净度。洁净厂房内由于生产活动的进行，因为人、物流的进出和机器装备的运行等原因，产生热、湿、尘、菌、有害物质等的负荷，需要通过送入的空气在离开厂房时将这些负荷带出以保持

体系的平衡。这里的有害物质泛指有毒气体、易燃易爆气体组分等。下面以室内热（冷）、湿负荷为例说明除去积聚的各类负荷的必要性，厂房的热、湿负荷计算如表 19-5 所示。

表 19-5　厂房的热、湿负荷计算

项目	公式	
（1）经围护结构传入（出）的热流速率（Q_1）	$Q_1 = KS_1 \Delta T$	(19-4)
（2）操作人员的人体产热速率（Q_2）和产湿流量（ω_{h1}）	$Q_2 = nq_人$	(19-5)
	$\omega_{h1} = \dfrac{n\omega_{h人}}{1000}$	(19-6)
（3）设备的散热热流速率 ①由于电机运行及传动部分摩擦所产生的热流速率（Q_3） ②由于设备表面与室内空气之间的温差引起的散热热流速率（Q_4）	$Q_3 = 3600N\sigma$	(19-7)
	$Q_4 = \sum\limits_4 \alpha_总 S(T_壁 - T)$	(19-8)
（4）照明发热热流速率（Q_5） 对于白炽灯 对于日光灯	$Q_5 = 1000N_t$	(19-9)
	$Q_5 = 1.2 \times 1000N_t$	(19-10)
	式（19-10）中的系数 1.2 指的是镇流器的散热热流速率，约为日光灯本身散热量的 20%。此外，在计算时也应按照被空调房间的最大照明负荷来计算 Q_5	
（5）敞口热水表面的散热热流速率（Q_6）	$Q_6 = (20.52 + 14.65u)(T_水 - T)S_2$	(19-11)
（6）生产过程的产湿流量 ①敞开水面的产湿流量（ω_{h2}） ②地面长期积水的产湿流量（ω_{h3}）	$\omega_{h2} = 0.133(\alpha + 0.0174u)(p_2 - p_1)S_2$	(19-12)
	$\omega_{h3} = [\alpha_K(T - T_w)S_3]/\gamma$	(19-13)
空调系统的热、湿负荷	$Q = Q_1 + Q_2 + Q_3 + Q_4 + Q_5 + Q_6$	(19-14)
	$\omega_h = \omega_{h1} + \omega_{h2} + \omega_{h3}$	(19-15)

式中　K——围护结构的传热系数，$W/(m^2 \cdot K)$；
　　S_1——围护结构的传热面积，m^2；
　　ΔT——室内外气温差，K；
　　n——被空调房间最大班次的人数；
　　$q_人$——每个人散发的全热流速率，W；
　　$\omega_{h人}$——每个人散发的产湿流量，g/h；
　　N——设备安装总功率，kW；
　　σ——散热系数，一般取 $\sigma = 0.25$；
　　Q_3——电机拖动的设备散热热流速率，W；
　　$\alpha_总$——对流-辐射联合传热系数，$W/(m^2 \cdot K)$；
　　S——各台设备的散热表面积，m^2；
　　$T_壁$——各台设备的表面温度，K；
　　（i——下标，代表被空调房间内的散热设备台数，由于散热壁面温度和 $\alpha_总$ 数值不同需要逐台计算）

　　N_t——白炽灯或日光灯的总功率，kW；
　　u——敞口水面上方空气流速，m/s；
　　$T_水$——水温，K；
　　T——室内空气温度，K；
　　S_2——敞口水表面积，m^2；
　　p_2, p_1——相当于 $T_水$ 和 T 时的饱和水蒸气压，kPa；
　　α——周围空气的重力流动因数，30℃ 以下时取 0.022，40℃ 取 0.028；
　　α_K——空气至水的传热系数，可取 $17.07 \sim 18.4 W/(m^2 \cdot K)$；
　　T, T_w——室内空气的干、湿球温度，K；
　　S_3——积水产湿的面积，m^2；
　　γ——水的汽化潜热，kJ/kg；
　　Q——空调系统的热负荷或热流速率，W；
　　ω_h——空调系统的湿负荷或产湿流量，kg/h。

空调系统的热、湿、尘、菌、有害物质等负荷大小涉及空调设备以及其耗能的大小，因此在生产工艺设计中应当考虑如何降低热、湿负荷。例如加热设备和热流体管道的保温，某些产湿的部位采用冷凝或单独排放的措施等。再如采用封闭的、较少产尘的机器与设备，从根本上消除空调的干扰源，例如在按 GMP 规范设计的制剂大楼里，如仍采用产尘量很大的老式烘房，洁净度就很难得到保证。

19.2.8.2　集中式空调机组

药厂空调系统一般有集中式、局部式与混合式之分。集中式又称中央空调，将空气集中统一处理，然后通过管路分送到各空调厂房，较利于管理。局部式则为了满足各空调厂房不同的调节控制要求而各自设置，优点是有利于满足各自不同的要求，不足之处是不利于管理运行。混合式空调则是用集中式空调满足各厂房对空气调节的总体要求，而对局部的需求则用局部空调去弥补。图19-3所示为有一次、二次回风的集中空调机组示意。

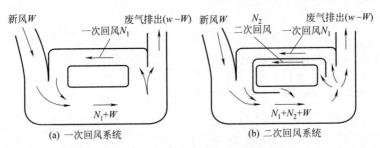

图 19-3　有回风的空调系统物流

新风经空气过滤器、空气预热器后与一次回风合并进入喷水区，随即水与空气进行热量、物质的交换，然后与二次回风汇合经二次加热器及风机，通过风管分送到各空调厂房。

空气与水直接接触时发生传热与传质，其七种可能的变化过程如表19-6所示，注意其中三种变化过程——等温、等焓、等湿过程是特殊过程，其他四种过程无非是三个变量（温度、焓、湿度）的增加或减少。

表 19-6　空气与水直接传热、传质时的七种变化过程

过程途径	变化			条件	处理方法或使用的设备
	温度	焓	湿度		
01	—	—	—	$T_水 < T_d$	用低于空气露点的水喷淋
02	—	—	不变	$T_水 = T_d$	用稍低于 T_d 的水喷淋
03	—	—	+	$T_水 < T_d < T_w$	用符合"条件"栏温度的水喷淋
04	—	不变	+	$T_水 = T_w$	用循环水喷淋（相当于绝热饱和温度）
05	—	+	+	$T_w < T_水 < T$	用符合"条件"栏温度的水喷淋
06	不变	+	+	$T_水 = T$	用等于空气温度的水喷淋
07	+	+	+	$T_水 > T$	用加温后的水喷淋

注：水温为 $T_水$；空气的干球温度为 T；湿球温度为 T_w；露点为 T_d。

空调机组吸入空气的状态随季节、天气的变化而变化，因此理论上机组的运行参数也要经常调整。

19.2.8.3　换气次数

（1）定义与安全标准

这是对某一个需要进行通风的限定范围的厂房，其通风量的形象描述：

$$n = \frac{V_h}{V}$$

(19-16)

式中　n——某特定范围厂房的换气次数，次/h；

V_h——该厂房每小时通风体积流量，m^3/h；

V——该厂房的体积，m^3。

换气次数可理解为体积为 V 的厂房里面的空气在 1h 内被置换了 n 次（将室内的空气抽尽然后补充进同样压力、体积的新空气为 1 次），所需送入的空气应为 $V_n = nV$。

在厂房设计中规定换气次数主要是从卫生与防火、防爆的角度来考虑。车间空气中固体粉尘及有机物蒸气混合物超过一定上限时，会因为火花、静电放电、摩擦、金属撞击等原因而引发爆炸，因此厂房空气中这些爆炸混合物的浓度应低于爆炸下极限。一些有机化学物质及溶剂在厂房的换气次数在 8～20 次/h，最大 40 次/h。

式（19-17）说明换气所需时间与厂房体积有关。

$$\tau = \frac{V}{V_h} \tag{19-17}$$

式中　τ——每换一次气所需时间，h；

V——厂房内体积，m^3；

V_h——换气体积流量，m^3/h。

（2）对洁净度的影响

洁净系数 τ_{C99}（h）系指一密闭空间内把每升 $100\mu g$ DOP 降至 $1\mu g/L$ 时所需的时间。一般换气次数越多对洁净度越有利。但是洁净室内的换气并不是将它抽成真空然后再充入新的洁净空气，实际上是进入一点新空气就被混合，而排出的是混合气体。

如图 19-4 所示，若厂房内体积为 V（m^3），换气体积流量为 V_h（m^3/h），厂房内的尘粒浓度为 C（$\mu g/m^3$），在 $d\tau$ 时间内由于换气排出的尘粒量为 $CV_h d\tau$，厂房尘粒减少量又为 VdC，则：

$$VdC = CV_h d\tau$$

定积分（$0 \to \tau$，$C \to 0.01C_2$）得洁净系数：

$$\tau_{C99} = 4.6 \frac{V}{V_h} = 4.6\tau \tag{19-18}$$

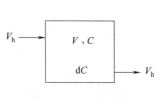

图 19-4　τ_{C99} 的推导

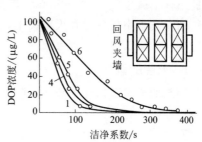

图 19-5　不同换气率对洁净系数的影响
（图中 1、4、5、6 系表 19-7 中编号）

洁净系数是一个十分有用的通过实验测得的数值，图 19-5 和表 19-7 描述了一组实验的结果，表中的洁净效率定义为：

$$洁净效率 = \frac{\tau}{\tau_{C99}} \times 100\% \tag{19-19}$$

由式（19-18）、式（19-19）可得到除掉 99% 尘粒时：

$$洁净效率 = \frac{1}{4.6} \times 100\% = 21.7\%$$

这是它的计算值。若已知 τ_{C99}，即可求得 τ：

$$\tau = \frac{21.7\tau_{C99}}{100} \qquad (19\text{-}20)$$

从而算出换风次数：

$$n = \frac{1}{\tau} \qquad (19\text{-}21)$$

表 19-7　换气次数对洁净效率的影响

实验编号	换气次数/(次/h)	洁净系数/s	洁净效率/%	实验编号	换气次数/(次/h)	洁净系数/s	洁净效率/%
1	127	150	19	5	81	210	21
4	104	195	17	6	42	355	24

（3）自净换气次数

选定换气次数还要考虑到洁净室内突发性的污染情况，此时若换气次数选得过小，就需长时间换气才能使室内净化，从而影响生产。从污染到恢复正常的这段自净时间越长，表明洁净室抗污染能力越差。因此，药厂洁净室自净时间一般要求 30 万级自净时间小于 50min，10 万级小于 40min，1 万级小于 30min。

保证在自净时间内恢复洁净室原有水平的最小换气次数定义为自净换气次数 $n_{自}$。在进行设计时 $n_{自}$ 可取：300000 级洁净室时大于 10 次/h，100000 级大于 15 次/h，10000 级取 20 次/h。

综上所述，洁净室换风次数要对微尘及微生物发生的负荷、重新开工或突发污染时的自净时间、有毒有害及易燃爆气体或粉尘的排除与室内浓度标准、操作费用与成本等多项因素予以统筹考虑，其中最首要的还是保证达到洁净室的净化等级。

19.2.9　灭菌技术

在一定的条件下微生物的快速增殖，会造成生产环境与药物的污染，严重影响药品质量。为此药厂洁净技术中还应包含灭菌技术，一是对洁净室进行定期灭菌，二是对可灭菌的药品（如水针剂、大输液等）进行灭菌。

19.2.9.1　灭菌的概念

中药及其制剂的灭菌系指完全破坏或除去药物中的微生物。本书所用灭菌、无菌等术语如下。

（1）无菌

是指物体或介质中没有任何微生物存在，即无论用任何方法或通过任何途径都不能鉴定出活的微生物体。

（2）灭菌

应用物理或化学等方法，把物体或介质中所有的微生物及其芽孢（包括病或非病的微生物）全部杀死，即获得无菌状态的总过程。

（3）消毒

用物理或化学等方法杀灭物体上或介质中的病原微生物。

（4）灭菌操作法

指为阻止微生物进入产品而精心设计和控制的操作过程与方法。

（5）细菌的热耐受性

热可以杀死细菌，不同细菌对热的抵抗力也不相同。可以用热致死时间（指某一温度下杀死某种细菌所需要的最短时间）、热致死温度（指在一定时间内，杀死某种细菌所需要的最低温度）来表示。

微生物对灭菌方法具有不同的抵抗力，可因微生物种类不同而异；同一种微生物体其芽孢较其繁殖型的抵抗力更强，因此灭菌效果应以杀死芽孢为标准。

19.2.9.2　灭菌方法

中药及其制剂的工业生产中常用的灭菌方法一般有物理灭菌法（热力灭菌法、干热灭菌法、湿热灭菌法）、辐射灭菌法（紫外线、微波、放射线）和化学灭菌法等，如表 19-8 所示。

中药及其制剂所选用的灭菌方法，不仅要求达到对药物灭菌的目的，而且要保持药物的稳定性，即不能因为灭菌处理而造成药剂中成分发生物理或化学变化，造成有效成分破坏或损失而降低疗效。

表 19-8　常用中药工业灭菌方法

灭菌方法		灭菌要点	使用场合
物理灭菌法	干热灭菌法	180℃、2h 或 260℃、45min(不含升、降温时间)，可杀死微生物芽孢及繁殖体	耐热 140℃以上物品，如输液瓶、安瓿、西林瓶等
	湿热灭菌法	一般 115.5℃（12.8×10^4 Pa）、30min 饱和蒸汽可杀死微生物芽孢及繁殖体	灌封后的安瓿、大输液等
辐射灭菌法	紫外线灭菌法	200～280nm 紫外线具有灭菌作用，灯管数及位置对杀菌效果影响很大，灯管有一定的有效使用时数	小范围封闭厂房，无人在场时
	微波灭菌法	3×10^{-2} MHz 电磁波，一定的照射时间	液体药物或中药材的灭菌
	放射线灭菌法	β 射线或 γ 射线	药材的灭菌
气体灭菌法		甲醛、环氧乙烷、过氧乙酸、石碳酸-乳酸等蒸发成蒸气，灭菌后要用洁净空气置换	洁净厂房的消毒、灭菌
消毒液灭菌法		75%乙醇、异丙醇、洁尔灭等	洁净室墙面、天花板、门、窗、机器设备、仪器、操作台、车、桌椅、人手及手套

注：灭菌时间（完成灭菌适宜时间）不包括室温加热至灭菌温度的迟滞时间、自灭菌温度降至室温的冷却时间，而指灭菌温度下保持的时间；三个时间的总和是总灭菌操作时间。

19.3　洁净厂房设计

为满足药厂洁净室洁净生产要求，必须综合运用多项洁净技术。在洁净厂房的设计中要围绕不同的洁净度要求考虑最佳方案；在其施工过程中则要以质量为本，保证达到设计要求；在生产运行中要严格遵守各项操作规程及制度，以确保药品生产所必需的洁净环境。

19.3.1　生产工艺要求

中药制剂的质量与中药材和中药饮片的质量、中药材前处理和中药生产工艺密切相关。GMP（2010）附录中对中药制剂厂房设施的环境要求主要包括以下几个方面。

① 中药材和中药饮片的取样、筛选、称重、粉碎、混合等操作易产生粉尘的，应当采取有效措施，以控制粉尘扩散，避免污染和交叉污染，如安装捕尘设备、排风设施或设置专

用厂房（操作间）等。

② 中药材前处理的厂房内应当设拣选工作台，工作台表面应当平整、易清洁，不产生脱落物。

③ 中药提取、浓缩等厂房应当与其生产工艺要求相适应，有良好的排风、水蒸气控制及防止污染和交叉污染等设施。

④ 中药提取、浓缩、收膏工序宜采用密闭系统进行操作，并在线进行清洁，以防止污染和交叉污染。采用密闭系统生产的，其操作环境可在非洁净区；采用敞口方式生产的，其操作环境应当与其制剂配制操作区的洁净度级别相适应。

⑤ 中药提取后的废渣如需暂存、处理时，应当有专用区域。

⑥ 浸膏的配料、粉碎、过筛、混合等操作，其洁净度级别应当与其制剂配制操作区的洁净度级别一致。中药饮片经粉碎、过筛、混合后直接入药的，上述操作的厂房应当能够密闭，有良好的通风、除尘等设施，人员、物料进出及生产操作应当参照洁净区管理。中药注射剂浓配前的精制工序应当至少在 D 级洁净区内完成。非创伤面外用中药制剂及其他特殊的中药制剂可在非洁净厂房内生产，但必须进行有效的控制与管理。中药标本室应当与生产区分开。

19.3.2 中药洁净厂房的土建设计

（1）洁净室的隔断性能

洁净室需要对温度、湿度、尘粒浓度、微生物活体浓度等参数加以调控，其参数与其围护结构的隔断性能关系密切。设计者总是希望外部的热、湿、微生物、微尘等干扰源不进入或至少少进入洁净厂房，从土建设计上根本解决这一问题十分必要。

（2）外部围护结构

包括建筑物的外墙及墙上的门窗、屋顶及地坪。室内外的温度、日光的辐射、室外空气的流动、外围护结构缝隙的泄漏、门窗的开启等因素，使外围护结构不能绝对地将外界环境与洁净厂房隔断，因此热、湿、尘、微生物等干扰源总会进入厂房内部，成为洁净空调系统的主要负荷之一。

① 围护结构的传热系数。围护结构的允许最大传热系数可从有关专业手册查到，超过此值一般是不经济的，传统围护结构的传热系数值大，采用新型围护结构十分必要。

② 围护结构玻璃的阳光辐射。如我国北京夏季正南方、12 时通过单层 3mm 普通玻璃进入室内的太阳辐射热流速率为 $310W/m^2$，当玻璃增厚、带色，或在窗内有遮阳帘时上述热流速率值可分别乘以相应的修正系数 C_s 和 C_n，由于 C_s 和 C_n 均小于 1，阳光辐射热流速率要比上述数值小。

③ 门窗缝隙渗漏。门窗等存在的缝隙、短时开门的渗漏等对洁净厂房的干扰不可忽视。在冬季室内平均风速 1～6m/s 下不同门窗每米缝隙渗漏的空气量为 0.1～5.5m/(m·h) 不等；当有 2 面外门窗时渗漏空气量折算成为房间的换风次数为 0.5～1 次/h，因为渗漏占外围护结构总耗热量的百分数可达 15%～40%。这些均可从手册查到。

洁净厂房要做到窗户密闭。凡洁净区与非洁净区间的隔墙上，洁净区外墙要设双层窗，其中一层为固定窗，所用的材料不宜采用易变形的木质，而应全部采用铝合金或塑钢材料，洁净级别不同的区段间的联系门要密闭、平整、造型简单。根据《洁净厂房设计规范》（GB 50073—2013），洁净室的门应向洁净度高或压力高的一侧开启（向内），洁净区与非洁净区的门或通向室外的门均应向疏散方向开启。

窗户必须是固定的并与室内墙面齐平，与自动启闭器紧密配合在一起。各工段传递窗宜用尺寸为 50cm×50cm×60cm 的双门对开式钢窗，密闭性好，易清洗。传递柜宜用水磨石拼装，能用铝合金、不锈钢制作更好。

位于外围护结构上的大门是人、物流出入的主要通道。门的开启对干扰源的渗漏至关重要，为此要有相应的隔断措施。例如设置内走廊以明显地减少外大门对洁净区的影响；也可在外大门的启闭控制上做些文章（如光控自动启闭），以减少干扰源的影响。

综上所述，洁净厂房的外围护结构，在最经济的前提下应当采用隔热性能良好、缝隙小的设计。窗的设置是否必要可以考虑，牺牲采光可换来好的密闭性，若设计有外窗，采用双层密封性能好的（如塑钢窗）较为合适。

（3）内部维护结构

主要用于不同等级洁净区之间，同一洁净区内不同工序间的分隔。目前洁净厂房内部维护结构设计较多地采用彩钢夹心板。这是一种两侧表面为彩色涂层钢板，中充自熄性聚苯乙烯泡沫为芯材，用高强度黏合剂复合黏压而成的板材。它质轻，有较好的隔热、隔声、防水、密封性能，它较好地满足了洁净厂房的建筑要求，运输安装方便，施工进度快。此外，彩钢板的不足之处在于其耐久性尚差，几年后需要更换；耐火性能更是其致命弱点，玻璃或岩面夹芯的应用还要进一步实践。

对于低等级洁净度厂房，在进行综合考虑后使用砖墙结构并对墙表面进行装饰。内墙饰面材料举例如表 19-9 所示。

表 19-9　内墙饰面材料举例

种类	特点
乳胶漆	气密性好，光剥落，价格低，不能水洗
瓷砖	光滑，耐腐蚀，易清洗，缝隙多，不易砌平，施工要求高
环氧树脂漆	光滑，无剥落，能清洗，耐腐蚀，施工要求高
不锈钢板、铝或铝合金	耐腐蚀，耐火，无静电，光滑，易清洗，价格高
仿搪瓷涂料	施工后墙面无缝隙，高硬度，耐冲刷，耐腐蚀，耐温，不易剥落，是一种较理想的涂料，但施工技术要求高

顶棚材料举例如表 19-10 所示。

表 19-10　顶棚材料举例

种类	特点
型钢龙骨，钢丝网并抹面	能适应送风口、灯具孔布置，钢材用量大
钢筋混凝土	牢度强，安装、检修方便，自重大，送风口、灯具孔多时，施工复杂，不易变更
轻钢龙骨，石膏板	自重轻，用料省，检修麻烦，接缝处理要慎重

（4）洁净厂房的地面

应当光洁、无缝和不起尘。水磨石地面虽光洁、强度高、不起尘，但由于有分隔条、存在缝隙而存留微生物，实际上并不理想。国内外一些制药企业采用环氧涂料地面、环氧磨石地面或铺贴塑料地面。SH800 自流地坪具有高强耐磨、平整洁净、与基底地层结合良好、耐蚀、整体收缩率低等特点。

19.3.3　空调净化系统的设计

在考虑一个洁净车间的空调净化系统（HVAC）的总体设计方案时，应首先从总体上考虑划分不同的洁净等级区域，考虑各等级洁净区之间、同一洁净区不同厂房之间大气压差的相对关系，考虑哪些排气可以回风等。各工序、厂房的洁净等级的确定应当按 GMP 的具体要求进行，不能随意拔高。

19.3.3.1 净化空气流的形式

气流形式就是气流流线的形式，可分为以下几种。

（1）单向流

指气流流场均匀、流线平行，过去也常称为层流（注意不要与用 Re 区分层流与湍流的概念混淆）。单向流又可分为垂直型单向流和水平型单向流两种。

单向流净化的混合模型接近于理想置换（活塞流），它的优点：

① 进入室内的单向流空气已经过高效过滤器滤过，符合无菌要求。

② 空气呈单向流形式运动，就使得室内一切悬浮粒子都位于各自所处的流线上保持单向流流动，悬浮粒子不易聚结，同时空气流速也相对提高，使粒子在空气中浮动，而不会积蓄沉降下来，室内空气不会出现停滞状区域。

③ 室内产生的污物，即新脱落的微粒很快被具有一定流速的单向流空气带走，排除室外，故有自净作用。由于单向流洁净室或洁净工作台具有上优点，它能达到很高的洁净度。

垂直型单向流的气流垂直向下，其天棚上布满高效过滤器，单向流空气通过顶部送风口垂直向下送入室内，空气经过操作人员和工作台时，可将表面污物带走。由于单一方向平行气流的自净作用，所以操作时产生的污染物不会积累在工作台上，这样在全部工作台上可保持无菌、无尘状态。

水平型单向流的气流为水平方向，洁净空气流通过一侧墙（或罩）壁面全部面积上的高效过滤器呈水平方向均匀流向对侧墙（或罩）壁面全部面积的洁净室为水平单向流洁净室（台）。

（2）非单向流

非单向流洁净室内的空气从送风口到出风口之间气流的流通断面是变化的，这是因为洁净室断面比送风口断面大得多，不能在全室形成平行气流，气流呈错乱状态，形成回流或涡流区，其混合模型接近于理想混合，由小粒子聚集成大粒子，也可使室内静止的微粒重新飞扬或使室内局部处空气出现停滞状态。非单向流空气只能起到以较多洁净空气稀释室内的空气，以减小尘埃粒子浓度的作用，而不易将微粒除尽。

（3）混合流

在洁净室内同时存在单向流、非单向流两种气流形式，且两者不发生相互干扰。

（4）辐流

指出风口气流流线呈辐射状、不交叉的流型。

19.3.3.2 组织洁净气流的要点

（1）洁净室级别的要求

高洁净度要求可以采用的气流形式应为单向流或局部单向流（设置层流罩）；更低的洁净度要求可采用非单向流。

（2）避免单向流的送风盲区

若高效过滤器布满洁净室的整个顶棚，单向气流犹如活塞推动的流体，一层层向前推进，层与层之间不产生混合，可将发生的微尘及时排出；如果高效过滤器并没有布满，出气口截面上存在着送风盲区，单向流活塞作用将削弱，微尘不一定被排出。

（3）单向流气流速度的保证

当气流速度较小时，位于某流线上的微尘向其他流线扩散的可能性加大，实际上在削弱单向流的活塞作用，影响排污；反之若气流速度足够大，则活塞作用得到充分发挥。

（4）障碍对气流的干扰及其调整、改进

单向气流的前进方向若遇机器、操作者等障碍时会发生流线改变，可能会导致洁净厂房的排污能力降低，为此调整设备和操作者的位置与行为，改进气流的组织显得十分必要，如图 19-6 所示。

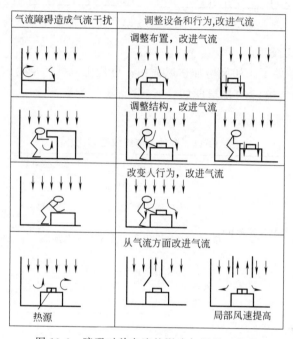

图 19-6　障碍对单向流的影响与调整、改进

（5）避免上送上回方式

即从顶棚高效过滤器送风，又从顶棚吸风口排风的气流组织在多数场合不应采用。

（6）上送单侧下回应注意的问题

从顶棚送出的洁净空气可在洁净室的下部双侧回风，有时则仅在单侧回风。单侧回风时气流流线的均匀性肯定受到影响，所遇障碍若布局不当对药品的洁净生产也是灾难性的。如图 19-7 所示：图 19-7（a）中因厂房较宽而设置了双列生产线，若单侧回风，左列生产线位于下风必然受到右列微尘的污染；图 19-7（b）中层流罩下的输液瓶刚好位于操作者的下风，成了污染源的对象；图 19-7（c）操作者本身产生的微尘污染会成为药品的污染源。图

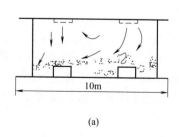
(a)

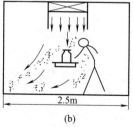
(b)

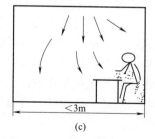
(c)

图 19-7　单侧下回风的各种实例

19-8 所示虽为上送双侧下回，但为消除涡流，中间加隔断效果更好些。单侧下回用在室宽不超过 3m 时较为合理。

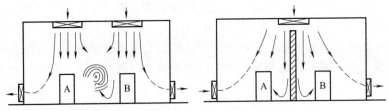

图 19-8　两列生产线之间的隔断

（7）充足的送风口截面积

在送风量相同的条件下，如果增加送风面积，可使主流区污染物浓度最小。

19.3.3.3　各种气流组织及其比较

各种气流组织及其比较见表 19-11。

表 19-11　各种气流组织及其比较

	非单向流方式	单向流方式	
		垂直单向流	水平单向流
优点	(1)过滤器和空气处理设备简单且容易 (2)与平行流相比,设备投资少 (3)室内面积扩大比较容易	(1)室内洁净度不受室内作业人员数和作业状态影响 (2)换气次数多,运行开始不久就能达到正常状态 (3)作业中产生的污染物质直接由地板吸风口排走,污染物质不易扩散,尘埃堆积和再悬浮非常少	(1)尘埃很少因涡流、静止区等产生堆积和再悬浮 (2)换气次数多,运行开始不久就能达到正常状态 (3)室内洁净度受作业人员数和作业状态的影响比乱流方式少
缺点	(1)室内洁净度受作业人数的影响大 (2)污染粒子在室内可能产生再悬浮 (3)因为换气次数少,自净时间长	(1)天棚全面安装离效空气过滤器,更换费事 (2)设备费用离 (3)室内面积扩大困难	(1)下流部位的气流洁净度低 (2)设备费用高 (3)室内面积扩大困难、减少壁面利用面积

19.3.4　洁净工作台与吹淋室

19.3.4.1　洁净工作台

洁净工作台是一种在特定的局部空间内造成洁净空气环境的装置。净化工作台最重要的条件是使洁净的单向流空气布满流过工作台面，不妨碍操作，并能迅速排除工作台面的尘埃，防止环境中的尘埃卷入工作台面。

（1）洁净工作台的构造原理和分类

新风或回风由新风口或台面回风口经预过滤器吸入，风机回压，经高效过滤的洁净空气送到操作区，然后排到室内或室外。洁净工作台按气流分为乱流式和平行流式，平行流式又分为水平平行流式和垂直平行流式。按系统分为直流式和循环式，介于二者之间的称为半直流式和半循环式。按用途分为通用式和专用式（装上各种工艺专用装置后，成为专用洁净工作台）。

（2）单向平行流洁净工作台的技术性能

① 风速　当洁净工作台带有空气幕时，操作区的初始平均风速应为 0.3～0.4m/s；当

无空气幕时，操作区的初始平均风速应为 0.4～0.5m/s。操作区的断面风速波动范围，应在平行风速的 ±2% 范围之内。

② 气流组织　气流应均匀，流线基本平行。

③ 洁净度　在一般环境中，操作区的洁净度应达到 3 级。

④ 噪声　不大于 62dB（A 声级）。

⑤ 振动　除工艺有特殊要求外，一般不应大于 2μm。

⑥ 照度　照度一般不宜小于 300lx，光线应均匀柔和，避免眩光。

（3）洁净工作台的选用原则

① 工艺设备在水平方向对气流阻挡最小时，应选用水平单向流工作台；在垂直方向对气流阻挡最小时，应选用垂直单向流工作台。

② 当生产工艺产生有害气体时，可选用排气工作台；反之，可选用循环工作台。

③ 当工艺对防振要求高时，可选用脱开式工作台。

④ 当水平平行流工作台对放时，间距不应小于 3m。

19.3.4.2　空气吹淋室的性能和要求

空气吹淋室工作原理如图 19-9 所示，吹淋室内的净宽宜采用 0.8m。供给吹淋室的空气应经过高效过滤器过滤，小室式吹淋室吹淋时间控制在 30～60s 为宜。喷嘴射流方向应与人相切，喷气密度要适当，尽量使人身各部位都受到气流的吹淋。应使送风和回风气流通畅，吹淋室喷嘴气流速度一般为 25～35m/s，吹淋温度宜取 30～35℃（温度应有自动控制和无风断电保护）。小室式吹淋室的门应连锁和自动控制并应设置手动开关装置。吹淋室的选用，上班人员在 30 人以内，可采用单人小室式吹淋室；当上班人员超过 30 人时，可采用单人小室并联或多人小室式。

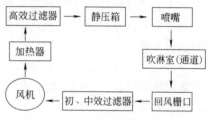

图 19-9　空气吹淋室工作原理

19.3.5　其他

（1）洁净室的管路配置

洁净室内各种管道（风管、水管、电线管）的总管一般宜装在技术夹层、技术井内，并应考虑检修方便，穿墙处必须事先预埋管件并处理好管与墙相接处的密封。物料及蒸馏水管道多采用规定型号的不锈钢材料，尽量使用快装卸的连接方式以便清洗、灭菌；蒸汽、压缩空气、自来水可采用镀锌管。

（2）照明

洁净室的照明灯具不宜选用易积尘结构。当灯具暗装时，应注意密封，防止尘粒渗入洁净室。洁净室的照明宜选用吸顶式，照明灯与平顶接缝处应用密封胶密封。如采用嵌入式灯具，其结构必须便于清洗，便于在顶棚下打开灯罩、调换灯管及检修。灯具安装要密封，防止顶棚内非洁净空气漏入室内。水或蒸汽较多的工作间（如洗胶塞、淋浴间等）应装备防潮灯具。洁净室内照明光源一般宜采用荧光灯。照明灯应均匀布置，并应尽量不与顶棚送风口及风管走向发生矛盾。

（3）给水排水

洁净厂房内的给水、排水主管应布置在技术夹层、技术竖井、地沟或槽内，引入洁净室的支管宜明铺，但高洁净度和特殊要求的洁净室可暗铺，给水、排水管道穿过洁净室顶棚、墙壁、楼板处，应采取可靠的密封措施。输送纯水、注射用水的管材应采用优质不锈钢。阀门与配件应与管材相适应。分配管线宜采用环形干线，防止滞留。使用纯水、注射用水最好用微孔滤膜过滤。注射用水的贮罐应密闭，排气口应装置无菌过滤器。

采用地漏时，应放在每个房间的中部，墙角成弧形，便于清扫。为防止虫、鼠等从阴沟中进入，应采用 U 形管与外界空气隔断，但这种装置应安置在室外，以便于清除垃圾。

（4）人净

人体的皮肤以及与外界接触的腔道黏膜均有细菌生长繁殖。尤其是手、头发、鼻腔、咽喉、口腔中存在着大量的细菌。它们通过呼吸、咳嗽、讲话以及直接接触不断地向外界排放而污染环境，直接影响药品质量，因此要进行清洁、更衣、穿戴隔离衣。鞋可黏附大量的尘土污染物，故必须严格换鞋制度。工作服可沉积吸附大量微生物和不清洁物，衣服本身也会散发纤维屑，故应该常清洗、灭菌。工作服材料宜采用能阻止粒子、可高压灭菌的紧密的塔夫绸、涤纶和尼龙织物，应限制使用棉织物和易产生静电者。工作服应无口袋、无腰带，工作服尽可能不用纽扣；无菌衣应采用上下连体式，宜连袜、帽。洗涤工作服时可用抗静电剂处理，洗后在层流空气中晾干。

进入高洁净区洗手必须严格、认真，用消毒皂和流水洗，洗净的手不可用普通毛巾擦拭，最好的办法是用热风吹干或采用发尘低、不产生静电的纤维织物。在洁净区每操作半小时必须对手进行一次消毒。为防止毛发上的微生物、尘粒不散落到洁净室，操作者必须戴头罩把全部毛发遮住，主管人员要经常监督。

常用的口罩由 4～6 层纱布制成，6 层口罩洗 15 次后阻菌率仍可达到 97%。

操作者应勤洗头、洗澡、更衣，勤剪指甲，不使用粉、头发喷雾剂、指甲油等散发微粒的化妆品。洁净区操作人员还不得留长发，戴饰物、手套，必须每天洗澡、洗内衣一次。生产场所不能吸烟，不得吃食品，所有操作人员必须进行健康检查，患有皮肤病、传染病的病人及带菌者（如皮癣、灰指甲等）或可能造成污染危险的人员不能从事此项工作。

（5）洁净室灭菌

为使洁净室内的菌落数达到 GMP 的要求，除自空调系统进入洁净室的空气需要净化外，室内还必须定期进行灭菌（生产不安排夜班，空出时间用于灭菌）。常用的洁净室灭菌方法如下。

① 甲醛蒸气　将甲醛从高位放入甲醛气体发生器中，每平方米空间用 35% 左右的工业用甲醛 30mL，锅的夹层中缓缓通蒸汽加热，由鼓风机将甲醛蒸气吹入室内。一般灭菌时要保持室温在 25℃ 以上，相对湿度在 60% 以上。甲醛蒸气发生完后，关闭鼓风机，室内密闭 12h，然后从风道中通入氨气 15min 以吸收甲醛气体，氨气可以从液氨钢瓶直接放出，最后通入洁净空气将室内臭味排除。

② 丙二醇　丙二醇系强烈的杀菌剂，用量为 $1mL/m^3$。可以将丙二醇放入上述蒸气发生器中，用蒸汽缓缓加热使其挥发，然后用鼓风机将其均匀地送入室内。亦可将丙二醇置于蒸汽中加热使蒸汽弥漫全室。

③ 乳酸　乳酸的灭菌法与丙二醇同。用量为 $2mL/m^3$。

④ 紫外灭菌　紫外线杀菌力最强的波长为 0.254nm。一般 6～15m^2 的空间可装置 30W 紫外线灯一只，灯距离地面 2.5～3m 为宜。室内操作前开启紫外灯 0.5～1h。在洁净室内紫外灯只作为辅助灭菌工具。对室内墙壁、门窗、桌、椅可用 0.1%～0.2% 新洁尔灭溶液或者 1.5% 苯酚或煤酚皂溶液擦拭灭菌。

19.4　空气净化系统与洁净区环境的验证

空气净化系统及洁净区环境的验证的内容主要包括测试仪器的校正、安装确认、运行确认、性能确认等方面。需要进行校正的检测仪表有：①测量温度的仪表；②测量空气相对湿度的仪表；③测量风速的仪表；④测量风压的仪表；⑤空调净化系统常用的电工仪表；⑥直接测量风量的仪器；⑦层流罩等设备上使用的微压表；⑧高效过滤器检漏用仪器；⑨洁净室洁净度测定用的仪器；⑩细菌采样用的仪器等。

安装确认的内容主要指：空气处理设备（空调器、除湿机等）的安装确认，风管制作与安装的确认，风管及空调设备清洗的确认，仪表及测试仪器（风速仪、风量计、微压计、粒子计数器、微生物采样器等）一览表及检定报告，系统的操作手册、SOP、控制标准，高效过滤器的检漏实验等。

运行确认则包括：空调设备测试，高效过滤器风速及气流流向测定，空调系统调试及空气平衡，悬浮粒子及微生物的预测定。

19.4.1　空调系统的性能确认

对于洁净厂房，空调系统的性能确认是验证的根本目的，洁净室悬浮粒子和微生物浓度的测试又分为静态与动态测试两种：静态测试指洁净室内空调净化系统已处于正常运行，工艺设备已安装，但洁净室内没有生产人员的状态；动态测试指洁净室内已处于正常生产，有生产人员在场的状态。

19.4.2　消毒方法及效果验证

多数情况下洁净室内仅依靠吹入无菌空气，以冲稀并带走室内所产生的微生物，确保达到相应的无菌环境是远远不够的。为此要定期进行消毒灭菌，例如注射剂等的生产车间只允许在每天安排约一半的时间用于生产，其余时间则用于洁净室内的灭菌消毒。

灭菌消毒的方法有多种，它们各自又适用于不同的生产过程、场合之中。对于各种消毒方法进行灭菌效果的验证，实际上是拿出该灭菌方法在完成灭菌操作后无菌保证的证据。最常用的方法有采用生物指示剂进行细菌挑战性实验和表面污染实验两类。

生物指示剂实际上是一类较难杀灭的细菌，如枯草芽孢杆菌。消毒灭菌时将培养皿暴露并置于房屋中央地面上，消毒结束时将生物指示剂放入大豆酪素消化液体培养基中，在37℃下培养 3 天，观察枯草芽孢杆菌是否被杀灭，否则视为不合格。

微生物表面污染实验的方法有真空吸引法、培养皿接触法及棉球擦抹法。真空吸引法是用真空吸气嘴接近需检测的表面，随同空气吸入附于该表面的粒子，吸入气流用无菌膜过滤器过滤，然后将过滤膜进行微生物培养，以测得微生物的一种方法。培养皿法则是将制成的无菌培养基与待检表面接触，然后对其进行微生物培养，以检测有无微生物污染的方法。棉球擦拭法是一种简便、普遍采用的检测方法，用无菌生理盐水、精制水或缓冲液润湿无菌纱布或脱脂棉，对待检表面充分擦拭后，将其用无菌水等浸洗，最后对浸出液进行微生物培养。三类方法进行微生物培养后，以有无活菌的检出作为消毒灭菌方法、操作验证的依据。

思考题

1. 空气的洁净度含义是什么？
2. GMP（2010）附录对洁净区等级作何规定？检测控制指标是什么？
3. 为什么说在高效或亚高效过滤器前面，串联低效及中效过滤器是合理的？

4. 什么是浮游菌法、沉降菌法？

5. 比较单向流与非单向流的净化机理。

6. 某厂房面积为 $50m^2$、净高 $4m$，进入和排出厂房的风量是 $0.472m^3/s$，求换风次数。

7. 通过 DOP 实测得到洁净系数 $\tau_{C99} = 150s$，试求此时的换风次数 n。

参考文献

曹光明. 中药制药工程学 [M]. 北京：化学工业出版社，2011.

第20章　自动控制技术在中药制药中的应用

20.1　中药浸膏生产的自动控制技术

目前在中药制药领域中，药材的预处理与炮制是中药浸膏生产中必须先进行的过程，中药浸膏的生产装备和自动化控制技术是最关键的环节。本节主要展现现代化预处理、炮制生产过程，根据 GMP 等一些相关要求，讲述自动控制技术下的工业化中药浸膏生产。

20.1.1　药材、饮片的质量及控制

优质的药品来源于优质的原料，道地药材与非道地药材在质量上有明显的差异。两者之间在有效部分（成分）的含量上有明显的差异，所以在配药量相同的情况下会因为有效物质含量不同而造成成药不同的情况。优质的原料药材在预处理和炮制过程中需有符合 GMP 的现代厂房设施、生产装备、工业化管理系统，在生产的全程中避免药材、饮片的交叉污染、混料，确保药品质量的安全性。

鉴别中药真伪优劣，澄清中药材混乱品种，加强中药材的生产、采挖、收购、加工、供应、使用等环节上的监管力度，保证用药安全与准确，保证中药名实相符，寻找和扩大新药源，发展中药事业。

（1）中药材质量的控制关键

为了保证中药饮片的质量，必须首先保证原料药材的质量。中药材质量的控制关键如下。

① 选择道地产区、无污染和品质优良的道地药材（最好从建立 GAP 基地的供应商购进药材）；②选择适当的采集与捕捉季节、生长年限，并采用适当的方法得到品质优良的药材；③选择适当的加工方法，如切、洗、煮、蒸、干燥、分档等不同方式进行产地加工，保证规格、性状、干燥状态品质优良；④选择适宜的包装、贮藏和养护方法，做好防虫、防潮、防霉变等，保持品质稳定。

（2）中药材真伪鉴别的方法

对中药进行真伪鉴别，主要应用形状鉴别、显微鉴别和理化鉴别的方法，也可辅以生物监测，但各种鉴别方法都需要标准品对照。药材标本的采集、植物来源的鉴定及药用部分的正确采收加工，是建立药材标本的重要步骤，有了药材的标准品，待测样品就有了对照标准。

① 形状鉴别。指人们对药材的形、色、味、大小、质地、断面等特征，采用眼看、手摸、鼻闻、口尝、水试、火试等简单的物理、化学鉴别，作出符合客观实际的结论，区分药材的真、伪、优、劣。具有简单、易行、迅速的特点，但又是一种较为经验的方法。眼观看表面，不同种类的药材由于用药部位的不同，其外形特征会有所差异。如：根类药材多为圆

中药制药工程学

柱形或纺锤形，皮类药材则多为卷筒装。看颜色，可以通过对药材外表颜色的观察，分辨出药材的品种、产地和质量的好坏。比如：黄连色要黄，丹参色要红，玄参色偏黑等。看断面，很多药材的断面都具有明显的特征。比如黄芪的折断面纹理呈"菊花心"样，杜仲在折断时更有胶状的细丝相连等。手摸法，用手感受药材的软硬。例如：盐附子质软，而黑附子则质地坚硬。手捏法，用手感受药材的干湿、黏附。例如：天仙子手捏有黏性。手掂法，用手感受药材的轻重，疏松还是致密。如：荆三棱坚实体重，而泡三棱则体轻。性状鉴别，通常从性状、大小、色泽、表面、质地、断面、气味、水试、火试等方面着手。

②显微鉴别。中药材的显微鉴别是利用显微镜观察药材的组织结构、细胞形状及其内含物的特征。显微鉴别常在以下几种情况下采用：药材的性状不明显或形状相似，而组织结构特殊或有明显特征；药材破碎不易辨别，药材粉末或中成药制剂，如丸、散、片、锭等；用显微镜化学方法确定药材中有效成分在组织中的分布及其特征；特殊的细胞学研究。

③理化鉴别。用物理或化学的方法，对药材或其制剂中所含主要化学成分进行分析鉴定，一般用定性反应来鉴别药材的真伪，用定量分析来评价药材的质量。

（3）生产质量管理规范

以下三个管理规范与药材预处理与炮制生产过程有关。

①《中药材生产质量管理规范（试行）》（简称 GAP）。目前已经由国家药品监督管理局正式颁布并自 2002 年 6 月 1 日起实施，这是推进中药材生产质量控制的新举措。GAP 的核心是实施中药质量保障体系。所谓中药材生产全过程指产地生态环境、种质和繁殖材料、栽培与养殖管理、采收与初加工、包装运输与贮藏。GAP 的实施要依靠中药材生产企业的所有人员，其中企业应设立质量管理部门负责生产全过程的监督管理和质量监控。GAP 对生产及质管人员、生产与检验设备、生产与质量管理文件均提出了相应的要求。

GAP 的颁布与实施对于生产质量稳定的优质中药材；开展规范的药材生产并合理利用野生资源；为中药饮片、中成药提供优质原料以保证中药产业化进程的迅速实现；鼓励制定可行、科学、定量的中药材质量标准；调整农业产业结构，逐步建立现代农业生产方式等均有深远意义。

②《中药饮片生产质量管理规范》（简称 GPP）。国家药品监督管理局已委托有关专家进行 GPP 的起草工作，这样对于中药工业生产的质量管理来说，不仅有 GAP 来保证所提供的优质药材原料，又有 GPP 来保证药材预处理与炮制的生产质量，最终还有 GMP 来确保药材浸提、分离纯化、制剂的产品质量。

中药饮片生产包括了药材的预处理的全部过程，在排除药材伪品、剔除杂质、规范操作特别是规范炮制操作以保证提供优质中药工业原料方面，GPP 将起到重要作用。

③《药品生产质量管理规范》（简称 GMP）（2015 版本）。

GAP、GMP 和 GPP 的执行，目的是避免中药生产过程中因人而异，降低操作的随意性，规范产品的一致性。

20.1.2 工业浸出方法的深入研究

华东中药工程集团有限公司历经十余年自主研制的"动态三级逆流萃取""外循环式三效蒸发""喷雾干燥"已成为我国中药浸提的主流工艺。

将药材粉碎所制得的粉体以及浸取浓缩而成的浸膏是目前中成药的两类最主要中间原料。前者主要用于散剂、蜜丸和水泛丸；后者则用于片剂、胶囊剂、颗粒冲剂、液体制剂等。中成药的粉体和浸膏在计量上存在着较大差异，中药材粉体在人体消化道的吸收利用程度要优于药材煎煮成浸膏后的效果。①纤维素酶破壁。中药材的细胞壁大多由纤维构成，纤维素酶壁对中药有效成分的溶出有利，收得率有较大的提高，但目前在工业化方面还未见到应用，还有许多工作（如对有效成分有无影响）要做，工业化要解决 pH＝4～5 时的酶解。②微波辅助萃取。作为高频电磁波，微波穿透萃取介质，到达中药材内部管束和腺胞系统，微波场的存在还导致浸取传质过程的加快。③超声浸提。高于 15～20Hz 的超声波在足够的强度下可将细胞破壁粉碎，其机理可能与气泡的形成、长大和破碎，即所谓的空化现象引起的冲击波和剪切力有关。超声浸提可使植物细胞壁破壁，也能加快传质速率。超声浸提目前仍在研究之中，因为超声的作用使物料中产生的自由基团可能使得某些活性成分失活，萃取器内超声的外泄也要很好地解决，因此工业化生产仍有较大的距离。

20.1.3　药材浸出液的工业分离、纯化方法

20.1.3.1　常用的工业分离、纯化方法

（1）浸出液的前处理

沉降、过滤除去浸出液中的悬浮固体颗粒。通过过滤可得到清液，但是过滤速率较低，为适用工业生产，将过滤介质的滤过粒径加大（只作粗滤），通常将过滤器装在泵后，在向蒸发器或贮罐轴送液体的同时完成过滤操作。微滤膜用来对浸出液进行前处理是未来考虑的方法之一。

（2）水提醇沉工艺

主要用于注射剂、口服液剂等液体制剂，这些中成药的质量要求中常对药业澄明度提出要求，而且在检验合格出厂以后的运输、仓储、销售及使用的全过程中不得发生药液浑浊，为此在生产工艺上往往采用不同浓度的乙醇多次醇沉。

（3）沉淀剂澄清工艺

中药水提液中含有黏液质、淀粉、果胶等，形成不稳定的胶体分散系，有细微粒凝聚而产生沉淀的趋势，近几年使用沉淀剂澄清工艺引起了学者的注意。

（4）蒸发浓缩工艺

中药浸出液早期的蒸发设备就是敞口的浓缩锅，至今一些未改造的中药企业还在使用，改变这一现状主要从两个方面考虑：第一，中药有效成分很多属于热敏性物料，这些成分很难耐受长时间的受热状态，为此采用单程蒸发器是比较合理的；第二，节能是药液蒸发操作的重大问题，利用好二次蒸汽，采用多效蒸发已经很好地解决了中药液蒸发的节能问题；常用蒸发器、单程型蒸发器或常用—单程型蒸发机组都可采用多效蒸发流程。

（5）喷雾干燥工艺

这是将中药浸提液用喷雾干燥的方法集蒸发、干燥于一体制得中药浸膏，在化工、食品、医药、农业各领域这是应用广泛、技术装备成熟的干燥过程，中药液的喷雾干燥主要存在的问题是结壁、产品吸湿，解决方法除在设备、操作条件下进行探索外，还应改变思维方法，从中药浸提液的分离纯化，清除料液自身的结壁、吸湿因素着手。

20.1.3.2　有前景的工业分离、纯化方法

一些现代化分离纯化过程在中药制药中的应用前景见表 20-1。

20.1.3.3　工业生产装备

（1）提取工业装备

直筒式提取罐有公用的回流系统用于提取挥发油。水提操作：先将净药材按处方配比称

量，用电动葫芦吊至提取罐，投入提取罐，打开罐水阀或开通冷凝冷却器管路，加热至工艺所需温度后，关闭直通蒸汽，调整夹套蒸汽，维持提取罐内温度，间断开启循环泵。此时物料路线为提取罐、三通阀、过滤器、循环泵、出口三通阀。提取罐利用管内药材作为滤层进行动态提取过程。提取罐见图 20-1。

表 20-1 一些现代化分离纯化过程在中药制药中的应用前景

分离纯化过程		应用	特点
膜分离	粗滤	以分子分级滤除无效物质、热源、细菌	高效，低能耗
	纳滤	中药液的浓缩脱水甚至脱溶剂	低能耗
	反渗透	中药液的浓缩脱水甚至脱溶剂	低能耗
超临界态，萃取		提取药材中的脂溶性或挥发油	低温、无溶剂残留、低耗能、高质量、装备费用较高
大孔吸附树脂分离		从中药浸提液中分离有效成分	良好的选择性、较低的能耗、高质量
工业色谱分离		从中药浸提液中分离有效成分	良好的选择性、较低的能耗、高质量、装备费用较高
微米级喷雾干燥		应用于经纯化的中药液的喷雾干燥，当获得纳米级中药粉体或经包裹可作为开发中药新剂型的中药中间原料	高的吸收速率及生物利用率，中药制剂的中药原料及开发基础

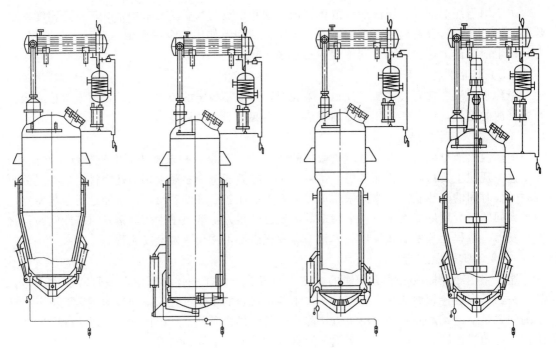

图 20-1 提取罐

（2）蒸发工艺装备

在浸膏生产工艺的蒸发工序中选用了一套计算机监测控制系统，其浓缩膏质均匀，使物料在密闭、无泡沫状态下进行浓缩，不易跑料，减少污染，不易结焦，清洗方便，节约能源。

（3）喷雾干燥系统

在中药浸膏工艺的干燥部分选用了中药用喷雾干燥装置的系列产品，型号表示方法如图20-2所示。

型号编制方法

中药用喷雾干燥装置产品型号由产品名称代号及主要规格代号等组成

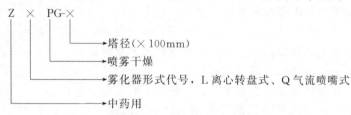

图 20-2　中药用喷雾干燥装置型号表示方法

20.2　自动控制技术在其他制药过程中的应用

中药工业化生产流程主要由提取、过滤、浓缩、醇沉、吸附、洗脱、收膏、干燥、制剂及相应的乙醇回收等工序组成，且最为主要的提取、浓缩、醇沉以及干燥等工序都是多变量、扰动大、非线性的复杂动态系统。由于中药材原料中有效成分的含量相对较低，而非有效成分含量高且复杂，需要最大限度地提取出药材中的有效成分，并尽可能减少非有效成分的提出，这给组分提取与分离带来了很大的困难，使得中药生产工艺流程变得更加复杂冗长。

我国现阶段的中药生产技术与国际生产技术相比还有一定的差距，提取分离技术滞后于制剂技术，不仅工艺粗放、装备水平和自动化程度低、缺乏有效的质控手段，而且制造过程以落后的单元操作和人工操作为主，远未实现整个工艺过程的集成和优化，严重制约了中药产业的发展及国际化。造成这些问题的主要原因表现在以下两个方面：中药有效成分的复杂性，中药材质量的不稳定性；工业生产技术水平低，中成药生产的标准化、规范化程度不够，相关标准要求不高。

20.2.1　中药生产工艺主要环节及其特点

（1）提取工段

中药提取过程是溶质从固相药材高浓度向液相低浓度渗透的传质过程，其提取浸出扩散力来源于提取溶剂与固相药材组织内有效成分的浓度差，浓度差越大，扩散传质的动力越大，浸出速度越快，有效成分浸出率越高。在中药有效成分的提取过程中，既要确保有效成分的提取率，又要保证不同批次提取液的质量稳定性。如果温度、压力、加溶剂的比例、提取时间等参数控制得当，就能获得较高的提取率，否则有可能造成有效成分损失较大。因此，针对不同的中药材选择合适的提取工艺并按照正确的提取工艺进行提取，是中药生产和工艺研究的一个至关重要的环节。传统中药提取方法主要有水煎煮法、热回流法、冷浸法、渗漉法等，这些方法虽然有一定优势，但仍存在不少问题，如提取温度过高引起有效成分的损失、不适合热敏性成分的提取、溶剂消耗量大、提取时间长、提取效率较低等。采用多次提取的方法有助于提高提取率，但多次提取导致生产效率降低，而且增加后续浓缩工艺的能耗，使生产成本大幅度提高。目前已发展了一些新型的提取技术如动态罐组式逆流提取技术、超临界流体萃取、超声提取、微波提取、旋流提取、密闭动态提取、半仿生提取等。

中药制药工程学

（2）浓缩工段

中草药提取液的浓缩是中药制药的重要工序之一，是中药制药生产过程中能耗最多的工段，也是中药制药现代化的重要组成部分。目前，该工段存在着浓缩温度高、浓缩时间长、有效成分及挥发性成分有损失、一步浓缩难以实现高相对密度的质量要求、设备易结垢以及废液排放等问题，给后续操作带来困难，并会影响中药产品的质量与疗效。

传统的真空浓缩方法由于物料长时间受热，容易造成有效成分损失，且药液中固形物易黏附于加热管壁，造成结垢从而使传热速度减慢、浪费能源，而且会使垢层炭化造成滤液污染。此外，真空浓缩进料难以控制，容易造成进料过多导致跑料。为了解决这些问题，开发了一系列先进的中药提取液浓缩新工艺和新技术，如悬浮冷冻浓缩、渐进冷冻浓缩、自然外循环两相流浓缩、在线防挂壁三相流浓缩、反渗透、膜蒸馏、渗透蒸馏、大孔吸附树脂分离浓缩等。这些技术针对不同中药提取液浓缩的特点，改进了传统浓缩技术中的一些不足之处，具有各自的特点和应用价值。

（3）醇沉工段

醇沉工艺是中药口服液和注射剂等有澄明度要求的中药制剂最为常用的精制方法，具有操作步骤简单、设备成本相对低廉、药液纯度高、改善中药制剂的澄明度等优点，是我国中药生产企业首选的分离精制技术之一。目前，中药生产过程中应用的醇沉工艺还存在不少难题，如因影响因素多而导致工艺参数控制水平低、因需长时间冷藏而导致生产成本高以及因颗粒包裹药液而导致的有效成分损失严重等。

（4）干燥工段

干燥工艺对中药指标成分具有较大的影响，对 27 种中药饮片采用热风干燥进行了干燥特性实验，并对实验前、后中药饮片的指标成分进行了检测。结果表明，尽管部分药材实验时所采用的温度尚低于现行工厂干燥工艺允许的物料温度，但其指标成分已受到了很大的损失，有的药材有效成分几乎完全损失。干燥工艺的现代化是在必须保证中药材有效成分不受损失的前提下，还要高效节能。目前，我国中药生产企业的干燥工艺普遍存在干燥时间过长、干燥温度高等缺点，导致有效成分收率低，还存在干燥工艺流程设计不合理、能量损失大等缺点。

20.2.2 中药生产自动化控制技术

随着中药现代化步伐的不断加快，传统中药生产的装备和落后的人工控制技术已无法适应发展的需要，因此，开发新的中药生产装备和控制技术成了中药现代化的一个重大课题。在中药生产中应用计算机控制技术，可以使中药生产的工艺操作和参数得到科学的、有效的、严格的监测和控制，实现中药生产的连续化和自动化，从而提高生产效率，降低成本，同时使产品更安全、卫生，更符合 GMP 要求。自动化控制就是在中药生产过程中，对于那些影响中药产品内在质量的关键性工艺参数（如温度、压力、液位、流量、体积、密度、时间、pH 等）加以实时检测和调控，并对生产过程中的这些参数进行实时反馈控制，以达到质量控制的目的。避免手工操作控制不准确而引起产品的质量差异，从而使中药制药的生产工艺技术和装备水平实现质的飞跃，使产品得到有效、科学、严格的控制，为中药产品打入国际市场提供质量保障。

20.2.3 中药生产单元操作自动化控制的实现

华东中药工程集团有限公司历经十余年自主研制的"动态三级逆流萃取""外循环式三效蒸发""喷雾干燥"已成为我国中药浸提的主流工艺。但事物的发展、进步是永恒的，中药的工业浸出方法虽然有了巨大的进步，但很多问题仍然需要研究，下述每一方面技术的突破都会对现代中药浸膏生产工艺的进步作出贡献。

（1）药材粉体与浸膏

将药材粉碎所制得的粉体以及浸取浓缩而成的浸膏是目前中成药的两类最主要中间原料。前者主要用于散剂、蜜丸和水泛丸；后者则用于片剂、胶囊剂、颗粒剂、液体制剂等。有人注意到在中成药中粉体与浸膏在剂量上存在着较大的差异，对每味中药材来讲，粉体、浸膏的量折算成原药材，前者约在 1g/（人·日）以下，而后者为 1～10g/（人·日）。说明药材粉体在人体消化道吸收利用的程度要优于药材煎煮成浸膏后的效果。

（2）半仿生提取

关于复方中药成分的提取，有一种思维是用化学药的观点来认识和对待中药，往往着眼于单体化学成分的研究，研究其生理活性、化学结构、理化性质、提取纯化方法等。它常常忽视中医药的整体观念，忽视了复方中药众多成分的层次性、联系性、综合性。另一种思维则将水提醇沉法除掉的沉淀物视为杂质，将经醇沉后保留于水中的视为有效部位。半仿生提取法是从生物药剂学的角度模拟口服给药以及药物经肠胃道转运的过程所设计的一种提取方法。在提取工艺条件上，三次提取依次分别将 pH 控制在酸性、中性和碱性的条件之下；在提取工艺条件的评价上，该法以一些单体成分提取率、总浸出回收率分别加权后求和，并以此作为评价提取条件的目标函数。

（3）细胞破壁技术

许多重要有效成分（部位）都包含于细胞内部。尽管细胞壁、细胞质膜本身都有传递物质的功能，但是其传质速率较低，必使浸取所需时间大大增加，此外，闭合状的细胞也很难将内部物质较完全地溶入浸取溶剂之中。溶剂对药材的浸润使溶剂分子进入细胞并将细胞内物质溶成溶液。

为了实现不同中药材提取工艺的计算机自动检测和控制，必须从中药材提取工艺的共性、特点和实际需求出发，既要满足现有工艺条件，又要适应今后技术发展的需要，充分考虑控制系统结构和控制方案的灵活性、可变性和适应性。

（4）浓缩工段自动化控制

浓缩工段变量多、扰动大，且具有非线性、时变、耦合、时滞等特征，难以建立精确的数学模型。浓缩过程的不合理操作将会导致液冷、结焦、热分解、溶剂回收不安全等一系列问题。这些问题的存在，均会影响中药产品的质量与疗效，也会给后续操作造成不便。在浓缩过程中实现自动控制将有利于保证中药生产过程的相对稳定性、提高中药生产的效率、降低生产成本。

（5）醇沉工段自动化控制

目前，实际生产过程中醇沉工艺关键参数（如 pH、乙醇浓度、乙醇加入速度等）的控制基本由人工操作完成，甚至有些搅拌也是人工操作，因此具有较大的随意性和盲目性，从而产生较大的波动，颗粒的沉降速度和澄清液质量无法定量控制，难以保证产品批次的稳定性，从而无法保证产品质量和疗效。因此，对醇沉工段进行自动控制也十分重要。醇沉工段自动控制的功能主要有原药膏量自动计量、所需配药量自动计算和计量、原药与配药的自动混合控制、搅拌速度和方向控制、搅拌桨定位控制（即将搅拌桨定位于所要求位置，避开抽药浮球）、静置时间控制、抽取上清液控制、除渣控制以及自动清洗控制等。

20.2.4　自动化控制技术的优越性

中药生产工艺烦琐，参数变量多、扰动大，尤其是多组分中药的提取纯化和质量控制，制约了不少企业的发展。因此，对中药生产过程的自动化控制与集成管理提出了迫切要求。现代自动化控制技术管理和控制中药生产的实现与应用表明，与传统的中药生产工艺和管理方式相比，自动控制具有显著的优越性，随着自动化技术的发展，今后中药制药企业将逐步全面实现自动化控制。

通过自动化控制手段，保证大规模生产的工艺条件符合中试条件，避免了人为因素引起的差异，容易调整和控制参数，提高了产品质量，从而达到提高生产效率和收率、降低成本、提高原料和能源的利用率以及节能等效果。

自动化控制系统解决了传统中药生产过程中由于温度、压力等不稳定因素造成的各批次间质量不均一问题；改变了传统中药生产过程中各环节进行单元操作的局面，从真正意义上缩短了生产周期，提高了设备的利用率；解决了以往生产过程工艺参数人工记录而导致的查询困难问题，实现了生产过程工艺参数信息的实时记录和存储，便于追溯分析。此外，避免了生产一线生产人员的危险操作和现场的重复劳动，使生产线具有更好的操作环境，提高生产安全性，保护设备，降低劳动强度。自动化控制技术不但提高了药品的产量和质量，稳定了工艺状况，而且还可强化生产管理，提高经济效益，增强市场的竞争能力，加快中药生产现代化。

思考题

1. 中药材质量控制的关键是什么？
2. 中药生产工艺主要环节及其特点有哪些？
3. 自动化控制的中药生产单元操作有哪些？

参考文献

[1] 王志祥. 制药工程学 [M]. 第 2 版. 北京：化学工业出版社，2008.
[2] 张素萍. 中药制药生产技术 [M]. 第 2 版. 北京：化学工业出版社，2011.
[3] 曹光明. 中药制药工程 [M]. 北京：化学工业出版社，2004.